中文翻译版

骨科核心知识

ORTHOPEDIC SECRETS

（原书第4版）

主　编　Surena Namdari

　　　　Stephan G. Pill

　　　　Samir Mehta

主　审　唐佩福

主　译　张　群　张　卓

U0262664

科学出版社

北京

图字：01-2018-7643

内 容 简 介

　　本书共分11章，分别介绍了成人重建外科、基本科学原理、足和踝、手外科、骨肿瘤、儿童骨科、康复和神经-骨科手术、肩和肘关节、脊柱、运动医学及创伤骨科。全书以问答形式，在每一章节中，作者基于当前已知文献，提出关键性问题并给出其最佳答案，为读者提供骨科相关知识的概览。

　　本书适合骨科医师、康复医师等参考阅读。

图书在版编目（CIP）数据

骨科核心知识：原书第4版／（美）纳姆达里（Surena Namdari），（美）皮尔（Stephan G. Pill），（美）梅塔（Samir Mehta）主编；张群，张卓主译．—北京：科学出版社，2019.3
书名原文：Orthopedic Secrets
ISBN 978-7-03-060618-1

Ⅰ．骨… Ⅱ．①纳… ②皮… ③梅… ④张… Ⅲ．骨科学—问题解答 Ⅳ．R68-44

中国版本图书馆 CIP 数据核字（2019）第 035987 号

责任编辑：王海燕／责任校对：郑金红
责任印制：肖　兴／封面设计：吴朝洪

ELSEVIER
Elsevier (Singapore) Pte Ltd.
3 Killiney Road, #08-01 Winsland House I, Singapore 239519
Tel: (65) 6349-0200; Fax: (65) 6733-1817

Orthopedic Secrets, fourth edition
© 2015, Elsevier Inc. All rights reserved.
First edition 1994
Second edition 1999
Third edition 2004
ISBN-13: 9780323071918

This translation of Orthopedic Secrets, fourth edition by Surena Namdari, Stephan G. Pill, Samir Mehta, was undertaken by China Science Publishing & Media Ltd. (Science Press) and is published by arrangement with Elsevier (Singapore) Pte Ltd.
Orthopedic Secrets, fourth edition by Surena Namdari, Stephan G. Pill, Samir Mehta, 由科学出版社进行翻译，并根据科学出版社与爱思唯尔（新加坡）私人有限公司的协议约定出版。
《骨科核心知识》（第4版）（张群 张卓 译）
ISBN: 9787030606181
Copyright © 2019 by Elsevier (Singapore) Pte Ltd. China Science Publishing & Media Ltd. (Science Press).
All rights reserved. No part of this publication may be reproduced or transmitted in any form or by any means, electronic or mechanical, including photocopying, recording, or any information storage and retrieval system, without permission in writing from Elsevier (Singapore) Pte Ltd and China Science Publishing & Media Ltd. (Science Press).

声明
　　本译本由科学出版社完成。相关从业及研究人员必须凭借其自身经验和知识对文中描述的信息数据、方法策略、搭配组合、实验操作进行评估和使用。由于医学科学发展迅速，临床诊断和给药剂量尤其需要经过独立验证。在法律允许的最大范围内，爱思唯尔、译文的原文作者、原文编辑及原文内容提供者均不对译文或因产品责任、疏忽或其他操作造成的人身及/或财产伤害及/或损失承担责任，亦不对由于使用文中提到的方法、产品、说明或思想而导致的人身及/或财产伤害及/或损失承担责任。

Printed in China by China Science Publishing & Media Ltd. (Science Press) under special arrangement with Elsevier (Singapore) Pte Ltd. This edition is authorized for sale in the People's Republic of China only, excluding Hong Kong SAR, Macau SAR and Taiwan. Unauthorized export of this edition is a violation of the contract.

科 学 出 版 社 出版
北京东黄城根北街 16 号
邮政编码：100717
http://www.sciencep.com
三河市春园印刷有限公司 印刷
科学出版社发行　各地新华书店经销
＊

2019 年 3 月第 一 版　　开本：880×1230　1/32
2019 年 12 月第二次印刷　　印张：16 5/8
字数：528 000

定价：118.00 元
（如有印装质量问题，我社负责调换）

译者名单

主　审　唐佩福

主　译　张　群　张　卓

副主译　张　伟　聂少波

译　者（以姓氏笔画为序）

王军松　张　伟　张　卓

张　浩　张　群　聂少波

主编简介

Surena Namdari, MD, MSc
美国宾夕法尼亚州，费城
托马斯·杰弗逊（Thomas Jefferson）大学-Rothman研究所
骨外科助理教授，肩肘外科医师

Stephan G. Pill, MD, MSPT
美国北卡罗来纳州，温斯顿-塞勒姆（Winston-Salem）
骨外科医师，卡罗来纳骨科专家组成员

Samir Mehta, MD
美国宾夕法尼亚州，费城
宾夕法尼亚大学医院创伤骨科和骨折治疗中心主任
宾夕法尼亚大学佩雷尔曼（Perelman）医学院骨外科助理教授

编者名单

Hassan Alosh, MD
Physician Fellow
Department of Orthopedic Surgery
Rush University
Chicago, IL, USA

Keith D. Baldwin, MD, MSPT, MPH
Assistant Professor of Orthopedic Surgery
Department of Orthopedic Surgery
Children's Hospital of Pennsylvania
Hospital of the University of Pennsylvania
Philadelphia, PA, USA

Paul Maxwell Courtney, MD
Resident Physician
Department of Orthopedic Surgery
Hospital of the University of Pennsylvania
Philadelphia, PA, USA

Eileen A. Crawford, MD
Fellow Physician
Department of Orthopedic Surgery
University of Michigan
Ann Arbor, MI, USA

Alberto Esquenazi, MD
Chairman and Professor
PM&R
MossRehab/Einstein Healthcare Network
Elkins Park, PA, USA

Corinna C.D. Franklin, MD
Pediatric Orthopedic Surgeon
Shriners Hospital for Children
Philadelphia, PA, USA

Joshua A. Gordon, MD
Orthopedic Surgery Resident
Post-doctoral Research Fellow
Department of Orthopedic Surgery
Hospital of the University of Pennsylvania
Philadelphia, PA, USA

Adam Griska, MD
Hand Surgery Fellow
Tufts Combined Hand Surgery Fellowship
Boston, MA, USA

Nader M. Hebela, MD
Orthopedic & Spine Surgery
Neurological Institute
Cleveland Clinic Abu Dhabi
Abu Dhabi, United Arab Emirates

J. Gabriel Horneff III, MD
Resident
Department of Orthopedic Surgery
University of Pennsylvania
Philadelphia, PA, USA

Jason E. Hsu, MD
Assistant Professor
Department of Orthopedics and Sports
  Medicine
University of Washington
Seattle, WA, USA

Atul F. Kamath, MD
Attending Surgeon
Department of Orthopedic Surgery
Hospital of the University of Pennsylvania
Philadelphia, PA, USA

Mary Ann Keenan, MD
Professor of Orthopedic Surgery
Orthopedic Surgery
Hospital of the University of Pennsylvania
Philadelphia, PA, USA

Kevin McHale, MD
Department of Orthopedic Surgery
Hospital of the University of Pennsylvania
Philadelphia, PA, USA

Andrew H. Milby, MD
Resident
Department of Orthopedic Surgery
University of Pennsylvania
Philadelphia, PA, USA

Surena Namdari, MD, MSc
Assistant Professor of Orthopaedic
    Surgery
Shoulder & Elbow Surgeon
Rothman Instiitute-Thomas Jefferson
University
Philadelphia, PA, USA

Stephan G. Pill, MD, MSPT
Orthopedic Surgeon
Ortho Carolina
Winston-Salem, NC, USA

John A. Scolaro, MD
Assistant Professor
Department of Orthopedic Surgery
University of California
Irvine Orange, CA, USA

Jonathan B. Slaughter, MD
Resident
Department of Orthopedic Surgery
University of Pennsylvania
Philadelphia, PA, USA

David A. Spiegel, MD
Assistant Professor of Orthopedic Surgery
Department of Orthopedic Surgery
Children's Hospital of Pennsylvania
Perelman School of Medicine at the
    University of Pennsylvania
Philadelphia, PA, USA

Ryan M. Taylor, MD
Resident
Department of Orthopedic Surgery
University of Pennsylvania
Philadelphia, PA, USA

Fotios P. Tjoumakaris, MD
Assistant Professor, Orthopedic Surgery
Jefferson Medical College
Rothman Institute Orthopedics
Egg Harbor Township, NJ, USA

Pramod B. Voleti, MD
Department of Orthopedic Surgery
Hospital of the University of Pennsylvania
Philadelphia, PA, USA

Laura Wiegand, MD
Attending Surgeon
Sports Medicine
Pittsburgh Bone, Joint, & Spine, Inc.
Jefferson Hills, PA, USA

译者前言

　　本书是著者从临床实践出发，根据当前培养年轻医师和带教进修医师的需要，结合自身经验和最新学术进展的原则进行编写的，对在临床实践、病例讨论、会议讨论及培训检测中普遍存在的骨科常见相关问题，提纲挈领地以问答形式，为读者提供骨科相关知识的概览。全书包含了基本科学原理、成人重建外科、脊柱、创伤骨科、骨肿瘤、足和踝、手外科、运动医学、肩和肘关节、儿童骨科、康复和神经-骨科手术各专业在临床上遇见的常见问题，并给予了简明扼要的最佳答案。本书内容全面、重点突出、形式新颖、行文简洁、方便携带，能为各级骨科医师在由理论学习过渡到临床实践中起到"桥梁"作用，可作为骨科各级医师的临床工作手册。

　　本书由中国人民解放军总医院骨科的多位译者合作完成，在此向付出辛勤劳动的译者表示衷心的感谢。本着忠于原著的精神，译者在翻译时尽量不对原著内容做删减。希望本书中文版的出版能对我国骨科医师在临床中的工作有所帮助，但由于译者水平有限，欠妥之处，敬请骨科同仁不吝赐教。

张群

中国医师协会骨科医师分会外固定与肢体重建
工作委员会副主任委员
中国医师协会骨科医师分会肢体延长与重建
工作组副组长
中国残疾人康复协会肢体残疾康复专业委员会
Ilizarov技术学组副主任委员

原著前言

我们十分激动能够有机会为大家带来《骨科核心知识》(第4版)。本书将延续前3版的问答形式,为读者提供骨科相关知识的概览,这也是该系列丛书的标志性特征。我们尝试以有限的篇幅容纳大量的信息。重要的是,要使读者认识到一些问题可能正确答案不止一个,没有答案或仍然存在争议。

本书的目的是讨论一些在临床实践、病例讨论、会议讨论及培训检测中普遍遇见的骨科相关问题。每章的作者都尝试基于当前已知文献提出关键问题,并给出最佳答案。由于我们对于自身培训过程中所使用的基于病例的教学方法十分欣赏,因此我们在本书的更新版本中同样要求作者在每一章中选取合适的病例及描述性图片和手绘。新版本对每一章节都进行了修订和更新,第3版中的部分章节以亚专科形式进行了合并。

本书的编写工作得到了第3版的主编David E. Brown和Randall D. Neumann及其他章节作者的鼎力支持。我们十分感谢所有作者对第4版成稿所做出的贡献,同时感谢Elsevier出版公司出色的领导力,以及工作人员的不懈努力和耐心,这些使得本书得以顺利地与各位读者见面。我们希望正在阅读本书的您能够从上述人员的努力中获益,从而喜爱本书,并发现这本书的真正价值。

Surena Namdari, MD, MSc
Stephan G. Pill, MD, MSPT
Samir Mehta, MD

目　录

第1章 成人重建外科

Pramod B. Voleti and Atul F. Kamath

一、膝关节

病例 1-1

女性，65岁，左膝关节疼痛2年。疼痛于活动后加重，休息可缓解。患者否认其他躯体不适，如发热、体重下降或疲劳。

1. 患者的鉴别诊断有哪些？

该患者的鉴别诊断包括骨关节炎、类风湿关节炎、晶体性关节病如痛风或假性痛风（焦磷酸盐沉积），以及脊柱关节病，如银屑病关节炎、强直性脊柱炎及感染性关节炎。考虑到患者的年龄和临床症状，骨关节炎是最可能的诊断。

病例 1-1　续

患者重度肥胖，体重指数（BMI）为32。左膝关节无发热或肿胀，但可触及关节活动时的骨擦感和内侧关节线触痛。左膝关节活动度为5°～90°。左膝关节X线片显示内侧关节间隙狭窄、软骨下骨硬化及骨赘形成（图1-1）。

2. 可能的诊断是什么？

骨关节炎（OA，也称骨关节病、退行性关节炎），是最为普遍的关节疾病。骨关节炎的特点是关节软骨的丢失，导致其下方骨质的破坏。疾病进展的结果导致疼痛、僵硬及关节活动度的丢失。疼痛通常在活动关节后加重，休息后可缓解。关节面平滑程度的降低导致关节活动时出现骨擦感。最常见的受累关节为髋关节、膝关节、近节和远节指间关节［分别对应布夏尔（Bouchard）结节和赫伯登（Heberden）结节］，而膝关节是其中最为常见的发病关节。受累关节的影像学检查通常表现为关节间隙狭窄、软骨下骨硬化、骨赘形成及软骨下囊性变。患者的症状、体格检查及影像学检查结果与骨关节炎的表现一致。

3. 骨关节炎的发病机制是什么？

骨关节炎的特点是关节软骨的退变，通常与关节过度使用或创伤相关。软骨细胞能够制造和供养Ⅱ型胶原蛋白，这种胶原蛋白是关节软

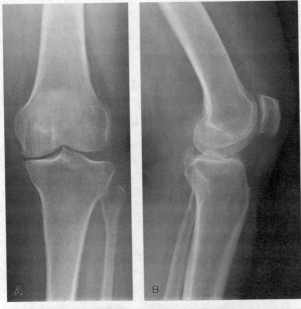

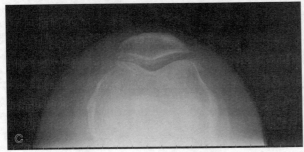

图1-1 膝关节前后位（A）、侧位（B）和Merchant位（C）片显示内侧关节间隙狭窄、软骨下骨硬化及骨赘形成，提示为骨关节炎

骨的主要成分。一般认为，骨关节炎是软骨细胞尝试修复已破坏的关节软骨失败的结果。当关节软骨无法得到合适的供养时，将出现关节间隙狭窄，构成膝关节的两侧骨骼可能互相发生直接接触。这种现象所产生的磨损和撕裂性损伤将向骨质扩展，形成软骨下骨硬化和骨赘。微骨折的发生导致软骨下囊肿形成，这些囊肿内包含无定型的凝胶样物质。

4. **骨关节炎的关节软骨发生何种改变？**

骨关节炎软骨的特点是含水量增加（相较于衰老造成的含水量降低）、蛋白多糖的改变（总量降低、更短的链式结构、软骨素/角蛋白比值增高）及胶原异常。

5. 骨关节炎发生关节疼痛的解剖学来源是什么?

　　虽然关节软骨是该疾病的首发部位，但由于软骨无神经支配，因此该类组织不会传导疼痛。骨关节炎的疼痛主要来源于骨骼周围的骨膜。当关节软骨随着磨损消失殆尽，构成关节的骨骼开始相互摩擦，神经丰富的骨膜开始遭到破坏，从而导致骨关节炎患者的关节疼痛。其他产生疼痛的潜在解剖结构包括软骨下骨、关节囊、滑膜及关节周围肌腱和滑囊。

6. 与骨关节炎进展相关的危险因素有哪些?

　　肥胖、关节创伤及肌肉无力都是骨关节炎发生的危险因素。这些因素均会增加受累关节软骨的机械压力。性别、激素、代谢性疾病及遗传因素在疾病进展中同样扮演重要角色。老年人群体较年轻人群体关节更容易受累且疾病更为严重。肥胖是骨关节炎最为强烈的可调节因素。

　　注：骨关节炎可分为原发性骨关节炎（由内在缺陷造成的特发性疾病，最为常见）或继发性骨关节炎，伴有特定原因（如创伤、感染、先天畸形）。

7. 膝关节骨关节炎的初期治疗包括哪些?

　　膝关节骨关节炎的初期治疗为支持性治疗，包括减轻体重和调整活动方式。支具包括间室减负支具和（或）行走辅助装置，同样可以用于初期治疗。口服镇痛药物［如非甾体抗炎药（NSAID）］、皮质醇激素注射、关节黏弹性补充治疗及局部镇痛能够缓解骨关节炎导致的疼痛。虽然文献没有明确阐述，诸如氨基葡萄糖和硫酸软骨素等支持治疗同样可以尝试。适当的物理治疗能够缓解部分症状，但同样可能使得晚期疾病恶化。低冲击或水疗联合牵拉和等长肌肉力量训练也有助于疾病治疗。其他能够减少关节负重的"关节保护"项目包括游泳、骑自行车、行走或打太极拳，这些活动能够增加肌肉容量，同时在减少关节应力的情况下保护关节。其他治疗如针灸能够对一些患者提供效果，但对于较晚期膝关节骨关节炎患者，当前没有良好的对照数据支持。表1-1总结了美国骨科医师协会（AAOS）对于膝关节骨关节炎治疗的推荐级别。

表1-1　AAOS膝关节骨关节炎治疗推荐

强烈推荐
我们推荐对于有症状的膝关节骨关节炎（OA）患者，如果体重超标（BMI＞25），应当鼓励患者减轻体重（最少减轻体重的5%）并通过调整饮食和锻炼维持较低体重
我们推荐有症状的膝关节骨关节炎患者参加低强度有氧健身运动
我们不推荐向有症状的膝关节骨关节炎患者开具氨基葡萄糖和（或）硫酸软骨素或盐酸软骨素类药物
我们不推荐主要诊断为有症状的膝关节骨关节炎患者接受关节镜清理或灌洗手术
中等推荐
我们建议鼓励有症状的膝关节骨关节炎患者参加自我管理的教育项目，如由关节炎基金会组织的项目，以及在日常生活中调整运动方式（如步行代替跑步、改变活动方式）
我们建议有症状的膝关节骨关节炎患者进行股四头肌力量训练
我们建议有症状的膝关节骨关节炎患者使用髌骨带作为短期缓解疼痛和改善功能的治疗方式
我们建议不向有症状的膝关节内侧间室骨关节炎患者开具外侧楔形足跟垫进行治疗
我们建议，如果没有治疗禁忌，有症状的膝关节骨关节炎患者接受下列镇痛药物中的某种药物进行镇痛治疗：对乙酰氨基酚或NSAID
我们建议使用关节内皮质醇激素注射作为有症状的膝关节骨关节炎患者的短期疼痛治疗
我们建议不对有症状的膝关节骨关节炎患者采用针刺冲洗进行治疗
我们不建议对有症状的膝关节单间室骨关节炎患者使用自由浮动的体位装置进行治疗

病例1-1　续

患者经6个月的非手术治疗无效，包括尝试减轻体重和调整运动方式、物理治疗、支具及镇痛药物。左侧膝关节疼痛进行性加重，活动度恶化（5°～80°）。

8. 进一步适当治疗的方案是什么？

一旦患者经过多种非手术治疗无效，应当考虑手术治疗。对于终末期退行性膝关节疾病的最普遍和有效的治疗方案为人工全膝关节置换术（TKA）。其他手术方案包括关节镜清理、高位胫骨截骨（HTO）治疗内翻畸形（图1-2）、股骨远端截骨（DFO）治疗外翻畸形（图1-3）、单间室膝关节置换（图1-4）及髌股关节置换（PFA）（图1-5）。

9. 高位胫骨截骨治疗膝关节退行性疾病的主要适应证和禁忌证是什么？

（1）适应证

①通过病史、查体和影像学检查确诊的单发内侧间室关节炎。

②年轻人、活动量大的患者，对于继续激烈生活方式具有强烈意愿。

③固定内翻畸形＜15°。

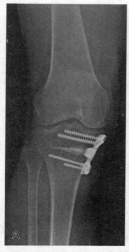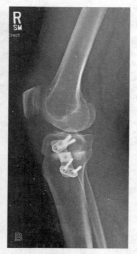

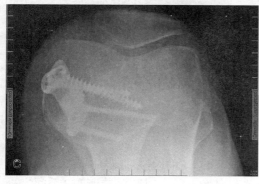

图1-2 胫骨高位截骨术后的膝关节正位（A）、侧位（B）和Merchant位（C）像

（2）禁忌证

①屈曲活动度＜90°。

②屈曲挛缩＞15°。

③固定内翻畸形＞15°。

④胫骨外侧松弛超过1cm。

⑤炎性关节病。

⑥前交叉韧带（ACL）撕裂。

⑦累及超过髁表面1/3的骨软骨损伤。

10. 股骨远端截骨治疗膝关节退行性疾病的主要适应证和禁忌证是什么？

股骨远端截骨治疗膝关节退行性骨关节病的适应证与上述高危胫骨

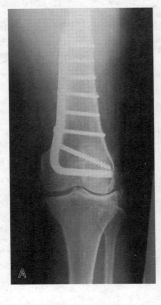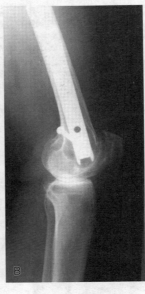

图1-3　股骨远端截骨术后的膝关节正位（A）和侧位（B）像

截骨的适应证相同，但除外以下内容。

（1）单发外侧间室关节炎（而非内侧间室关节炎）。

（2）固定外翻畸形＞12°～15°。

11. 何为单间室膝关节置换术？其与人工全膝关节置换术有何区别？

单间室膝关节置换术仅对膝关节的1个间室进行假体置换，即内侧间室或外侧间室，而人工全膝关节置换术需要对膝关节所有3个间室进行假体置换：内侧间室、外侧间室及髌股关节间室。单间室膝关节置换术中，前后交叉韧带均得到保留。髌股关节置换术是单间室膝关节置换术的一种，仅对髌股关节进行假体置换。

12. 单间室膝关节置换术治疗膝关节退行性疾病的主要适应证和禁忌证是什么？

（1）适应证

①独立间室的骨关节炎改变。

②关节炎性疼痛局限于受累间室。

（2）禁忌证

①前交叉韧带受损。

②临床检查中不能得到纠正的固定屈曲畸形。

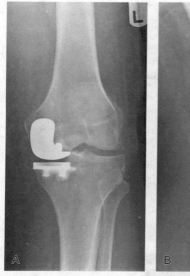
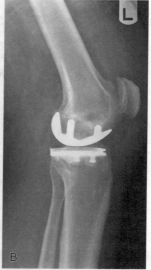
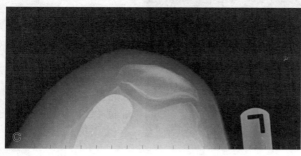

图1-4　单间室膝关节置换术后的膝关节正位（A）、侧位（B）和 Merchant位（C）像

③既往有对侧间室半月板切除史。

④膝关节屈曲挛缩＞10°。

⑤膝关节屈曲活动度＜90°。

⑥炎性关节病。

⑦三间室骨关节炎。

13. 人工全膝关节置换术（TKA）的主要目的是什么?

（1）缓解疼痛。

（2）重建功能。

（3）获得内在稳定性。

（4）获得持久的关节重建。

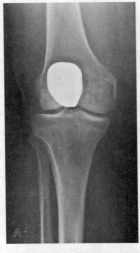
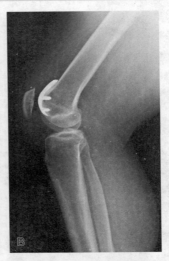
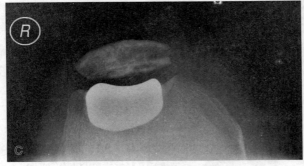

图1-5　髌股关节置换术
后的膝关节正位（A）、
侧位（B）和Merchant
位（C）像

病例1-1　续

考虑到患者的年龄、功能状态、症状持续时间及影像学表现，手术医师决定采用TKA进行治疗。患者接受了手术前内科评估，包括全血细胞计数、基础代谢水平、血型筛查、心电图、胸部X线、尿液检查及内科会诊。未发现内科禁忌证。患者于手术当日入院，术前夜间开始禁食水。

---

14. 人工全膝关节置换术的标准手术入路是什么？该入路的使用原理是什么？

人工全膝关节置换术的标准手术入路是采用前方正中直形皮肤切口，自髌旁内侧切开关节囊。虽然Langer提出了标准的髌旁内侧皮肤切口（图1-6）更为贴近关节囊切口，但是通常仍然采用正中直形切口切开皮肤，然后采用髌旁内侧入路切开关节囊，这样可以避免皮肤切口恰好位于关节囊切口的正上方。关节囊和皮肤切口的轻度失匹配能够提供覆盖，获得更好的密封，从而有效减少术后引流和后续相关感染的可能性。

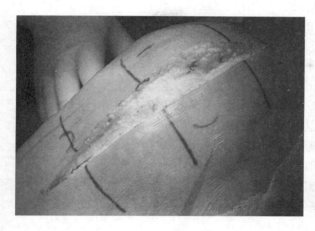

图1-6 通常用于人工全膝关节置换术的正中皮肤切口

15. 除正中直形切口髌旁内侧入路外，其他入路是否曾经普遍使用？

正中皮肤切口仍然是标准入路。基于既往手术切口/瘢痕及特定的预期手术（如单间室置换术）方案，可以调整皮肤切口的位置。另外，一些其他的深部组织入路/关节囊切开方式也有所描述，包括股直肌下方入路、股内侧肌劈开入路（经股直肌入路）、三向入路及髌旁外侧入路。

16. 请描述股直肌下方入路。

股直肌下方入路能保护股四头肌肌腱。自近端向远端，该入路掀开股内斜肌，并自髌骨内上极切开关节囊。该入路的倡导者发现术后股四头肌功能恢复更快，但与普遍采用的髌旁内侧入路对比，没有发现长期的优势。

17. 请描述股内侧肌劈开入路。

股内侧肌劈开入路于近端2/3和远端1/3交界处开始分离股内侧肌纤维。肌肉分离止于髌骨内上极，接下来向远端沿髌骨内侧面切开关节囊。最初报道该入路能够减少外侧支持带松解的次数。然而，当以随机形式进行重复研究时，外侧支持带松解率与髌旁内侧切开关节囊无差异。

18. 请描述三向入路。

三向入路是经股内斜肌体部的切口，自髌骨上极近端约5cm向远端延伸至髌骨内侧面。该入路经肌腹进行分离，而不劈开股四头肌肌腱。"三向"一词来源于对髌骨3种牵拉力方向的描述：股外侧肌、股直肌及股内斜肌。该入路的支持者报道，这一入路能够保留髌骨所有的3个牵拉力向量。最初的文献描述了这一入路的好处在于能够减少外侧支持带松解的病例数及股四头肌功能的早期恢复。然而，最近的前瞻性研究发现，标准的髌旁内侧入路和三向入路没有差异。

19. 使用外侧切口的指征是什么？

前正中切口、髌旁外侧入路可用于严重外翻畸形的显露。外翻畸形的患者通常合并髌骨外侧半脱位，需要在手术同时进行外侧支持带松解，同时可能需要对外侧结构进行广泛松解，创造膝关节软组织平衡环境。另外，当术者对膝关节外翻畸形采用髌旁内侧入路并行外侧支持带松解时，可能在一定程度上需要破坏髌骨的血管结构。

20. 在采用标准髌旁内侧入路时可采用何种手法便于翻转髌骨？

（1）向近端延伸切口至股四头肌肌腱内。

（2）松解外侧支持带和髌股韧带的粘连。

（3）去除髌骨周围的骨赘。

（4）松解髌韧带止点的内侧部分。

（5）进行外侧支持带松解。

（6）谨慎和渐进性地进行胫骨近端内侧松解并外旋胫骨。

21. 请描述膝关节的机械轴。

膝关节的机械轴定义为经股骨头中心、膝关节中心及踝关节中心的直线。TKA的目标是通过适当的股骨远端和胫骨近端截骨，配合谨慎的韧带结构平衡，重建膝关节的机械轴。

22. 股骨远端髁相对于股骨轴线及胫骨平台相对于胫骨轴线的正常力线是什么？

股骨远端髁相对于股骨轴线的正常力线为外翻约9°，而胫骨平台相对于胫骨轴线的正常力线为内翻约3°。因此，6°外翻角度有助于维持机械轴线。

23. 胫骨近端相对于胫骨轴线的截骨如何进行？

接受Insall等教导的外科医师认为，胫骨截骨应当在冠状面与胫骨轴线成90°。这些医师强调，内翻力线不良会导致早期失败。为了重建机械轴，股骨远端必须外翻6°截骨。然而，Hungerford等认为胫骨近端截骨应内翻3°，而股骨远端截骨应外翻9°。这些学者认为上述截骨方法能够使得关节线在平地步态中平行于地面。然而，大多数医师仍然采用胫骨近端90°截骨。

24. **请描述胫骨近端在矢状面的正常力线。**

在矢状面，胫骨近端存在7°～10°的后倾。因此，在进行胫骨近端截骨时存在两种选择：①垂直胫骨轴线截骨，选择自带后倾的关节假体；②5°～7°后倾截骨。在后交叉韧带保留型TKA中，重建后倾尤其重要。

25. **请描述放置胫骨髓外截骨板导向器时可触及的标记。**

放置胫骨力线髓外截骨板导向器时，可触及的标记有胫骨结节、胫骨嵴及内外踝。截骨板导向器应当放置于胫骨结节上方，平行于胫骨嵴，指向内外踝中央。在这一位置上，截骨板导向器应当指向第1、第2足趾之间。

26. **请描述有助于确定股骨假体旋转的解剖轴线。**

股骨假体的旋转可以通过对下列4个股骨远端和胫骨近端的不同解剖特征确认。

（1）通髁轴：经过内外上髁。

（2）股骨的前/后轴（"Whiteside线"）是经过滑车沟中心至髁间窝中心的连线。有学者报道这一轴线与通髁轴成90°。

（3）股骨后髁轴相对于通髁轴内旋3°。因此，当使用后髁参考定位3°外旋时，股骨假体应当位于通髁轴中立位。

（4）胫骨干轴线与通髁轴成90°。

在施行手术时，手术医师应当参考上述4条解剖内容，协助确定股骨假体的旋转对线。

27. **如何纠正屈膝或伸膝紧张或松弛？**

见表1-2。

表1-2　人工全膝关节置换术中的屈膝和伸膝间隙的纠正

		伸膝间隙		
		紧张	正常	松弛
屈膝间隙	紧张	增加胫骨近端截骨	减小股骨假体尺寸或增加胫骨远端截骨同时使用股骨远端垫块	使用股骨远端垫块，同时增加胫骨近端截骨或使用较小尺寸股骨假体
	正常	增加股骨远端截骨或进行后关节囊松解	平衡	使用股骨远端垫块
	松弛	增加股骨远端截骨，同时增加聚乙烯衬垫厚度	增加股骨假体尺寸或股骨假体后移	增加聚乙烯衬垫厚度

28. 纠正内翻畸形时能够松解的结构有哪些?

（1）骨赘。

（2）内侧副韧带深层和半月板胫骨韧带。

（3）半膜肌后内侧角。

（4）内侧副韧带浅层和鹅足复合体。

（5）后交叉韧带（极少）。

29. 纠正外翻畸形时可以松解的结构有哪些?

（1）骨赘。

（2）外侧关节囊。

（3）髂胫束（如果伸膝紧张）。

（4）腘肌腱（如果伸膝紧张）。

（5）外侧副韧带。

30. 改善髌股关节轨迹可以采用的手术方法有哪些?

（1）适当切除并行髌骨表面置换，恢复术前髌骨的厚度。

（2）髌骨假体轻度内置。

（3）将股骨假体放置于正常旋转位置或轻度外旋。

（4）股骨假体偏外放置。

（5）适当旋转胫骨假体。

（6）松解髌股韧带及外侧支持带的粘连。

（7）松解外侧支持带，同时保留膝上血管。

（8）股内斜肌上提及紧缩。

病例 1-2

男性，79岁，右膝关节疼痛3个月。17年前因骨关节炎终末期病变接受了人工全膝关节置换术治疗。患者的术后过程顺利，症状在手术后立即得到缓解。直至3个月前，患者仍能够进行日常生活活动，步行距离可达1.6km，并能从事高尔夫运动，仅感到有限疼痛。然而，在过去的3个月中，患者感到右膝关节疼痛进行性加重。疼痛十分严重，患者无法进行日常生活活动。患者合并症包括高血压病及良性前列腺增生症，均药物控制良好。患者否认发热、盗汗、体重下降及其他躯体症状。体格检查发现右膝关节活动时疼痛并伴有触痛。右膝关节活动度为3°～85°。影像学检查见图1-7。

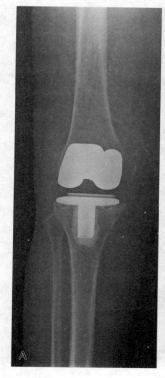
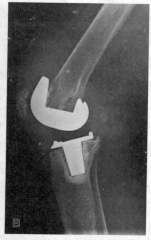
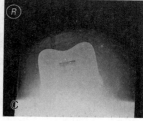

图1-7 人工全膝关节置换术后的膝关节正位（A）、侧位（B）和Merchant位（C）像

31. 人工全膝关节置换失败需要翻修的常见原因有哪些?

（1）无菌性失败

①假体松动。

②聚乙烯磨损（骨溶解或灾难性磨损）。

③韧带失稳定。

④髌股关节轨迹不良。

（2）脓毒性失败（感染）

①早期术后感染。

②急性血源性感染。

③慢性感染。

32. 患者的可能诊断是什么?

观察股骨和胫骨假体周围放射学透亮线，结合临床特点，患者经历了人工全膝关节假体的松动过程。为区别感染性和非感染性失败，应当进行感染筛查［包括全血细胞分析（CBC）及分类、红细胞沉降率

（ESR）和C反应蛋白（CRP）]。CBC显示白细胞增高且未成熟白细胞比例增加，同时ESR和CRP升高提示感染。如果检测结果异常，应当对右膝关节进行穿刺，取关节液送细胞计数、革兰染色、培养和晶体分析。

33. 人工全膝关节置换术感染的关节液分析结果如何？

关节液细胞计数升高（取决于研究和距手术时间，$> 1.1 \times 10^9/L$），白细胞分类可见中性粒细胞占多数。革兰染色结果可能呈阳性，但由于该检测方式的低敏感性，其结果也可能呈阴性。培养结果可能呈现感染病原体的生长。

34. 人工全膝关节置换术后假体周围感染的发生率是多少？

初次人工全膝关节置换术后假体周围感染的发生率为1%～2%。而人工全膝关节翻修术后感染的发生率可高达6%。

35. 请描述假体周围感染的主要分类及其治疗选择。

（1）早期术后感染：关节置换手术后3周内发生的感染。治疗包括手术灌洗和清创、更换聚乙烯假体部分并保留金属组件。术后推荐静脉应用抗生素至少4～6周。

（2）急性血源性感染：机体其他部位感染经血源播散至假体关节形成感染。急性血源性感染的治疗与早期术后感染类似。反复感染则需要取出假体。

（3）迟发慢性感染：超过3周后出现的感染。持续存在的感染有足够时间进入骨假体界面并在假体周围形成细菌生物膜（生物膜的形成与病原体相关）。根治感染需要进行手术灌洗和清创、取出所有假体组件，并通常需要放置临时性抗生素占位器，且静脉应用抗生素4～6周。

（4）第四类感染：为术中培养阳性。临床疑似感染并咨询感染疾病专家有助于指导治疗。

36. 人工全膝关节翻修术的主要目标是什么？

（1）取出膝关节假体，所造成的骨与软组织破坏最小。

（2）重建腔隙性和节段性骨缺损。

（3）重建关节线。

（4）平衡膝关节韧带。

（5）获得稳定的膝关节假体。

37. 人工全膝关节翻修术的假体选择是什么？

（1）非限制性假体。

（2）限制性、非铰链假体。

（3）限制性、铰链假体。

二、髋关节

病例1-3

男性，67岁，右侧腹股沟区疼痛18个月来诊。既往右侧髋关节无手术史。疼痛随活动加剧，休息可缓解。疼痛造成患者不能行走超过两个街区，且伴随有偶发性夜间痛，影响睡眠。患者否认发热、体重下降及疲劳等伴随症状。体格检查发现右侧腹股沟区及右侧髋关节疼痛。右侧髋关节活动受限伴疼痛：屈曲0°～80°，外展20°，内收10°，内旋15°，外旋25°。行骨盆正位及右侧髋关节正侧位片（图1-8）。CBC、ESR、CRP、类风湿因子（RF）和抗核抗体（ANA）正常。

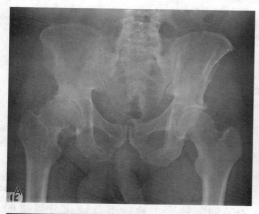
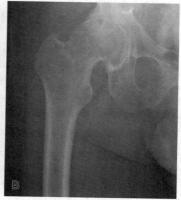
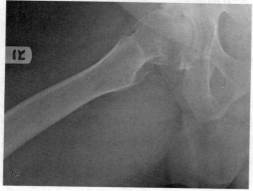

图1-8　骨盆正位（A）、髋关节正位（B）和髋关节蛙式侧位（C）片显示关节间隙狭窄、软骨下骨硬化和骨赘形成，提示骨关节炎

38. 成年髋关节炎患者最常见的原因是什么?

成人出现关节炎症状的最常见原因分为两大类。第一类为骨关节炎,也被称为退行性或特发性关节炎。此类疾病包含了大多数年龄超过50岁伴有长期关节炎性疼痛的患者。第二类为炎性关节病,包括类风湿关节炎、强直性脊柱炎、系统性红斑狼疮及晶体诱导关节病,如痛风和假性痛风。

39. 如何区分髋关节炎的类型?

区分髋关节炎类型的最常用方法是临床病史、体格检查和影像学评估。以下列举了常见关节炎的典型影像学改变(表1-3)。

表1-3 髋关节炎的影像学表现

疾病	典型影像学表现
骨关节炎	关节间隙狭窄 骨性硬化 骨赘形成
类风湿关节炎	关节周围骨质疏松 关节侵蚀 关节间隙消失 松弛 强直
痛风	骨侵蚀
假性痛风	透明和纤维软骨出现点状及线性钙化
感染性关节炎	早期:无变化 晚期:骨质疏松 软骨破坏 侵蚀

40. 该患者的可能诊断是什么?

该患者的影像学检查显示关节间隙狭窄、软骨下骨硬化及骨赘形成,提示骨关节炎。患者血清学检查阴性,亦提示骨关节炎。

41. 髋关节炎的最初治疗是什么?

髋关节炎能够通过非手术方法得到成功的治疗,尤其在疾病早期。减轻体重、调整活动方式及辅助行走设备能够明显缓解患者症状。NSAID是最常用于缓解症状的药物。虽然文献没有阐述补充类似氨基葡萄糖和硫酸软骨素进行治疗的明确益处,这类治疗仍然可以尝试。适当物理治疗能够缓解症状,但可能使得疾病进展恶化。低冲击或水疗联合肌肉牵张和等长力量训练能有助于疾病控制。其他"保护关节"的项目包括游泳、骑自行车、行走或打太极拳,能够降低关节负重;这些活动能够在保护关节、降低应力的同时增加肌肉容量。

病例1-3　续

治疗医师首先推荐行非手术治疗，包括减轻体重、调整活动、使用拐杖和 NSAID。患者8个月后复诊。虽然 NSAID 能够缓解部分症状，但是患者疼痛和活动度无明显改善。进行日常生活活动仍然存在困难，且患者仍然存在夜间疼痛。

42. 在非手术治疗无效后，髋关节炎的手术治疗选择有哪些？

髋关节骨关节炎最常用的手术治疗方式为人工全髋关节置换术（THA）。髋关节表面置换术、股骨或骨盆截骨术、关节融合术和 Girdlestone 截骨术同样是手术治疗的选择，虽然这些术式较少应用。患者年龄、活动水平、总体健康水平、特殊关节疾病、其他关节受累情况及影像学表现是选择最佳手术方式的考虑因素。

43. 髋关节手术的最常用手术入路有哪些？

人工全髋关节置换术最普遍的手术入路为后方/后外侧入路、直接外侧入路、前外侧入路和直接前方入路。经转子入路较少应用。表1-4列举了各入路的间隙和风险结构。

表1-4　人工全髋关节置换术入路的间隙和风险结构

手术入路	间隙	风险结构
后方/后外侧	臀大肌（臀下神经）和臀中肌/阔筋膜张肌（臀上神经）	劈开臀大肌时可能损伤坐骨神经和臀下动脉 如果横断股四头肌会损伤旋股内侧动脉
经转子	臀中肌（臀上神经）和股外侧肌（股神经）	股神经、动脉、静脉 旋股外侧动脉
前外侧	阔筋膜张肌（臀上神经）和臀中肌（臀上神经）	股神经（内侧牵拉） 旋股外侧动脉降支
直接外侧	阔筋膜张肌（臀上神经）和臀大肌（臀下神经）	臀上神经 股神经
直接前方	缝匠肌（股神经）和阔筋膜张肌（臀上神经）	股外侧皮神经 旋股外侧动脉升支

44. 人工全髋关节假体如何获得固定？

无论使用聚甲基丙烯酸甲酯（骨水泥）还是多孔或骨长入（非骨水泥）固定，都可以获得优秀的长期固定效果。手术医师应当考虑患者年龄、活动水平和骨量，以及医师经验和对骨水泥及非骨水泥技术的适应程度，从而选择固定方式。

45. 请描述历代骨水泥制备技术。

见表1-5。

表1-5　历代骨水泥制备技术

代别	骨水泥制备技术
第一代	手指填塞 无髓腔准备 无骨水泥栓子 无骨水泥枪 无加压 铸造假体柄 假体柄内侧缘狭窄 假体柄边缘锐利
第二代	骨水泥枪 脉冲冲洗 髓腔准备 骨水泥栓子 超合金假体柄 宽大圆润的内侧缘 有领假体柄
第三代	减少孔隙（负压） 骨水泥加压 预涂层假体柄 假体柄表面粗糙处理 假体柄中置器

46. 股骨柄周围骨水泥层的理想尺寸是多少？

文献描述，假体与骨之间至少应当保留2mm的骨水泥厚度。然而，这一数值对于髓腔狭窄的患者可能难以达成。因此，更为实际的方法是采用2/3规则：即股骨柄占据髓腔2/3，而骨水泥填充剩余1/3。

47. 生物型（非骨水泥）假体柄的优势是什么？

生物型股骨柄依靠骨这一生物界面获得固定。这一界面能够对应力发生反应并随时间增加自身强度。骨水泥是一种非生物界面，会随时间降解。理论上，骨水泥-假体界面或骨水泥-骨界面的弱化会导致先前稳定的股骨柄发生松动。

48. 生物型假体应当具有何种设计特点？

生物固定是通过能够提供骨长入固定的多孔涂层金属表面或提供骨表面生长的喷涂金属表面而获得的。对于多孔涂层假体，需要在金属表面制备50～350μm（最好是50～150μm）的孔洞。孔洞允许骨长入发生，将假体固定于骨。表面的多孔性应达到40%～50%，以使得骨填充假体的主要区域。更大的多孔性将使多孔涂层表面发生剪切断裂的风险增加。孔洞深度是另一个重要特征：更大的孔洞深度能够提供更好的负载下界面剪切强度。最后，假体和骨之间的间隙应当低于50μm，以保证骨长入有效进行。对于喷涂假体，金属表面通过粗糙颗粒喷涂而粗糙化，使表面发生凹陷，从而产生峰谷，发生骨整合。表面粗糙度的定义是粗糙表面的峰谷之间的平均距离，与界面剪切强度增加直接相关。采用多孔金属的新型生物固定越发成为主流。

49. 请描述髋臼螺钉的理想位置。

放置髋臼螺钉的关键是避开神经血管结构。为此产生了指导螺钉位置的四象限系统。四象限的定义是指自髂前上棘经髋臼中心的直线和经髋臼中心垂直于该直线的另一条直线所划分的4个区域（图1-9）。表1-6列举了每一象限可能损伤的结构。

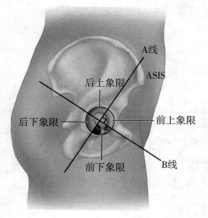

图1-9 人工全髋关节置换术中髋臼螺钉放置的四象限系统 （重绘引自：Wasielewski RC, Cooperstein LA, Kruger MP,et al: Acetabular anatomy and the transacetabular fixation of screws in total hip arthroplasty. J Bone Joint Surg 1990;72A:501.）

表1-6 髋臼螺钉放置可能损伤的结构

象限	风险结构
后上象限	安全区（螺钉长度<35mm）
	坐骨神经
	臀上神经和血管
后下象限	安全区（螺钉长度<25mm）
	坐骨神经
	臀下神经和血管
	阴部内神经和血管
前上象限	髂外静脉和动脉
前下象限	闭孔动脉和静脉
	闭孔前下神经

50. 导致术中股骨骨折的原因有哪些?

导致术中股骨骨折最常见的因素如下。

（1）未能沿髓腔方向直线扩髓。

（2）尝试放置假体过大。

（3）未遵从骨骼适应假体的黏弹特性（骨骼随时间扩张）而过快地打压假体。

（4）未考虑到术前畸形或髓腔远端紧张程度。

51. 人工全髋关节置换术中最常见的神经损伤是什么?

人工全髋关节置换术中的神经损伤可能累及坐骨神经（80%）或股神经（20%）。当坐骨神经受到损伤，腓侧支配区通常受累，因为腓神经较胫神经更为靠近髋臼。坐骨神经最常见的损伤原因是牵开器放置错误。其他腓总神经麻痹的原因包括血肿和过度延长肢体。

52. 通过何种方法能够降低人工全髋关节置换术后发生血栓性静脉炎?

（1）早期活动。

（2）梯度弹力袜和静脉加压装置。

（3）抗凝治疗（如华法林、阿司匹林、低分子肝素）。

病例1-4

女性，59岁，右侧人工全髋关节置换术后8周来诊。患者主诉自4h前进行瑜伽活动时发生严重的右侧髋关节疼痛。来诊前，患者右侧髋关节无任何疼痛症状。体格检查发现右侧肢体短缩内旋。右髋关节前后位片提示人工全髋关节假体脱位（图1-10）。这是患者第一次发生髋关节失稳定。

---

53. 该患者应如何处理?

髋关节假体脱位首先应当在镇静下行闭合复位。镇静能够提供适当的阵痛和肌松作用。如果在急诊室未能成功闭合复位，患者应当进入手术室行闭合或切开复位。如果假体位置或损伤是造成失稳定的原因，则需要在复位的同时进行假体翻修或择期进行翻修。

病例1-4 续

患者在急诊室进行丙泊酚镇静。采用闭合复位技术复位右侧髋关节。右髋关节前后位片提示右侧髋关节假体成功复位（图1-11）。于患者双腿间放置外展枕维持复位。患者镇静苏醒后，右侧髋关节疼痛和活动获得缓解。在进行髋关节预防措施严格告知后，患者出院回家。

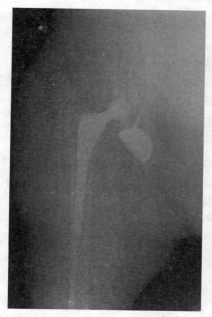

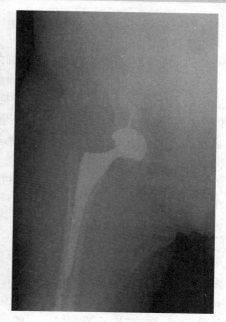

图1-10　髋关节X线正位像提示人工全髋关节假体脱位

图1-11　人工全髋关节假体闭合复位术后的髋关节X线正位像

54. 初次人工全髋关节置换术后脱位的发生率是多少?

初次人工全髋关节置换术后脱位发生率为1%～2%,但也有报道其发生率可高达9.5%。翻修手术后的脱位率更高,据报道,多次翻修病例的脱位发生率可高达26%。

55. 影响人工全髋关节置换术后髋关节稳定性的设计因素包括哪些?

(1)头颈比(股骨头直径与股骨颈直径比值):更大的头颈比能够使髋关节在发生撞击前具有更大的活动度,带裙边的股骨颈设计会降低这一比值。

(2)偏移距离(股骨头脱位前需要经过的距离):更大的偏移距离使得髋关节更为稳定。

(3)限制性内衬:限制性内衬能够提供内在稳定性,但是会降低髋关节的主要活动弧,增加早期松动风险。

56. 影响人工全髋关节置换术后髋关节稳定性的软组织因素有哪些?

维持外展肌群的合适张力是髋关节稳定性的关键。应当恢复股骨正常的偏心距和股骨颈长度，维持适当的软组织张力。术前模板测量有助于选择合适的假体尺寸。

57. 何谓异位骨化? 如何避免高危患者发生异位骨化?

异位骨化（HO）是骨组织在骨骼外形成的过程。人工全髋关节置换术后发生异位骨化的术前因素包括肥大性骨关节炎、强直性脊柱炎、弥漫性特发性骨肥大症（DISH）、创伤后关节炎、先前行髋关节融合术及既往异位骨化病史。异位骨化多见于男性，髋关节直接外侧入路（Hardinge 入路）更为多见。高危患者的预防性治疗包括手术后72h内的单剂量放疗（600rad）或非甾体抗炎药（如吲哚美辛）服用6周。手术中谨慎处理软组织同样能够减少对髋关节组织的创伤。

58. 人工全髋关节置换术后另一个常见的远期并发症是什么?

除脱位外，无菌性松动是人工全髋关节置换术后另一个常见的远期并发症。松动的影像学证据包括：①假体移位或下沉；②骨水泥断裂；③完全包绕假体的2mm透亮线。无菌性松动常常伴随骨溶解，这是一种由胶原酶、前列腺素和蛋白酶介导的假体周围骨质吸收。骨溶解被认为是机体对聚乙烯磨损产生的聚乙烯颗粒碎屑产生的反应而导致的结果，这是一种巨噬细胞介导反应。降低聚乙烯磨损的因素包括：①合适的股骨头尺寸；②最大的聚乙烯厚度（至少6mm）；③更换关节面材料，如陶瓷或金属；④高交联聚乙烯。

59. 人工全髋关节置换术的感染率是多少? 哪些患者是感染的最高危人群?

美国Medicare患者人工全髋关节置换术后感染的发生率约为2.3%。感染风险增加的患者因素包括类风湿关节炎、糖尿病、低营养状态、肥胖、口服激素和既往手术史。

60. 哪些因素能够降低人工全髋关节置换术后感染的发生率?

在手术前，患者应当处于满意的口腔卫生环境，且其他脏器系统无感染。患者同时应当处于良好的营养状态，皮肤完整，无细菌侵入的破口。围术期预防性使用抗生素能够有效降低深部伤口感染的发生率。闭合区域内层流系统及全身排气手术衣能够进一步降低外源性伤口污染。有效的手术技术、仔细止血和闭合伤口同样能够保证无意外的伤口愈合。

61. 哪些病原体最常导致THA感染?

葡萄球菌是分离出的最常见的THA感染病原体。在葡萄球菌中，表皮葡萄球菌和金黄色葡萄球菌是最为常见的感染病原体。链球菌、肠球菌和革兰染色阳性球菌同样是常见病原体，而革兰染色阴性细菌则较为少见。真菌和分枝杆菌较少造成此类感染。

62. 请描述THA感染的体征和症状。

髋关节假体周围感染的表现高度不同。大部分患者表现出相对较轻的体征和症状。通常，轻度疼痛是患者的唯一症状。这类感染较少表现为伴随局部症状的暴发性病程，如搏动性疼痛、伤口渗出、发红及髋关节肿胀。而明显感染病例伴随发热、寒战和全身不适感则并不罕见。

63. 对于可疑的髋关节假体周围感染患者的最初诊断性检查是什么？

X线片、CBC分类计数、ESR和CRP是应当进行的最初诊断性检查。

64. 髋关节假体周围感染的影像学表现是什么？

X线片对于人工全髋关节感染极少具有诊断性。然而，X线片对于疑似病例排除其他疼痛原因、评估假体位置并作为进一步影像学检查的基线仍然有作用。有助于区分感染性松动和非感染性松动的一个表现是骨膜新骨形成。

65. 请描述人工全髋关节感染患者的CBC分类计数、ESR和CRP。

对于假体周围感染病例，CBC分类计数可表现为白细胞增多，未分化白细胞百分比增加。然而，这一现象可能不会发生于低毒感染病例。ESR是机体对于炎症过程全身反应的间接指标。不幸的是，ESR会受到任意炎症情况的影响，从而降低其在独立应用时的特异性和预测价值。例如，在接受THA手术后，ESR可能在术后数个月内都不会下降至基线值，在术后早期这一检查尤其不可靠。在单独应用时，文献报道，ESR对于诊断人工全髋关节感染的敏感性和特异性分别为82%和86%。CRP同样是炎症、感染和肿瘤过程的非特异性指标。相对于ESR，CRP水平在术后早期即可恢复至基线值，并在术后平均3周（范围为1～8周）恢复正常。CRP升高超过10mg/L与假体周围感染相关。虽然CRP单独应用的敏感性（96%）和特异性（92%）明显优于单独应用ESR，在与ESR和临床表现同时应用时，其特异性可增加至接近100%。

66. 其他可用于诊断疑似人工全髋关节感染的诊断研究有哪些？

髋关节液穿刺分析和培养及核素显像同样能够对疑似人工全髋关节感染进行诊断。当前的指南推荐不鼓励将常规髋关节穿刺作为排除髋关节假体周围感染的筛查工具。当用于所有人工全髋关节失败时，髋关穿刺的敏感性和特异性广为不同。因此，仅对于怀疑感染存在的情况下推荐进行髋关节穿刺。

67. 术中证实THA感染的诊断性研究有哪些?

（1）革兰染色：该研究对于诊断人工全髋关节假体周围感染非常不可靠。据报道，其敏感性为0～23%（平均为19%）。然而，革兰染色不能完全被否定，因为其阳性结果能够提供致病病原体的早期信息并指导最初的抗生素治疗。

（2）培养：术中培养仍然是其他所有术中诊断手段的对照标准。与其他此类疾病的诊断试验相同，培养并非万无一失，因为大量报道证实其假阳性率和假阴性率同样明显。使用合适的技术，培养的敏感性和特异性据报道可分别高达94%和97%。为避免结果不准确，应当遵循以下精确的技术原则。

①在获得疑似感染病例的样本前避免使用抗生素。

②避免获取培养的器械接触患者皮肤。

③应当从接近假体的环境中获取样本，如果可能，应选取炎性组织。

④应当至少获取3处新鲜标本立即送往实验室进行快速检查。

⑤应当在1处先前未行电刀烧灼的假囊开放后迅速获得标本，且获取标本过程应当在冲洗前完成。

（3）冷冻切片：假体环境的术中冷冻切片通过明确炎性细胞的数目诊断THA感染。早先对于诊断假体周围感染的标准为每高倍视野下出现5个多形核白细胞（5 PMN/HPF）。据报道，使用5 PMN/HPF这一标准的敏感性和特异性分别为80%和90%。当使用10 PMN/HPF作为标准时，诊断的特异性增加96%～99%，而敏感性则降低（84%）。

（4）聚合酶链式反应：PCR技术显示出其诊断THA感染的优势。PCR技术包括对自假体周围滑液提取的核酸进行扩增，以及与出现的细菌DNA进行筛查。这一技术可以在仅出现少量细菌的情况下诊断假体周围感染。其检测极少量核酸的能力可能导致高假阳性率出现。PCR的过度敏感性限制了其作为诊断实验的应用，但可以预期，这一技术将在未来成为诊断THA感染的有效工具。

68. 请描述假体周围感染的主要分类及其各自的治疗选择。

（1）术后早期感染：关节置换手术后3周内的感染。可采用手术冲洗和清创、部分组配/聚乙烯组件更换并保留金属组件进行治疗。术后推荐静脉应用抗生素至少4～6周。一些医师考虑在清创手术时同时取出未发生骨长入的生物固定组件。

（2）急性血源性感染：机体其他部位的感染经血行传播至假体关节形成感染。急性血源性感染的治疗与术后早期感染相似。反复感染则需要取出假体组件。

（3）迟发慢性感染：术后超过3周发生的感染。持续存在的感染有足够时间进入骨-假体界面并可能在假体周围形成细菌生物膜（生物膜形成取决于病原体）。根治感染需要手术冲洗和清创、取出所有假体组件，并通常需要放置临时性抗生素占位器，同时静脉应用抗生素4～6周。

（4）第四类为术中培养阳性。临床疑似感染并请感染疾病专家会诊有助于指导治疗。

69. 请描述假体周围骨折的分型和治疗。

表1-7列举了Duncan和Masri修订的假体周围股骨骨折温哥华分型系统及推荐的治疗选择。

表1-7 假体周围股骨骨折改良后的温哥华分型系统

分型	骨折部位/特点	治疗
A型	骨折位于粗隆部	
AG型	累及大粗隆	对症治疗，保护性负重，限制外展 如果骨折移位超过2.5cm或出现疼痛、失稳定或外展无力，则行切开复位内固定（ORIF）
AL型	累及小粗隆	对症治疗，保护性负重 仅在内侧皮质大部分受累时进行手术
B型	骨折环绕股骨柄或位于股骨柄远端	
B1型	骨量良好，股骨柄固定良好	ORIF可使用钢板、骨皮质结构性植骨、线缆和（或）捆绑带
B2型	骨量良好，股骨柄松动	长柄生物假体翻修；考虑行骨皮质结构性植骨以改善稳定性并增强骨量
B3型	骨量差，股骨柄松动	长柄生物假体翻修 年轻患者可考虑异体骨-假体复合物有助于增加骨量 对于老年人或低需求患者可考虑近端股骨置换术
C型	骨折位于股骨柄远端	使用刃钢板、髁螺钉钢板或髁上钢板行ORIF：将钢板与假体柄重叠避免产生应力集中；在假体柄水平使用捆绑带，在假体柄远端使用螺钉；新型钢板髁使用锁定螺钉技术

（张 卓 译）

第2章 基本科学原理

Paul Maxwell Courtney and Jason E.Hsu

一、骨骼肌肉组织

（一）骨

1. 骨的功能是什么?

骨组织在结构和功能上都十分特别。其主要功能是提供躯体的机械稳定性。骨的细胞成分同时能够调节矿物平衡,而骨髓的功能是产生造血细胞。

2. 不同类型骨的解剖学区别是什么?

组织学上将骨分为非板层骨和板层骨。非板层骨是未成熟或病理性骨,其特征是薄弱、具有弯曲度及高替代率。板层骨产生于应力,包括骨皮质和骨松质。骨皮质占我们骨骼中的绝大多数,特点是其替代率缓慢、密实及低孔隙。骨松质或骨小梁更为柔软且弹性更好,占骨骼的20%。与骨皮质不同,骨松质为多孔结构,由松散的骨性结构网络构成。发生骨质疏松时,这种结构变得薄弱,导致光镜下的孔隙性增加。

解剖学上将骨分为长骨或扁骨。长骨由骨干、干骺端和骨骺构成。骨干是长骨的干性结构,负责承重,由包绕在狭窄骨松质髓腔外周的厚重管状骨皮质构成,而骨松质为骨髓提供存储空间。骨骺是长骨的末端,形成关节,由薄层骨皮质包绕粗大的骨小梁而形成。干骺端则是骨干向骨骺延续的变化区。

3. 骨如何获得血供和神经支配?

骨骼自一系列成组骨单位,或哈弗斯系统获得神经血管供应(图2-1),每一骨单位包括小动脉、小静脉、毛细血管和神经。这些骨单位通过沿骨皮质长轴走行的哈弗斯管和斜行走行通向骨膜的穿通管(福尔克曼管)在骨内形成连接。骨膜血管供养皮质的浅层1/3,在手术过程中如果被剥离则可能被损伤。骨的滋养动脉经骨干进入髓腔,供养骨皮质的深层2/3,髓内钉扩髓过程会损伤这些血管。

4. 细胞外基质的成分是什么?

骨基质的大部分由无机物构成,而细胞外基质的20% ～ 25%由有机成分组成。矿物基质的主要成分是羟磷酸钙,为骨提供抗压缩强度。

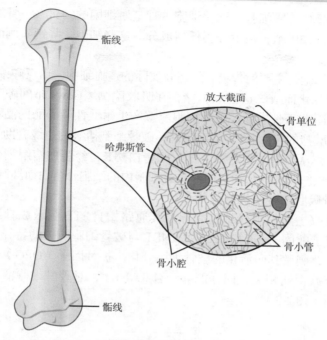

骺线

放大截面

骨单位

哈弗斯管

骨小管

骨小腔

骺线

图2-1　显微镜下骨解剖的断面（引自：Hall JE. Parathyroid Hormone, Calcitonin, Calcium and Phosphate Metabolism, Vitamin D, Bone, and Teeth. In: Guyton and Hall Textbook of Medical Physiology, 12th edn. Copyright © Saunders, Elsevier, 2011.）

磷酸三钙、钠、镁和碳酸氢盐同样是骨的无机组成成分。Ⅰ型胶原构成了骨组织有机成分的90%，其功能是为骨骼提供抗张力强度。蛋白多糖可调整组织结构并抑制矿化。其他基质蛋白在骨骼自体平衡中同样具有作用。骨钙蛋白是一种维生素K依赖蛋白，是含量最高的非胶原蛋白。其功能是促进骨形成和矿化，同时是骨再生紊乱如畸形性骨炎（Paget病）的有效尿标志物。黏附蛋白、生长因子、细胞因子和基质细胞蛋白同样构成骨的有机基质。

5. 成骨细胞、破骨细胞和骨细胞在骨稳态中的功能是什么？

骨是一种代谢活性组织，通过骨基质的生物活性细胞持续进行重塑。成骨细胞的主要功能是生成骨组织并调节破骨细胞活性。间充质干细胞在骨形态发生蛋白（BMP）、甲状旁腺激素（PTH）、糖皮质激素、前列腺素和维生素D的刺激下分化为成骨细胞。成熟的成骨细胞分泌碱性磷酸酶、Ⅰ型胶原和骨钙蛋白，形成骨基质。当成骨细胞留在骨基质内时，将分化为骨细胞。这些细胞占骨基质细胞的约90%。骨细胞以非有丝分裂方式增殖，极少分泌任何成分。这些细胞受降钙素刺激，而被PTH移植。

破骨细胞是主要的骨吸收细胞及实际的造血细胞，由巨噬细胞/单核细胞家族分化而成。这些细胞储存在吸收陷窝（Howship间隙）内，经整合蛋白附着于骨表面。破骨细胞能够产生耐酸性磷酸酶的酒石酸，降低羟基磷酸盐的pH而增加其溶解性。破骨细胞褶皱的边缘有助于其与骨表面结合，从而分泌蛋白酶，如组织蛋白酶K，经蛋白溶解消化过程降解有机基质。双膦酸盐通过阻断破骨细胞内的细胞骨蛋白而抑制骨吸收。

6. 骨吸收的分子机制是什么？

骨吸收主要由破骨细胞介导。其通路始自PTH刺激成骨细胞分泌细胞核因子配体——RANKL。RANKL与破骨细胞前体的特异性RANK受体结合，刺激其向活化的破骨细胞分化。护骨因子（OPG）与肿瘤坏死因子家族密切相关，同样能够结合RANKL，对破骨细胞活化形成竞争性抑制（图2-2）。

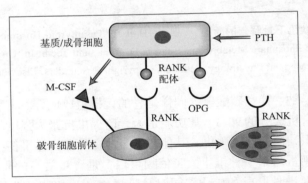

图2-2　骨内稳态、成骨细胞分泌RANK配体，与RANK受体结合，刺激破骨细胞分化。M-CSF.巨噬细胞集落刺激因子　（引自：Bringhurst FR, et al. Hormones and Disorders of Mineral Metabolism. In: Melmed S, et al. [eds], Williams Textbook of Endocrinology, 12th edn. Copyright © Saunders, Elsevier Inc., 2011.）

7. 通路发生误差的临床表征是什么？

骨吸收通路发生错误会导致一些临床现象。骨硬化症是一种由于缺乏功能性破骨细胞而发生的疾病。RANKL基因敲除的小鼠会出现类似骨硬化症的表现。许多肿瘤分泌PTH或甲状旁腺激素相关肽（PTHrP），刺激RANKL产生，导致骨吸收和转移性骨溶解病变。多发性骨髓瘤的患者白介素-6水平增高，同样刺激破骨细胞活化。相反地，绝经前妇女雌激素水平升高，导致OPG产生增加，骨破坏减少。

8. 甲状旁腺功能紊乱的患者会出现怎样的骨代谢改变？

甲状旁腺功能减退是一种代谢性疾病，常常表现为一些非特异性症状，如虚弱、精神状态改变、便秘、脱发和恶心。PTH水平降低导致破骨细胞活化降低，骨吸收降低。骨更替水平的降低导致患者常常主诉骨痛。PTH同时作用于肾，将维生素D转化为其活性形态。实验室检查会发现血钙水平降低和血磷水平升高。其治疗是补充钙剂和活化的维生素D，即维生素D_3。

9. 我们为什么鼓励钙剂和维生素D饮食以促进骨质健康？

骨的功能就像人体钙质储存的蓄水池。人体内99%的钙质储存于骨骼中，而1%的钙质活跃于血浆中，在肌肉、神经传导及凝血瀑布中发挥功能。血清钙水平受到PTH和维生素D的紧密调节。成人每日应当至少摄入750mg的钙，而对于骨折愈合期的患者、绝经后女性及孕期女性应当在每日餐饮中最少摄入1200mg的钙。推荐每日补充800U维生素D，以预防骨质疏松性骨折。

维生素D是一种自然产生的激素。阳光中的紫外线能够经皮肤刺激维生素D转化为代谢性活跃形式。经小肠日常摄入的维生素D在作用于骨骼前必须经过肝和肾激活。当钙储存量降低时，PTH分泌增加并激活1-α羟化酶，在肾中激活维生素D。除增加小肠钙质吸收外，维生素D也是成骨信号传导及骨更新的重要参与因子。

10. 维生素D缺乏的临床特点是什么？

由于摄入不足而产生维生素D缺乏的患者，其胃肠道钙质吸收降低，因此血清钙水平降低。代偿性的PTH增加会驱动RANKL通路激活破骨细胞导致骨质吸收。这一疾病被称为营养性佝偻病。疾病的骨科学特点包括由钙化降低导致的软骨生长板增厚、干骺端毛糙、生长板形变（干骺端由凸面变为凹面）、长骨弯曲、病理性骨折、肌张力降低及儿童生长停顿。患者由于缺乏钙质吸收无法进行骨基质的矿化（图2-3）。

11. 佝偻病的不同形式包括哪些？

营养性佝偻病在美国是一种极为罕见的疾病，因为许多食品都添加了维生素D。佝偻病最为常见的形式是一种遗传性疾病，被称为家族性低磷酸血症佝偻病。这是一种X染色体性连锁遗传，由于近端肾小管

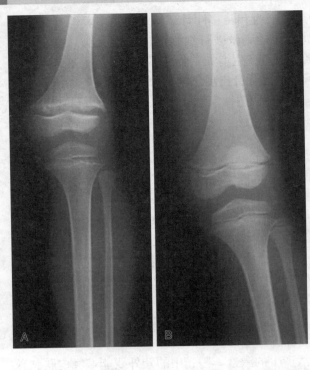

图2-3　一名7岁女童，远端肾小管酸中毒合并佝偻病，图为膝关节X线片。A.最初表现，终板增宽，干骺端磨损；B.碱性药物治疗4个月后的显著改善（引自：Greenbaum LA. Rickets and Hypervitaminosis D. In: Kliegman R, Nelson WE [eds], Nelson Textbook of Pediatrics. Copyright © Saunders, Elsevier Inc., 2011.）

磷酸再吸收障碍，导致PTH反射性增加及骨质吸收。其临床表现与营养性佝偻病类似。遗传性维生素D缺乏性佝偻病是另一种罕见的遗传性疾病，由1-α羟化酶（Ⅰ型）缺乏或维生素D_3受体缺陷（Ⅱ型）造成，引起类似的临床症状。

12. 理解骨代谢的生理后，对于慢性肾病患者会出现怎样的骨骼病理性改变？

肾性佝偻病对于晚期肾病患者很常见。肾小管无法将维生素D转化成其活化形式，导致钙质吸收的降低及PTH水平的升高。由于衰竭的肾无法排泄磷酸，阴离子与自由钙离子在血液中结合导致低钙血症和甲状旁腺功能亢进。

13. 请描述代谢性骨病患者的实验室检查特点。

见表2-1。

14. 骨代谢随着年龄增长如何改变？

正常人群随着年龄增长每年会丢失0.5%～1%的骨量。老年患者的骨骼失去重塑潜力。成骨细胞活性降低，同时生长因子的分泌减少。

虽然衰老的同时对骨皮质和骨松质也会施加影响，但研究表明，骨松质的机械强度丢失略微高于骨皮质。骨皮质面积随着时间的推移会逐渐减少，髓腔空间增加，从而进一步降低了机械强度。

表2-1　代谢性骨病的实验室检查结果

疾病	钙	磷	PTH	维生素D₃	碱性磷酸酶
营养性佝偻病	低或正常	低或正常	高	低	高
家族性低磷酸血症佝偻病	正常	低	正常	正常	高
遗传性维生素D缺乏性佝偻病（Ⅰ型）	低	低	高	低	高
遗传性维生素D缺乏性佝偻病（Ⅱ型）	低	低	高	高	高
肾性骨营养不良	高	低	高	低	高
原发性甲状旁腺功能减退症	低	高	低	低	正常
骨质疏松	正常	正常	正常	正常	正常
骨硬化病	正常	正常	正常	正常	正常或高
畸形性骨炎（Paget病）	正常	正常	正常	正常	高

15. 骨质疏松的病理生理学特点是什么？

骨质疏松是骨代谢的量化缺陷。该病是由成骨细胞和破骨细胞信号传导的不匹配造成的，导致明显的骨量降低。Ⅰ型骨质疏松影响绝经后妇女，雌激素水平的降低导致骨小梁形成的减少，这些患者常发生桡骨远端或椎体骨折。Ⅱ型骨质疏松可同时发生于男性与女性，75岁以上患者更为常见，由于骨皮质和骨小梁同等受累，患者出现髋部和骨盆骨折。骨质疏松性骨骼的骨小梁菲薄，骨单位尺寸降低。实验室检查通常为正常（图2-4）。

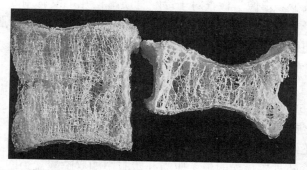

图2-4　骨质疏松性椎体（右）与正常椎体（左）的比较，可见压缩骨折后短缩。注意骨质疏松性椎体特征性的水平骨小梁丢失和垂直骨小梁增粗　（引自：Rosenberg AE. Bones, Joints, and Soft-Tissue Tumors. In: Kumar V [ed.], Robbins and Cotran Pathologic Basis of Disease, Professional Edition. Elsevier, 2009.）

16. 骨质疏松的机制如何与骨硬化症、Paget病及其他代谢性骨病进行比较?

Paget病和骨硬化症是骨代谢的性质缺陷。Paget病是一种骨重塑疾病，由破骨性骨吸收及后续的骨形成紊乱引起。骨硬化症的特点是破骨性骨吸收缺陷导致骨骼质硬而无序。这两种疾病都是由于骨细胞的生物学缺陷造成的。与之相反，骨质疏松患者的成骨细胞和破骨细胞功能是正常的。

病例2-1

绝经后白种人，女性，62岁，常规检查。既往有明显的抑郁、癫痫、高血压和肥胖病史。现服用舍曲林、苯妥英和赖诺普利治疗，每日吸烟1包。

17. 患者有哪些骨质疏松的危险因素?

患者有多种骨质疏松的危险因素，包括年龄增长、女性和吸烟史、髋部骨折的家族史、严重的酒精摄入、激素，以及低体重（非肥胖）同样是骨质疏松的危险因素。患者同时服用抗抑郁和抗癫痫药物，这些同样也是危险因素。

18. 应当进行哪些实验室和影像学检查?

骨质疏松的诊断标准是DEXA（双能X线吸收）扫描。世界卫生组织将疾病定义为第2～4腰椎T值＜－2.5，表示患者的骨密度较25岁成人平均骨密度降低超过2.5个标准差。T值在－1～－2.5的患者被诊断为骨量减少。影像学检查对于诊断骨质疏松几乎没有用处，除非检查能够发现严重的骨量丢失。基本生化检查、钙、磷、甲状旁腺和碱性磷酸酶水平同样应当进行测定，以排除其他类型的代谢性骨病。

19. 患者骨折的风险有多少?

绝经后白种人女性有约75%的骨折风险。人一生中髋部骨折发生率范围为15%～20%。

20. 骨质疏松有哪些治疗选择?

所有绝经后妇女都应当获得足够的维生素D和钙质摄取，以预防骨质疏松。诊断骨质疏松的患者应当开始服用如双膦酸盐类的抗骨吸收药物。最近研究发现，长期使用双膦酸盐与不全骨折发生相关，因此，最佳的疗程仍然是需要探索的领域。激素替代治疗是老年女性预防骨折颇为有效的治疗方式，但由于其造成乳腺癌、心脏病发作及脑卒中的风险增加，故而极少应用。严重骨质疏松或双膦酸盐耐药的患者应当进行重组甲状旁腺激素治疗。重组甲状旁腺激素具有合成代谢功能，而并非双膦酸盐的抗骨吸收功能。

病例 2-2

男性，28岁，交通事故肇事司机，急诊就诊。右侧肱骨干斜形骨折，左侧胫骨上段横形骨折。既往有明确的哮喘病史和下腰痛病史，大量服用布洛芬。每日吸烟1包，同时喝啤酒6瓶。

21. 急诊闭合复位后，患者至手术室接受左侧胫骨髓内钉固定。总体而言，骨折愈合的不同种类有哪些？

创伤后，骨骼可经历一期或二期愈合过程。一期骨折愈合，或哈弗斯重塑过程，要求坚强的稳定性和解剖复位。这是一种通过成骨细胞和破骨细胞重塑骨折端新生骨基质的过程，进而尝试重建骨皮质连续性。一期骨愈合没有骨痂形成。二期骨愈合是更为常见的形式，涉及骨膜和周围软组织。二期愈合的骨折能够通过软骨内骨化、膜内愈合或两者同时存在而完成修复。

22. 该患者的骨折会经历哪些步骤？

髓内钉固定能够提供骨折端的半坚强固定，使骨折同时经历软骨内和膜内骨化的过程。在骨折愈合早期，胫骨骨折端周围的血肿形成提供了骨母细胞。巨噬细胞和血小板向骨折端浸润并分泌大量炎性细胞因子，刺激成骨细胞和成纤维细胞增殖。随着软骨细胞分泌 I 型和 II 型胶原，原始骨痂会在血肿内形成，稳定骨折端。骨痂的量与骨折端的活动程度直接成比例。根据 Wolff 定律，骨折端接下来会进行重塑，骨折重塑是机械应力的结果。肥大的软骨细胞凋亡，协调成骨细胞和破骨细胞功能形成新生的非板层骨。与瘢痕组织不同，骨折端的新生骨在组织学上与受伤前的骨骼相似（图2-5）。

23. 第2天患者返回手术室接受右侧肱骨切开复位内固定手术，使用加压钢板。患者的肱骨骨折将获得何种愈合？

加压钢板为骨折愈合提供了坚强的固定。由于骨折端几乎或完全没有微动，将不会有骨痂形成，骨折将会获得一期愈合。骨折端一侧骨皮质上的破骨细胞会吸收骨质并形成新的哈弗斯管系统的通道，使得骨母细胞向对侧骨皮质重建机械连续性。

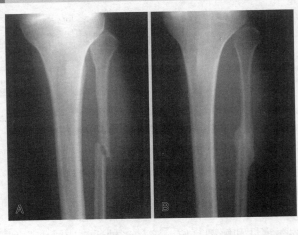

图2-5　A.腓骨新鲜骨折；B.6周后明显骨痂形成（引自：Dr Barbara Weissman, Brigham and Women's Hospital, Boston, MA. In: Kumar V [ed.], Robbins and Cotran Pathologic Basis of Disease, Professional Edition. Elsevier, 2009.）

24. 哪些医疗和社会因素会抑制或延迟患者的骨折愈合？

吸烟已经被证实会降低骨折愈合率和骨痂强度。应当向创伤骨科患者提供戒烟指导。营养不良和低蛋白摄入同样会抑制骨折愈合。虽然存在争议，一些科学证据仍然建议患者停止服用NSAID。这些药物会抑制环氧合酶-2（COX-2），而COX-2能够通过刺激成骨细胞分化促进骨折愈合。

病例2-2　续

9个月后患者复诊，仍主诉左腿疼痛不能负重。右侧肱骨骨折已经愈合。影像学检查提示左侧胫骨萎缩型骨不连。

25. 骨不连的类型及其病因有哪些？

肥大型骨不连的患者骨折端具有足够的血供，但可能骨折端活动过多。萎缩型骨不连常由其他因素造成，包括骨折端血供不足或一些导致愈合不良的宿主因素。营养缺乏型骨不连具有足够的血供及愈合的生物学能力，但由于骨折端移位或分离及复位不足而不能形成骨痂。

骨不连可由多种原因造成。第一，如果骨折端不能获得足够的稳定性，过度活动会造成结缔组织填充而非骨折愈合。第二，宿主或患者相关因素，如营养不良、吸烟、维生素D水平低下、甲状腺功能减退及性腺功能减退，均可导致愈合能力不足。第三，骨折块和周围软组织套袖血供不足也会导致愈合不良。最后，骨折端感染会阻止骨愈合。

26. 骨不连的治疗选择有哪些？

骨不连的治疗取决于病因。肥大型骨不连是稳定性不足引起的，可以通过更为坚强的固定手术降低骨折端张力和活动进行治疗。代谢性或内分泌原因导致的骨不连应当通过实验室检查明确病因，包括血钙、血磷、碱性磷酸酶、25-羟基维生素D及促甲状腺激素水平。结果异常的患者应当转诊至内分泌科由医师进行进一步检查和治疗。应当进行感染相关检查以排除隐匿感染，检查包括全血细胞计数及分类、红细胞沉降率（ESR）和C反应蛋白（CRP），同时应当考虑行穿刺或切开活检。感染性骨不连的治疗常常十分复杂，包括清创和抗生素治疗。某些萎缩型骨不连可以通过不同类型的植骨进行加强，包括自体植骨、异体植骨、脱矿化骨基质（DBM）、骨形态发生蛋白（BMP）、合成植骨材料及干细胞。

27. 自体植骨、异体植骨、脱矿化骨基质合成物、生长因子的益处有哪些?

植骨材料应当具有骨传导性、骨诱导性或成骨性。成骨性植骨材料提供成骨细胞和其他骨母细胞，直接产生骨组织。骨髓穿刺植骨具有成骨特性。骨诱导植骨材料，如BMP，向局部因子传导信号形成新骨。脱矿化骨基质是骨传导材料，为新骨形成提供平台（表2-2）。

表2-2 植骨材料的特点

	类型	成骨性	骨诱导性	骨传导性	缺点
自体骨	骨松质（髂嵴）	是	是	是	供区相关病
	骨皮质（腓骨）	是	是	是	供区相关病
	骨髓穿刺	是	是	否	无骨传导性
异体骨	新鲜尸体骨	否	是	是	高免疫原性
	新鲜冰冻骨	否	是	是	部分免疫原性，最常见
	冻干骨	否	极少	是	免疫原性最低，仅骨传导性
	DBM	否	极少	是	无成骨细胞
合成骨	磷酸三钙	否	否	否	仅骨传导性，缓慢降解
	硫酸钙	否	否	是	仅骨传导性，快速再吸收
	硅胶基	否	否	是	仅骨传导性
生长因子	BMP	否	是	否	昂贵

28. 加强骨愈合的新方法有哪些?

电磁刺激已被发现能够协助骨愈合。骨骼在生长或愈合区域具有阴性的生物电势能，随着骨折端愈合缓慢恢复至中性。骨骼在压力区域为生物电阴性，而在张力侧为生物电阳性。直流电刺激（DCES）和脉冲电磁场（PEMF）是应用这一理念的两种方法。有时也使用冲击波治疗，结果好坏参半。理论上，冲击波能够在肥大型骨不连的部位制造微骨折，刺激骨诱导。

（二）软骨和半月板

29. 请描述软骨的4种类型。

关节或透明软骨位于关节表面，功能为降低摩擦及分散轴向受力。纤维软骨位于肌腱和韧带的骨骼止点，同时也在关节软骨损伤后形成。弹性（气管）软骨和纤维弹性软骨（半月板）是另外两种软骨。

30. 关节软骨的成分是什么？

关节软骨的水分高达65%～80%，细胞外基质的抗摩擦和抗压力特性使得软骨能够耐受轴向高负荷。Ⅱ型胶原占据了关节软骨高达半数的干重，有助于提供剪切和张力强度。蛋白多糖提供了关节软骨的压力强度，占10%～15%。硫酸软骨素和硫酸角蛋白等黏多糖与胶原和透明质酸结合，加强细胞外基质。软骨细胞是关节软骨内唯一具有生物活性的细胞，仅占干重的5%。这些细胞负责分泌胶原、蛋白多糖和其他细胞外基质内的蛋白。

31. 请描述关节软骨的不同层次。

关节软骨可根据深度和生物化学成分分为4个区域。表浅区（Ⅰ区）邻近关节腔，Ⅱ型胶原纤维与关节平行走行，形成光滑顺畅的表面，水和胶原成分在这一区域含量最高。中间区（Ⅱ区）构成软骨厚度的主要部分，由斜行排列的胶原纤维构成，蛋白多糖浓度随深度增加而升高。深层区（Ⅲ区）内的蛋白多糖浓度最高，胶原纤维垂直关节排列。Ⅲ区的深层是蛋白多糖浓度的最高点（潮点），是真正的关节软骨与更深层的钙化软骨的分界点。钙化软骨（Ⅳ区）邻近软骨下骨，由X型胶原、高浓度钙盐和低浓度蛋白多糖构成（图2-6）。

32. 为什么软骨损伤的愈合极差？

软骨是无血管结构，软骨细胞通过单纯扩散获得营养成分。任何没有深入潮点的表浅软骨损伤都会刺激软骨细胞增殖但不会愈合。当破损超过潮点刺入软骨下骨时，将会发生纤维软骨愈合。

病例2-3

女性，68岁，长时间站立后左膝关节疼痛，加重数月。每日晚些时候患者的症状会加重，服用对乙酰氨基酚可缓解。患者有糖尿病病史和病态型肥胖。考虑诊断为骨关节炎，行左膝关节X线检查。

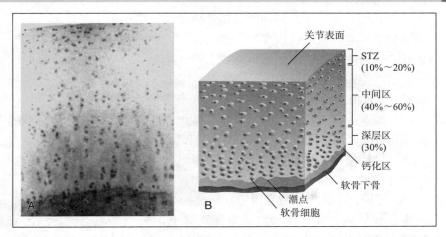

图2-6 软骨分区。STZ.表浅剪切应力区 （引自: Nordin M, Frankel VH. Basic Biomechanics of the Musculoskeletal System, 2nd edn. Philadelphia, Lea & Febiger, 1989, pp. 31-57. Used with permission.）

33. 请描述预期膝关节X线检查的结果。

骨关节炎的典型影像学表现为关节间隙狭窄、骨赘形成、软骨下囊性变及软骨下骨硬化。

34. 骨关节炎的病理解剖是什么？

骨关节炎是整个的肌肉骨骼系统最常见的疾病，特点是关节软骨的破坏。疾病的严重性与软骨内蛋白多糖含量的下降及水分增加直接相关。白介素-1（IL-1）和其他细胞因子通过激活蛋白水解酶破坏蛋白多糖交联，从而扰乱软骨稳态。虽然胶原水平没有下降，但是细胞外基质会变得更为紊乱。

35. 骨关节炎患者的软骨成分如何改变？随着年龄增长会如何改变？

骨关节炎的关节软骨总体水分含量增加、IL-1水平上升、蛋白水解酶水平升高同时硬度升高。与患者发生骨关节炎的左侧膝关节对比，健康但衰老的关节软骨内水分含量降低。为抵消软骨细胞的减少，残余细胞肥大可维持胶原和蛋白多糖的合成。

36. 滑膜的结构和功能是什么？

滑液的功能是通过弥散为关节软骨提供润滑和营养物质。滑液包含透明质酸、蛋白酶、前列腺素及其关节的润滑成分——润滑素。滑液内不含血细胞或凝血因子。周围滑膜是带血管的结缔组织，无基膜，从而为关节和血流进行营养物质交换提供媒介。A型细胞发挥吞噬细胞功能，而B型细胞则发挥成纤维细胞的功能，产生滑液。C型细胞虽然有所描述，但其功能和来源仍然不明。

37. 半月板的结构和功能是什么？

半月板是一种独特的组织，其功能是加深胫骨表面并作为膝关节的第二稳定结构。半月板主要由呈放射状和纵行排列的Ⅰ型胶原纤维组成。这一结构使得半月板能够在压力下扩展以增加与膝关节接触的表面积。半月板的通透性低于关节软骨，但弹性较后者更高。

38. 请描述半月板的愈合潜力。

半月板外周25%部分的血供来源于膝下内侧和外侧动脉。该区域的撕裂伤会以小微软骨瘢痕形成的方式愈合。然而中央区域仅通过被动扩散获得营养。与关节软骨一样，该区域的撕裂伤不具有愈合能力。半月板撕裂将在后面的运动损伤章节内进一步讨论。

（三）椎间盘

39. 椎间盘的结构和功能是什么？

椎间盘为脊柱提供机械稳定性和生理活动度。其同时提供约25%的脊柱高度。髓核构成了椎间盘的中心，主要由水、蛋白多糖和Ⅱ型胶原组成。高水含量使其具有抗压特性，同时使得终板之间的力平均分布。髓核周围有纤维环包绕，主要有Ⅰ型纤维组成的纤维环为椎间盘提供了高度的抗张力强度，避免椎体半脱位，同时又具有足够的屈曲度允许脊柱的活动。椎间盘没有直接的血供。由于纤维环不具有足够的多孔性，所有的营养物质都通过终板扩散到达椎间盘。

40. 衰老造成的椎间盘成分会如何改变？

随着机体衰老，椎间盘细胞产生的Ⅱ型纤维减少，导致蛋白多糖和水分含量降低。其结果是椎间盘高度和抗张力及压力强度的下降。虽然衰老并非病理过程，但是几乎90%的60岁以上无症状人群均可在MRI上发现一定程度的椎间盘退变。

41. 提示椎间盘病变的生物标志物是什么？

椎间盘突出的患者将释放可测量的骨保护素、白介素-1、RANKL和PTH。

（四）肌腱和韧带

42. 肌腱的结构和功能是什么?

肌腱的功能是通过将肌肉的力量传递至骨骼从而产生关节活动。肌腱主要由水、Ⅰ型胶原和与肌肉符合同方向沿应力走行的含纤维的蛋白多糖构成。解剖上,肌腱具有明确的分层结构。胶原蛋白束环周排列形成微纤维,进一步形成亚纤维,最终形成纤维。纤维单位紧密平行排列形成纤维束,进而组合形成具有功能的肌腱单位。

43. 肌腱与韧带在结构和功能上如何区分?

韧带由致密结缔组织构成,其功能是限制关节活动并提供关节稳定性。虽然韧带也是由水、Ⅰ型胶原和蛋白多糖构成,其较肌腱更短、更宽。韧带的胶原成分较低,而蛋白多糖和水的比重更高,同时具有高度的结构组织性。与肌腱不同,韧带的血管分布贫乏,仅在其止点有微血管进入。

44. 肌腱和韧带损伤的机制是什么?

一些肌腱,如手的屈肌腱,被包裹在腱鞘内,常由于直接创伤或撕裂伤而受到损伤。早期活动对于避免腱鞘内肌腱损伤后粘连是十分必要的。未被腱鞘包裹的肌腱,如髌腱和跟腱,由腱旁组织覆盖,这些腱旁组织能够提供丰富的血供促进其愈合能力。这些肌腱常由于创伤或急性运动损伤造成的张力过载而断裂。张力过载同时也是韧带损伤的最常见原因,常发生于成人韧带的中段及二头肌腱的止点。

45. 请描述肌腱和韧带愈合与修复的分期。

由于韧带和肌腱具有相似的结构和成分,通常其愈合和修复会经历相同的阶段。在伤后几分钟内,血小板即在受伤部位周围聚集并激活凝血瀑布。纤维蛋白血凝块形成使肌腱撕裂的边缘稳定,同时开始止血。在接下来的数日内,炎性细胞在受伤部位浸润,巨噬细胞清理受伤和坏死的组织。伤后1周,成纤维细胞进入受伤部位并开始增殖,这些成纤维细胞产生大量Ⅲ型胶原,其较正常的Ⅰ型胶原更为脆弱且更为无序。最后,基质金属蛋白酶使Ⅲ型胶原降解,并沿张力方向以Ⅰ型胶原替代。这一过程将持续数月,但即使数年后,肌腱和韧带常常仅能恢复至其原始强度的2/3。

（五）神经和肌肉

46. 外周神经解剖是怎样的？

每一个神经元都包含细胞体，这是细胞的代谢中心。神经元发出两种类型的纤维，树突接受来自于其他神经元的感觉输入，而轴突则是通向其他组织的原始通路。大多数较大的神经轴突都是由施万细胞所形成的髓鞘包绕，这些施万细胞形成一层隔离鞘，有助于增加传导速度。神经内膜是包绕在轴突周围的一层纤维组织，对外周神经再生十分重要。神经内膜周围是由轴突汇聚而成的神经束。神经束膜提供了一层结缔组织鞘以覆盖神经束，是外周神经弹性和张力强度的主要来源。神经束进一步汇聚成组，由神经外膜包绕，形成具有功能的外周神经单位。神经纤维分为传入神经（传递信息至中枢神经系统）和传出神经（传递信息至外周）（图2-7）。

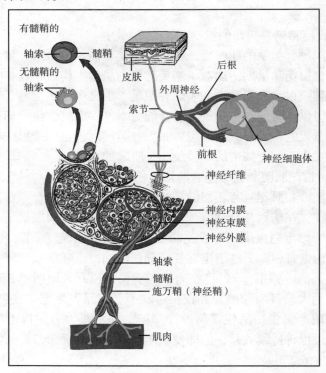

图2-7　外周神经解剖　（引自：Canale ST, Beaty JH [eds]. Campbell's Operative Orthopaedics, 11th edn. Philadelphia, PA, Mosby Elsevier, 2007, p. 3638.）

47. 外周神经损伤最为常见的机制是什么?

牵拉伤是最常见的损伤机制。仅8%的延长即可破坏血供并导致可逆的传导阻滞。足球鞋鞋钉和膝关节置换术中外翻畸形的纠正是两个常见的实例。

48. 请描述外周神经损伤的分类和预后。

神经失用损伤导致即刻但可逆的传导阻滞。虽然损伤周围区域的髓鞘被破坏,但轴突和神经内膜仍然完整。压迫、牵拉及挫伤均可导致神经失用,其预后相当好。轴突断裂是指髓鞘和轴突在挤压或严重牵拉机制下同时完全断裂,损伤部位远端的轴突将经历沃勒变性,而由于神经内膜仍然完整,一部分神经功能可以得到恢复。神经断裂是一种完全性神经横断损伤,由于神经内膜损伤,神经功能预期无法恢复。

与其他受累于创伤的生物组织一样,外周神经损伤首先以炎性反应应答。由于神经外渗透性增加及水肿,神经内压力增加常常导致神经失用损伤后的压迫性神经病变。如果神经内膜受损,则伤处远端神经会经历沃勒变性,巨噬细胞向受损部位迁移,降解受损的鞘膜和轴突。残余的施万细胞增殖并向神经纤维近端和远端迁移。在约1个月后,损伤近端的芽状轴突将以每天1mm的速度进行生长。

49. 何时应当对神经损伤进行手术处理?

外周神经损伤能够获得成功治疗结果的两个最重要的因素是年龄和损伤程度。年轻患者、较为远端的神经损伤及锐性撕脱(对比钝性损伤)具有最好的预后。任何超过2.5cm的间隙都需要使用神经移植进行修复。推迟神经修复常常导致不良的神经功能恢复,因为瘢痕组织和神经瘤会在损伤后数日内形成。神经愈合后首先恢复的是压力感觉,其次是痛觉、触觉和两点辨识感觉。

50. 请描述骨骼肌的大体解剖。

与外周神经相似,骨骼肌纤维是指在严格分层结构中的高度特异性细胞。一串相互连接的肌节形成肌原纤维,是代表肌肉收缩的基本功能单位。肌原纤维同心排列形成肌纤维,以肌内膜覆盖。一簇肌纤维被称为肌束,由肌束膜覆盖。肌外膜覆盖下的成组肌束形成有功能的骨骼肌。

51. 肌肉是如何产生收缩的?

肌节代表了骨骼肌的基本收缩单位。肌节由粗大的肌球蛋白纤维和细小的肌动蛋白纤维组成。当神经细胞将信号传递至肌肉终板，乙酰胆碱被释放至突触间隙，驱动肌细胞去极化，钙离子自肌质网释放至细胞质，与肌动蛋白纤维上的肌钙蛋白结合，这一过程导致纤维结构的改变，使肌动蛋白跨越肌球蛋白，ATP分子随着纤维滑动而破裂，导致肌肉收缩（图2-8）。

52. 骨骼肌有哪两种类型？

骨骼肌被分解为慢反应（Ⅰ型）和快反应（Ⅱ型）肌纤维。慢反应

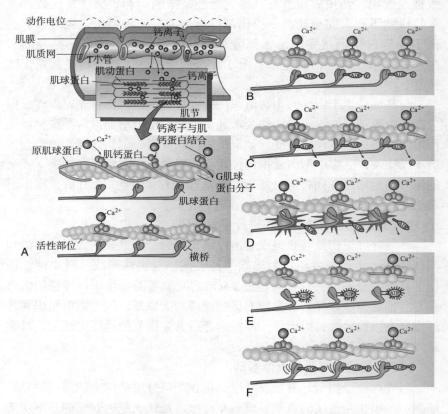

图2-8　骨骼肌收缩过程：肌纤维膜去极化引起钙离子自肌质网释放。钙离子与肌钙蛋白结合，转移原肌球蛋白，显露肌动蛋白上的肌球蛋白结合位点（A）。肌球蛋白与肌球蛋白交互桥接结合，产生收缩的"动力冲程"。需要三磷酸腺苷破坏连接并准备下一周期收缩。只要有充足的钙离子抑制肌钙蛋白-原肌球蛋白系统对肌动蛋白结合位点的阻断作用，收缩周期（B～F）就会持续　（引自：Seeley RR, Stephens TD, Tate P. Anatomy and Physiology, 3rd edn. St Louis, Mosby, 1995.）

肌纤维经Kreb循环进行有氧代谢，获得高能量。因为慢反应肌纤维需要氧气，所以其作用是耐久性，同时能够抵抗疲劳，其收缩强度低和速度慢。快反应肌纤维主要进行无氧代谢，自ATP-肌酐系统获得能量。其作用是20s之内的剧烈运动，但很快产生疲劳。肌酐补充能够加强这一代谢系统，但其不良反应是产生肌痉挛。

53. 请对比不同类型的骨骼肌收缩。

骨骼肌收缩共有4种类型。在等容收缩过程中，肌肉长度随着张力增加而维持不变，如推一面不可移动的墙。等速收缩是指肌肉以匀速进行收缩。一些特殊的器械被设计用以模拟这种运动。跳盒子是超等长收缩的一个实例，肌肉在收缩后快速增长。同轴和非同轴负荷是等张收缩的两种类型，而肌肉张力保持一致。二头肌收缩是同轴负荷的一个实例，二头肌在收缩过程中同时短缩。相反地，三头肌腱在三头肌收缩过程中延长，即为非同轴负荷的实例。

54. 肌肉肌腱损伤的常见原因是什么？肌肉扭伤和肌肉疼痛的区别是什么？

非同轴收缩会同时导致肌肉扭伤和疼痛，尤其对于身体条件欠佳的患者。持续施加的负荷超过肌肉产生的力量会导致相对薄弱的腱腹联合处撕裂（肌肉扭伤）。细胞发生炎症反应，导致受伤后第1周即成纤维细胞开始治疗撕裂伤之间，肌肉产生张力的能力下降。跨越两个关节的肌肉，如股直肌和腓肠肌是最常扭伤的肌肉。

肌肉疼痛所描述的是剧烈运动后24 ~ 72h的炎症反应。炎症和水肿包绕结缔组织导致肌肉内压力增加，使患者感觉到疼痛。

二、肌肉骨骼感染

病例2-4

男性，28岁，右膝关节疼痛2周，自感发热伴寒战。8个月前有胫骨近端枪伤，手术取出子弹后口服抗生素。患者现在发现伤口脓性渗出和破溃，并伴有明显的红肿。

55. 患者膝关节疼痛的鉴别诊断包括哪些？应当进行哪些影像学或实验室检查？

患者在枪伤后自感发热及局部发红和疼痛提示感染。骨骼肌肉感染可累及骨、关节或软组织。该患者应考虑骨髓炎、感染性关节炎、手术伤口感染及坏死性筋膜炎。在体格检查后，应当行全血细胞计数（CBC）、ESR、CRP检查，同时行右膝关节X线检查。

病例2-4　续

检查后患者生命体征正常，无发热。患者卧床后自觉良好，仅在右膝关节下外侧有1cm的伤口，局部轻度疼痛，周围发红并伴有脓性渗出。患者神经血管良好，但膝关节主动活动时严重疼痛。膝关节影像学检查正常，白细胞计数为$12.5 \times 10^9/L$，ESR为78mm/h，CRP为38.8mg/L。

---

56. 该患者可排除的诊断有哪些?

患者无高热或心动过速，可暂不考虑为坏死性筋膜炎。坏死性筋膜炎是一种软组织感染，沿筋膜平面蔓延，常出现检查部位以外的疼痛、高热和其他感染征象。虽然也有其他革兰染色阳性和阴性细菌致病，A族链球菌仍是坏死性筋膜炎最为常见的致病菌。产气荚膜梭菌也会导致坏死性筋膜炎，同时导致气性坏疽。因为厌氧菌产生气体进入软组织，可通过影像学检查明显观察到，同时体格检查也可以触及捻发感。坏死性筋膜炎是一种严重并常常致命的疾病，需要立即静脉应用抗生素和手术清创，其截肢风险也相当高。

病例2-4　续

患者炎性指标未升高且无脓性渗出。虽然无发热且影像学检查正常，仍不能排除骨髓炎或感染性关节炎。应当进行血培养并行进一步检查，同时开始静脉应用抗生素。

---

57. 虽然患者在急诊应用了一次头孢吡肟和万古霉素，但仍然不能活动膝关节。如何证实或排除膝关节感染?

患者自觉发热，不能行走或活动膝关节，伴有充血、发红，且炎性指标升高，此均为典型的感染性关节炎表现。膝关节是最常受累及的关节，其次是髋关节、肘关节和踝关节，感染性关节炎必须得到足够认识并早期治疗，因为中性粒细胞分泌的蛋白水解酶会在8h内破坏软骨。该疾病具有急诊手术的指征，关节应当得到充分灌洗和清理。常见的致病菌包括金黄色葡萄球菌、表皮葡萄球菌和链球菌。年轻人、性生活活跃的男性也可能感染奈瑟菌。虽然锝核素骨扫描和MRI是诊断感染性关节炎的有效手段，关节穿刺仍然是"金标准"。关节液应当送革兰染色和培养，以及细胞计数、葡萄糖和晶体分析。

58. 患者关节液革兰染色呈阴性，培养结果未汇报。白细胞计数 $27 \times 10^9/L$，多形核细胞占30%，未发现晶体。应当如何对上述结果进行分析？

感染性关节炎患者白细胞计数常超过 $50 \times 10^9/L$，中性粒细胞超过50%。滑液葡萄糖水平低于血浆测定值的60%。虽然超过2/3的感染性关节炎患者革兰染色可能呈阴性，感染性关节炎可能不会造成该患者上述症状。我们对患者右膝关节行MRI检查。

59. 右膝关节MRI检查支持胫骨近端骨髓炎诊断。你认为MRI检查会发现哪些结果？为什么最初的影像学检查结果呈阴性？

骨髓炎是一种骨的感染，最常与先前手术、创伤、血流减少或外伤（本患者）所形成的窦道相关。少数病例由菌血症引起，然而，儿童血源性骨髓炎仍然是最为常见的。与其他骨骼肌肉感染相似，患者常表现为局部疼痛、发热、感染部位周围发红。炎性指标，如ESR和CRP常升高。MRI是应当选择的影像学检查，其敏感性接近100%。MRI改变与水肿和骨含水量增加相关，因此该患者可见T1像降低和T2像骨髓信号增强。CT和锝核素骨扫描可用于MRI禁忌患者的检查。普通X线检查需要1～2周发现病变，且至少30%的骨量丢失才能明确骨髓炎。

60. 为什么该患者需要立即进行手术清理？

大部分骨髓炎患者不能通过单独静脉应用抗生素得到治愈。随着失活的骨组织发生坏死，这些坏死组织会成为持续感染的来源，这也是骨髓炎后遗症之一。该区域必须进行清理，同时去除所有骨科内植物。包膜代表坏死区域周围新骨形成。伤口培养应当在手术室内进行，以指导抗生素治疗（图2-9）。

61. 患者血培养持续阴性，伤口培养回报为耐甲氧西林金黄色葡萄球菌。请为该患者制订治疗计划。

骨髓炎病例中约半数的血培养呈阴性。因此，我们必须依靠手术培养结果制订合适的抗生素治疗方案。动物模型显示骨的再血管化时间为4周，因此，患者常接受至少术后4周的抗生素治疗。特定抗生素覆盖将在后面的药理学部分进一步讨论，但静脉应用万古霉素是MRSA的抗生素治疗选择。预后取决于患者的内科合并症及营养状态、病变位置（干骺端感染较骨干感染预后略好）及骨缺损的严重程度。

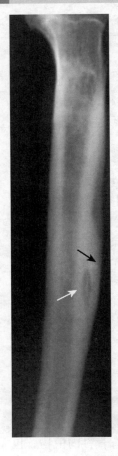

图2-9 胫骨骨髓炎的死骨（改编自：Canale ST, Beaty JH [eds]. Campbell's Operative Orthopaedics, 11th edn. Philadelphia, PA, Mosby Elsevier, 2007, p. 702.）

62. 骨髓炎常见的其他致病菌有哪些？

见表2-3。

表2-3 骨髓炎的致病微生物

患者人群	病原体
新生儿	金黄色葡萄球菌，A族和B族链球菌，肠杆菌
儿童和青少年	金黄色葡萄球菌，肺炎球菌，流感嗜血杆菌
成人	金黄色葡萄球菌，偶有A族链球菌
HIV	韩瑟勒巴通菌
镰状细胞	金黄色葡萄球菌，沙门菌
人或动物咬伤	多杀性巴氏杆菌，侵蚀艾肯菌
医院感染	铜绿假单胞菌

三、骨科药理学

病例2-5

女性，68岁，左侧大腿疼痛1个月。患者有长期的骨质疏松病史，服用阿伦膦酸盐超过7年。患者同时服用赖诺普利治疗高血压，二甲双胍治疗糖尿病，布洛芬治疗疼痛。影像学检查显示左侧股骨粗隆下区域外侧骨皮质增厚。

63. 患者服用的哪一种药物可能导致上述症状?

目前已知长期双膦酸盐治疗会导致粗隆下应力改变及骨折。这一类药物如阿伦膦酸钠，可通过抑制破骨细胞吸收过程维持骨量。双膦酸盐与骨基质协同作用，结合于破骨细胞的皱褶边缘，刺激凋亡过程。不幸的是，这些药物同时会妨碍生理性骨愈合和骨重塑过程，而长期应用会导致股骨应力骨折。下颌骨骨坏死则是另一种罕见但值得关注的双膦酸盐应用不良反应。

64. 双膦酸盐应用的指征是什么?

双膦酸盐是当前市场上销量最高的药物之一，除骨质疏松外还具有其他适应证。多发性骨髓瘤或骨转移癌的患者可以通过该药物治疗降低病理性骨折风险。骨质疏松伴有脆性骨折或椎体压缩骨折的患者进行双膦酸盐治疗的骨骼并发症较少。双膦酸盐同样对佩吉特（Paget）病患者和早期缺血性坏死具有益处。

65. 请描述布洛芬的作用机制。

非甾体抗炎药物（NSAID）如布洛芬，能够竞争性抑制环氧合酶（COX），而环氧合酶的作用是将花生四烯酸转化为前列腺素和凝血噁烷。环氧合酶有两种同工体：①COX-1负责合成前列腺素，维持和保护胃肠道黏膜；②COX-2合成前列腺素产生炎症和疼痛。布洛芬和萘普生等NSAID同时抑制环氧合酶的两种同工体，降低炎症和疼痛，但其不良反应是消化性溃疡。前列腺素同时参与下丘脑神经元转化，导致体温升高，因此，NSAID也是有效的退热药物。由于NSAID同时阻断了凝血噁烷这一重要的血小板聚合物质的合成，患者服用该类药物的出血风险更高。一些研究也表示NSAID会抑制骨愈合，一些骨科医师不愿对骨折患者使用类似药物。

66. 阿司匹林与其他NSAID作用机制的区别是什么?

阿司匹林是一种环氧合酶的非竞争性抑制药,与酶的活性区域进行不可逆结合。阿司匹林与其他NSAID具有同样的阻断前列腺素合成作用。一些骨科医师利用阿司匹林的抗血小板活性作用进行深静脉血栓的预防。其半衰期为1周,因此患者在手术前7天应当停用阿司匹林以预防术中出血风险的增加。

67. 由于COX-1的抑制有不良反应,是否有选择性的COX-2抑制药?

塞来昔布是美国唯一获得FDA认证的选择性COX-2抑制药。该药物不会影响血小板功能或导致消化道溃疡,而仅抑制负责炎症和疼痛的前列腺素合成。COX-2抑制药具有更高的心血管事件风险,即使其机制尚未完全被理解,这些不良反应也是导致曾广泛应用的罗非昔布退市的原因。

病例2-5　续

你接受患者入院,拟对即将发生的股骨粗隆下骨折行预防性固定。患者不能活动将导致其发生DVT的风险增加。

68. 该患者应接受何种DVT预防药物治疗?

静脉血栓栓塞事件是骨科一大问题,尤其对于创伤和关节置换患者。阿司匹林是DVT和肺栓塞(PE)低风险患者的治疗选择之一。虽然缺乏阿司匹林作为抗凝药物的强烈证据支持,该药物却能够降低人工全髋关节置换术后症状性DVT的发生。华法林作为DVT预防药物已有很长的应用历史,这种药物是维生素K依赖性凝血因子(Ⅱ因子、Ⅶ因子、Ⅸ因子、Ⅹ因子、蛋白C、蛋白S)的竞争性抑制药,能非常有效地降低VTE发生率。香豆素常用于治疗深静脉血栓和肺栓塞,但需要频繁的凝血监测,同时存在多重药物相互作用。低分子肝素(LMWH)对于降低髋关节置换患者DVT的效果与华法林相同,且优于普通肝素。抗凝血酶Ⅲ对Ⅹa和Ⅱa因子进行抑制,LMWH通过与抗凝血酶Ⅲ结合并增强其活性进行作用。由于与普通肝素具有类似的作用机制,LMWH能够优先抑制Ⅹa因子而非Ⅱa因子(图2-10A、B)。Ⅹa因子的抑制能够阻断凝血酶原向凝血酶转化,预防纤维凝集形成。与普通肝素相比,使用LMWH发生肝素诱导凝血细胞减少症(HIT)的风险更低。肾衰竭是LMWH的禁忌(图2-10)。

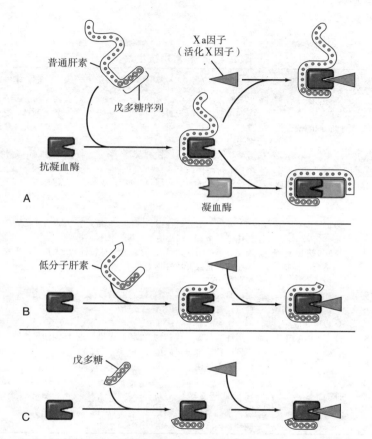

图2-10　肝素、低分子肝素和磺达肝素（一种合成的戊多糖）的作用机制。A.肝素与抗凝血酶经其戊多糖序列结合。这一过程诱导抗凝血酶反应中心环的构象改变，加速其与Xa因子的相互作用。为了达到对凝血酶的抑制，肝素必须同时与抗凝血酶和凝血酶结合。只有至少18糖单位组成，分子量达5400Da的肝素链才具有足够的长度完成这一桥接功能。肝素的平均分子量达到15 000Da，所有的肝素链都具有足够长度完成上述过程。B.低分子肝素的分子量为4500～5000Da，至少半数的低分子肝素链过短，无法桥接抗凝血酶和凝血酶，因此，其通过抗凝血酶加强Xa因子抑制的能力要强于凝血酶。C.戊多糖的分子链过短，无法桥接抗凝血酶与凝血酶，因此，只能通过抗凝血酶加速Xa因子的抑制　（改编自：Hoffman R [ed.]. Hematology: Basic Principles and Practice. Hematology, 5th edn. Philadelphia, PA, Churchill Livingstone, Elsevier, 2009.）

69. 术前患者接受单剂量抗生素时，哪些抗生素最常用于预防和治疗骨科感染？

见表2-4。

表2-4　骨科常用抗生素

抗生素分类	作用机制	临床应用	不良反应	药物举例
青霉素	抑制细胞壁合成	革兰阳性菌，梭菌属，大肠埃希菌选用氨苄西林	过敏，溶血性贫血	青霉素V，青霉素K，阿莫西林，氨苄西林
耐酶青霉素	抑制细胞壁合成	广谱革兰阳性和革兰阴性菌覆盖	同青霉素	苯唑青霉素，萘夫西林
β-内酰胺酶抑制药	抑制β-内酰胺酶	广谱革兰阳性和革兰阴性菌覆盖，耐药菌	同青霉素	阿莫西林-克拉维酸，哌拉西林-他唑巴坦
头孢菌素	抑制细胞壁合成	广谱覆盖，手术预防，尿路感染	与青霉素少量交叉反应，溶血性贫血	头孢氨苄，头孢呋辛，头孢曲松，头孢吡肟
糖肽类	抑制细胞壁合成和交联	MRSA用药，革兰阳性耐药菌，青霉素过敏患者	"红人"综合征，肾毒性，耳毒性	万古霉素
氨基糖苷类	与30S核糖亚基结合，抑制蛋白质合成	有效针对革兰阴性菌、假单胞菌，Ⅲ级开放性骨折预防用药	肾毒性，耳毒性	庆大霉素，妥布霉素
林可胺类	与50S核糖亚基结合，抑制蛋白质合成	有效诊断厌氧菌、革兰阳性菌，部分覆盖MRSA	假膜性结肠炎，过敏	克林霉素
喹诺酮类	抑制DNA螺旋酶	革兰阴性菌，新一代药物可同时覆盖部分厌氧菌和革兰阳性菌	胃肠道症状，光过敏，肌腱病，抑制早期骨折愈合	环丙沙星，左氧氟沙星
磺胺类	抑制叶酸合成	广谱需氧革兰阴性菌覆盖，部分覆盖革兰阳性菌和MRSA，尿路感染	过敏，胃肠道症状，骨髓抑制，皮疹	甲氧苄啶/磺胺甲噁唑

四、基础生物力学和生物材料学

70. 什么是应力？什么是张力？

应力是每单位面积（mm^2）所施加的力（N），以N/mm^2或Pa（$1Pa = 1 N/m^2$）表示。张力是长度的增加量（mm）与原始长度（mm）的比值。通过其定义可知，张力没有表示单位。

病例2-6

见图2-11的代表性应力-张力曲线。

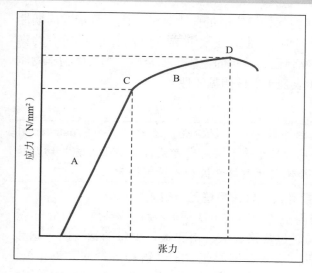

图2-11 应力-张力曲线
（A）。线段A为弹性区
域，其斜率表示材料的
杨氏模量、点C为弹性
区域和塑性区域（线段
B）的屈服点。点D是材
料的强度极限 （改编自：
Golish SR, et al. Principles
of Biomechanics and
Biomaterials in Orthopaedic
Surgery. JBJS 2011. ）

71. 应力-张力曲线的斜率代表什么？曲线的线性弹性区域和塑性区域在哪里？屈服强度和强度极限的区别是什么？

应力-张力曲线的斜率是弹性模量，也被称为杨氏模量。斜率越大，材料越硬。应力的增加导致曲线的线性弹性区域中张力成比例增加，即区域A所代表。在线性弹性区域，材料的形状改变是可逆的。一旦到达屈服强度（C），应力和张力的增加将由于在塑性区域（B）内发生塑性变形而不再成比例。在塑性区域内，材料在去除应力后无法再恢复其原始形状。当到达强度极限（D）时则会发生材料失效。

72. 韧度和硬度的区别是什么？应力-张力曲线是否能够表示硬度？

韧度是材料在达到其失效强度并断裂前所消耗的形变能量。韧度可通过应力-张力曲线的弹性和塑性部分面积表示。硬度是使得材料发生形变所需要的能量。硬度无法在应力-张力曲线中表示。

73. 弹性和黏弹性物质的区别是什么？术语蠕变、应力弛豫和磁滞分别表示什么？

弹性行为是指应力施加至物体时由于张力所发生的瞬时改变。黏弹性行为则同时具有弹性物质和黏性物质的特征（即施加应力时的抗张力特性）。因此其具有时间依赖特征，包括蠕变、应力弛豫和磁滞。蠕变表示应力保持恒定时的张力增加（物质在持续施加外力时逐渐发生形变），而应力弛豫表示张力保持恒定时的应力降低。磁滞是指在周期性负载下的能量丢失（通过应力 - 张力曲线下方面积表示）。而所有的物质均表现出某种形式的黏弹性，特定的物体（如金属）则较生物学物质（如肌腱、韧带和软骨）表现出更低的黏弹性。

病例2-7

男性，40岁，因交通事故来诊。经检查，患者诊断为Schatzker Ⅵ型胫骨平台骨折。你决定次日于手术室对患者施行胫骨平台骨折切开复位内固定术。你可以选择使用钛质接骨板和不锈钢接骨板。

74. 钛质和不锈钢接骨板通常由哪些元素组成？

由合金制造的骨科内植物为钢质（铁基）、钛质或钴质。316L不锈钢是一种铁质合金，同时包含铬、镍、钼和碳及少量的锰、磷、硒和硅。Ti-6Al-4V是一种钛质合金，同时包含铝、钒和少量铁、铌和锌。钴合金是另一种常用的金属合金，主要由钴铬元素和少量的钼、镍、铁、碳、锰和硅组成。

75. 骨皮质的弹性模量与钛或不锈钢中的哪一种更为接近？哪种金属能降低骨的应力遮挡？

骨骼的弹性模量低于钛，而钛的弹性模量低于不锈钢。从图像上表示，骨的应力 - 张力曲线的斜率会低于上述两种金属，而钛的曲线斜率则会低于不锈钢。多种骨科内植物材料和生物结构的弹性模量相对值如下（从高到低排列）。

（1）陶瓷。
（2）钴铬合金。
（3）不锈钢。
（4）钛。
（5）骨皮质。
（6）PMMA。
（7）聚乙烯。
（8）骨松质。
（9）肌腱和韧带。
（10）软骨。

当骨的刚度与接骨板不同的时候，施加于骨的负载将会传递至内植物。邻近内植物一侧的骨张力会降低，即称为应力遮挡。根据沃尔夫

（Wolff）定律（前述），应力遮挡产生骨密度降低（骨量减少）。由于钛的弹性模量更为接近骨，其较不锈钢产生的应力遮挡效应会更低。

76. 你将决定选用3.5mm和4.5mm厚度的接骨板。接骨板厚度与弯曲刚度的关系如何？而髓内钉直径与弯曲刚度的关系如何？

接骨板的弯曲刚度与接骨板厚度的三次方成正比。因此，4.5mm厚度接骨板的弯曲刚度超过3.5mm接骨板2倍（$3.5^3 = 42.875$，$4.5^3 = 91.125$）。对于非中空的髓内钉而言，其弯曲刚度与直径的四次方成正比。

77. 何谓疲劳失效？钛质接骨板的疲劳失效是否高于不锈钢接骨板？

疲劳失效是指内植物耐反复负载的能力。总体来讲，疲劳强度是由接骨板在一千万周期负载下不发生断裂的最大应力所定义的。钛的周期性耐疲劳特性略高于不锈钢。

78. 什么是腐蚀？接骨板所发生的不同腐蚀类型有哪些？

腐蚀是内植物在材料所放置环境中发生降解的过程。虽然腐蚀的种类有许多，但骨科内植物的主要腐蚀类型包括电化学腐蚀、裂隙腐蚀、点状腐蚀、应力腐蚀和微震磨损腐蚀。电化学腐蚀在两种不同类型金属同时使用时发生。其所产生的电化学势能会导致材料弱化。尤其需要指出的是，钴铬合金和不锈钢不能混用。裂隙腐蚀指内植物两部分之间化学环境改变所产生的狭窄间隙（裂隙），这种腐蚀更常发生于惰性金属，尤其是不锈钢。点状腐蚀是一种非常类似的过程，却更为局限于金属的小孔（小坑）内，但可能导致隐匿却毁灭性的播散和灾难性的内植物失效。应力腐蚀是一种内植物在应力最为集中部位所发生的弱化。张应力导致金属断裂发生。微震磨损腐蚀指两金属接触表面在反复的表面微动下发生的损坏，如螺钉-接骨板界面。

病例2-8

女性，60岁，因左髋关节疼痛10年就诊。影像学检查提示严重的髋关节退行性改变。患者无法耐受疼痛且不再满足于接受非手术治疗。你建议患者接受人工全髋关节置换术治疗，以缓解疼痛并重建功能。

79. 术前你与患者讨论了多种关节面选择，常用的关节面有哪些？每一种的优点和缺点各有哪些？

最为常用的关节面包括金属对传统聚乙烯及较新的替代性关节面，

包括高交联聚乙烯、金属对金属和陶瓷对陶瓷关节面。金属对聚乙烯关节面具有长期的成功应用经验。然而，随时间进展，聚乙烯磨损并产生颗粒碎屑会导致骨溶解发生。由于骨溶解（破骨细胞在对聚乙烯磨损产生应答时导致的骨吸收）的发生，髋臼和股骨假体组件开始发生松动。这一问题使得替代关节面材料的研究进展。

高交联聚乙烯能够通过使用灭菌过程中更高剂量辐照进行制造。这一过程产生的高交联聚合物较传统聚乙烯更为耐磨损和耐氧化降解。高交联聚乙烯的缺点在于降低了其他的材料属性，包括断裂韧度。这会导致应用较薄的聚乙烯以匹配较大球头时产生聚乙烯的分层和断裂。

金属对金属是一种硬碰硬的关节面，因此，其抗磨损特性十分有益。这种关节面的出现使得手术医师能够选择更大的球头进而在不增加机械性失效的前提下降低脱位的发生率。然而，这种关节面有很多缺点，患者血金属离子水平升高，一些患者对金属碎屑产生反应，包括金属免疫病、迟发超敏反应及炎性假瘤形成。

与金属对金属关节面一样，陶瓷对陶瓷关节面是一种硬碰硬的替代关节面，同样具有优异的抗磨损特性。陶瓷较金属更硬，因此几乎可以不用考虑关节面磨损的问题。最初的陶瓷对陶瓷假体很容易发生灾难性失效（假体组件碎裂），但制造工艺的新进展使得材料碎裂的发生率大大降低。与金属对金属关节面所产生的金属离子释放不同，陶瓷的惰性使其不产生全身反应。然而，陶瓷球头在陶瓷髋臼内发生边缘负载会产生条纹磨损。同时，部分患者使用陶瓷对陶瓷关节面所产生的异响是一种令人烦恼的问题。

80. 请描述在Charnley关于人工全髋关节假体概念下，术后髋关节受力的改变。

Charnley最初关于人工全髋关节假体的生物力学概念是将髋臼和股骨头中心内移。这样可以通过增加外展肌的瞬时力臂而提供力学优势（图2-12）。

施加于某一点的力矩是通过该点的力和力臂的乘积：

$$M = r \times F$$

M代表力矩，是力臂r和力F的乘积。如图2-12所示，外展肌所产生的力垂直于力臂，即A和B之间的距离。当髋臼内移，力臂（A1和B1之间的距离）增加。随着力臂（r）增加，产生相同力矩所需要的外展力量则较小。

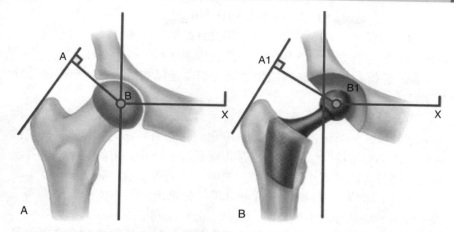

图2-12　描述了通过自体髋关节（A）和假体髋关节（B）的关节反应力。点B为旋转中心，点X为重力中心，A代表外展肌拉力的向量　（引自：Canale ST, Beaty JH [eds]. Campbell's Operative Orthopaedics, 12th edn, pp. 158-310.e10. Copyright © Mosby, 2013.）

81. 在术后早期，患者使用手杖辅助行走，患者应当哪只手持手杖？为什么？

使用手杖的目的是抵消髋关节外展肌无力。患者应当使用患肢对侧的手持手杖，以降低关节反应力。患肢髋关节到对侧手的力臂要远大于患侧髋关节到同侧手的力臂。因此，通过对侧手的手杖能够产生更大的力矩。

五、生物统计学

病例2-9

你计划研究3种不同类型内植物是否会对胫骨骨折患者骨愈合的时间产生影响。你假设内植物类型对骨折愈合时间没有影响，每一组选择15名患者进行图表随访，在固定时间间隔进行平片检查，对骨愈合进行随访。

82. 自变量和因变量的区别是什么？该案例内的自变量和因变量各为什么？

自变量（如你可以控制的变量）是能够决定因变量水平的变量。因变量则是受到自变量影响的变量。该案例内，内植物类型是自变量（这是你可以控制的因素），而愈合时间则是因变量。

83. 什么是混合变量？举例说明该案例内可能的混合变量。

混合变量是与自变量和因变量相关且能够影响两者关系的变量。该研究的可能混合变量包括年龄、吸烟、糖尿病和骨折严重性。

84. 骨折愈合时间和内植物类型分别是连续数据、有序数据还是分类数据？

愈合时间是连续数据，而内植物类型是分类数据。连续数据也被称为标定数据，其数值连续排列，数值之间的差别有意义。其他举例包括年龄、活动度或提问。有序数据是指按照特定顺序分组的数据，但各组之间的间隔可以是不平均的。举例说明，疼痛程度或疾病严重程度（轻度、中度、重度）。分类数据是可以进行分组的，但不能按顺序排列或通过数学方法区分。举例说明，包括年龄、主利手或种族。

85. 参数数据和非参数数据的区别是什么？本案例内的愈合时间是参数数据还是非参数数据？

参数数据假定研究样本具有标准或正态分布，表示大多数的数据点以平均值为中心进行分布，仅少数点位于两侧极值（图2-13）。非参数数据不遵循正态分布。由于本案例内各组患者数量较少，愈合时间数据更倾向于为非参数数据。然而，确定数据为参数数据或非参数数据是一项十分复杂的过程，可能需要进一步的正规统计学（Kolmogorov-Smirnov检验）过程以确定该数据是否遵循正态分布。

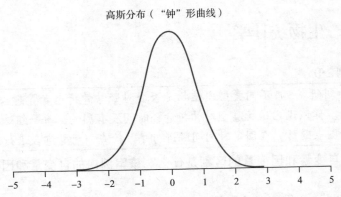

图2-13　高斯分布图 （引自：Rosenbaum SH. Statistical Methods in Anesthesia.In: Miller RD et al. [eds] Miller's Anesthesia, 7th edn. Philadelphia, Copyright © Churchill Livingstone/Elsevier, 2010.）

86. 在正态分布下，一个标准差内应当有多少的数据点？2个或3个标准差内则应当有多少数据点？

约69%的样本应当位于平均值1个标准差内，而2个标准差内应当包含95%的样本，3个标准差内应当包含99%的样本。

87. 应当使用何种统计学检验方法确定3种不同内植物的愈合时间（三组连续数据）是否存在差异？如果数据为有序数据或分类数据，则应使用何种检验方法？

该案例中，Kruskal-Wallis检验是对三组以上非参数数据进行检验的最合适方法。检验方法的类型取决于分组数目和数据类型。如果数据为连续性，必须确定该数据为参数数据或非参数数据（表2-5）。该案例内，如果数据为参数数据，应当采用ANOVA（方差分析）检验；如果数据为分类数据，Pearson卡方检验则是最为恰当的检验方法。如果仅对比两组数据，Student t检验应用于对比参数连续数据，而Mann-Whitney U检验则应用于有序数据或非参数连续数据的对比。两组分类数据的对比应当使用Fisher exact检验。而对于配对样本，最恰当的检验方法则不同。

表2-5 分组对照的统计学检验

		独立分组	配对样本
连续性数据			
正态分布	两组	Student t检验	配对t检验
非正态分布	两组	Mann-Whitney U检验	Wilcoxon 符号秩检验
正态分布	三组以上	方差分析	重复测量方差分析
非正态分布	三组以上	Kruskal-Wallis检验	Friedman检验
有序数据	两组	Mann-Whitney U检验	Wilcoxon 符号秩检验
	三组以上	Kruskal-Wallis检验	Friedman检验
分类数据	两组	Fisher exact检验	McNemar检验
	三组以上	Pearson卡方检验	Cochran Q检验

（引自：Kocher and Zurakowski JBJS 2004.）

88. 数据检验后，你发现内植物类型和愈合时间之间的P值为0.16。P值0.16代表什么？

我们的无效假设（即假设可被证实为错误）认为不同内植物的骨折愈合时间无差异。P值为0.16表示有16%的可能性会观察到与我们研究组所得结果相当的或更大的差异性。通常，P值（或α）为0.05被认为统计学意义显著。当 P 值为 0.16，我们不能否认无效假设。这就表示我们不能证明不同内植物的骨折愈合时间存在差异。

89. Ⅰ类和Ⅱ类误差是什么？α 和 β 是什么？权重是什么？

Ⅰ类误差是指研究显示存在差异而实际没有真实差异，α 是Ⅰ类误差的可能性。Ⅱ类误差是指研究显示没有差异而实际存在真实差异，β 是Ⅱ类误差的可能性。权重是 1-β，代表了实际无关联时，研究显示无关联的可能性。

90. 该研究的证据等级是什么？

该研究是一项回顾性对比研究，因此是一项Ⅲ级研究。表 2-6 显示证据等级的定义。更强证据等级的研究应为特定人群在特定暴露环境或

表 2-6 主要研究问题的证据等级

	研究类型			
	治疗性研究：调查治疗结果	预后研究：调查患者特点对疾病结果的影响	诊断性研究：调查诊断方法	经济学和决策分析：发展经济和决策模型
Ⅰ级	• 高质量随机对照研究，窄置信区间，统计学有显著差异 • Ⅰ级证据随机对照研究（以及同类研究结果）的系统回顾	高质量前瞻性研究（所有患者在疾病同一时间点入组，超过80%随访） Ⅰ级研究的系统回顾	连续患者系列研究，对先前诊断标准的检验（通用"金标准"） Ⅰ级研究的系统回顾	合理的成本和选择性；多研究获得数值；多重敏感性分析 Ⅰ级研究的系统回顾
Ⅱ级	• 较低质量的随机对照研究（如随访低于80%，非盲选，或随机化不合理） • 前瞻性对照研究 • Ⅱ级研究或结果不一致的Ⅰ级研究的系统回顾	回顾性研究 随机对照研究中对照组无处理 • 较低质量的前瞻性研究（如患者在不同的疾病时间点入组，随访低于80%） • Ⅱ级研究的系统回顾	• 基于连续患者的诊断标准发展（通用"金标准"） • Ⅱ级研究的系统回顾	• 合理的成本和选择性；有限研究中获取数值；多重敏感性分析 • Ⅱ级研究的系统回顾
Ⅲ级	• 病例对照研究 • 回顾性对比研究 • Ⅲ级研究的系统回顾	• 病例对照研究	• 非连续患者研究（未统一参考"金标准"） • Ⅲ级研究的系统回顾	• 基于有限选择和成本的分析；不良的估计 • Ⅲ级研究的系统回顾
Ⅳ级	• 病例系列研究	• 病例系列研究	• 病例对照研究 • 不良的参考标准	• 无敏感性分析
Ⅴ级	• 专家观点	• 专家观点	• 专家观点	• 专家观点

［引自：Wright JG, Swiontkowski MF, Heckman JD. Introducing levels of evidence to the journal. J Bone Joint Surg Am. 2003 Jan;85-A(1):1-3.］

治疗下随时间进展的前瞻性研究（Ⅱ级证据）。"金标准"研究则为随机双盲安慰剂对照研究。

91. 该研究中，可能出现的导致研究结论不正确的偏差是什么？

研究设计或执行的非随机系统误差导致偏差。本研究中，由于数据采集人对分组非盲，阅片过程中的测量偏差会导致使用某一种内植物相对于另一种的倾向性结果。选择偏差描述的是除变量本身差别外的各种形式的差异。任何来自于类似本研究的回顾性研究的结果都应当对可能存在的混合变量进行评估，研究结果应当针对这些混合变量进行校正。

病例 2-10

在你的下一项研究中，你决定专门观察胫骨骨不连。在你的随访图表中，你发现在过去10余年间，100名胫骨骨折患者接受了手术治疗，且后续发生骨不连。在排查骨不连的过程中，患者接受CRP检查以排除感染因素。20名患者可能由于感染原因发生骨不连。在该20名患者中，19名患者CRP水平升高，1名患者正常。在剩余80名骨不连的患者中，20名患者CRP水平升高，60名患者正常。

---

92. 架构2×2表格（四格表）并标注真阳性、假阳性、真阴性及假阴性。

见表2-7。

表2-7 四格表

	（+）骨折不愈合	（−）骨折不愈合
CRP阳性	19	20
CRP阴性	1	60

93. 什么是敏感度和特异度？ CRP作为感染型骨不连在该案例中的敏感度和特异度各为多少？

通过定义，敏感度是真阳性与真阳性和假阴性的比值。该案例中的敏感度是CRP检查在骨不连发生时检测感染型骨不连的能力。本案例中的敏感度为19/20或95%。

特异度是真阴性与真阴性和假阳性的比值。该案例中的特异度是骨不连并非由感染引起时CRP检查并未将骨不连原因判定为感染的能力。本案例中的敏感度为60/80或75%。

94. 阳性预测值和阴性预测值是什么?

阳性预测值(PPV)是患者CRP阳性时发生骨不连的比例。本案例中的PPV是19/(19+20),即48.7%。

阴性预测值(NPV)是患者CRP阴性时未发生骨不连的比例。本案例中的NPV是60/(60+1),即98.4%。

95. 本案例中,CRP的敏感度为95%,特异度为75%。具备该敏感度和特异度的诊断试验更适合作为疾病确定性检查还是排除性检查?

具备高度敏感度的检查可用于排除某种疾病。当敏感度检查阴性,则患者非常可能未患该疾病。另一方面,如果高度特异度检查呈阳性,则患者非常可能患有该疾病。为方便记忆,可使用口诀SNOUT(SeNsitivity rule OUT)和SPIN(Specificity rule IN)。

（张　卓　译）

第3章 足和踝

J.Gabriel Horneff III and Stephan G.Pill

一、踇趾疾病

病例3-1

女性，52岁，主诉"大足趾"疼痛，不能穿高跟鞋。患者注意到自己的踇趾较过去数年明显外偏，同时足趾内侧明显出现肿块。患者同时描述其母亲患有类似的疾病。

1. 什么是踇外翻?

踇外翻是指第1趾骨相对第1跖骨向外偏移。通常，这一畸形与第1跖骨内移相关。这一畸形常称"踇囊炎"（图3-1）。

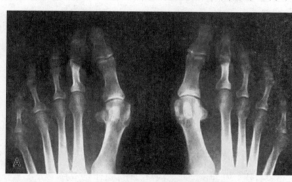
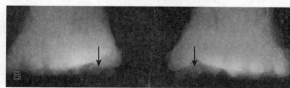

图3-1 踇外翻的影像学检查（引自: Canale ST, Beaty JH [eds], Campbell's Operative Orthopaedics,12th edn, pp. 3805-6.e5. Copyright © Mosby, 2013.）

2. 什么导致了踇外翻发生?

踇外翻最常见的原因是穿着窄头高跟鞋（这一疾病女性更为常见的原因之一）。遗传因素同样会导致这一畸形，多达70%的患者有相同的家族病史。其他因素包括扁平足、第1跖骨内翻畸形（第1跖骨相对第2跖骨发生旋转和成角畸形）及其他疾病，如类风湿关节炎、大脑性瘫痪及韧带松弛。

3. 跨外翻会发生怎样的解剖畸形?

随着跨外翻的进展,会发生多种骨性和软组织变化:①近端趾骨向外侧偏移;②第1跖骨向内侧偏移;③籽骨复合体相对于跖骨头向外侧移位;④内侧关节囊拉伸,而外侧关节囊挛缩。

4. 跨外翻畸形相关的作用于跨趾的肌腱力学向量是怎样的?

跨外翻畸形会发生力学向量的多种改变。跨外展肌沿第1跖趾关节内侧面轻微向跖侧移动,这使得附着于第1趾骨近端及外侧籽骨的内收肌不能对抗逐渐增加的外侧致畸力量。最后,跨短屈肌、跨长屈肌及跨长伸肌同时增加了近端跖趾关节的外翻力矩,进一步导致第1趾序列的偏移。

5. 用于测量跨外翻严重程度的影像学测量方法有哪些?

见表3-1。

表3-1　跨外翻测量角度和正常值

测量角度	位置	正常值
HVA	第1趾骨与第1跖骨长轴成角	$<15°$
IMA	第1及第2跖骨长轴成角	$<9°$
DMAA	跖骨干等分线与软骨帽基底成角	$<15°$
PPAA	近端趾骨相对长轴的关节角度	$<10°$

注:HVA.跨外翻角;IMA.趾间关节角;DMAA.跖骨远端关节角;PPAA.趾骨近端关节角

6. 跨外翻治疗的非手术方法有哪些?

许多患者能够通过非手术方法得到治疗。最为成功的方法是更换鞋类,改为宽头低跟鞋类,释放第1近端跖趾关节的压力和应力。矫形垫和支具同样能够作为缓解不适的方式,如在第1～2足趾使用间隔器。

7. 手术治疗的方法有哪些?

见图3-2。

病例3-2

一名53岁的劳动者,主诉跨趾疼痛和肿胀。患者发现在工作时下蹲或在狭窄空间内爬行时,跨趾疼痛会加剧。患者否认任何风湿性疾病或近期足趾外伤病史。

8. 何谓跨强直?

跨强直是第1近端跖趾关节退行性关节疾病。这种疾病导致第1近端跖趾关节活动明显受限。与其他退行性关节病进程相同,骨赘形成十

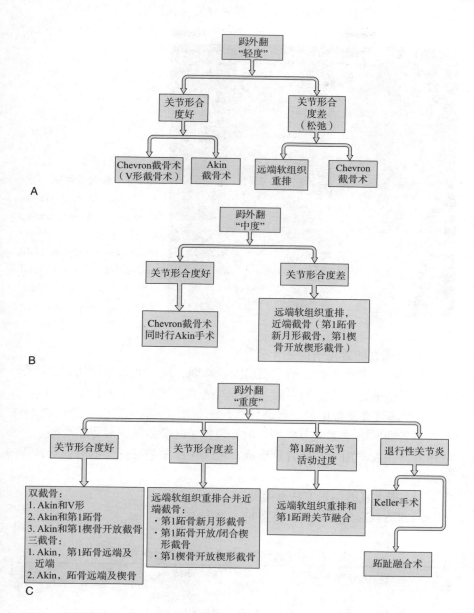

图3-2 蹈外翻治疗流程 （引自：Haskell A, Mann RA. Foot and Ankle. In: DeLee JC et al., [eds], DeLee and Drez's Orthopaedic Sports Medicine, 3rd edn. Copyright © Saunders, Elsevier Inc., 2010.）

分普遍，这些骨赘会导致跖趾关节背屈时发生机械阻挡（图3-3）。

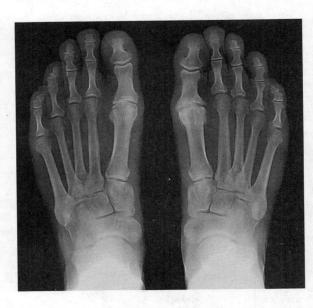

图3-3 双侧姆外翻 （引自：Wexler D, et al. Hallux Rigidus. In: Frontera WR, et al. [eds]. Essentials of Physical Medicine and Rehabilitation, 2nd edn. Copyright © 2008, Saunders, Elsevier Inc.）

9. 姆强直的常见病因是什么？

目前尚未发现姆强直的主要病因。然而，反复的微小创伤或急性创伤可能是造成这一疾病的原因。这与其他关节所见的病因相似。

10. 姆强直最常见的症状是什么？

患者通常表现为关节疼痛、肿胀及第1近端跖趾关节背屈受限。一些患者甚至发现由于背侧骨赘形成，近端跖趾关节在穿鞋的时候会产生摩擦刺激。

11. 姆强直的手术方法有哪些？

治疗姆强直的手术方法有多种，见表3-2。

表3-2 基于疾病严重程度的姆强直治疗方法

疾病严重程度	干预方法
轻度	关节清理和滑膜切除
中度	骨赘切除术
	背侧闭口楔形截骨术
	关节切除成形术
重度	关节融合术

病例3-3

一名19岁大学橄榄球四分卫，在对战练习中扭伤。在扭伤同时，一名防守锋线球员在患者左足跖屈时压倒在其左腿后方。患者在尝试奔跑时发现左足跖侧突发疼痛。

12. 何谓人工草皮趾？

人工草皮趾是用来描述第1跖趾关节周围关节囊损伤的术语。最为常见的损伤是由跖趾关节过伸的同时，跖屈的足部受到轴向负载所造成的。

13. 人工草皮趾可能出现的影像学表现是什么？

通常，人工草皮趾损伤没有明显的影像学表现。然而，对于严重损伤的患者，关节囊的跖板会发生完全破裂，正位片上可见籽骨向近端移位。

14. 人工草皮趾的治疗方法是什么？

大多数人工草皮趾损伤可通过休息和镇痛进行治疗。可能需要硬底鞋防止行走过程中足趾离地时发生近端跖趾关节的突然伸展。这种损伤极少需要进行手术治疗。如果出现上述的影像学表现，则确实需要手术治疗。手术包括重建跖板和屈肌腱。

二、小趾疾病

病例3-4

一名42岁的行政人员，主诉小趾"肿块"，在穿着高跟鞋时格外疼痛。患者常常发现自己的小趾"成角向内"，但最近发现肿块表面结茧疼痛。患者曾就诊于足病医师，该医师建议穿着宽头鞋并使用矫形垫。

15. 何谓小趾囊肿？

小趾囊肿（或称"裁缝踇囊炎"）是第5跖骨头外侧面的突起。该疾病常常与跖趾关节内翻和扁平足相关。

16. 小趾囊肿如何分类？分类必要的影像学检查是什么？

小趾囊肿通过足负重正位平片进行分类。影像学将这一疾病分为3类。

（1）第5跖骨头增大。

（2）第5跖骨先天性外弓。

（3）第4和第5跖骨间成角增大（＞8°）（图3-4）。

患者经X线检查发现为Ⅰ型小趾囊肿。

17. 小趾囊肿的影像学分类为何如此重要?

小趾囊肿的影像学分类有助于确定纠正畸形的手术方式。

18. 患者的最佳手术方式是什么?

Ⅰ型小趾囊肿的最佳手术方式是外侧髁切除术,以及切除骨性突起并紧缩跖趾关节外侧关节囊(图3-5)。

19. Ⅱ型和Ⅲ型小趾囊肿的手术方式是什么?

(1)Ⅱ型:远端V形截骨,同时切除外侧突起。

(2)Ⅲ型:跖骨中段斜行旋转截骨。

一名忧虑的母亲,发现其6岁儿子的小趾搭于邻近足趾之上。因为患儿母亲的堂姐足趾曾患相关疾病,疾病进展,足趾上方结茧,在穿着特定鞋子时会出现疼痛,所以她十分焦虑。患儿否认穿鞋时存在任何问题。

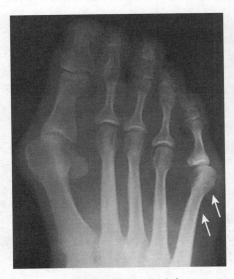

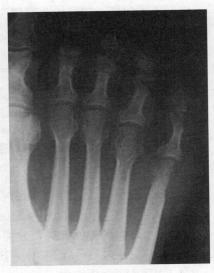

图3-4 小趾囊肿畸形(引自:Canale ST, Beaty JH [eds]. Campbell's Operative Orthopaedics,12th edn, pp. 3979-4026. Copyright © Mosby, 2013.)

图3-5 小趾囊肿畸形术后(引自: Haskell A, Mann RA. Foot and Ankle. In: DeLee JC et al., [eds], DeLee and Drez's Orthopaedic Sports Medicine, 3rd edn. Copyright © Saunders, Elsevier Inc., 2010)

20. 何谓先天性第5趾叠趾？何时需要手术？手术方式为何？

先天性第5趾叠趾是一种常见的家族遗传病，其特点是小趾背屈并架于第4趾上方。严重病例的第5跖趾关节背侧关节囊和伸肌腱短缩，无法被动纠正畸形。轻度畸形的拉伸通常足以解决问题。仅有有症状的病例需要手术治疗重建力线甚至截趾。

病例3-5 续

作为医师，你使该患儿母亲确信当前无须特殊处理。但当该患儿病情进展，穿鞋时出现疼痛，不能通过非手术方式进行治疗时才需要手术治疗。对患儿进一步询问，其母亲的堂姐可能患有的足趾疾病。

21. 小趾最常见的畸形是什么？

锤状趾畸形。

22. 何谓锤状趾畸形？

锤状趾畸形定义为近端趾间关节屈曲畸形，且跖趾关节和远端趾间关节伸展畸形。

23. 锤状趾、槌状趾和爪形趾的区别是什么？

小趾畸形的区别取决于跖趾关节、近端趾间关节和远端趾间关节的屈曲或伸展状态（表3-3）。

表3-3 足趾畸形的各关节位置

关节畸形	跖趾关节	近端趾间关节	远端趾间关节
槌状趾	中立位	中立位	过屈
锤状趾	伸展	屈曲	伸展
爪形趾	伸展	过屈	过屈

24. 小趾畸形的治疗是什么？

对于所有小趾畸形的病例，首要的治疗目的是改善患者穿鞋磨损的情况。同时可以选用足趾空间充足的高足趾鞋及足底垫或足趾套。

三、跟痛症

病例3-6

女性，50岁，主诉足跟疼痛逐渐加重。她是一名历史学家，无法回忆症状起始的时间。当被问及足跟疼痛部位，患者反复抓整个足跟。

25. 足跟痛的病因是什么?

足跟痛有许多原因:包括跖筋膜炎、跟骨应力骨折、痛风、跖筋膜撕裂、脂肪垫萎缩、Sever病、感染、挫伤、神经性疾病、跗骨管综合征、跖外侧神经第一支卡压。

26. 诊断足跟痛病因的第一步是什么?

体格检查是诊断足跟痛病因的第一步,常常也是最为有效的一步。

病例3-6 续

在对患者进行检查后发现,最重的疼痛点位于足跟垫的前内侧,患者表明其疼痛在晨起时更为严重(图3-6)。

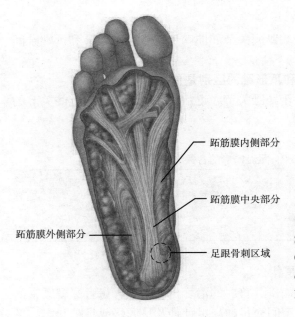

跖筋膜内侧部分

跖筋膜中央部分

跖筋膜外侧部分

足跟骨刺区域

图3-6 足跟痛 (引自: Canale ST, Beaty JH [eds]. Campbell's Operative Orthopaedics, 12th edn, pp. 3907-78.e7. Copyright © Mosby, 2013.)

27. 跖筋膜炎的病因是什么?

跖筋膜炎是跖筋膜在反复创伤后微小撕裂损伤造成的退行性过程。半数跖筋膜炎患者同时合并足跟骨刺,而这些骨刺并非造成疼痛的原因。

28. 跖筋膜炎的疼痛如何表现?

跖筋膜炎患者通常主诉晨起和开始行走时的疼痛。患者会感觉疼痛随着继续行走而"减轻"。然而，剧烈的躯体运动（尤其在硬质表面）会导致疼痛加剧。疼痛最重点位于足跟点前方跖筋膜的近端内侧起点处。

患者要求行"注射"治疗。既往患者曾行注射治疗膝关节疼痛。

29. 基于患者皮质醇激素治疗的风险是什么？

皮质醇激素注射的风险包括跖筋膜断裂及脂肪垫萎缩。两者均可能造成更为严重的疼痛和远期并发症。

30. 跖筋膜炎的最佳治疗方案是什么？

跖筋膜炎的治疗最好遵循循序渐进的方式，自非手术治疗开始。首先，患者应当采用夜用夹板、进行伸展训练并使用鞋垫。大多数患者通过这些方法能够缓解症状。其次，患者可进行超声冲击波治疗，这一治疗会造成疼痛，且需要数月以获得疗效。最后，如果所有其他治疗方法均未成功，可以手术进行跖筋膜松解。

31. 跖筋膜炎可能造成哪些神经受累卡压？

跖筋膜炎患者常常可见外侧跖神经第一支（感觉和运动混合支）卡压。该神经位于踇外展肌深筋膜深部（患者主诉踇外展肌起点疼痛）。该神经负责趾短屈肌和小趾外展肌的神经营养。

上周，你接诊一名主诉类似的足跟痛患者。该患者是一名72岁女性，数年前因跖筋膜炎行皮质醇激素注射治疗。患者无晨起疼痛的主诉。

32. 什么是足跟中心性疼痛？

足跟中心性疼痛是由轻度至重度的创伤性骨膜炎合并足跟垫萎缩造成的，这种疾病常见于老年患者。脂肪垫萎缩的原因包括年龄、炎性疾病或既往皮质醇激素注射（避免跖筋膜炎注射治疗的原因）。

33. 该患者的表现与跖筋膜炎的表现有何区别？

足跟中心性疼痛患者，他们的症状不会随着开始行走而改善。另外，足趾背屈不会使类似于跖筋膜发炎后受到牵拉的症状加重。最后，疼痛的位置较跖筋膜炎患者更靠近足跟中心且更为弥散。

四、踝关节镜

病例 3-8

一名 33 岁的职业芭蕾舞演员来诊，主诉右侧前踝疼痛、肿胀和活动度下降。患者发现其在踝关节背屈时疼痛加重。其陈述症状自 1 年前出现，进行性加重，导致患者无法参加演出。患者先前考虑自己踝关节扭伤。

34. 何谓胫距关节撞击？

胫距关节或踝关节前方骨性撞击是胫骨远端前方和与其相关的距骨前方关节面产生的退行性改变。患者通常主诉踝关节前方疼痛，在足最大背屈时加重（图 3-7）。

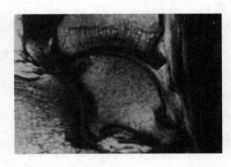

图 3-7 距骨前方撞击综合征 （引自：Richardson DR. Ankle injuries. In: Canale ST, Beaty JH [eds], Campbell's Operative Orthopaedics, 11th edn. Philadelphia, Elsevier, 2008.）

35. 胫距关节撞击如何进行影像学分级？

胫距关节撞击是基于前踝骨赘的尺寸和是否出现关节炎进行影像学分级的。最好在负重侧位片上进行分级。

（1）Ⅰ级：滑膜撞击，胫骨骨刺最大为 3mm。

（2）Ⅱ级：胫骨骨刺＞3mm。

（3）Ⅲ级：明显的胫骨外凸，伴有或不伴有碎片形成；距骨继发性骨刺形成。

（4）Ⅳ级：胫距关节炎（图 3-8）。Ⅳ级病变不适于关节镜下修复。

病例 3-8 续

患者右侧踝关节负重位 X 线提示Ⅱ级前踝骨赘形成。你已向患者表示关节镜手术能够缓解疼痛。

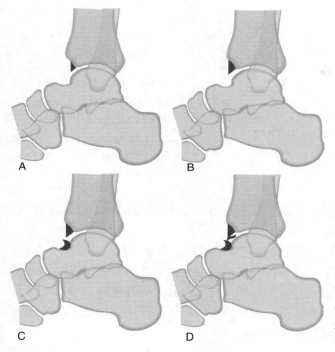

图3-8 距骨前方撞击综合征的分型 （引自：Ferkel RD, Scranton PE. Current concepts review: Arthroscopy of the ankle and foot. J Bone Joint Surg Am 1993; 75:1233-1242.）

36. 踝关节镜的手术指征是什么？

踝关节镜是治疗胫距关节前方撞击、距骨骨软骨病变、创伤后滑膜炎清理及关节病软骨清理的外科手段。

37. 踝关节镜的手术入路在何处？入路应当注意的重要结构有哪些？

踝关节镜有3个必要入路（图3-9）。

（1）前内侧入路：该入路位于胫前肌肌腱内侧，内踝尖端略向近端。该入路应当注意的重要结构包括大隐神经和隐静脉，这些结构位于入路内侧。

（2）前外侧入路：该入路位于第3腓骨肌外侧，外踝平关节线水平的内侧。该入路需注意的重要结构为腓浅神经，位于入路外侧。最为常见的失误是在进行入路时入点过低，导致不能有效观察踝关节。该入路通常位于前内侧入路水平近端0.5～1cm的位置。

（3）后外侧入路：该入路位于跟腱和腓骨肌肌腱之间，外踝尖向近

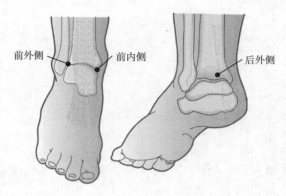

前外侧　前内侧　后外侧

图3-9　踝关节镜入路 （引自：Miller MD, Osborne JR, Warner JJP, Fu FH [eds]. MRI-Arthroscopy Correlative Atlas. Philadelphia, WB Saunders, 1997, p. 134.）

端2cm水平。该入路需要注意的重要结构是腓肠神经和小隐静脉，位于入路的外侧。

38. 治疗胫距关节前方撞击的关节镜技术是什么？

在关节镜监视下，观察胫骨远端前方，使用关节镜磨钻或刨刀去除骨赘。如果骨刺尺寸较大，可以经入路置入骨刀将其敲除。使用电热探头和刨刀可以清理任意软组织瘢痕或病变。可以使用类似技术治疗滑膜炎、前外侧软组织撞击和韧带联合撞击。

病例3-8　续

在关节镜探查时，发现患者距骨穹顶软骨缺损。

39. 距骨骨软骨病变的病因和治疗是什么？

距骨骨软骨病变通常发生于创伤或特发性骨坏死。此类病变可以使用许多术语进行描述，包括剥脱性骨软骨炎、骨软骨骨折和距骨穹顶骨折。其治疗包括石膏制动、微骨折术、内固定、骨软骨镶嵌成形术和异体骨软骨移植或其他植骨技术。未累及距骨滑车的较小病变更适合在关节镜下进行修复治疗。

40. 距骨骨软骨病变的Berndt和Hardy分型是什么？基于何种影像学形式？

Berndt和Hardy距骨骨软骨病变分型是基于X线片进行分类的。

（1）Ⅰ型：压缩骨折。

（2）Ⅱ型：部分骨软骨碎片分离。

（3）Ⅲ型：骨软骨块完全分离但无移位。

（4）Ⅳ型：骨软骨块完全分离并移位。

41. 距骨骨软骨病变的Ferkel和Sgaglione CT分级系统是什么?

Ferkel和Sgaglione分级系统是基于CT扫描的。

（1）Ⅰ级：距骨穹顶完整，穹顶内囊性病变。

（2）Ⅱa级：距骨穹顶内囊性病变，与表面相通。

（3）Ⅱb级：开放性关节面病变，碎片无移位。

（4）Ⅲ级：无移位病变。

（5）Ⅳ级：碎片移位。

五、肌腱疾病

病例3-9

一名42岁的律师，在周末进行篮球运动争抢篮板时听到明显的小腿后方弹响。在附近的急诊室诊治后，患者得知其跟腱断裂。

42. 跟腱断裂的典型表现是什么?

跟腱断裂更多发生于30～40岁的男性。患者通常为健身条件欠佳的"周末勇士"型选手。据报道，3/4的跟腱断裂发生于体育运动。患者常常描述听到弹响并感觉小腿后方遭受踢踏感。患者会立刻出现步态推离期的行走无力和足跖屈困难。

43. 跟腱常常断裂的部位在哪里?

大多数跟腱断裂发生于跟骨止点近端约4cm处。该区域是跟腱血供的分水岭，常常发生退行性改变，导致其最终断裂。

44. 跟腱断裂的评估包括哪些?

体格检查通常是判断患者跟腱完全性断裂的全部。患者出现踝关节跖屈无力。原先跟腱所在位置的条索样触感消失，代之以空虚感。最终，Thompson试验能够通过紧握小腿而不发生足跖屈动作而证明肌肉-肌腱装置的断裂。这一试验应当在患者俯卧位且膝关节屈曲90°进行检查（图3-10）。

45. 手术治疗有何益处? 手术修复的风险有哪些?

手术修复跟腱能够重建肌肉-肌腱装置的适当张力。同时，手术修复能够降低跟腱再次断裂的风险（手术后1%，非手术治疗8%～40%）。

手术治疗的风险包括伤口并发症，如皮肤坏死、感染、皮肤粘连和伤口裂开。

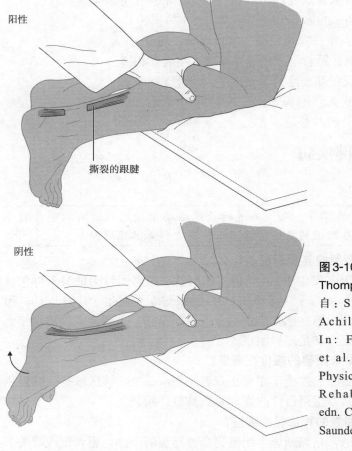

阳性

撕裂的跟腱

阴性

图3-10 跟腱断裂的 Thompson 试 验 （ 引 自 ： Stretanski MF. Achilles Tendinitis. In: Frontera WR, et al., Essentials of Physical Medicine and Rehabilitation, 2nd edn. Copyright © 2008, Saunders, Elsevier Inc. ）

46. 手术修复后，患者足部应当以何种位置进行夹板或石膏固定？

手术治疗跟腱断裂后，应当将患者的足部置于一定角度的跖屈位置进行石膏固定，保证肌腱修复部位在愈合过程中不存在张力。

47. 如果患者主诉长期后足跟疼痛和肿胀，而无弹响，其最可能的诊断是什么？

患者出现跟腱止点区域的疼痛、发热和肿胀，症状随活动加重，可能为跟腱炎或跟腱周围炎。这是一种由反复微创伤所导致的过劳性损伤，可导致肌腱、肌腱周围或跟骨后滑囊炎症。患者会发现炎症区域表面疼痛和肿胀，跟腱止点区域触痛最为明显（类似炎症可发生于跟腱其他区域）。MRI 显像通常显示止点区域液体信号增强并伴有肌腱破损。

此类疾病通常采用非手术治疗，注重偏心肌力训练、腓肠肌-比目鱼肌复合体拉伸、休息、NSAID药物应用、冰敷及使用可拆卸保护靴进行制动。

非手术治疗效果欠佳的病例可考虑进行手术治疗，对病变的肌腱或肌腱周围组织进行手术清理，同时切除可能存在的骨刺。如果肌腱超过50%的范围受累，应当进行肌腱转位，重建踝关节跖屈功能。最为常用的转位肌腱为蹬长屈肌腱。

病例3-10

一名肥胖的53岁"平足"女性，主诉踝关节内侧和足进行性疼痛发作，同时伴有足部"翻转感"。

48. 胫后肌腱的作用是什么？

胫后肌腱是步态站立相过程中前足内收和旋前时后足的内转肌。同时，胫后肌腱还是踝关节跖屈过程中除跟腱外的第二作用肌腱。在步态足趾离地相中，胫后肌腱负责锁定跗横关节以提供坚强的杠杆力臂。胫后肌腱有多个止点，因此能够提供上述功能。

（1）前支：第1楔骨、舟骨结节。

（2）中间支：第2、3楔骨，骰骨，第2～5跖骨。

（3）后支：前载距突。

49. 胫后肌腱功能不全（PTTI）会导致患者足部发生何种改变？

PTTI患者会出现平足畸形。PTTI患者的4个典型表现为：足内侧弓塌陷、后足外翻、前足外展和内翻（图3-11）。

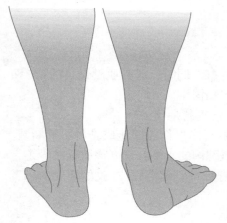

图3-11 多趾征 （引自：Haskell A, Mann RA. Foot and Ankle. In: DeLee JC et al., [eds], DeLee and Drez's Orthopaedic Sports Medicine, 3rd edn. Copyright © Saunders, Elsevier Inc., 2010.）

评估这些特征的一项检查为"多趾"征，即患者站立并背对检查者，足部向前。

50. PTTI应如何分级？

见表3-4。

表3-4 PTTI的各级特征

分级	畸形	屈曲度	是否能提踵	距下关节炎	踝关节外翻
I	无	正常	能	无	否
II	足扁平外翻	正常	困难/无法完成	无	否
III	足扁平外翻	减少/固定	无法完成	可能	否
IV	足扁平外翻	减少/固定	无法完成	可能	是

PTTI的治疗基于疾病分级如下。

非手术治疗：I级和II级最好采用行走型石膏阶段制动和NSAID药物。患者可进一步采用定制的鞋内支具。但不能耐受手术的III级和IV级患者适于采用非手术治疗。这些患者需要采用跨踝关节支具（AFO）进行治疗。

手术治疗：手术治疗适用于I / II级病变经非手术治疗无效及III/IV级病变。无论选择何种手术方式，几乎都包含跟腱延长。手术治疗方法如下。

I级：肌腱滑膜切除。

II级：FDL肌腱转位，跟骨内移截骨；外侧柱延长。

III级：后足融合（3个关节融合术：距下关节、跟骰关节、距舟关节）。

IV级：全距关节融合。

51. 腓骨肌腱的作用是什么？

腓骨肌腱的主要作用是使后足外翻。同时，腓骨肌腱是足的第2跖屈肌，腓骨长肌对足第1序列具有特殊作用。

52. 可能造成腓骨肌腱断裂的损伤机制是什么？

足内翻所造成的内翻损伤或突然背屈损伤能够造成腓骨肌腱断裂。撕裂通常发生于腓骨短肌位于腓骨肌腱沟的水平，这是该肌腱贴骨走行的区域。这些撕裂伤为纵行撕裂。有腓骨肌腱半脱位/脱位病史的患者发生断裂的风险增加。

53. 腓骨肌腱半脱位/脱位是什么?

腓骨肌腱半脱位是踝关节背屈内翻损伤过程中发生的纤维骨性腱鞘破裂的结果。患者的腓骨肌腱沟常较浅,导致腓骨肌腱弹出肌腱沟。体格检查时采用外力将踝关节自跖屈内翻位活动至背屈外翻位时可引发半脱位(图3-12)。

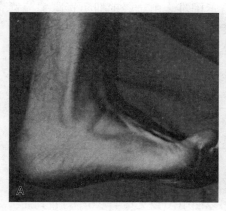
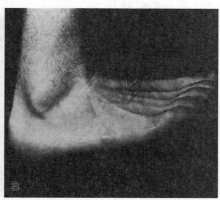

图3-12 腓骨肌腱半脱位 (引自: Haskell A, Mann RA. Foot and Ankle. In: DeLee JC et al., [eds], DeLee and Drez's Orthopaedic Sports Medicine, 3rd edn. Copyright © Saunders, Elsevier Inc., 2010.)

54. 腓骨肌腱半脱位、脱位和断裂的治疗方式有哪些?

急性腓骨肌腱半脱位或脱位通常可采用踝关节石膏制动进行治疗。这为腱鞘的愈合争取了时间。对于高水平运动员或慢性半脱位患者,可以采用手术加深腓骨肌腱沟。

对于行走状态低下、卧床或不宜手术的腓骨肌腱断裂患者可采用非手术治疗,包括休息、NSAID、冰敷和制动,其治疗与肌腱炎相似。此类治疗的成功率低,因此对于健康活跃人群仍应采取手术修复。手术修复包括清理和缝合修复。如果手术时发现超过50%的肌腱范围受损,应当行腓骨长短肌固定术。

病例3-11

男性,16岁,踢到玻璃门后急诊就诊。患者胫骨远端前面可见很深的撕裂伤,伴有中等量非搏动性出血。在伤口中可分辨暴露的肌腱。当要求患者进行足背屈动作时发现患侧明显弱于对侧。

55. 胫前肌腱断裂的常见病因是什么?

胫前肌腱断裂常发生于撕裂伤或闭合损伤。在年轻患者中,闭合损伤常常由肌肉强烈的反常收缩导致。老年患者中,闭合性损伤常发生于糖尿病、炎性关节病或局部激素注射后。

56. 胫前肌腱断裂的临床表现有哪些?

胫前肌腱断裂的患者常常主诉行走困难。由于胫前肌负责踝关节背屈,如果肌腱断裂,患者会发现行走时抬足困难。类似的是,一侧力量丢失会导致患者行走时呈足拍击步态。最后,可发现前踝肿胀、踝关节前方触及缺损及背屈无力。

病例 3-11　续

对创口行进一步探查,发现暴露的肌腱完全撕裂。患者是一名热衷运动的学生运动员,十分关心自己能否重新参加体育活动。

57. 胫前肌腱断裂如何治疗?

胫前肌腱部分断裂常常可以采用石膏固定6周进行治疗。如果经过这一时间段的治疗后症状仍然持续存在,可以使用AFO支具4～6个月直到症状缓解。如果肌腱完全断裂,在急性期可以进行端端修复治疗。如果肌腱自其止点撕脱,可以使用锚钉缝线将肌腱修复至骨。如果肌腱质量不佳,可以使用游离肌腱移植或踇长伸肌(EHL)肌腱固定重建踝关节背屈。

病例 3-12

一名17岁身着棒球运动服的棒球运动员,跛行进入急诊室。患者主诉其在滑入二垒时踝关节"翻转"。患者主诉足外侧疼痛,负重困难。在触诊第5跖骨基底部时患者因疼痛难忍而大叫。随即行患足X线检查,发现第5跖骨基底部骨折。

58. 第5跖骨基底部骨折有多少骨折区?

第5跖骨基底部被分为3个区域,其损伤机制对骨折形态有很大影响(图3-13)。

(1) Ⅰ区:后足内翻。

(2) Ⅱ区:前足内收。

(3) Ⅲ区:反复微小创伤。

59. 上述区域中哪一区最难获得愈合?为什么?

Ⅱ区损伤被称为Jones骨折。此类骨折难以获得愈合,因为在骨干和干骺端存在血管分界。

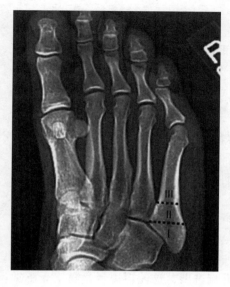

图3-13 第5跖骨基底部骨折分区 （引自：Banerjee R et al. Foot Injuries. In: Browner BD et al., Skeletal Trauma, 4th edn. Philadelphia: Basic Science, Management, and Reconstruction. Saunders, Elsevier, 2009.）

60. 上述区域中哪一区最容易获得愈合?

Ⅰ区损伤的愈合率极高。通常这类损伤是由于腓骨短肌肌腱或跖筋膜外侧的牵拉所造成的骨性撕脱损伤。

61. 第5跖骨基底部骨折的首选治疗是什么?

此类骨折的首选治疗是非手术治疗。Ⅰ区损伤常采用行走支具或骨折靴进行治疗，而Ⅱ区和Ⅲ区骨折则需要免负重6～8周直至影像学检查证实骨折愈合。

62. 如果患者是竞技体育运动员是否会改变你的治疗计划?

运动员的Jones骨折可以使用经皮髓内螺钉固定进行治疗。这种方法可能增加骨折愈合的概率。

六、糖尿病足

病例3-13

一名74岁男性，因前足跖侧溃疡病变来诊。患者有30年非胰岛素依赖型糖尿病病史。患者无明确足部外伤史，仅在袜子上发现血迹后才注意到足部的伤口。尽管溃疡的大小和深度都很严重，但患者否认任何明显疼痛（图3-14）。

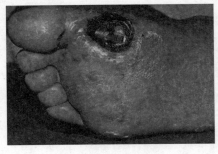

图3-14　糖尿病足溃疡（引自：James WD, et al. Andrews' Diseases of the Skin: Clinical Dermatology, 11th edn, pp. 45-61. Copyright © Elsevier Inc., 2011.）

63. 糖尿病患者在何种情况下容易发生溃疡？

外周神经病变是糖尿病患者足部病变的最大原因。这种病变发生于50% ～ 80%的糖尿病患者。糖尿病神经病变从3个方面导致神经功能不全：感觉、运动和自主神经功能。

（1）感觉神经病变：这种神经病变是糖尿病患者最主要的神经功能紊乱（约70%患者）。典型的感觉紊乱是"袜套样"感觉改变，表明病变累及肢体的整体远端，而并非某一特定神经支配区。感觉减退起自远端，随着神经元"消亡"而逐渐向近端进展，这使得患者暴露于无感觉保护的外伤风险中。

（2）运动神经病变：这种神经病变是临床表现最为明显的一类，会导致挛缩和畸形发生。本体肌肉无力导致爪形趾畸形。另外，跟腱挛缩使足位于跖屈位。这些致畸力导致足部部分区域的压力增加，进而加速了皮肤破溃和溃疡形成。

（3）自主神经病变：这种神经病变常常被忽视，但却是糖尿病足神经病变的组成部分。自主神经系统系统负责控制血管张力和汗腺功能。神经控制的减弱导致皮肤干燥增加和组织氧合的降低，这两种变化同时会导致足坏疽和伤口感染的风险增加。

64. 评价患者感觉的最佳体格检查试验是什么？

糖尿病足的皮肤感觉可以进行定性和定量评估。通过轻触和针刺进行定性检查能够快速简单地对感觉神经病变的严重程度进行评估。更为量化的方法包括使用Semmes-Weinstein单纤维，通过逐渐增加纤维的直径和在患者皮肤上折弯所需力度进行评估。皮肤感觉到的最小纤维尺寸被认为是患者感觉阈值。通常，如果患者能够感觉到1个5.07的单纤维，则认为患者具有保护性感觉。

病例3-13　续

　　你决定对溃疡进行探查以进一步检查患者伤口。伤口内可见肌腱暴露，并有刺激性气味的液体自伤口渗出，组织边缘血供良好。使用棉签进行深部组织培养并在急诊室进行了一些基本的实验室检查。

65. 如何对溃疡进行分类？

　　该患者的溃疡应当被分为Brodsky 2A型〔深部溃疡病变，肌腱和（或）骨组织暴露，血供足够〕。糖尿病足的Brodsky分型系统包括2个因素：病变深度和缺血程度（表3-5）。另外，伤口可以使用Wagner分型系统进行分类，分型为2级溃疡（表3-6）。

表3-5　Brodsky深度/缺血分型

深度分型	
分级	**定义**
0	风险足，既往溃疡或神经病变，可能造成溃疡形成
1	表浅溃疡，无感染
2	深部溃疡，肌腱/关节暴露（可能存在表浅感染）
3	广泛溃疡，骨组织暴露，合并或不合并深部感染
缺血分型	
分级	**定义**
A	无缺血
B	缺血，无坏疽发生
C	部分坏疽（前足）
D	足完全坏疽

表3-6　Wagner分型

分级	**皮肤情况描述**
0	皮肤完整
1	表浅
2	较深，全厚范围
3	深部脓肿形成或骨髓炎
4	前足部分坏疽
5	广泛坏疽

　　该伤口的最适合治疗为手术清创。任何深部溃疡都最好在手术室进行外科治疗。表浅溃疡可以使用全接触石膏减轻压力增高区域进行治

疗。如果患者的足存在风险（溃疡或神经病变病史），可采用调整鞋履进行预防，规律进行足部检查，同时对患者进行足部护理教育。

66. 预期培养的结果是什么?

糖尿病足感染通常为混合感染，最常见的致病菌为需氧革兰阳性菌（金黄色葡萄球菌，发生率为46%）。第2常见的病原体为链球菌（35%）。然而，慢性伤口或既往曾接受针对革兰阳性球菌抗生素治疗的患者同样可能出现革兰阴性菌感染（肠球菌、变形杆菌）。疾病后期的患者（足缺血、坏疽）同样可能发生厌氧菌感染。

67. 该患者感染最佳的抗生素选择是什么?

通常，糖尿病溃疡的最初广谱抗生素选择应当覆盖葡萄球菌。第一代头孢菌素能够很好覆盖MSSA。然而，随着MRSA感染发生率的逐渐增加，万古霉素或类似抗生素常被选择作为最初的治疗用抗生素。氟喹诺酮类药物常被选为革兰阴性菌的治疗药物（如环丙沙星）。

68. 有助于明确患者疾病原因、预后、病理改变的其他研究还有哪些?

获取详尽病史，包括内科合并症、既往治疗和吸烟史是十分必要的。体格检查应当包括下肢血管状态评估，如外周血管搏动和毛细血管充盈及皮肤完整性检查。

进一步的血管检查包括踝臂指数（ABI）的检查。ABI是下肢动脉收缩压与上臂动脉收缩压的百分比。普遍认为踝臂指数至少应当达到0.45以获得糖尿病伤口的愈合。另外，足趾绝对压力和血流波形更具有特异性。溃疡获得愈合所需的最小足趾压力是60mmHg。使用脉搏-容量描绘波形，并以三相（正常）、双相和单相进行记录。波形特征反映了受检血管壁的顺应性，从而对压力进行最终评价。

69. 缺血肢体的绝对压力在何种情况下会升高?

钙化血管的弹性降低，会导致绝对压力假性升高。在这种情况下，由于钙化血管不会产生正常的三相波形，进行波形评估就格外重要了。

病例 3-13　续

患者足部血供良好。然而，鉴于患者溃疡伤口的情况，应当进行手术清创和抗生素治疗。在患者进入手术室前，对患足进行影像学检查。

---

70. 对评估糖尿病足最有帮助的影像学检查是什么?

在任何骨科环境下，X线检查都是首要进行的影像学检查。X线片可用于对异物、骨折和骨性畸形进展进行评估。

通常，MRI有助于发现软组织感染和脓肿。相对X线片，其对于骨髓炎的检测更为敏感。然而在MRI上区分感染和Charcot关节病十分困难。

病例3-13　续

患者的影像学检查显示足跖侧破溃，伤口周围软组织肿胀。MRI未发现骨髓炎或脓肿形成。另外，足部未发现任何Charcot关节病样改变。在次日进行手术治疗。

71. 手术治疗的目标是什么？

糖尿病足破溃行手术清创的目标是去除所有感染或失活组织，对需要引流的部位进行灌洗。通常可以使用干湿敷料或负压辅助敷料填塞伤口。手术清创后的伤口治疗应当完成下列目标：提供湿润环境，吸收所有引流或渗出物，构建与外界环境的无菌屏障，同时清除压力点。

病例3-13　续

在成功施行手术和每日干湿敷料更换数日后，决定给予患者全接触石膏治疗足底溃疡。

72. 使用全接触石膏（TCC）的目的是什么？

TCC被认为是足底溃疡缓解压力治疗的"金标准"。使用TCC的目的是使压力平均分布，转移足底受力，使溃疡愈合。虽然看起来自相矛盾，但无衬垫石膏能够在足部凸起周围合理塑形从而使受力平均分布。

TCC应当每2～4周进行更换，同时对伤口进行评估，直到伤口发红、渗出和水肿消退。在更换石膏的同时，可根据需要对伤口进行清创，以获得远期愈合。

TCC可用于任何部位，时间自6周至6个月。Myerson的一项研究发现，90%Wagner 1级和2级病变在平均6周的时间获得愈合。在1.5年随访时，31%的溃疡复发，但通过再次TCC治疗2周后，81%的溃疡复发获得愈合。

病例3-13　续

告知患者2周后门诊随访，拆除石膏并评估伤口。培养结果回报为MSSA，在住院接受静脉抗生素治疗后，计划安排患者出院，口服头孢菌素。在离院前，患者担心最终截肢，告知患者如果遵嘱进行护理并控制血糖水平，能够避免截肢。

73. 非手术治疗无效的截肢选择有哪些?

在美国,每年因糖尿病相关的肢体疾病所行截肢手术约80 000例。随着义肢和保肢手段的进展,多平面截肢可为患者的生活提供更好的功能。下肢截肢平面有多种(图3-15)。

(1)足趾截肢:①跚趾截肢,适应证为跚趾溃疡。跚趾截肢需要考虑的问题为其余4趾及跖骨头的压力增加及应力转移。这可能会导致后续出现溃疡和再次截肢。②小趾(余4趾)截肢,适应证为跚趾外的其余4趾溃疡,未向近端进展。其最大风险与第2趾相关,因为第2趾的缺如会导致跚外翻发生。

(2)序列截肢:保留跖骨基底部,从而保留Lisfranc关节稳定性。通常外侧较内侧更容易为患者所耐受。第5趾序列截肢是最为常见的截肢术。第1序列截肢会增加其他序列的负重载荷,同时,胫前肌止点的缺失会导致背屈减少。

(3)经跖骨截肢:经跖骨截肢的好处在于可使患者保留远端负重肢

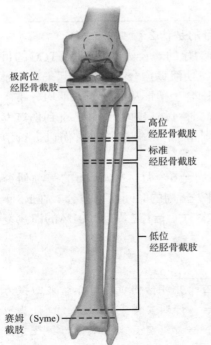

极高位
经胫骨截肢

高位
经胫骨截肢

标准
经胫骨截肢

低位
经胫骨截肢

赛姆(Syme)
截肢

图3-15 经胫骨截肢水平(引自:Canale ST, Beaty JH [eds]. Campbell's Operative Orthopaedics, 12th edn, pp. 637-50. Copyright © Mosby, 2013.)

体，同时与更高位截肢相比，患者在行走时所花费的能量较少。这种截肢方式的风险在于跖屈和背屈肌肉反应的失衡。姆长伸肌和胫骨前肌止点的断裂导致跟腱牵拉的对抗力消失，将残肢置于马蹄内翻位。

（4）Syme截肢：Syme截肢的主要优点在于，与经胫骨截肢相比，保留了较长的负重残肢。考虑行Syme截肢的患者，其足跟垫尚未坏死且无感染、血供良好，并能够使用义肢行走。

（5）经胫骨（膝下）截肢：这种截肢方式是足踝完全受累患者的最佳选择。经胫骨截肢与经股骨截肢相比的优势在于保留了膝关节，义肢选择更多，且步行所消耗的能量更少。

74. 糖尿病合并神经病变的终末期骨骼改变是什么？

Charcot关节病是骨与软组织的进行性破坏，会导致骨折、脱位和畸形发生。该病变常见于身体的负重区域，如足和踝。多达7.5%的糖尿病合并神经病变的患者最终会进展为Charcot关节病。

75. Charcot关节病如何分型？

Charcot关节病最常用的分型系统有Eichenholtz分型（表3-7）和Brodsky解剖分型（表3-8）。

表3-7　Charcot关节病的Eichenholtz分型

分期	特点
0	急性炎症期：足部肿胀
1	进展/碎片化期：关节周围骨折；关节半脱位合并畸形风险
2	愈合期：骨碎屑吸收；软组织正常化
3	骨化期：足经过关节的骨性和（或）纤维融合获得再稳定

表3-8　Brodsky解剖分型

分期	部位
1型	跗跖骨和舟楔联合关节
2型	距下关节、距舟关节和跟骰关节
3型	胫距关节

76. Charcot关节病行手术矫形的目的是什么？

晚期Charcot关节病行手术矫形的目的是建立足的跖行性，从而避免反复发作的足底溃疡。当Charcot关节病的足部反复发生溃疡或出现支具不能控制的关节失稳定时，即具有手术指征。手术方式包括外生骨疣切除、截骨和关节融合术。

七、踝关节炎

病例3-14

男性，57岁，因明显疼痛来诊。患者主诉自20多岁发生交通事故后即出现疼痛。患者在受伤后未到急诊就诊。现疼痛明显，难以负重。

77. 踝关节炎最常见的病因是什么？

胫距关节（踝关节）炎多为创伤后发生（66%）。患者常有严重的踝关节外伤病史，导致软骨缺损或非解剖的关节面愈合。原发性骨关节炎占胫距关节炎不足10%。其他病例则包括炎性关节病，如类风湿关节炎、银屑病关节炎、痛风和感染。总体而言，踝关节炎的发生率远低于髋膝关节炎。

78. 踝关节炎患者的常见表现是什么？

踝关节炎的患者常常主诉负重和行走周期的推离期时前踝疼痛。同时常常伴有活动受限和活动时疼痛。

病例3-14 续

患者出示了社区医师1年前开具的右踝关节X线片。在快速阅片后，你发现该X线片为非负重位摄片。

79. 评估踝关节炎最为重要的影像学检查是什么？

负重位踝关节X线检查最为重要。通常，行踝关节负重位正侧位和斜位片来评估踝关节。

80. 踝关节炎患者的治疗方式有哪些？

一线治疗为非手术治疗。NSAID、支具和改变活动方式常常能够成功治疗踝关节炎造成的疼痛和无力。

如果非手术治疗无效，可选择手术治疗。对于轻症患者，踝关节清理和胫骨前缘、距骨背侧的骨赘切除有助于缓解撞击并改善症状。关节融合是终末期踝关节炎治疗的"金标准"。该术式常用于老年人和活动量较少的患者人群。这种手术存在10%的不愈合发生率，会受到吸烟、糖尿病、缺血性坏死和既往关节融合术的影响。踝关节置换同样是低需求人群的治疗选择。

病例 3-14 续

患者有吸烟史，每日2包。同时明显肥胖。

81. 吸烟者与非吸烟者相比，其骨不连风险增加多少?

吸烟会使得关节融合骨不连的风险增加几乎300%。

82. 人工全踝关节置换术的适应证和禁忌证是什么?

患者选择是踝关节置换术成功最为重要的因素。关节置换的指征包括老年创伤后关节炎或炎性关节病。关节置换术的禁忌证包括严重骨质疏松、肥胖、年轻患者、劳动者、Charcot关节、踝关节失稳定、骨坏死和不能纠正的畸形。

八、踝关节扭伤和失稳定

病例 3-15

女性，23岁，跛行入急诊室，身上散发酒精味道，主诉左踝关节疼痛。患者诉自酒吧步行回家途中，高跟鞋的鞋跟卡在便道的金属格栅内，导致踝关节扭伤。

83. 踝关节扭伤如何分类?

急性踝关节外侧失稳定（扭伤）基于韧带损伤、肿胀、触痛和负重疼痛而被分为3级（表3-9）。

表 3-9 踝关节扭伤分级的相关特点

分级	韧带损伤	肿胀、触痛、瘀斑	负重疼痛
I	无	轻度	无
II	拉伤	中度	轻度
III	断裂	重度	重度

84. 踝关节扭伤患者在体格检查中如何引发疼痛?

大多数患者发生内翻损伤，受伤应力施加于踝关节外侧韧带。首先腓距前韧带（ATFL）和跟腓韧带（CFL）是最常伤及的韧带，其次为腓距后韧带（PTFL）。在触诊这些韧带的止点时会引发疼痛。一些患者会出现前抽屉试验和（或）距骨倾斜试验阳性。

85. 如何进行前抽屉试验? 何谓前抽屉试验阳性?

前抽屉试验是使用一只手稳定胫骨远端，而另一只手抓住足跟后方进行的。向足跟后方施加向前的力，尝试将距骨前移。向前方的明显移位，或某些严重病例会出现可触及弹跳感，表明前抽屉试验阳性。应当同时检查健侧肢体进行对比。

86. 距骨倾斜试验是什么？

距骨倾斜试验检查跟腓韧带和腓距前韧带的完整性。通过抓住足和足跟并尝试内翻距骨进行检查。正常人群的距骨倾斜很少超过5°。

87. 最常损伤的外侧韧带是什么？

ATFL是最常受损的外侧韧带，也是踝关节跖屈的主要稳定结构。CFL是第二稳定结构，对抗距骨和跟骨的内翻，同时在稳定距下关节中扮演主要角色。ATFL撕裂通常合并CFL断裂。PTFL对抗踝关节的背屈-外旋，极少受损。在踝关节外侧韧带中，CFL是最为强壮的韧带，其次是PTFL，最后是ATFL。

病例3-15 续

虽然患者非常激动和不安，其并未主诉任何明显触痛。虽然仍有跛行，但患者仍能步行至指定的检查室。

---

88. 是否应当对该患者进行X线检查？

在20世纪90年代初期，一组医师制定了Ottawa规则，判断是否应当在受伤后进行足踝的X线检查。

按照Ottawa规则，如果下列情况中的任何1项出现，都应当进行X线检查。

（1）内踝后缘远端6cm的骨压痛。

（2）外踝后缘远端6cm的骨压痛。

（3）即刻或行走4步发生负重失稳定。

（4）第5跖骨基底部压痛。

（5）舟骨压痛。

在大多数病例中，患者的表现无须行X线检查。但考虑到患者的醉酒状态，不能相信其体格检查表现，应当行X线检查。

病例3-15 续

患者接受了左踝关节X线检查。检查结果发现骨质结构无异常。

---

89. 急性踝关节扭伤如何治疗？该治疗是否有效？

急性踝关节扭伤应遵循严格的非手术治疗原则。其治疗方案包括休息（rest）、冰敷（ice）、加压（compression）和抬高患肢（elevation），即RICE。90%的踝关节扭伤经过上述治疗和功能康复能够得到治疗。

病例3-15 续

患者严格遵守了非手术治疗的指导，但在伤后2.5个月复诊时，患者主诉症状仍然存在。

90. 患者应如何进行进一步检查？

急性踝关节扭伤的患者在伤后8周症状不减或加重，应当行足踝的MRI检查，该检查适用于发现骨软骨病变、隐性骨折、骨水肿或腓骨肌腱损伤。

病例3-15 续

在与患者进一步交流后，患者回忆本次踝关节扭伤并非其首次受伤。患者回忆自高中时期体育课上受伤后，踝关节曾多次扭伤。患者表示其常常感觉到踝关节"发软"。

91. 慢性踝关节外侧失稳定的症状是什么？

慢性踝关节失稳定的患者常常主诉频繁的关节发软、疼痛和不稳。

92. 慢性踝关节外侧失稳定的一线治疗是什么？

慢性踝关节外侧失稳定的一线治疗是支具制动和理疗。如果治疗无效，患者可以接受手术治疗，包括解剖重建（直接修复受累韧带）或肌腱转位，重建受伤韧带所提供的稳定性。

病例3-15 续

患者表示不能回忆受伤当晚的情景。她想了解自己是否患"高位踝关节扭伤"或"低位踝关节扭伤"。

93. 何谓"高位踝关节扭伤"？

高位踝关节扭伤是指背屈外旋损伤。损伤力经下肢向上传导，导致胫腓联合韧带损伤。该类损伤占踝关节扭伤的比例不到10%。

94. 胫腓联合韧带由哪些结构组成？其功能是什么？

联合韧带复合体由4条韧带组成：①下胫腓前韧带；②下胫腓后韧带；③胫腓横韧带；④骨间膜韧带。4条韧带维持胫骨和腓骨远端的完整性，对抗导致胫腓骨分离的轴向、旋转和横向力。

95. 可疑踝关节外翻扭伤的患者，如何诊断胫腓联合韧带损伤？如何治疗？

患者常常存在胫腓联合韧带表面的严重压痛，挤压试验阳性，外展或内旋踝关节疼痛，负重疼痛，以及阳性的外旋应力位或重力位影像学检查结果。应当随时监测患者的治疗，包括RICE，疼痛缓解前足趾负重，逐步开始行走和关节活动训练，逐渐增加力量训练和本体感觉训练。

96. 何谓挤压试验？

挤压试验是通过挤压腓骨和胫骨远端进行的。胫腓联合韧带疼痛结果为阳性，表明该部位的损伤（图3-16）。

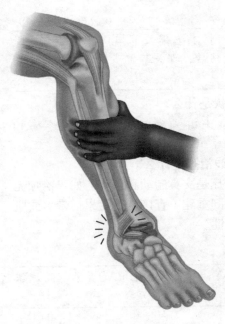

图3-16　挤压试验 （引自: Canale ST, Beaty JH [eds]. Campbell's Operative Orthopaedics, 12th edn, pp. 4213-53.e4. Copyright © Mosby, 2013.）

97. 如何诊断完全性胫腓联合韧带损伤（胫腓骨分离）？如何治疗？

在该损伤中，维持胫骨和腓骨的韧带完全断裂，因此踝穴不稳定。患者的检查结果与胫骨联合韧带扭伤相似。影像学检查通常显示内侧间隙（内踝和距骨内侧之间）增宽，需要复位踝穴并使用胫腓联合螺钉进行维持。在复位和螺钉固定后，胫腓骨间隙固定。谨慎复位十分重要，因为大多数手术的常见并发症来源于不良复位。

九、足踝的神经病变

病例3-16

一名56岁女性来诊，主诉左足第3、第4趾之间反复的烧灼感。患者无足部真菌感染和外伤史，穿高跟鞋会导致症状加重。患者同时感到足趾间有小结节。

98. 何谓Morton神经瘤（趾间神经炎）？

Morton神经瘤是趾总神经在足部间隙内的外周神经增厚，女性更为常见（女性和男性发病比例为4：1）。其病因不明，可能包括解剖因素、直接外伤和过度受压。最常见于第3、第4趾之间（第3间隙）（图3-17）。

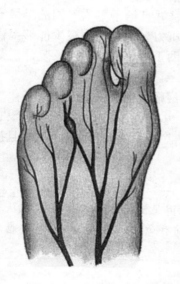

图3-17 Morton神经瘤 （引自：Mercier L, Practical Orthopedics, 6th edn, pp. 243-75. Copyright © Mosby, 2008.）

99. Morton神经瘤的症状是什么？

Morton神经瘤常常表现为跖骨头之间的足底疼痛，常伴随受累足趾的烧灼感或麻刺样感觉。疼痛随着活动和穿窄头鞋而加重。疼痛常可通过脱鞋和足部按摩缓解。

100. 何谓Mulder征？

Mulder征是在触诊间隙时挤压足部引出的。可触及明确的"点击声"提示Morton神经瘤。

101. 哪些诊断性和（或）影像学检查有助于Morton神经瘤的诊断?

Morton神经瘤的诊断基于病史和体格检查。在1/3的患者中，神经和神经瘤可触及。辨别跖趾关节压痛与趾间疼痛十分重要。

102. 何种诊断方式有助于区分MTP关节滑膜炎和趾间神经瘤?

鉴别性注射有助于做出这一困难诊断。局部麻醉注射至跖骨头间隙内，如果患者症状得到缓解，则更倾向于诊断为Morton神经瘤。如果没有任何缓解，可在MTP关节处再次注射，然后再次检查患者症状是否有所缓解。

103. Morton神经瘤的非手术治疗是什么?

首先应当尝试非手术治疗，因为约80%的患者症状能够完全得到缓解。治疗目的是通过降低跖骨间韧带张力及减少前足压力缓解神经的压力，这可以通过使用宽鞋头的硬底鞋并且给予更为坚固的足弓支撑而达成。足底垫同样有助于减轻神经压力。抗炎药物极少能够提供任何益处。局部皮质醇激素注射可能有助于缓解症状，但反复注射是禁忌的。

104. 是否所有患者在切除Morton神经瘤后都能获得缓解?

手术仅用于非手术治疗无效的患者。几乎没有患者认为手术会没有效果或收效甚微。因此，告知患者手术切除并非总是能够缓解症状且症状可能复发十分重要。

病例3-17

一名36岁男性患者来诊，含糊地主诉足底麻木。患者自诉症状在工作和奔跑时加重，休息可缓解。患者没有血管疾病病史。同时，患者不能指出疼痛/麻木区域的边缘范围。

105. 跗管综合征的定义是什么?

跗管综合征与腕管综合征类似，是胫后神经及其分支（跟骨支、足底外侧神经及足底内侧神经）受压的表现。仅50%的病例能够明确原因。其病因包括跟骨骨折、腱鞘囊肿、脂肪瘤、外生骨疣、静脉丛填塞及后足过度旋前。

106. 跗管的定义是什么? 其内包含哪些结构?

跗管是由屈肌支持带、跟骨和距骨内侧壁及内踝所形成的纤维-骨性管道。跗管（自前向后）包含胫后肌腱、趾长屈肌腱、胫后动静脉、胫神经及踇长屈肌腱。口诀 "Tom，Dick，And Very Nervous Harry" 有助于记忆这些结构的顺序。

（1）T：胫后肌腱。

（2）D：趾长屈肌腱。

（3）A：胫后动脉。

（4）V：胫后静脉。

（5）N：胫神经。

（6）H：踇长屈肌腱（图3-18）。

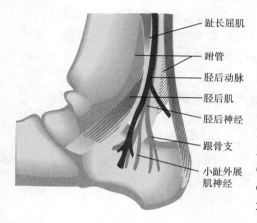

趾长屈肌

跗管

胫后动脉

胫后肌

胫后神经

跟骨支

小趾外展肌神经

图3-18 跗管 （引自：Haskell A, Mann RA. Foot and Ankle. In: DeLee JC et al., [eds], DeLee and Drez's Orthopaedic Sports Medicine, 3rd edn. Copyright © Saunders, Elsevier Inc., 2010.）

107. 跗管综合征最常见的症状是什么？

跗管综合征的患者主诉足底麻木、弥漫性足底烧灼感及刺痛，症状随活动而增强，休息后好转。疼痛偶尔会沿胫后神经分支放射或沿胫后神经向近端放射。

108. 如何诊断跗管综合征？

跗管综合征最佳的诊断检查是跗管表面Tinel征阳性。患者会发现在敲击该区域时引起症状。肌电图显示胫后神经或其分支受累可确认诊断。

病例3-17 续

患者Tinel征阳性，你决定开具肌电图检查。肌电图回报证实跗管综合征诊断。患者询问进一步治疗方案。

109. 跗管综合征如何治疗？

跗管综合征的初期治疗由NSAID和局部皮质醇激素注射组成。支具有助于通过限制后足畸形患者的足旋前从而减轻神经张力。当非手术治疗方式无效，则具备跗管手术松解的指征。

病例3-18

男性，32岁，主诉足部畸形进行性加重。患者注意到其双足在过去数年间逐渐无力，同时发现足部逐渐出现"足趾屈曲"和"足弓增加"的畸形。患者表示其叔叔患有夏科-马里-图思（Charcot-Marie-Tooth）病，并饱受煎熬。他十分担心自己的疾病进展。

110. 什么是Charcot-Marie-Tooth病？

Charcot-Marie-Tooth（CMT）病是一种最为常见的遗传性神经病变。这是一种外周神经退行性病变，最常累及下肢、踝关节和足部。其特点是自身肌容量和触感丢失。CMT累及足部的最终位置为高弓马蹄内翻足。

111. Charcot-Marie-Tooth病累及足部的特征性畸形是什么？

CMT的症状常常起自童年晚期或成年早期。通常首先出现的是垂足，后足逐渐内翻，导致前足外翻，同时由于胫后肌缺乏对抗而出现后足翻转。失衡继续施加于足内外肌，导致足弓上抬（高弓足）。足内在肌力量的丢失同时导致爪形趾。最后，胫前肌无力而无法对抗腓肠肌-比目鱼肌，足部呈马蹄畸形（图3-19）。

112. Coleman垫块试验是什么？

Coleman垫块试验被用于确定CMT的进展程度。尤其适用于明确后足是否存在屈曲活动度，以及足部畸形是否由足趾第1序列跖屈造成或后足是否受累（图3-20）。

试验通过患者使用后足和前足外侧站立在垫块上进行。如果前足自行纠正复位或翻转，则畸形是由第1序列足趾跖屈造成的。如果足部没有纠正复位，则畸形已累及后足。

113. CMT累及足部如何治疗？

CMT的治疗可采用手术治疗或非手术治疗。非手术治疗注重受累肌肉的非冲击性训练、力量和拉伸训练，使用支具纠正畸形。手术治疗适用于非手术治疗无效、畸形导致症状或肌肉无力导致挛缩加剧的患者。手术矫形通常包括骨性和软组织手术，需要行截骨和肌腱转位。

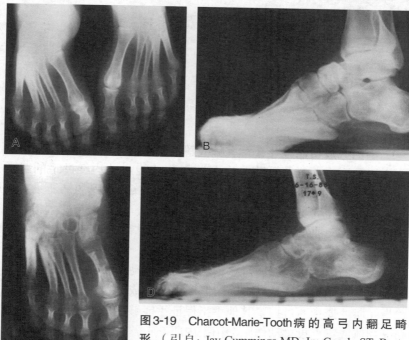

图3-19 Charcot-Marie-Tooth病的高弓内翻足畸形 （引自: Jay Cummings MD, In: Canale ST, Beaty JH [eds], Campbell's Operative Orthopaedics, 12th edn, pp. 1335-61.e5. Copyright © Mosby, 2013. ）

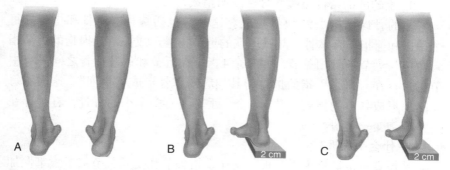

图3-20 Coleman垫块试验 （引自: Canale ST, Beaty JH [eds]. Campbell's Operative Orthopaedics, 12th edn, pp. 1335-61.e5. Copyright © Mosby, 2013.) ）

（张 卓 译）

Joshua A.Gordon and Adam Griska

一、手和腕的解剖

（一）一般考量

1. 手的一般功能是什么？有哪些解剖学上的考量？

（1）手的感觉至关重要：许多社交和功能互动均经过手的感觉完成。另外，没有感觉的手会很快由于溃疡和创伤（如麻风病所见）而遭到破坏。手部最重要的感觉区由正中神经支配，包括拇指、示指、中指及环指桡侧。尺神经同样十分重要，其支配环指尺侧及小指的全部掌侧部分。

（2）抓持运动功能：通过多种形式的抓持动作，我们能够完成日常生活的活动。抓持物体是通过多块肌肉联合完成的，包括前臂腕屈肌和前臂指屈肌。拇指通过握紧其他手指保证手能够抓住物体。使用两点捏持操纵物体或三点投掷动作则动用手内肌。

2. 如何描述手的参考表面？

在解剖位置下，手的背侧面向后方，而掌侧面向前方。

（二）骨与关节

3. 手的解剖结构由哪些骨性结构组成？

手的骨性结构由27块骨组成。这些骨包括腕骨、掌骨和指骨。每个手指和拇指均有掌骨，与其远端的近节指骨形成关节。拇指的近节指骨直接与远节指骨相关节，而其余4指则在近节和远节指骨之间另有中节指骨存在。每个手指的指骨与其相应的掌骨形成"指列"。这表明每一指均形成各自的指列，共计5个。手部还有多个小的籽骨，籽骨存在一些解剖变异（图4-1）。

4. 什么是掌板？

掌板有时也被称为手掌板，是在掌指关节和指间关节关节囊掌侧加强其强度的纤维结构。其作用是限制过伸，而如果在过伸动作中受到损伤，会形成瘢痕导致屈曲挛缩。

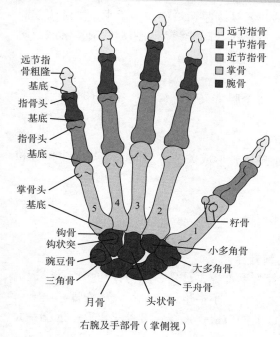

远节指骨
中节指骨
近节指骨
掌骨
腕骨

远节指
骨粗隆
基底
指骨头
基底
指骨头
基底
掌骨头
基底

5 4 3 2

1

钩骨
钩状突
豌豆骨
三角骨
月骨

头状骨

籽骨
小多角骨
大多角骨
手舟骨

右腕及手部骨（掌侧视）

图4-1　手的骨性解剖（引自: Pratt NE, Anatomy and Kinesiology of the Hand: Skirven TM, et al. [eds], Rehabilitation of the Hand and Upper Extremity, 6th edn. Mosby, 2011.）

5. 什么是Dupuytren挛缩？累及哪种结构？

Dupuytren挛缩是一种无痛但是进行性的手指屈曲挛缩，由掌筋膜疾病造成。疾病通常自环指和小指开始，逐渐累及全手。该疾病具有遗传特点，更常见于北欧男性。其基因已被测定。

病例4-1

一名22岁男性，在斗殴后急诊就诊。其环指掌指关节背侧可见小的皮肤破溃。患者无法回忆起该伤口如何形成。同时该患者主诉破溃处轻微疼痛，伤口部位无渗出物。

6. 最可能的诊断是什么？这其中有哪些重要考量？

除非证实存在其他损伤机制，任何手背侧的小伤口，尤其在掌指关节周围的伤口都应当被认为是"斗殴咬伤"。其深部组织损伤十分常见。一些病例研究指出，70%的"斗殴咬伤"会导致深部结构损伤，如伸肌腱、关节囊、骨和（或）软骨。通过伤口很难探及深部结构，因为大多数损伤是在屈曲位（握拳姿势）下造成的。然而，在进行检查时，通常伸直手指，这样深部结构的位置会相对皮肤发生改变。由于人类口腔中细菌含量很高，这些伤口都应当被认为是污染伤口。手术室灌洗清创同时使用能够覆盖侵蚀艾肯菌（其他革兰阴性菌）和葡萄球菌及链球菌属的抗生素十分重要。

7. 手的腕掌关节有哪些？

腕掌（CMC）关节：共有5个腕掌关节，每一掌骨与不同的腕骨形成关节。

（1）第1掌骨：大多角骨。

（2）第2掌骨：主要与小多角骨形成关节，但同时也与大多角骨和头状骨形成关节。

（3）第3掌骨：头状骨。

（4）第4掌骨：头状骨和钩骨。

（5）第5掌骨：钩骨。

8. 请描述近端和远端的腕骨。

自桡侧至尺侧，近端腕骨为手舟骨、月骨、三角骨和豌豆骨。远端腕骨自桡侧向尺侧排列为大多角骨、小多角骨、头状骨和钩骨。

为了方便记忆，可采用如下的口诀。近端：舟月三角豆；远端：大小头状钩。

虽然存在广泛的个体差异，腕骨的骨化多由头状骨开始并以逆时针方向（右手掌侧）发展，时间从出生后几个月至10岁。豌豆骨是逆时针规则的例外，其最后发生骨化。

9. 除了最后骨化，豌豆骨还有哪些特殊不同？

豌豆骨是尺侧腕屈肌（FCU）肌腱内的籽骨。

10. 腕关节如何获得稳定？

腕关节在多种机械功能中依靠韧带稳定。这些韧带通常以其附着点进行命名，可分为两组。内在韧带连接不同的腕骨。外部韧带则连接非腕骨（如桡骨和尺骨）与腕骨，被认为是关节囊的延伸（图4-2）。

11. 什么是Poirier间隙？

Poirier间隙是掌侧关节囊的薄弱区域，缺乏坚固的韧带保护。月骨周围脱位与关节囊进入该间隙及月骨经缺损部位发生潜在的移位相关。

12. 大多数腕部神经节的起源是哪里？

最为常见的神经节是腕背侧神经节，发自舟月韧带，占所有手部神

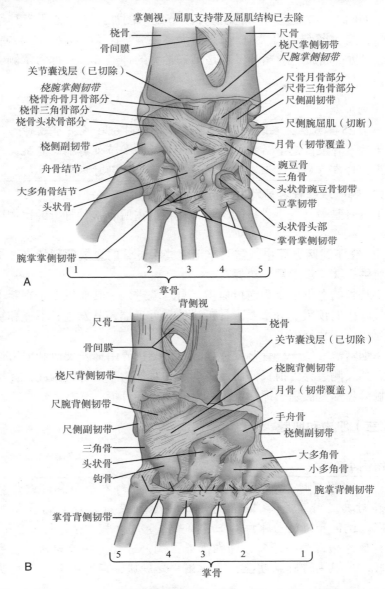

图4-2 腕关节韧带。A.掌侧外部韧带是提供腕关节稳定性最为重要的韧带，包括桡侧副韧带、桡头韧带、桡舟韧带、桡三角韧带、尺三角韧带、头三角韧带及尺侧副韧带。Poirier间隙（＊）是掌侧韧带之间的空隙，属于潜在的薄弱区。B.内部（腕骨间）韧带将腕骨互相连接。最为重要的韧带为舟月韧带和月三角韧带 （引自：Netter FH: Atlas of Human Anatomy, 3rd edn. Teterboro, NJ, Icon, 2003.）

经节的60%～70%。第二常见的神经节是掌侧神经节，占所有神经节的20%，通常起自桡舟关节或舟骨-大多角骨-小多角骨（STT）关节。第1指列滑车屈肌腱腱鞘神经节是第三常见的神经节，被称为掌侧支持带囊。

病例4-2

一名25岁男性，在跌倒后2d来诊，跌倒时手在腕关节过伸作用力下发生过度伸展。患者诉拇指基底部近端及腕关节处疼痛。其腕关节轻度肿胀，检查可发现鼻烟窝压痛并伴有腕关节活动时疼痛。

13. 哪一块腕骨容易发生骨折？

手舟骨是最常发生骨折的腕骨，其骨折占所有腕骨骨折的比例可高达70%。

14. 在下述两方面中，需要牢记哪些手舟骨的重要解剖特点：①手舟骨血供；②"鼻烟窝"边界？

手舟骨的血供主要为逆行血供，自远端进入。其血供对于判断不同手舟骨骨折的预后十分重要。骨折线越靠近近端，其发生骨不连和缺血性坏死的可能性越高。

鼻烟窝恰好位于桡骨茎突远端。其桡侧边界由拇长展肌和拇短伸肌组成。其尺侧边界为拇长伸肌。鼻烟窝的底部为手舟骨，因此，体格检查时触诊鼻烟窝被用于评估可能发生的手舟骨骨折。

（三）肌肉和肌腱

病例4-3

一名34岁男性，因更换轮胎时汽车砸落到右手而急诊就诊。急诊医师对其进行了手部X线检查评估。医师没有发现任何骨折和脱位，同时桡侧和尺侧动脉搏动正常。虽然受伤的手"看起来正常"，但急诊科医师仍需要手外科医师在患者出院前进行进一步评估。在进行评估时，发现患者疼痛明显，手背侧广泛肿胀，同时手处于手内肌阴性位。

15. 最可能的诊断及其治疗是什么？

患者最可能由于碾压伤造成筋膜间室综合征（筋膜间室综合征也可以由于缺血再灌注造成）。应当进行急诊筋膜切开释放手部间室压力，避免肌肉坏死和持续性挛缩。

16. 手部有多少筋膜间室？其内容物分别有哪些？

手部共有10个筋膜间室：3个掌侧骨间肌间室，4个背侧骨间肌间室，大鱼际间室，小鱼际间室及内收肌间室。如果考虑存在手部筋膜间室综合征，每一个间室都应当手术减压。

17. 请列举6个背侧腕关节间室的内容物（外在伸肌）。

背侧腕关节间室自桡侧向尺侧标号，容纳伸肌腱。背侧腕关节间室内容物如下。

间室	内容物
1（2）	拇长展肌（APL）
	拇短伸肌（EPB）
2（2）	桡侧腕长伸肌（ECRL）
	桡侧腕短伸肌（ECRB）
3（1）	拇长伸肌（EPL）
4（2）	指总伸肌（EDC）
	示指固有伸肌（EIP）
5（1）	小指伸肌（EDM）
6（1）	尺侧腕伸肌（ECU）

18. 如果手部出现筋膜间室综合征，是否需要对上述间室进行筋膜切开治疗？

不需要，这些间室仅容纳穿过腕关节的伸肌腱。由于间室内没有肌肉，因此在手部发生筋膜间室综合征的时候不会出现缺血。

19. 第1背侧间室腱鞘炎的常用名是什么？

第1背侧间室腱鞘炎也被称为De Quervain腱鞘炎。其表现为桡侧腕关节疼痛，随着腕关节尺偏动作加重。通过Finkelstein试验阳性可做出诊断，即拇指屈曲握于其余4指时进行尺偏动作所引出。通常采用拇指人字石膏和皮质醇激素注射进行治疗。如症状持续，可进行第1背侧间室松解手术治疗。

20. 手的内在肌有哪些？

手的内在肌即为起点和止点均在手内的肌肉。由4组肌肉组成（图4-3）。

（1）收肌：见表4-1。

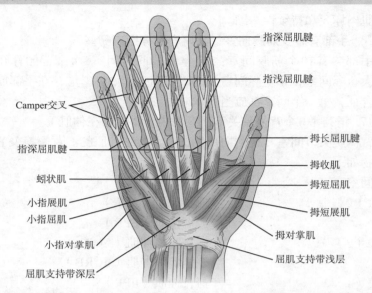

指深屈肌腱
指浅屈肌腱
Camper交叉
拇长屈肌腱
拇收肌
指深屈肌腱
拇短屈肌
蚓状肌
拇短展肌
小指展肌
小指屈肌
拇对掌肌
小指对掌肌
屈肌支持带浅层
屈肌支持带深层

图4-3 手部掌侧解剖，显示大鱼际和小鱼际间室，以及中央间室的浅层肌肉 （引自：Shin EK, Hand Fractures and Joint Injuries: Skirven TM, et al. [eds], Rehabilitation of the Hand and Upper Extremity, 6th edn. Mosby, 2011.）

表4-1 收肌

肌肉	起点	止点	神经支配	完成动作
拇收肌 ①斜头 ②横头	①头状骨及第2、第3掌骨基底 ②第3掌骨掌侧面	拇指近节指骨基底尺侧	尺神经深支（$C_8 \sim T_1$）	拇指内收

（2）大鱼际肌群：见表4-2。

表4-2 大鱼际肌群

肌肉	起点	止点	神经支配	完成动作
拇短展肌（APB）	手舟骨、大多角骨和腕横韧带（TCL）	拇指近节指骨掌桡侧	正中神经运动返支（$C_8 \sim T_1$）	外展/掌旋前
拇对掌肌（OP）	大多角骨和腕横韧带	拇指掌骨桡侧缘	正中神经运动返支（$C_8 \sim T_1$），可能同时有尺神经深支参与（$C_8 \sim T_1$）	与其他手指完成对掌动作
拇短屈肌（FPB） ①浅头 ②深头	①腕横韧带和大多角骨 ②小多角骨和头状骨	拇指近节指骨桡侧面	①正中神经运动返支（$C_8 \sim T_1$） ②尺神经深支（$C_8 \sim T_1$）	屈曲拇指掌指关节

（3）小鱼际肌群：见表4-3。

表4-3　小鱼际肌群

肌肉	起点	止点	神经支配	完成动作
掌短肌（PB）	掌腱膜	手尺侧皮肤	尺神经浅支（$C_8 \sim T_1$）	维持手掌尺侧表面皮肤的张力
小指展肌（ADM）	豌豆骨和尺侧腕屈肌	小指近节指骨尺侧基底部和背侧腱膜	尺神经深支（$C_8 \sim T_1$）	小指外展
小指对掌肌（ODM）	钩骨的钩状突及腕横韧带（TCL）	小指掌骨的尺侧面	尺神经深支（$C_8 \sim T_1$）	对小指运动
小指屈肌（FDM）	钩骨的钩状突及腕横韧带	小指近节指骨尺侧基底部	尺神经深支（$C_8 \sim T_1$）	小指掌指关节屈曲

（4）中央肌群：见表4-4。

表4-4　中央肌群

肌肉	起点	止点	神经支配	完成动作
蚓状肌（桡侧2束）1和2（①）	①指深屈肌（FDP）肌腱起自桡侧两肌腱的桡侧面（单羽状肌）	手指背侧扩张部桡侧	正中神经	掌指关节屈曲及指间关节伸展
蚓状肌（尺侧2束）3和4（②）	②指深屈肌腱：分别附着于相邻肌腱的桡侧和尺侧面（双羽状肌）	手指背侧扩张部桡侧	尺神经深支（$C_8 \sim T_1$）	掌指关节屈曲和指间关节伸展
背侧骨间肌（4）（双羽状肌）	分别起自相应掌骨的两个肌头（双羽状肌）	指骨近端基底和背伸肌腱扩张部	尺神经深支（$C_8 \sim T_1$）	外展并辅助蚓状肌进行掌指关节屈曲和指间关节伸展
掌侧骨间肌（3）（单羽状肌）	第1束起自第2掌骨尺侧，第2、3束起自第4、5掌骨桡侧	止于起点同侧的近节指骨远端	尺神经深支（$C_8 \sim T_1$）	内收并辅助蚓状肌进行掌指关节屈曲和指间关节伸展

21. 有助于区分背侧和掌侧骨间肌功能的口诀是什么?

DAB和PAD：背侧（dorsal）外展（abduct），掌侧（palmer）内收（adduct）。

另外，背侧和掌侧骨间肌能屈曲掌指关节并协助伸展指间关节（图4-4）。

22. 进入手部的外屈肌腱有哪些?

外在肌的起点位于手外，穿过腕关节止于手内。

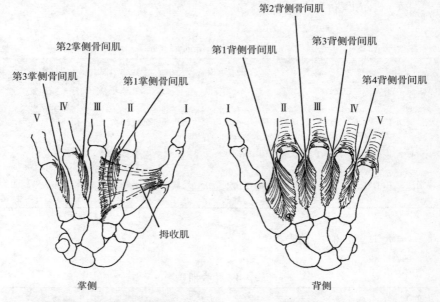

图4-4 背侧和掌侧骨间肌及拇收肌 （引自：Trumble TE, [ed]: Principles of Hand Surgery and Therapy. Philadelphia, WB Saunders Company, 2000.）

（1）浅屈肌：桡侧腕屈肌（FCR），掌长肌（PL），指浅屈肌（FDS）及尺侧腕屈肌（FCU）。

（2）深屈肌：指深屈肌（FDP）和拇长屈肌（FPL）。

23. 掌长肌腱缺如人群的百分比是多少?

为10%～20%。

24. 何谓手内在肌阳性和手内在肌阴性（也被称为蚓状肌阳性和蚓状肌阴性）?

手内在肌阳性是指蚓状肌活动时手的位置，即掌指关节屈曲，指间关节伸展。手内在肌阴性描述的是手内在肌或蚓状肌未活动时的位置，即掌指关节伸展而指间关节屈曲。

25. 为什么在石膏固定时需要把手置于内在肌阳性位置?

掌骨头是卵圆形的。因此，根据近节指骨位置的不同，侧副韧带的长度不同。这一力学特点类似于"凸轮"机制。在内在肌阳性位置时，侧副韧带张紧。

如果患者在内在肌阳性位置（图4-5）进行石膏固定，韧带张紧，使得治疗初始时韧带更容易移动至松弛位（内在肌阴性位）。相反地，如果石膏固定于内在肌阴性位，侧副韧带会在"松弛"位置挛缩，导致无法完成内在肌阳性位（挛缩和僵硬）。

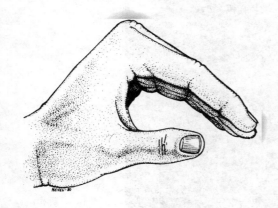

图4-5 手内肌阳性位，亦称为手部"安全"位 （引自：Day CS, Fractures of the Metacarpals and Phalanges: Wolfe SW, et al. [eds], Green's Operative Hand Surgery, 6th edn. Churchill Livingstone, 2011.）

26. 蚓状肌有哪些独特的特征？

蚓状肌的特点是起自肌腱。由于在掌侧起自FDP肌腱，这些肌肉参与构成背侧腱膜并主要完成指间关节伸展。其肌腱起始的特点使蚓状肌成为仅有的、能够使收缩的对抗肌（FDP）松弛的肌肉。蚓状肌同时参与屈曲掌指关节。

（四）神经和血管

病例4-4

一名22岁女性，在香槟杯破裂划伤腕部后急诊就诊。临床检查发现患者腕部掌尺侧有一处6cm的裂伤。虽然仅有少量的活动性出血，患者主诉在受伤时发生搏动性出血。患者不能主动屈曲环指和小指，其环指和小指掌侧感觉减退，不能外展内收手指。其桡动脉搏动强度为2[+]，所有手指的毛细血管再充盈良好。

27. 可能损伤的结构有哪些？进一步诊疗应当如何进行？

参考上述临床特点，可能损伤的结构包括环指和小指的屈肌腱、尺动脉和尺神经。下一步应当进行手术探查，同时进行灌注、清创并修复关键结构。干预的时机仍然具有争议，因为手的侧支循环灌注良好。

28. 手的血供有哪些?

手部受到桡动脉和尺动脉的血供，两者均发自肱动脉（图4-6）。

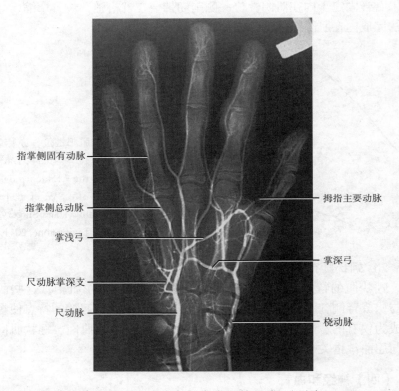

指掌侧固有动脉

指掌侧总动脉

掌浅弓

尺动脉掌深支

尺动脉

拇指主要动脉

掌深弓

桡动脉

图4-6　手部动脉造影显示尺动脉参与掌浅弓的形成（引自：Dr D. Armstrong, Associate Professor of Radiology, University of Toronto, Ontario, Canada. In: Mailhot T, Lyn ET, Rosen's Emergency Medicine: Concepts and Clinical Practice, 8th edn.）

掌深弓主要由桡动脉深支供应：桡动脉自背侧"鼻烟窝"进入腕部，发出腕背侧深支，提供手背部的主要血供。桡动脉随之穿过第1背侧骨间肌的两个头并发出拇指主分支和桡动脉深支，进而形成掌深弓。尺动脉发出深支参与掌深弓的形成。掌深弓在掌骨基底部水平，位于掌浅弓的近端。

拇指主分支（桡动脉分支，供应拇指）：该动脉提供示指桡侧及拇指两根指动脉的血供。然而，拇指的血供高度变异。

掌浅弓主要由尺动脉供应：尺动脉在尺神经桡侧自Guyon管进入

腕部。尺动脉发出深支绕过钩骨的钩状突并在掌侧与桡动脉深支汇合形成掌深弓。而尺动脉主要参与形成掌浅弓。掌浅弓发出 3 ~ 4 条指总动脉，进一步分叉形成指动脉，同时在指神经深部穿过手指的桡侧和尺侧。

29. 什么是 Guyon 管？

Guyon 管是以腕横韧带和小鱼际作为底，桡侧为钩骨的钩状突，尺侧为豌豆骨和小指外展肌（ADM），而腕掌韧带为其顶。尺神经和尺动脉穿过该管，神经位于动脉尺侧。尺神经可能会在 Guyon 管内受压，产生腕尺管综合征。

30. 腕尺管综合征的症状有哪些？

腕尺管综合征的患者会出现小指及环指尺侧部分的掌侧麻木。由于尺神经的背侧感觉支在进入 Guyon 管前已分出，患者不会产生手的尺背侧麻木症状。这有助于区分腕尺管综合征和肘管综合征。另外，如果压迫足够严重，患者会出现手内在肌的无力和萎缩。

31. 什么是 Allen 试验？

Allen 试验是用来对桡动脉和尺动脉在手部提供的血供进行评估的试验（图 4-7）。当在腕部对桡动脉和尺动脉进行压迫时，要求患者开合拳头数次，以达到手部完全驱血。接下来，患者张开拳头，检查者放开桡动脉或尺动脉，观察手指循环恢复情况。手部应当在开放任意 1 条动脉后立刻充血。重复进行该步骤，放开另一条动脉。无法充血或恢复缓慢提示其中 1 条动脉阻塞或某一掌弓不全。该试验应当在对腕部施行任意手术前进行。如果对手主要血管（桡动脉或尺动脉）造成医源性损伤，则有必要立即进行修复。

32. 手的感觉神经如何分布？

桡神经：桡神经浅支支配拇指、示指、中指的背侧和环指近节之间关节近端桡侧。另外，其同时支配手的桡背侧。通过背侧面第 1 网状间隙可对其进行最佳评估。

尺神经：尺神经支配小指和环指尺侧部分的掌背侧。背侧面受到尺神经背侧感觉支的支配，该神经分支发自腕近侧。总体而言，小指尖端是评估该神经的最佳部位。

正中神经：正中神经支配拇指、示指、中指和环指桡侧的掌侧面。另外，其同时支配这些手指近节之间关节以远的背侧部分。示指尖端是评估该神经的最佳部位。

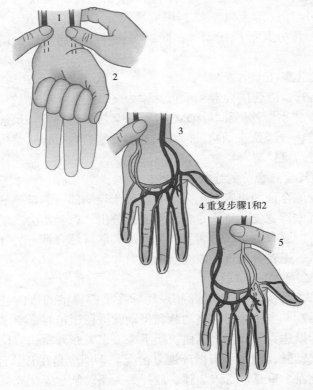

图4-7　Allen试验　（引自：American Society for Surgery of the Hand: The Hand: Examination and Diagnosis, 3rd edn. New York, Churchill Livingstone, 1990, p. 46.）

33. 哪种检查可用于手部特异性运动神经功能的评价？

桡神经：腕关节伸展。

骨间后神经（PIN）：指/拇指伸展。

正中神经（运动返支）：拇指对指动作。

骨间前神经（AIN）：示指远节指间关节屈曲和拇指指间关节屈曲。

尺神经（腕关节近端）：小指远节指间关节屈曲。

尺神经（深支）：示指/小指外展和内收（交指动作）。

34. 哪些肌肉受到腕管远端的正中神经支配？

可通过口诀（LOAF）进行记忆。正中神经支配示指和中指蚓状肌（lumbricals）、拇对掌肌（opponens pollicis）、拇短展肌（abductor pollicis brevis）和拇短屈肌（flexor pollicis brevis）浅头。拇指对掌试验是指患者拇指和小指尖端接触的检查。

35. 腕管的边缘是什么？

腕管的顶部为TCL，舟骨结节和大多角骨为其桡侧，钩骨的钩状突和豌豆骨为其尺侧，腕骨为其底部。

36. 腕管综合征的潜在原因有哪些？

腕管综合征或正中神经受压可能由任何增加腕管压力的因素造成。这些因素包括解剖学异常（近端蚓状肌）、创伤（桡骨远端骨折）、液体失衡（妊娠）、炎症（类风湿关节炎）、相关内科疾病（糖尿病）及体位因素。社会心理学因素同样会影响疾病状态。

37. 如何诊断和治疗腕管综合征？

腕管综合征是一项临床诊断。大多数患者主诉正中神经支配区麻木（桡侧 $3\frac{1}{2}$ 手指），夜间和活动加重。随着腕管综合征的进展，麻木会更为持续，患者常主诉活动不便或大鱼际无力。神经传导速度检查和肌电图有助于确认诊断及明确严重程度。

腕管综合征初期采用夜间腕部支具治疗，以避免腕关节过屈。如果症状持续存在，可考虑皮质醇激素注射或腕管松解。

（五）屈肌腱

38. 请列举腕管的内容物。

腕管容纳了正中神经和9根屈肌腱。其分别为4根FDS，4根FDP和FPL（图4-8）。

39. 什么是腱纽？

腱纽是将血管传递至屈肌腱背侧的薄层滑膜皱褶。每一根FDS和FDP均有短腱纽和长腱纽。

40. 手指的纤维-骨屈肌滑轮机制由哪种结构组成？

按近端至远端编号，共有5个环状（A）和3个交叉（C）滑轮机制。其中A1、A3和A5滑轮分别位于掌指关节、近节指间关节和远节指间关节。A2和A4滑轮则分别位于近节指骨和中节指骨的中间部分。三组交叉滑轮位于A2与A3、A3与A4，以及A4与A5之间，其发育程度较环状滑轮差。这些滑轮机制的作用类似手风琴，在手指屈曲时占据腱鞘内的空隙。

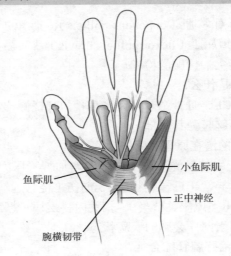

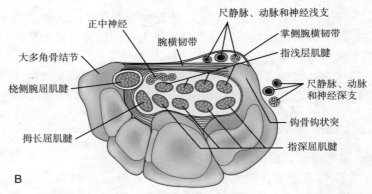

图4-8 腕管掌侧视图（A），显示正中神经与腕横韧带（TCL）关系，远排腕骨断面视图（B）显示腕管内容物之间的关系：9条肌腱和1条神经。如果正中神经受压或受到激惹，则会导致腕管综合征症状 （引自：Redrawing based on an illustration by Li-Guo Liang. In: Yu HL, Chase RA, Strauch B: Atlas of Hand Anatomy and Clinical Implications, Philadelphia, Mosby, 2004, p. 513. ）

41. 哪种屈肌腱鞘滑轮对于预防弓弦状态最为重要？

虽然生物力学研究表明A1滑轮具有最大的强度，但是A2和A4滑轮对于防止肌腱的弓弦状态最为重要。通常，屈肌腱弓弦状态的患者会发生包括A3在内的多处滑轮破裂。

42. A1滑轮的典型临床表现是什么？

A1滑轮参与扳机指或狭窄性腱鞘炎的发病，出现屈肌腱和腱鞘之间不等长。临床上出现扳机指或绞锁的表现，常见于糖尿病和（或）甲状腺功能减退的患者。

43. 扳机指如何治疗？

通常，扳机指最初采用皮质醇激素注射进行治疗，其成功率为50%～60%。如果患者在一次或多次皮质醇激素注射后仍治疗无效，则可考虑接受包括A1滑轮松解的手术治疗。

病例4-5

一名24岁的学生，因环指掌侧切割伤，造成仅近节指间关节近侧可屈曲。手指位于伸直位，不能做正常"蜷"指活动。另外，患者主诉环指的近节及远节指间关节不能屈曲活动。患者感到中度疼痛，但其手指感觉正常，远端充盈良好。

44. 可能损伤的结构有哪些？

基于患者屈曲活动及静息蜷指动作的丢失，可能是FDS和FDP均完全横断。如果仅FDS受累，蜷指应表现正常。

45. 如何检查FDS和FDP的功能？

检查FDP功能时，使近节指间关节稳定于伸直位，要求患者屈曲远节指间关节。由于FDP和FDS同时参与近节指间关节的屈曲，FDS的检查更为困难。在进行检查的时候，必须限制FDP在手指内发挥功能。通过将其他手指保持在伸直位可完成这一检查。通过该动作，所有的FDP肌腱均连接于腕部，不能发挥功能，而近节指间关节屈曲必须由FDS完成。由于示指FDP通常不与其他手指FDP在腕部相连，因此不能通过这一方法对其FDS进行检查。

46. 什么是肌腱固定效应？在对疑似肌腱撕裂的患者进行检查时如何应用这一效应？

肌腱固定效应是指腕关节屈伸对于手指屈伸的影响。在肌腱完整时，伸展腕关节会产生手指屈曲，而屈曲腕关节会导致手指伸展。这一手法在对无意识或不能配合的患者检查中十分有用。

47. 还有哪些方法能够用于诊断屈肌腱损伤？

对于正常的手，前臂肌肉张力和肌腱完整性维持了手指位置，以及轻度屈曲，示指屈曲程度最低，而小指屈曲程度最高。这一形态即为手指正常的"静息层叠位"。在肌腱撕裂后，损伤手指会伸展，破坏这一层叠状态。对于儿童或不能配合的患者，对前臂肌肉进行轻度加压会产生轻度的手指屈曲，证明屈肌腱连续性存在（图4-9）。

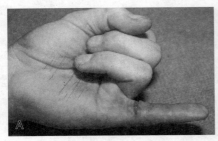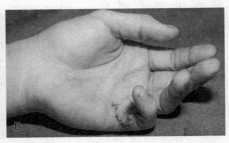

图4-9 A.指浅屈肌和指深屈肌损伤导致患者无法屈曲手指；B.手术治疗后，恢复患者的手指屈曲和蜷指动作

48. 哪些区域被用于描述屈肌腱损伤的部位？哪里是所谓的"无人区"？

屈肌腱撕裂分为5个区域（图4-10）。"无人区"是指手指的两条屈肌腱同时通过的紧缩的纤维-骨性通道。该区域被定义为Ⅱ区，是远端掌横纹与FDS位于中节指骨止点之间的区域。该区域的肌腱损伤修复

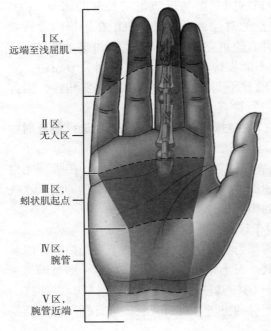

Ⅰ区，
远端至浅屈肌

Ⅱ区，
无人区

Ⅲ区，
蚓状肌起点

Ⅳ区，
腕管

Ⅴ区，
腕管近端

图4-10 屈肌腱损伤分区 （引自：Cannon DL, Campbell's Operative Orthopaedics, pp. 3247-3304.e5. © 2013 Copyright by Mosby, an imprint of Elsevier Inc.）

需要谨慎的技巧，且其并发症更多。

（1）Ⅰ区：FDP位于远节指骨止点至FDS位于中节指骨止点。

（2）Ⅱ区：FDS位于中节指骨止点至远端掌横纹。

（3）Ⅲ区：远端掌横纹至腕管远端边缘。

（4）Ⅳ区：腕管。

（5）Ⅴ区：腕管近端边缘至肌腱联合。

49. 手术时决定肌腱修复强度的主要因素有哪些？

一些因素被认定为肌腱强力修复的重要因素。缝合材料的尺寸、最终张力强度和延长率非常重要。跨越修复区的缝线数目大致能够代表修复的强度。通常在肌腱的核心区需要四股缝线对抗早期活动的应力。肌腱缝合的方法同样重要，锁边缝合被认为能够提供比简单缝合更高的强度。

50. 屈肌腱缝合最常见的并发症有哪些？

因为紧张的滑轮系统存在，同时肌腱在滑轮上屈曲手指时需要光滑的滑动过程，所以肌腱修复，尤其是Ⅱ区修复，具有发生并发症或肌腱在屈曲手指时跳出滑车的风险。如果在肌腱愈合前过度活动，则可能发生再次断裂。两类并发症都需要再次手术，并可能导致明显的功能丧失。

病例4-6

一名20岁的美式足球运动员，通过抓住运动衫的方式尝试阻止对方球员摆脱。在那时，对方球员摆脱成功。患者陈述当时感到环指疼痛，不能完全弯曲。他继续比赛，但注意到手指肿胀持续加重。

51. 该患者最可能的诊断是什么？

"球衣手"是指FDP肌腱自远节指骨止点处的撕脱。该损伤通常发生于运动中，当运动员尝试抓住另一名运动员的球衣时。持续性受迫伸展导致肌腱自远节指骨撕脱（图4-11），通过患者屈曲远节指骨障碍可做出诊断。影像学检查可见手指掌侧的小骨块。该损伤应当早期手术修复，尤其是当肌腱向近端牵拉时。

病例4-7

一名21岁男性到急诊室就诊，主诉玻璃划伤后无法完全伸直中指。体格检查发现患者能够伸展指间关节，但不能伸展掌指关节。

52. 该患者的诊断是什么？为什么患者仍能够保留部分伸指功能？

伸肌腱独立负责掌指关节的伸展，而手内在肌则辅助指间关节伸展

（图4-12）。

53. 伸肌腱损伤的分区是什么?

由Kleinert、Verdan描述，后来由Doyle所改良的伸肌腱损伤有9个分区（图4-13）。

54. 如何对伸肌腱撕裂进行修复?

初次修复的配置，以及使用缝线的尺寸和类型，通常取决于受损的肌腱分区。在初次修复后，患者通常采用手掌石膏固定，维持掌指关节屈曲20°～30°，而近节和远节指间关节伸直。最近，早期活动的治疗方案越发普遍。

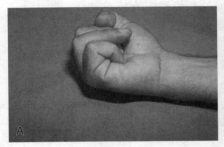
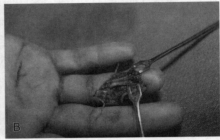

图4-11 "球衣手"，患者不能屈曲远节指间关节。可见指深屈肌自远节指骨附着点撕脱

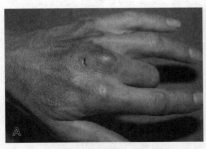
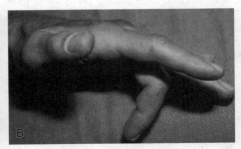
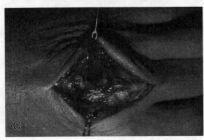

图4-12 患者穿刺伤（A），体格检查的表现（B），以及伸肌腱损伤的术中视图（C）

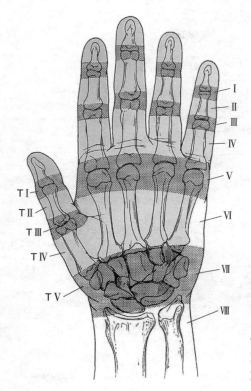

I
II
III
IV
V
T I
T II
VI
T III
T IV
VII
T V
VIII

图4-13 伸肌腱损伤分区，于小指侧标记分区，拇指独立分区（T）。本图未标注IX区，因为其累及前臂近端 （引自：Trumble TE, et al. [eds]: Core Knowledge in Orthopaedics: Hand, Elbow, and Shoulder. Philadelphia, Mosby, 2006, p. 203.）

55. 能否请你描述一下伸肌腱装置（图4-14）？

每一手指的EDC，以及示指的EIP和小指的EDM，组成了伸肌总腱。该肌腱不附着在指骨上，而是经矢状束延伸至掌指关节，在掌侧方向由伸肌腱环绕掌指关节汇入掌板。矢状束负责使伸肌总腱居中，但同时具有将近节指骨拉向伸展位的功能。

在近节指骨水平，伸肌腱由外侧束汇入，外侧束是手内肌束的终末伸肌腱（蚓状肌和骨间肌）。这些外侧束汇入伸肌腱并经中央腱束延伸至近节指间关节。这些手内肌肌腱位于掌指关节活动轴的掌侧，进而屈曲掌指关节；然而，其又位于近节指间关节活动轴的背侧，进而成为近节指间关节的主要伸肌。在近节指间关节，外侧束分叉并向远端形成终末肌腱伸展远节指间关节。这是远节指间关节唯一的伸肌。

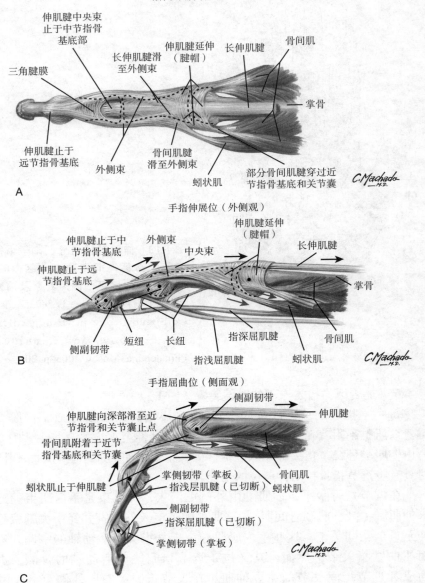

图 4-14 伸肌腱解剖 （引自：A-C: Netter illustrations adapted with permission from Netter's Orthopaedics, Chapter 16, pp. 335-362. Copyright © 2006 by Elsevier Inc. All rights reserved.）

病例4-8

一名18岁男性，因打篮球受伤不能伸直中指远节指间关节到急诊就诊。患者在尝试抢篮板球时"戳伤"手指。体格检查可见患指位于屈曲位。虽然手指可以被动伸直，但患者无法主动伸展远节指间关节。患者手指外观见图4-15。

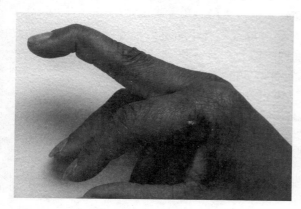

图4-15 到急诊就诊患者无法伸直右侧中指远节指间关节（引自：Roberts JR, et al. [eds], Roberts and Hedges' Clinical Procedures in Emergency Medicine. 6th edn, pp. 954-998.e2. Copyright © Saunders, Elsevier Inc., 2014.）

56. 什么是槌状指?

槌状指描述的是由于伸肌腱失去连续性导致的远节指间关节屈曲畸形（图4-16）。该畸形可由伸肌腱撕裂或肌腱止点处撕脱骨折造成。该损伤被认为是Ⅰ区伸肌腱损伤。

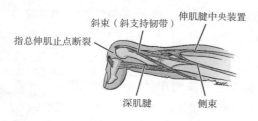

斜束（斜支持韧带） 伸肌腱中央装置
指总伸肌止点断裂
深肌腱 侧束

图4-16 伸肌腱断裂导致槌状指损伤视图（引自：Roberts JR, et al. [eds], Roberts and Hedges' Clinical Procedures in Emergency Medicine, 6th edn, pp. 954-998.e2. Copyright © Saunders, Elsevier Inc., 2014.）

57. 槌状指损伤的类型有哪些?

（1）1型：肌腱失去连续性的闭合性损伤，伴有或不伴有小块的撕脱骨折。

（2）2型：肌腱失去连续性的开放性损伤。

（3）3型：皮肤和肌腱缺失的开放性损伤。

（4）4型：关节面大块骨折。

58. 如何治疗槌状指？

（1）1型：首选的治疗方式是远节指间关节伸直位支具固定。按照经典治疗方案，应当全天佩戴支具6周，之后改为夜间佩戴支具6周。然而，使用支具的时间取决于愈合情况和医师的偏好。

（2）2型和3型：由于此类损伤为开放性损伤，通常需要进行开放性修复+/-远节指间关节穿针固定，之后采用支具固定。

（3）4型：此类损伤可经开放或闭合手法进行治疗。如果骨折超过关节面的30%或关节向掌侧半脱位，许多医师建议手术治疗。手术方法为远节指间关节穿针固定维持复位。

59. 关于槌状指，应当谨记哪些关键点？

（1）有必要进行影像学检查判断是否存在骨折。

（2）仅远节指间关节需要支具固定。

（3）无骨折的闭合性损伤可以通过持续支具固定进行治疗。

（4）如果骨折累及的关节面超过30% ～ 50%和（或）关节半脱位，通常推荐手术治疗。

病例4-9

一名22岁女性，患轻微移位的桡骨远端骨折，进行石膏固定和治疗。在6周随访时，你拆除石膏，发现患者不能伸直拇指。

60. 最可能的诊断是什么？

EPL肌腱断裂可见于桡骨远端骨折后。此类损伤常常继发于血肿压迫及后续的肌腱在第3背侧间室内摩擦。对于轻微移位骨折，由于第3背侧间室仍然完整，此类损伤更为常见。

病例4-10（图4-17）

一名30岁男性，被窗户砸伤小指近节指间关节背侧。最初，其近节指间关节可伸直，并使用伸直位手指支具固定。由于不能耐受治疗，患者并未佩戴支具。随着患者继续使用手指，其逐渐无法伸直近节指间关节，远节指间关节逐渐过伸。

---

61. 该患者的诊断是什么？为什么此类损伤的硬性改变常常在伤后数周或数月才会出现？

该手指出现近节指间关节屈曲和远节指间关节过伸，也被称为钮孔

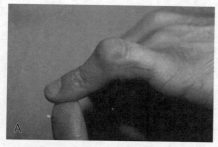

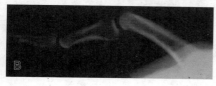

图4-17 上述患者疾病进程的外观照（A）和影像学结果（B）

状畸形。最初，即使中央束损伤，两侧束位于近节指间关节背侧同样能够完成伸直。然而，随着时间进展，侧束缓慢地向掌侧移动，造成近节指间关节钮孔样改变。随着侧束到达掌侧的关节轴线的特定位置时，会使近节指间关节屈曲而非伸展。

二、手和腕关节炎及关节成形术

病例4-11

一名61岁女性，由于右手拇指基底部疼痛就诊，疼痛在过去的5年中持续加重。患者描述疼痛为钝痛及持续性疼痛，在写字或与孙辈打电动游戏时加重。患者否认外伤史。体格检查可见患者拇指活动度正常，但在完成拇指-示指捏持的轴向负载时出现疼痛。拇指基底部可见明显肿胀，Finkelstein试验阴性。患者尺桡关节面明显松弛，活动可引发捻发音。最后，在进行力量检查时，发现患者患肢肌力明显弱于对侧肢体。

62. 患者应进行哪些鉴别诊断？

对于拇指基底部疼痛的患者应当有多重考虑，包括De Quervain腱鞘炎、拇指狭窄性腱鞘炎、拇指CMC关节炎及FCR肌腱炎。患者Finkelstein试验（De Quervain病理征）阴性，关节屈伸活动光滑，无扳机感，拇指CMC关节炎是最可能的诊断。

63. 拇指基底部关节炎的影像学表现和解剖学考虑是什么？

拇指CMC关节是鞍状关节，可完成环状运动及屈伸和尺桡活动。

该关节活动度非常大，但发生退行性关节炎的概率很高。拇指基底部关节炎的严重程度通过影像学表现定义，分为Ⅰ～Ⅳ期。

（1）Ⅰ期：影像学表现正常，或继发于滑膜炎的关节间隙增宽。

（2）Ⅱ期：轻度关节间隙狭窄，骨赘形成小于2mm。

（3）Ⅲ期：明显的关节间隙狭窄，骨赘形成大于2mm。

（4）Ⅳ期：与Ⅲ期相似，但STT关节受累。

64. CMC关节炎最常累及哪一人群？

拇指CMC关节骨性关节炎，即基底部关节炎，常见于绝经后妇女，会累及多达50%的绝经后女性（图4-18和图4-19）。

65. 请描述拇指CMC关节炎的治疗方法。

非手术治疗包括改变活动方式、拇指人字支具、口服非甾体抗炎药（NSAID）及注射皮质醇激素。手术干预的指征包括非手术治疗不能缓解的疼痛、功能丧失和（或）关节失稳定。手术方法包括大多角骨切除，合并或不合并韧带重建和（或）肌腱间置术。联合进行肌腱间置和韧带重建，即LRTI（韧带重建和肌腱间置）手术。

66. LRTI手术的关键方面有哪些？

（1）切除大多角骨。

（2）前斜韧带重建，改善关节稳定性。

（3）肌腱间置，保留关节间隙。

67. 拇指CMC关节炎的其他治疗方法有哪些？

CMC关节固定或融合术适合于从事手部体力劳动的年轻患者。包

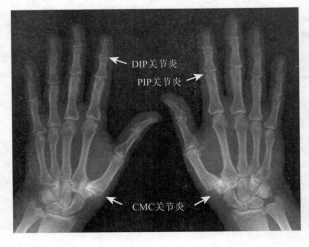

图4-18　拇指腕掌关节炎的X线片表现，注意一定程度的远节指间关节和近节指间关节关节炎（引自：Sears ED, Chung KC, Arthroplasty Procedures in the Hand: Chung KC, Evans GRD, [eds], Hand and Upper Extremity Reconstruction, 1st edn. Saunders, 2009.）

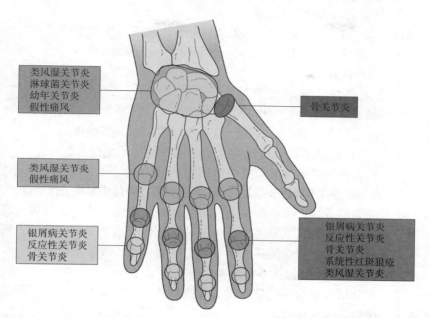

图4-19　关节炎常见发病部位：注意类风湿关节炎不会累及远节指间关节，而银屑病关节炎则最常累及远节指间关节。虽然骨关节炎常见于许多关节（事实上，远节指间关节更为常见），而拇指腕掌关节受累非常频繁　（引自：Longo DL, Fauci AS, Kasper D, et al. Harrison's Principles of Internal Medicine, 18th edn. New York, McGraw Hill, 2011.）

括硅胶弹性材料（基于硅材质）、金属和其他物质的多种假体都有临床应用，但假体的效果并未优于LRTI手术。

病例4-12

　　一名55岁右利手男性，由社区医师转诊，患者因右手中指远节指间关节疼痛及环指远节指间关节伸展受限就诊。体格检查未见明显畸形，但患者疼痛严重。患者从事木工工作，其疼痛为钝痛，随时间逐渐加重。患者尝试应用NSAID，但药物在过去有效，当前无效。患者无其他疾病。

68. 患者最可能的诊断及其治疗是什么？

　　患者可能患有远节指间关节骨关节炎。非手术治疗，即抗炎药物、调整活动方式及可能采用支具是一线治疗的方案。手术干预通常选择远节指间关节固定术。

69. 什么是Heberden结节?

Heberden结节是指远节指间关节背侧由于骨关节炎而形成的骨刺或骨性突起。虽然这些结节通常较小,但其环绕远节指间关节,会造成关节"隆起"的外观。

70. 什么是Bouchard结节?

Bouchard结节是向近节指间关节背侧生长的骨赘,近节指间关节是较少发生骨关节炎的部位。这些结节通常与类风湿关节炎相关。

71. 远节指间关节关节炎最常见的手术干预指征是什么?

疼痛是远节指间关节关节炎最常见的手术指征。

72. 对于掌指关节和近节指间关节,可选择哪些假体成形术进行治疗?

对于掌指关节和近节指间关节,可选择硅胶假体、热解炭假体及表面置换。基于当前的文献报道,尚无某种假体体现出明显的优越性,所有的假体都可能发生后续的感染、失稳定、磨损和(或)假体断裂。

73. 手指最常用的假体是哪一种?

基于关节切除成形术的硅胶弹力纤维假体是掌指关节和近节指间关节最为常用的假体置换技术。

74. 掌指关节、近节指间关节和远节指间关节进行手术干预的主要指征是什么?

(1)疼痛。

(2)畸形。

75. 哪些患者在桡骨远端骨折后可能出现退行性关节炎?

骨折线延伸至桡腕关节或远端尺桡关节的患者发生退行性关节炎的风险最高。特别应当指出的是,骨折线延伸至桡腕关节,且愈合时关节内关节面高度差超过2mm的患者发生退行性关节炎的风险增加。

(一)类风湿关节炎

病例4-13(图4-20)

一名50岁女性,由风湿病专科医师转诊,以进行外科评估。患者主诉持续性手指和腕关节疼痛,晨起明显,随每日时间进展而逐渐减轻。疼痛主要发生于双手;然而,患者最近同时存在明显的下颌及颈部疼痛。体格检查发现其双侧手指明显尺偏,所有手指都伴有不同程度的钮孔状畸形。在检查时可被动纠正畸形。

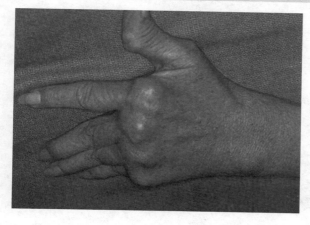

图4-20　类风湿关节炎患者，可见明显的手指畸形

76. 类风湿关节炎的病理生理学是什么？

类风湿关节炎（RA）是一种累及滑膜组织的全身自身免疫病。通常双侧发病，并累及多关节（多关节炎）。滑膜炎症和增生导致滑膜血管翳形成。该炎症过程可导致关节畸形，进而造成关节破坏，最终强直。

77. 什么是Brewerton位？

Brewerton位是手部前后位X线片的一种，可用于类风湿关节炎患者的评估。手指被水平放置于摄片板上，掌骨以65°倾斜。X线管球向手的尺侧倾斜15°。Brewerton位能显示类风湿关节炎早期邻近掌指关节侧副韧带处的骨骼侵蚀性改变，而标准前后位片几乎无法发现变化。

78. 对于晚期的类风湿关节炎，通常可见的掌指关节畸形是什么？其原因是什么？

类风湿关节炎的典型畸形是手指尺侧偏移和近节指骨的掌侧半脱位。其病理生理学因素很多，包括掌指关节滑膜炎、关节软骨侵蚀和骨破坏、伸肌腱尺侧半脱位或脱位（取决于桡侧支撑结构的选择性牵张）、韧带破裂、内源性紧张及重力。手指尺侧偏移常合并腕关节桡侧偏移，造成类风湿关节炎患者特征性的Z字形畸形。

79. 滑膜切除术的禁忌证是什么？

滑膜切除术对于快速进展型关节疾病无效。对于这些患者，更倾向于选择重建手术，且最好在明显的畸形发生前施行。

80. 对于类风湿关节炎患者，哪些围术期的非手术考量尤其重要？

在接受纠正类风湿关节炎畸形的手术或发生其他后遗症前，手术医师应当考量颈椎稳定性（麻醉）、颞下颌关节受累情况（麻醉）、肺部受累情况、免疫缺陷（Felty综合征或免疫调节药物治疗）及血小板减少（疾病调节药物）。无论疾病进展至何种阶段，这些患者都应当接受风湿科医师的会诊。

81. 什么是尺骨头综合征？

尺骨头综合征代表由远端尺桡关节滑膜炎所引起的破坏过程。其特征性表现包括腕关节旋转功能丢失（旋前和旋后）、尺骨远端向背侧突起、尺骨远端失稳定及尺骨头周围软组织肿胀（图4-21）。存在ECU肌腱正常活动能力的丢失。环指和小指伸肌腱可能由于滑膜炎持续进展而断裂，导致环指和小指伸展能力缺失。

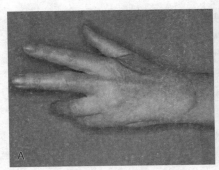
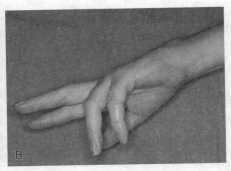

图4-21　尺骨头综合征，伴有特征性表现（A和B）的尺骨头突起

82. 人工全腕关节置换术的指征是什么？

人工全腕关节置换术的理想指征是由于晚期类风湿关节炎所导致的腕关节疼痛，而该患者对侧腕关节融合。虽然腕关节置换术同样有益于创伤后关节炎或退行性关节炎的治疗，但这些情况下较少选择这种治疗方式。手术最适用于上肢关节受累的患者，包括手指、前臂、肘关节和（或）肩关节活动受限。全腕关节置换术能够保留部分上肢的活动度，因此适用于此类患者。然而，腕关节融合术仍然被认为是大多数晚期腕关节炎治疗方法，因为该手术能够缓解疼痛，而几乎不发生并发症（图4-22）。

83. 人工全腕关节置换术的禁忌证有哪些？

人工全腕关节置换术的真正禁忌证只有活动性感染。然而，软组织问题包括肌腱质量，同样关系到治疗的选择。另外，年轻人和（或）活跃的患者不推荐接受人工全腕关节置换术，因其失败率很高。

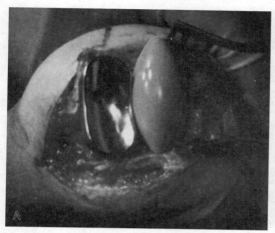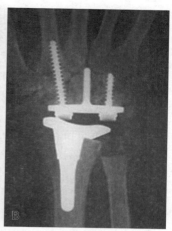

图4-22 A.全腕关节假体植入的术中照片；B.全腕关节置换术术后X线片 （引自：(A and B: Stanley J, Arthroplasty and Arthrodesis of the Wrist: Wolfe SW, et al. [eds], Green's Operative Hand Surgery, 6th edn. Churchill Livingstone, 2011. C: From Sestero AM, et al., Rheumatoid Arthritis-Hand and Wrist: Trumble TE, et al. [eds], Skeletal Reconstruction: Core Knowledge in Orthopaedics-Hand, Elbow, and Shoulder, 1st edn. Mosby, 2006. ）

84. 人工全腕关节置换术最常见的并发症是什么？

人工全腕关节置换术最常见的并发症是远端假体组件的松动，在术后5年可见于约20%的腕关节；第二常见的潜在并发症是假体脱位。两种并发症都会导致肿胀和继发性腕管综合征。人工全腕关节置换术失败通常需要改为腕关节融合，但骨缺损的情况会使手术十分具有挑战性。

其他并发症包括：①其他假体组件松动和失败；②假体周围骨折；③感染。

85. 在使用硅胶假体时应当尤其注意什么？

硅胶性滑膜炎是这些假体特有的并发症。硅胶碎屑会导致炎性反应、浸润性滑膜炎和后续的骨侵蚀。该并发症常见于腕关节和掌指关节置换术，可能导致需要进行翻修。

86. 类风湿关节炎中，哪一屈肌腱最常发生断裂？

FPL是类风湿关节炎最常断裂的肌腱（Mannerfelt综合征）。肌腱断裂通常是由于肌腱跨过骨刺或手舟骨侵蚀部位所产生的摩擦。其治疗通常为使用肌腱移植进行手术重建或使用FDS肌腱进行转位。致病的骨刺必须进行切除，避免后期再次发生断裂。

87. 类风湿关节炎为什么会发生钮孔状畸形？

该畸形由以下3个方面组成。

（1）近节指间关节屈曲。

（2）远节指间关节过伸。

（3）掌指关节过伸。

最初发生的病变是近节指间关节内的滑膜浸润，牵拉伸指装置。随着中央束的破坏，关节在侧束之间形成"钮孔"，将掌侧向近节指间关节轴线处移动，最终，侧束固定于掌侧位置。斜方支持带韧带短缩导致远节指间关节过伸及主动屈曲受限。患者通过过伸掌指关节代偿近节指间关节的屈曲畸形。该畸形会自柔软、可被动纠正的情况逐渐进展至固定状态，进而导致功能障碍（图4-23）。

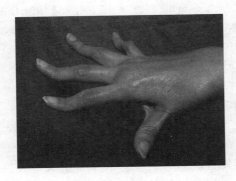

图4-23　明显的钮孔状畸形

88. 什么是鹅颈畸形？

与钮孔状畸形一样，鹅颈畸形也可发生于类风湿关节炎患者，但并不限于这一情况。鹅颈畸形的特征如下。

（1）近节指间关节过伸。

（2）远节指间关节屈曲。

鹅颈畸形的最初原因发生于掌指关节（内源性紧张）、近节指间关节（掌板松弛）或远节指间关节（锤状指）。

（二）罕见关节炎

病例4-14

一名37岁的非洲裔美国女性，由风湿科医师推荐至你处，患者一直患有系统性红斑狼疮，手部受累。患者主诉双侧手和腕关节肿胀疼痛。体格检查发现患者手指轻度尺偏畸形及鹅颈畸形，可被动纠正。虽然患者拇指疼痛明显，但未发生畸形。患者X线片显示掌骨未发生侵蚀。

89. 系统性红斑狼疮（SLE）的患者手部会出现哪些特征性表现？

SLE是一种结缔组织病，主要发生于年轻女性（非洲裔美国女性更为常见）。SLE常见的临床表现为多关节炎，通常累及手足的小骨。韧带松弛及后续的远端尺桡关节、腕骨间关节、掌指关节及拇指关节失稳定是该疾病的特征性表现。多达50%的患者可能同时合并雷诺现象。

90. 什么是Jaccoud关节病（或称狼疮手）？

Jaccoud关节病，也被称为狼疮手，是狼疮患者的典型表现。其典型表现包括掌指关节屈曲和尺偏畸形、手指鹅颈畸形及拇指Z字形畸形（CMC关节屈曲，掌指关节伸展）。虽然这些畸形同样可见于RA，但却与滑膜炎或骨侵蚀无关。

91. 对手部受累的狼疮患者施行手术应当主要考虑什么？

由于复发率高，通常避免进行软组织畸形的重建。许多医师倾向于在屈曲畸形发生前早期行关节融合和（或）关节置换。

92. 银屑病关节炎的病理生理学是什么？

虽然机制尚未完全阐明，但银屑病关节炎在身体不同部位的表现各不相同。该疾病是一种血清阴性脊柱关节病，与HLA-B27基因型关系最为密切。

93. 银屑病关节炎的典型特点有哪些？

银屑病关节炎的关节炎改变与RA相比，其对称性较低。与RA不同，其较少累及肌腱，不出现类风湿结节，同时常伴有银屑病皮肤改变。典型特征如下。

（1）DIP关节炎。

（2）皮肤银屑病。

（3）甲剥离（指甲破坏脱落）。

（4）脊柱强直（强直性脊柱炎）。

（5）指炎（通常为腊肠指）。

94. 手部银屑病关节炎的普遍X线表现是什么？

通常，侵蚀性关节破坏会导致X线片所见的"铅笔帽"样畸形（图4-24）。其他常见表现包括远节指骨骨溶解和DIP关节融合。

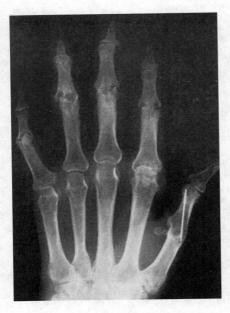

图4-24　银屑病关节炎的普遍影像学表现（引自：Mettler FA, Jr., Essentials of Radiology, 8, pp. 185-268. Copyright © 2014, 2005, 1996 by Saunders, an imprint of Elsevier Inc.）

95. 什么是毁损性关节炎？

该术语描述了一种手指或足趾遭到严重破坏并短缩的情况，可由RA或银屑病关节炎导致。随着手指短缩塌陷，塌陷所导致的望远镜样特性会产生"望远镜手"，这是一种描述毁损性关节炎畸形的典型术语（图4-25）。

病例4-15（图4-26）

一名45岁女性就诊，其近期因长期的硬皮病接受了风湿科医师的评估。患者双手表现出特征性屈曲挛缩及硬皮病相关的皮肤纤维化。患者因左手示指溃疡长期不愈合就诊，同时近期在手部不同部位皮肤下发现白色粉笔样物质。

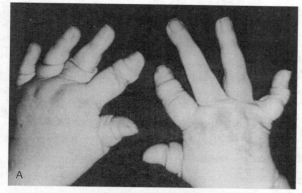

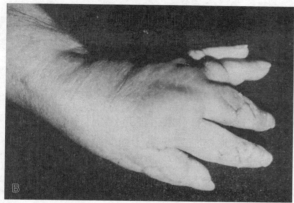

图4-25　A.毁损性关节炎的望远镜样手部畸形；B.拇指、示指和中指指间关节及掌指关节融合术后（引自：Feldon P, et al., Rheumatoid Arthritis and Other Connective Tissue Diseases: Wolfe SW, et al. [eds], Green's Operative Hand Surgery, 6th edn. Churchill Livingstone, 2011.）

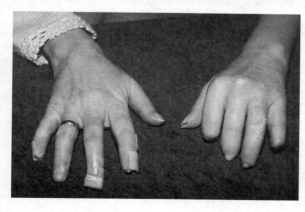

图4-26　硬皮病患者特征性的手部屈曲挛缩（引自：Lubahn JD, et al., Joint Replacement in the Hand and Wrist: Surgery and Therapy: Skirven TM, et al. [eds], Rehabilitation of the Hand and Upper Extremity, 6th edn. Mosby, 2011）

96. 什么是硬皮病？

硬皮病是一种全身结缔组织病，其特点是皮肤、胃肠道、肺、肾和心脏的改变。其手部特征包括雷诺现象（血管痉挛影响手指循环）、钙质沉着（图4-27）和特征性皮肤改变及其所引起的屈曲挛缩。

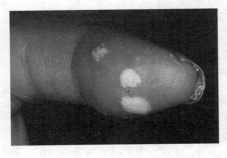

图4-27 硬皮病患者指腹的钙质沉着
[引 自: Connolly MK, Systemic Sclerosis
(Scleroderma) and Related Disorders:
Bolognia JL, et al., Dermatology, 3rd edn.
Saunders, 2012.]

97. 什么是CREST综合征?

CREST综合征描述了系统性硬化的一种变异。其命名是一种缩略词，代表钙质沉着（calcinosis）、雷诺现象（Raynaud）、食管运动功能障碍（esophageal dysmotility）、指端硬化（sclerodactyly）和毛细血管扩张（telangiectasia）。

98. 不同类型的系统性硬化症患者的手术指征是什么?

手术指征取决于患者，但手术通常适用于由于血管病变产生的长期溃疡不愈合及纤维化的皮肤所产生的力学代偿情况。另外，钙质沉着和畸形可以通过手术干预进行纠正，这取决于患者的症状（钙质沉着会引起明显的疼痛不适）及功能状态。

三、手和腕部的骨折和脱位

（一）介绍

99. 手部最常发生骨折的骨是什么?

掌骨和指骨骨折占所有骨折的10%。在这些骨折中，远节指骨最常发生骨折，约占此类损伤的45%。

（二）远节指骨骨折脱位

100. 最常发生骨折的远节指骨是什么?

拇指和中指远节指骨最常发生骨折。

101. 远节指骨骨折如何分类?

远节指骨骨折可分为以下3组。

（1）尖端骨折。

（2）骨干骨折。

（3）关节面骨折。

102. 通常使用哪种分类描述远节指骨尖端骨折？

简单骨折/粉碎性骨折。

103. 远节指骨关节内骨折通常如何分类描述？

（1）掌侧（伴有指深屈肌腱撕脱）。

（2）背侧（伴有伸肌腱撕脱，"槌状指"）。

104. 远节指骨骨折如何治疗？

总体而言，大多数远节指骨骨折通过支具制动进行治疗。然而，骨折移位、不稳定骨折及开放骨折常常需要进行手术。在骨折复位后，常使用克氏针维持骨折对线。

105. 远节指骨碾压伤常损伤哪一结构？

碾压伤常导致甲床损伤，而甲床损伤常伴随甲下血肿。在此类损伤发生时，应当去除指甲以修复甲床。应当使用细的可吸收缝线进行修复。除简单的支具保护以外，远节指骨骨折极少需要其他固定。如果移位明显，可能需要切开或闭合复位同时进行固定。

106. 指甲的正常生长率是多少？

虽然成人和儿童有所不同，但成人的指甲平均每月生长约3mm。因此，在拔除指甲后，需要约4个月的时间使指甲完全生长。

（三）近节和中节指骨骨折脱位

107. 近节和中节指骨骨折是否通常都需要手术治疗？

大多数此类骨折为闭合性、无移位和（或）复位后稳定，因此，不需要手术。

108. 近节和中节指骨骨折的手术指征是什么？

手术指征包括如下。

（1）移位或不稳定骨折，不能获得足够复位或无法通过石膏或支具维持复位。

（2）关节面不平整的关节内骨折。

（3）合并成角或旋转畸形的骨折。

（4）多发骨折常需要手术治疗，因为相邻手指已经丧失支具功能。

（5）伴有相关软组织损伤的开放骨折。

109. 指骨骨折采用哪些方法进行固定?

最常用的固定方法是克氏针。有文献描述使用髓内固定,但极少应用。外固定常用于无法完成软组织覆盖或关节面粉碎的情况。楔形和螺旋形骨折可使用螺钉进行有效固定。接骨板可用于非常不稳定的或横形骨折。

110. 指骨骨折最常见的并发症有哪些?

指骨骨折最常见的两个并发症是僵硬和畸形愈合。

111. 指骨骨折需要多久愈合?

获得"临床愈合"需要4～6周。在2～4周时可开始进行轻微的活动。影像学可见的骨化愈合需要多达6个月的时间。牢固固定的优势在于能够更早地开始活动,从而避免僵硬发生。

病例4-16

一名30岁工人,因小指被重木砸伤后发生近节指骨骨折。检查可见一处较深的破口,但肌腱和神经血管结构完整(图4-28)。

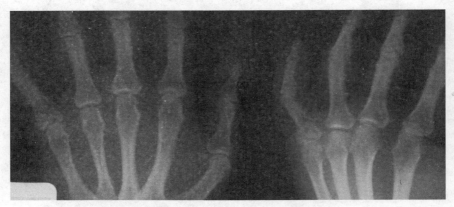

图4-28　手部碾压伤患者的正斜位片

112. 该患者的诊断是什么?

基于体格检查和影像学表现,可将该损伤描述为小指近节指骨开放性粉碎性骨折,关节面受累,骨折向尺侧成角,尖端指向掌侧。

113. 如何进行治疗?

该损伤属于开放性骨折,需要仔细灌洗和清创,尤其考虑到其内部可能残留木屑。与所有开放性骨折一样,患者需要接受抗生素治疗。由于骨折移位，必须进行复位及固定。如果骨折不稳定，可以使用克氏针或低切迹接骨板维持复位。

病例4-17

一名23岁男性，在尝试修自行车时小指旋后扭伤。患者主诉小指肿胀疼痛。体格检查可见小指轻度的旋后畸形。影像学检查见图4-29。

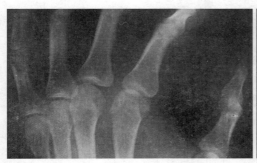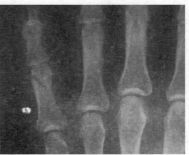

图4-29 患者第5指旋后外伤的影像学评估

114. 该患者的诊断是什么？
近节指骨闭合性螺旋形骨折。

115. 此类损伤发生时，手指如何屈曲？
手指发生旋后畸形时，会导致其向环指方向屈曲并与其交叉。

116. 如何治疗？
需要进行复位，可能以闭合方式进行，而后在透视引导下，用经皮钢针或螺钉固定。如果无法获得闭合复位，则需要进行切开复位。

病例4-18

一名17岁男孩，在进行美式足球运动时手指脱位。患者描述其损伤是由于在尝试拦截长传时手指受到了过伸和轴向压力。球队训练员在患者接受X线检查后对手指进行了复位。其X线片见图4-30。

117. 近节指间关节脱位最常见的方向是什么？
近节指间关节脱位最常见的脱位方向是背侧。

118. 近节指间关节背侧脱位时会损伤何种结构？
近节指间关节背侧脱位常损伤掌板。

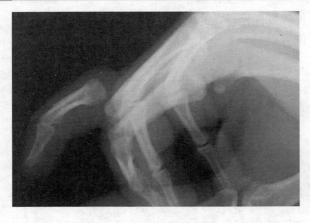

图4-30 一名17岁男孩在进行美式足球比赛时手指过伸受压损伤

119. 在复位后应当进行何种后续治疗?

此类损伤通常可进行早期活动治疗。最初使用背侧阻挡支具避免过伸和失稳定复发。接下来,患者可将支具更换为石蜡绷带。然而,需要进行早期活动避免掌板形成瘢痕和屈曲挛缩。

病例4-19

一名30岁男性,在打篮球时手指受到轴向损伤。在急诊就诊后进行了影像学检查(图4-31)。

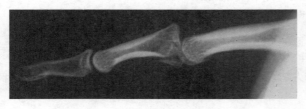

图4-31 因打篮球受伤的30岁男性手指影像学检查

120. 该患者的诊断是什么?

近节指间关节骨折合并背侧脱位。

121. 手术指征是什么? 可选择哪些手术方式?

近节指间关节活动不同轴是手术治疗的指征。通常可以通过屈曲关节进行复位。一旦能够恢复关节的同轴性,则可以使用背侧屈曲位阻挡支具,并逐渐开始伸展活动。另外,可以使用一些外固定装置维持复位,同时允许进行早期活动。如果关节面受累超过40%,则可能需要进行切开手术以恢复关节面的平整。手术方式包括切开复位内固定，掌板成形及半钩骨成形术，其选择取决于骨折块的大小及患者的功能状态。

（四）掌骨和掌指关节骨折脱位

122. 如何对掌骨骨折进行分型？

掌骨骨折通常被分为4个亚型。

（1）掌骨头骨折：①头下型；②关节内。

（2）掌骨颈骨折。

（3）掌骨干骨折：①横形；②斜形或螺旋形。

（4）掌骨基底部骨折。

病例4-20

一名25岁男性，主诉右手第5掌指关节近端疼痛3d。患者诉2d前的夜间酒后锤击墙壁后出现右手疼痛。在次日早晨患者醒来后感疼痛明显加重并持续存在。患者同时发现其指关节在击打后发生"变化"。体格检查发现患者右手尺侧触痛及肿胀，手背可见突起。影像学检查见图4-32。

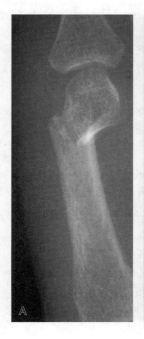
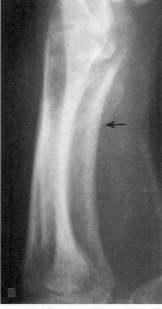

图4-32 骨折块成角畸形。第5掌骨远端拳击手骨折正位（A）和侧位片（B）显示远端骨块（箭头所指）向桡侧及掌侧成角（引自：Rogers LF, Grainger & Allison's Diagnostic Radiology: A Textbook of Medical Imaging, Elsevier Ltd., pp. 977-1027, 2007.）

123. 该患者最可能的诊断是什么?

其诊断为第5掌骨颈骨折,也被称为"拳击手骨折"。骨折通常向背侧成角。此类骨折无论是否进行闭合复位,通常采用非手术治疗。由于大多数骨折稳定,患者多采用尺侧槽状支具进行固定,但很快改为早期活动。骨折明显成角(通常40°～70°)、旋转畸形或发生由于掌指关节过伸和近节指间关节屈曲产生的假性爪形手,则有进行手术治疗的指征。开放性骨折必须进行开放灌洗和清创治疗。如果存在指征,可能需要同时进行开放或闭合复位及经皮穿针固定或切开固定。

124. 为什么大多数掌骨骨折向背侧成角?

大多数畸形力由骨间肌提供,其功能是屈曲掌指关节,导致骨折向背侧成角。

125. 掌骨颈骨折的患者常主诉何种外观改变?

患者常主诉掌骨头的突起,或"指关节"消失,有时在掌侧会出现反向突起。这是由于骨折向背侧成角将掌骨头置于掌侧位造成的。

126. 如果骨折端屈曲成角超过40°会发生什么?

骨折以超过40°屈曲愈合时所产生的问题是轻度的伸展延迟及手掌远端的掌骨头突起。

127. 每一掌骨的掌骨颈所能耐受的成角是多少?

虽然对于明确的分界仍未达成共识,但可以下列指标作为通用指标。

(1)小指:40°～70°。

(2)环指:30°～40°。

(3)中指:＜15°。

(4)示指:＜15°。

128. 为什么自桡侧向尺侧,可接受的畸形成角逐渐增大?

尺侧手指的腕掌关节具有更大的活动度,因此越偏尺侧,其可接受的成角畸形越大。

129. 如何对旋转畸形进行评估?

手指基底部极小的旋转差异会导致手指屈曲时发生交叉或分离。评估旋转力线,需要使患者握拳,观察手指力线。手指应当都指向手舟骨。另外,可以将指甲平面与相邻手指或对侧手指进行对比(图4-33)。

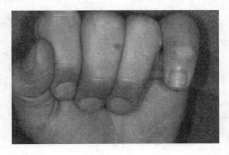

图4-33　患者小指旋转畸形导致手指分离，同时指甲与环指对比轻度旋转

130. 什么是掌指关节复杂脱位？

掌指关节背侧脱位被分为简单脱位或复杂脱位。两者均由过伸损伤造成。简单脱位可以通过闭合复位及支具或石蜡绷带固定进行治疗。复杂脱位继发于掌板在掌骨头和近节指骨之间的嵌顿，需要切开复位。简单脱位的不当复位可能导致其转变为复杂脱位。

131. 如何明确脱位为简单或复杂？

简单脱位表现为在掌骨头背侧发生过伸（60°～90°）。X线侧位片可见关节面仍然部分接触。复杂脱位时，手指的外观并不发生过度畸形，掌指关节轻度过伸，近节指间关节轻度屈曲。近节指骨基底部背侧的近端可触及空腔样缺损。另外，皮肤通常在掌侧形成皱褶。影像学检查可见关节面位于刺刀位。籽骨位于关节间隙内为其特征性表现。这是由于籽骨位于掌板内，而掌板嵌顿在指骨和掌骨头之间（图4-34）。

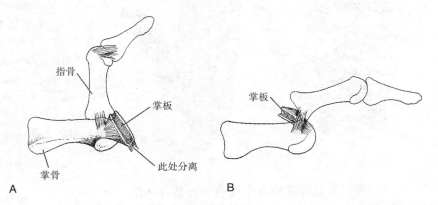

指骨

掌板

此处分离

掌骨

A

掌板

B

图4-34　简单和复杂掌指关节脱位的描述　（引自：De Palma AF, Management of Fractures and Dislocations: An Atlas. Philadelphia: Saunders, 1970, pp. 1177. Reproduced by permission.）

（五）拇指骨折及脱位

病例4-21

一名18岁女性，从自行车上跌落，导致Bennett骨折。骨折累及30%的关节面。最初，患者采用拇指人字石膏固定，但影像学检查显示关节面存在2mm台阶，同时掌骨向近端"轻度"移位。

132. 什么是Bennett骨折？

Bennett骨折是拇指腕掌关节骨折脱位。掌骨基底部的掌侧尺侧面仍与前方或掌侧、斜行韧带附着，这些韧带使得拇指失稳定时，该骨块仍然位于原位。拇指内收肌和APL是主要的畸形力，同时合并掌骨干旋后、内收及屈曲。

133. 需要如何治疗？

必须完全复位关节面。如果没有获得稳定，掌骨会进一步发生移位。为了避免进一步移位的发生，可以使用克氏针维持掌骨的解剖力线，通过轴向牵引、手掌外展和轻度旋前完成复位。如果无法获得解剖复位，应当对关节进行切开复位并使用克氏针或螺钉固定（图4-35）。

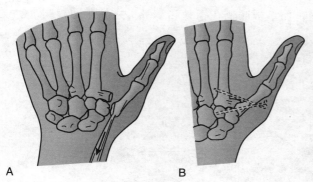

图4-35 Bennett骨折闭合复位克氏针经皮固定前（A）后（B）（引自：Townsend CM, et al. [eds]: Sabiston Textbook of Surgery, 19th edn. pp. 1952-2002. Copyright © Saunders, Elsevier Inc., 2012）

134. 拇指基底部其他有命名的骨折是什么？

Rolando骨折可被视为粉碎性的Bennett骨折，其在背侧有另一较大的骨折块，与掌侧骨块共同形成T形或Y形骨折（图4-36）。其治疗应当旨在恢复关节面。

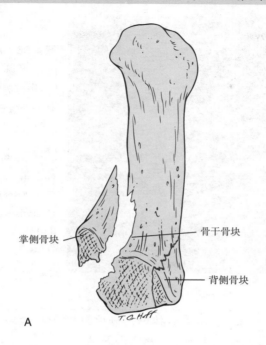

掌侧骨块 — 骨干骨块

背侧骨块

A

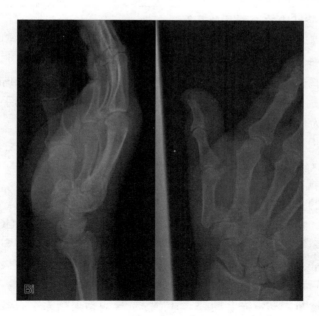

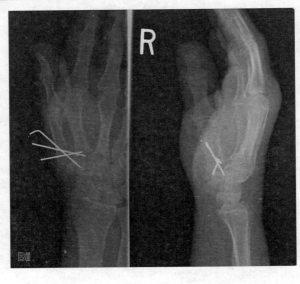

图4-36 Rolando骨折（A）和影像学表现（B）（A.引自：Jupiter JB, Skeletal Trauma: Basic Science, Management, and Reconstruction, pp. 1221-1341. Copyright © 2009 by Saunders, Elsevier Inc. B: Reprinted from Calandruccio JH, Campbell's Operative Orthopaedics, pp. 3305-3365.e2. Copyright © 2013 by Mosby, Elsevier Inc.）

病例4-22

一名24岁女性，在滑雪时摔倒，拇指因与滑雪杖接触而被迫外展。其拇指掌指关节尺侧发生肿胀、疼痛和触痛。

135. 最可能的诊断是什么？

患者最可能的诊断为"猎场看护人拇指"，也被称为"滑雪者拇指"。

136. 什么是"猎场看护人拇指"？

"猎场看护人拇指"这一术语是指拇指掌指关节尺侧副韧带（UCL）损伤。历史上，该术语描述了发生于英国猎场看护人身上的手部职业性损伤，因为他们在猎杀兔子时会迫使拇指掌指关节外展，这一动作会随时间而缓慢牵拉UCL。滑雪者拇指则更适于描述急性损伤，在患者跌倒，拇指发生受迫外展，UCL急性撕裂。

137. 拇指UCL损伤如何治疗？

治疗的关键是确定拇指掌指关节的稳定性。首先检查掌指关节尺侧的压痛，然后在伸展和30°屈曲时轻度施加外展应力，对UCL进行评估。如果韧带完整，活动时会感到明确的终点。该检查应当与对侧进行对比。通常，由于患者的抵触，很难对松弛度进行评估。如果对稳定性存在任何问题，可进行MRI检查，或在1周后再次评估。

如果诊断为韧带完全撕裂，其治疗选择包括拇指人字石膏固定及切开UCL修复。最近，为避免继发于Stener病变（图4-37）的问题，治疗选择更倾向于手术。

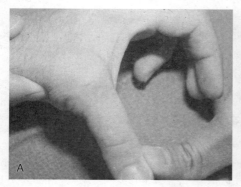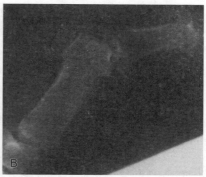

图4-37 A.尺侧副韧带不稳定试验显示尺侧开口；B.影像学确认

138. 什么是Stener病变？

Stener曾报道了一系列病例，其拇指内收肌腱膜完整，UCL及其附着的小骨块自近节指骨撕脱，位于内收肌浅部。由于腱膜阻挡，骨与韧带无法与指骨愈合。在这种情况下，需要进行UCL切开修复（图4-38）。

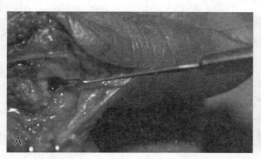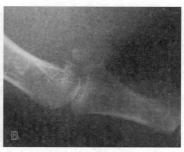

图4-38 Stener病变的术中和影像学表现。A.术中可见Stener病变，内收肌腱膜嵌顿于关节内，同时浅部发生小的撕脱骨折；B.X线片显示小的骨"碎片"，提示韧带可能完全撕裂，同时韧带附着点撕脱骨折

（六）腕骨骨折和韧带损伤

139. 哪一腕骨最常发生骨折？

手舟骨是最常发生骨折的腕骨。其功能是连接近排及远排腕骨，因而容易损伤。约80%的骨折发生于手舟骨的中间1/3。

140. 其他哪些腕骨常发生骨折？

迄今为止，最常发生骨折的腕骨为手舟骨。①手舟骨：超过50%的腕骨骨折；②头状骨：约2%；③三角骨：约20%；④钩骨：约2%；⑤大多角骨：约5%；⑥豌豆骨：约1%；⑦月骨：约4%；⑧小多角骨：少于1%。

141. 手舟骨哪一部位的骨折愈合率最低？为什么？

手舟骨的主要血供来自于桡动脉分支，自手舟骨背侧嵴进入手舟骨。由于血管自远端向近端走行，横形骨折会破坏近端血供，导致骨折延迟愈合或不愈合，进而产生近段部分的缺血性坏死。因此，近端极骨折的愈合率最低，而远端极结节骨折的愈合率最高。

142. 如果X线片未发现骨折，但鼻烟窝压痛，应当如何处理？

鼻烟窝压痛提示手舟骨骨折，即使急诊X线片未见明确骨折。手舟骨隐匿性骨折应当采用拇指人字石膏/支具制动。另外，在2～3周时应当复查X线，或进行CT或MRI检查。

143. 如何描述手舟骨骨折？

手舟骨骨折常依据其骨折位置进行描述（如近端极、腰部或远端极）。也可描述为横形骨折或斜形骨折。

144. 哪一类手舟骨骨折远期并发症发生风险最高？

由于手舟骨的血管解剖特点，近端极骨折发生不愈合和缺血性坏死的风险最高。

145. 手舟骨骨折如何治疗？

手舟骨骨折的治疗取决于骨折移位情况和发生部位。移位骨折几乎一律采用无头加压螺钉进行ORIF治疗。无移位骨折则更为复杂。通常，无移位的远端极骨折选择拇指人字石膏的非手术治疗，而无移位的近端极骨折则选择ORIF手术治疗。无移位的手舟骨腰部骨折可选择非手术或手术治疗，其治疗方案的决定通常取决于患者和手术医师的倾向。

146. 什么是"Terry Thomas"征？

该术语取自英国喜剧演员Terry Thomas之名，其著名特征是门牙中间有明显的缝隙，而"Terry Thomas"征表示X线片上增宽的舟月间隙。该征象提示舟月韧带损伤，使得手舟骨和月骨像Thomas先生的两颗门牙一样发生分离。

147. 什么是SLAC或SNAC腕?

舟月韧带撕裂导致手舟骨和月骨分离。舟月间隙增宽（Terry Thomas征）可通过X线片进行评估。所有的桡骨骨折都应当考虑存在该病变，而手舟骨骨折病例则也应当怀疑该病变的存在。SLAC腕关节表示舟骨月骨晚期塌陷（scapholunate advanced collapse），是腕关节最常见的关节炎形式。这种退行性关节炎最初累及桡舟关节，最终进展至完全塌陷，头状骨则向桡骨移动。手舟骨不愈合晚期塌陷（scaphoid nonunion advanced collapse，SNAC）则以类似的进程发展为腕关节炎。这是由先前的手舟骨骨折不愈合直接导致的（图4-39）。

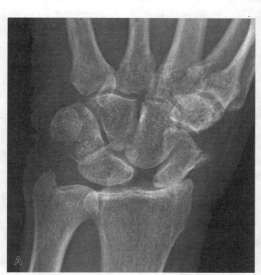
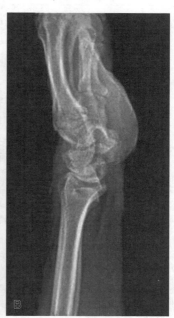

图4-39 A.正位片显示手舟骨和月骨的广泛分离，头状骨向近端移位；B.侧位片显示月骨伸展，手舟骨屈曲，被称为背向嵌插型不稳 （引自：Nolla JM, Essentials of Physical Medicine and Rehabilitation: Musculoskeletal Disorders, Pain, and Rehabilitation, pp. 193-201. Copyright © 2008, 2002 by Saunders, Elsevier Inc.）

（张 卓 译）

第5章 骨肿瘤

J.Gabriel Horneff III and Stephan G.Pill

一、骨肿瘤概论

病例5-1

女性，40岁，携大量影像学检查资料就诊。患者近期被诊断为右侧股骨病变。患者主诉无肿瘤病史，全身扫描未见其他相关病变。她在网络"搜索"后认为自己患了肉瘤。

1. 何谓肉瘤？与癌如何区分？

肉瘤是间叶细胞（纤维组织、肌肉、骨、脂肪）来源的恶性肿瘤。癌是上皮细胞来源的。肉瘤以向心性形式快速生长，通常经血行转移，而癌通常经淋巴系统转移。

2. 软组织肉瘤最常见的转移部位是哪里？

肉瘤最常见的血行转移位置是肺部。

3. 原发性骨肿瘤如何分级？

Enneking系统是最为常用的原发性骨肿瘤分级系统。该系统基于肿瘤的3个特征：组织学分级（G）、解剖部位（T）和转移情况（M）。

分级（G）是指组织学分级、影像学分类及临床进程。肿瘤被分为良性（G0）、低度恶性（G1）或高度恶性（G2）。解剖部位（T）将肿瘤分为间室内（T1）或间室外（T2）。间室内肿瘤包容在解剖间室内部，而解剖间室则作为肿瘤扩散的天然屏障。这些天然屏障包括骨皮质、关节软骨、关节囊和筋膜。间室外肿瘤至少突破上述间室中的一层。无论肿瘤发生区域或远隔转移都将被标记为M1，而无转移的肿瘤则记为M0。

良性病变（G0）分为3个阶段。第1阶段良性病变为潜在的静息病变。第2阶段良性病变为进展性，可能侵及筋膜或骨皮质边缘，但并未突破。第3阶段良性病变为侵袭性，已突破间室或发生转移。

未发生转移的恶性病变被分为第1阶段（G1）或第2阶段（G2）。而一旦恶性病变发生局部或远隔转移则被分类为第3阶段。这些恶性程度阶段则进一步按照解剖部位进行分类。间室内病变标记为"A"，间室外病变则标记为"B"（表5-1）。

表5-1 原发性骨肿瘤的Enneking分级系统

分期	I A	I B	II A	II B	III A	III B
分级	G1	G1	G2	G2	G1/G2	G1/G2
部位	T1	T2	T1	T2	T1	T2
转移	M0	M0	M0	M0	M1	M1

4. 30岁以下患者最常见的骨肿瘤是哪种?

30岁以下患者最为常见的骨肿瘤是动脉瘤性骨囊肿（aneurysmal bone cyst）、尤因肉瘤（Ewing's sarcoma）、感染（infection）（脓肿）、骨肉瘤（osteosarcoma）、单房性骨囊肿（unicameral bone cyst）和巨细胞瘤。

可通过口诀记忆：AEIOU。

病例5-1 续

如前所述，患者为40岁女性。在浏览患者影像学检查时，你开始进行鉴别诊断。

5. 30岁以上患者最常见的骨肿瘤是什么?

30岁以上患者最常见的骨肿瘤是转移瘤（metastatic tumors）、成人圆细胞肿瘤（adult round cell tumors）（骨髓瘤、淋巴瘤）、软骨肉瘤（chondrosarcoma）、骨肉瘤（osteosarcoma）和巨细胞瘤。

可通过口诀记忆：MARCO。

6. 以下部位最常见的骨肿瘤是什么?

（1）脊柱：最为常见的骨肿瘤是浆细胞瘤（多发性骨髓瘤）、转移瘤、脊索瘤、巨细胞瘤和软骨肉瘤。

（2）指/跖骨：最常见的肿瘤是内生软骨瘤、脓肿、转移瘤（肺来源多见）、色素沉着绒毛结节性滑膜炎和巨细胞瘤。

（3）关节内：最为常见的关节内骨肿瘤是滑膜细胞癌和色素沉重绒毛结节性滑膜炎。

（4）骨骺：巨细胞瘤（图5-1）。

（5）干骺端：骨肉瘤（图5-2）。

（6）骨干：尤因肉瘤（图5-3）。

（7）胫骨干前缘：骨皮质纤维发育不良（男性20岁之前）和成釉细胞瘤。

（8）胫骨近端干骺端：软骨黏液样纤维瘤。

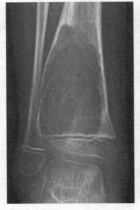
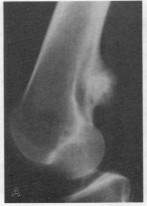
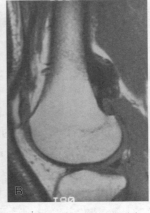

图5-1　巨细胞瘤的影像学表现　（引自：Bullough P [ed.]: Orthopaedic Pathology, 5th edn, pp. 449-476. Copyright © Mosby, Elsevier Inc., 2010.）

图5-2　骨肉瘤的X线片（A）和MRI(B）表现　（引自：Resnick D, Kransdorf M [eds]: Bone and Joint Imaging, 3rd edn. Copyright © Elsevier Inc., 2005.）

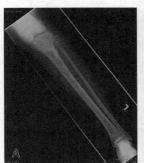
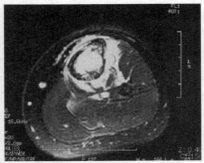
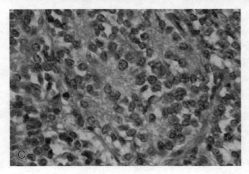

图5-3　尤因肉瘤的X线片（A）、MRI（B）和组织病理学切片（C）。注意组织学检查发现的小圆细胞　（引自：Niederhuber JE, et al. [eds], Abeloff's Clinical Oncology, 5th edn, pp. 1693-1752.e9. Copyright © Churchill Livingstone, Elsevier Inc., 2014.）

7. 常见的成骨肿瘤是什么?

当X线片显示肿瘤内或肿瘤周围发生成骨,考虑骨样骨瘤、成骨细胞瘤、骨软骨瘤、骨肉瘤、成骨性骨转移和Paget病。

8. 常见的软骨形成的肿瘤是什么?

当肿瘤内出现软骨(如组织学检查),考虑骨软骨瘤、软骨黏液样纤维瘤、成软骨瘤、软骨肉瘤和内生软骨瘤。

二、骨骼肌肉系统肿瘤的诊断和治疗原则

病例5-2

男性,29岁,5个月前在体育馆剧烈活动后出现前臂疼痛。患者最初认为是肌肉拉伤,但随后发现前臂肿胀不消退。他的首诊医师开具了X线检查,结果呈阴性。患者转诊至你处行进一步治疗。患者否认近期体重下降,但手臂疼痛持续存在。

9. 当考虑骨肿瘤可能性时,应当在标准骨科病史中增加哪些重要问题?

是否出现体重下降?

是否有夜间痛?

是否有恶性肿瘤病史?

是否吸烟?

是否曾有肿物或类似病变的病史?

注意这些并非特异性问题。

10. 如果一名患者的已知慢性病变出现疼痛,应当考虑哪两个问题?

疼痛发生表示病理性骨折或恶性度发生改变,需要进一步进行处理。

病例5-2 续

你认为患者需要行进一步影像学检查,以便更好地明确病变。

11. 以下检查方式的优点是什么?

(1)CT扫描:能够显示骨骼细节和软组织钙化。

(2)MRI:可用于显示病变位于骨骼内部或软组织内的范围。同时,在使用镓后,也可用于确定病变是实体肿瘤(加强信号)或囊肿(非加

强/边缘加强信号）。

（3）锝骨扫描：锝（核素）骨扫描对于明确疾病是否沿骨骼扩散十分重要。活跃的成骨性病变显示为"热"区，而没有骨反应的囊性病变则为"冷"或正常现象，如多发性骨髓瘤。

病例 5-2　续

患者询问为何X线检查结果为阴性。

---

12. X线片显示骨破坏时，通常已经发生多少骨破坏？

通常，当病变能够在X线片上显示时已经发生了30%～40%的骨破坏。

病例 5-2　续

你向患者解释，根据影像学检查结果，如果考虑存在可疑病变，需要对左侧前臂进行活检。

---

13. 活检的主要目的是什么？

活检的目的是在不影响后续治疗的前提下建立组织学诊断。原发性骨肿瘤的异质性很强，取样失误会导致误诊。因此，通常最好取冷冻活检以保证样本足够进行诊断。通常，最好由能够进行肿瘤最终治疗的外科医师进行活检。许多病例需要转诊至骨肿瘤专业医师。

14. 活检的3种形式是什么？

可通过3种形式获取活检组织：针刺活检、切除活检或切开活检。针刺活检的优势在于创伤小，但可能不能提供足够的组织进行诊断从而导致取材失误，这种方法对于脊柱或骨盆这类难以显露的解剖部位十分有用。切除活检需切除全部病变，最常应用于较小的、表现为良性的病变。切开活检仍然是诊断不明疾病的"金标准"。

15. 切开活检必须遵从的重要原则有哪些？

切开活检必须十分谨慎地进行，牢记确切的手术步骤。无论何时都应当尽可能取得冷冻切片组织，因为肿瘤常常发生坏死，所以获取更多的组织能够获得更好的诊断。手术医师应当亲自将样品送至病理实验室。如果新鲜冷冻样本显示恶性肿瘤，则应当认为活检通道已经污染，必须在切除肿瘤时进行切除。手术中不应使用驱血带，因为驱血过程可能将肿瘤扩散至周围组织。活检切口应当为直形切口，以便于广泛显露，并尽可能小。与常规骨科手术沿神经界面显露不同，骨肿瘤手术应当采用更为直接（单间室）的入路，以降低周围区域污染的风险。应当尽可能避免损伤神经血管结构。应当使用小拉钩以降低软组织污染的风险。一旦获得了病理医师认为的足够样本，应当进行多层防水缝合。引流应当与切口位于同一直线，以便需要时切除引流通道。

16. 请按保守程度从大到小命名手术切除肿瘤的术式。

良性骨病变可采用刮除术，包括挖除肿瘤并搔刮周围骨壁诱导骨愈合。边缘切除包括切除少量的"反应区"，即尝试"屏蔽"肿瘤的宿主组织，这一术式通常用于良性软组织病变。广泛切除包括切除少量正常组织以保证边缘"干净"，该术式用于侵及周围组织的恶性病变的治疗。最后，根治性切除是切除包含病变的整个间室，这一术式用于高度恶性肿瘤，但随着辅助化疗和放疗的保肢技术发展，现在较少应用。

17. 术前放疗的优点是什么？

术前放疗能够：①缩小肿瘤尺寸；②减少肿瘤血管；③增加病变紧缩程度，以便于手术切除。

18. 术前放疗的缺点是什么？

术前放疗会导致：①病变周围正常组织的破坏；②切除后伤口愈合受到抑制。

19. 请列举对化疗格外敏感的骨肿瘤。

横纹肌肉瘤（rhabdomyosarcoma）、尤因肉瘤（Ewing's sarcoma）、骨髓瘤（myeloma）和骨肉瘤（osteosarcoma）对化疗敏感。

可通过口诀记忆：REMO，发音与CHEMO近似。

20. 请列出与下列物质相关的肿瘤。

（1）角蛋白：转移癌，滑膜细胞肉瘤，成釉细胞瘤，上皮样肉瘤。

（2）波形蛋白：肉瘤（癌中阴性）。

（3）结蛋白和肌动蛋白：横纹肌瘤/横纹肌肉瘤，平滑肌瘤/平滑肌肉瘤，偶见于硬质纤维瘤和原始神经外胚层肿瘤（PNET）。

（4）S-100：来源于神经、线粒体和黑色素分化。

（5）Ⅷ因子相关抗原（vWF）：良性和低级别血管病变（不常见于高级别的血管肉瘤）。

三、骨良性病变

病例 5-3

一名25岁的女性转诊至你处，主诉1个月前出现膝关节疼痛，无明确外伤史。患者主诉疼痛夜间加剧。使用非甾体抗炎药物（NSAID）可稍缓解症状，但症状持续时间长，且无明确外伤史使患者十分担忧。X线检查未显示异常。

21. 请列举两种良性成骨性肿瘤。

骨样骨瘤和成骨细胞瘤是原发性良性成骨性肿瘤。

22. 什么是骨样骨瘤?

骨样骨瘤是一种良性成骨性病变，其特点是具有分化良好的中心性癌巢，直径不超过1.5cm，周围由致密的反应性成骨包绕。其主要发病于长骨的干骺端（股骨或胫骨），或脊柱的后部，发病年龄多在20岁之前。患者表现为夜间痛，症状随时间加剧，可通过服用NSAID缓解。脊柱后部的病变可产生疼痛性硬化。如果X线检查结果不明显，CT有时可有助于定位癌巢。

记忆口诀：骨样骨瘤的3个"N"：癌巢（nidus），夜间痛（night pain），NSAID（图5-4）。

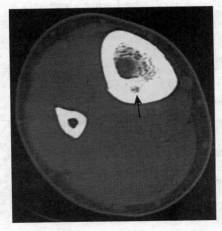

图5-4　骨样骨瘤的CT扫描 （引自：Adam A, et al. [eds], Grainger & Allison's Diagnostic Radiology, 5th edn, pp. 1029-1057. Copyright © Churchill Livingstone, Elsevier Inc., 2008.）

病例5-3 续

你为患者开具了膝关节CT检查，发现一处小的囊性病灶，形状类似"标靶"，周围硬化。病灶位于胫骨近端外侧。你诊断该患者患有骨样骨瘤。

23. 骨样骨瘤如何治疗？

由于大多数病变会在4年后消退，因此使用NSAID进行药物治疗是可以的。如果症状控制不佳，可进行瘤巢整体切除或病变内刮除治疗。肢体骨样骨瘤同样可以采用经皮射频消融进行治疗。

病例5-3 续

患者表示自己在互联网上进行过搜索查询，担心自己患有成骨细胞瘤。

24. 成骨细胞瘤如何与骨样骨瘤进行对比？

成骨细胞瘤较骨样骨瘤更大，且通常周围没有反应性成骨包绕。同时，成骨细胞瘤的行为常常十分具有侵袭性，因此其治疗应为广泛切除。与骨样骨瘤类似，成骨细胞瘤常常位于脊柱后部。在长骨的干骺端也可表现为成骨或溶骨样病变。

25. 请列举3种良性成软骨肿瘤。

内生软骨瘤，成软骨细胞瘤和软骨黏液样纤维瘤是原发性良性成软骨肿瘤。

26. 成软骨病变的常见影像学表现是什么？

扇贝样改变是成软骨肿瘤常见的影像学特点（图5-5）。

病例5-4

女性，50岁，因左肩部疼痛就诊。常规AP摄片提示肱骨近端病变（图5-6）。患者对于病变感到十分紧张。

27. 什么是内生软骨瘤？

内生软骨瘤是成熟软骨位于骨内的良性瘤巢，通常位于干骺端中心。这些病变随着时间进展而缓慢钙化。内生软骨瘤是手部最为常见的原发性骨肿瘤，但也可以在任何骨内发生。内生软骨瘤通常不引起症状。

28. 内生软骨瘤的典型影像学表现是什么？

X线片可见"爆米花"样点状钙化。锝核素骨扫描上这些病变为

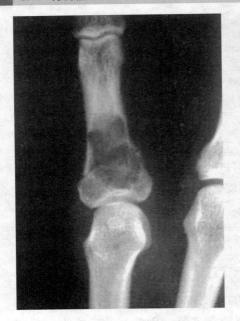

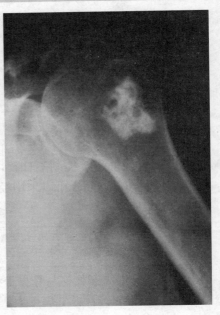

图 5-5 影像学检查显示扇贝样改变 （引自：Kumar V, et al. [eds], Robbins and Cotran Pathologic Basis of Disease, Professional Edition, 8th edn. Copyright © Saunders, Elsevier Inc., 2010.）

图 5-6 内生软骨瘤的 X 线片检查 （引自：Weidner N, et al. [eds], Modern Surgical Pathology, 2nd edn, pp. 1784-1840. Copyright © Saunders, Elsevier Inc., 2009.）

"热"显像。这种病变可导致小骨或扁平骨的骨皮质扩张。

29. 多发内生软骨瘤是以何人命名的?

多发性内生软骨瘤被命名为 Ollier 病。多发性内生软骨瘤和软组织血管瘤被命名为 Maffucci 病。

30. 内生软骨瘤恶变的概率是多少?

内生软骨瘤恶变为软骨肉瘤的概率为 1%，因此，每年进行 MRI 检查有助于进行诊断。

31. 如果你在 X 线片上发现软骨样钙化，应当考虑为何种疾病?

内生软骨瘤和软骨肉瘤都存在软骨钙化。内生软骨瘤不产生疼痛，而软骨肉瘤产生疼痛且呈膨胀性。

32. 什么是成软骨细胞瘤?

成软骨细胞瘤是一种能产生疼痛的良性肿瘤，好发于男性青少年骨干部。疼痛导致关节活动受限。MRI检查通常可见明显的水肿。组织学检查可见成软骨细胞瘤的基质细胞呈多面体样，在细胞核周围可见透明光环，致使其产生特征性的"铁丝网"表现。约2%的成软骨细胞瘤转移至肺。

33. 成软骨细胞瘤的鉴别诊断是什么?

剥脱性骨软骨炎和感染是应当与疑似的成软骨细胞瘤进行鉴别的可能病变。

34. 何谓软骨黏液样纤维瘤?

软骨黏液样纤维瘤是一种罕见的良性软骨肿瘤，包括胶原基质内的梭形细胞和大量未成熟线粒体。这种肿瘤多见于男性，通常在30岁前发病。肿瘤最常见于胫骨近端，但同样可发生于股骨和骨盆。病变呈溶骨性，与周围正常骨边界清楚。软骨黏液样纤维瘤看起来像大的未骨化纤维瘤。该病变会造成骨皮质变薄但不会侵及骨膜。这种肿瘤采用边缘切除进行治疗。

病例 5-5

女性，30岁，车祸后于当地急诊行左膝关节X线检查。患者无骨折，但在股骨远端发现肿物，影像学检查描述为"与骨皮质相连的带蒂骨性肿物"。患者对病变可能为恶性表示担忧。

35. 什么是骨软骨瘤?

骨软骨瘤是最为常见的良性骨肿瘤。骨软骨瘤具有成骨和成软骨特性。其表现为干骺端或骨干部有软骨覆盖的骨皮质外生（并非生长于完整的骨皮质表面）。最常见的发病部位为股骨远端、胫骨近端、肱骨近端、桡骨远端和胫骨远端。骨软骨瘤被认为是软骨生长板异常的结果，经软骨内钙化进行生长，直至生长板停止生长。骨软骨瘤存在无蒂和带蒂形态，每种骨软骨瘤形态中的骨皮质边缘均与其余的骨皮质边缘相延续。骨软骨瘤通常不导致疼痛，但如果对周围软组织产生激惹则可能产生症状（图5-7）。

36. 骨软骨瘤恶变的概率是多少? 应警惕哪些征象?

骨软骨瘤恶变，通常为低级别软骨肉瘤，其发生概率低于1%。如果骨软骨瘤产生疼痛可能表示骨折、软组织激惹或恶变发生。在青春期过后仍然持续生长或软骨帽＞3cm的骨软骨瘤被认为具有恶变可能。

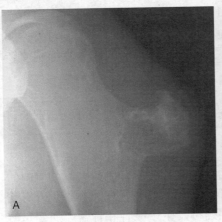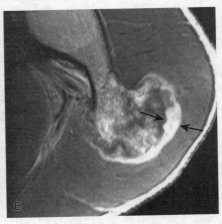

图5-7　骨软骨瘤的X线片（A）和MRI（B）检查。注意MRI中箭头指出的厚重软骨帽（引自：Resnick D, Kransdorf M [eds]: Bone and Joint Imaging, 3rd edn. Copyright © Elsevier Inc., 2005.）

37. 骨软骨瘤是否存在遗传形式？

是的。多发性遗传性外生性骨疣是一种常染色体显性遗传疾病，占骨软骨瘤患者的10%。该疾病40%的患者身材矮小，可能伴随尺骨短缩、踝关节外翻畸形和下肢不等长。

38. 何谓非骨化性纤维瘤？

非骨化性纤维瘤（NOF）是儿童最为常见的良性骨肿瘤，常常在影像学检查上偶然发现。这是一种骨干骺端偏心性病变，边缘清楚，呈一种与众不同的多腔室表现。这种疾病的病变具有非常规的发病形态，周围包绕反应性骨。病变会随着生长向骨干移动并位于皮质内（图5-8）。

39. NOF如何治疗？

与其名称不符，NOF病变常常在青春期过后自行愈合。因此，其治疗通常为观察。对于较大的产生症状或可能发生病理骨折的病变，可以行开放活检并进行植骨治疗。

病例 5-6

女性，63岁，因右侧腕关节疼痛并进行性加重3个月就诊。X线检查显示桡骨远端大的扩张性病变伴有骨皮质变薄。X线检查未发现任何骨膜反应。你计划施行病变切开活检。

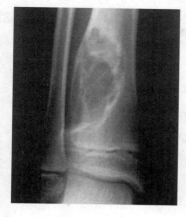

图5-8 非骨化性纤维瘤的X线片检查 （引自：Kumar V, et al. [eds], Robbins and Cotran Pathologic Basis of Disease, Professional Edition, 8th edn. Copyright © Saunders, Elsevier Inc., 2010.）

40. 什么是巨细胞瘤？

巨细胞瘤（GCTs）是一种具有侵袭性的良性病变，常常发生于长骨的关节周围。该病变常见于膝关节（股骨远端或胫骨近端），但也常见于桡骨远端。巨细胞瘤常见于骨骼成熟患者，发病年龄可高达50岁。肿瘤导致骨皮质变薄同时具有扩张特性，X线可见虫蚀样边缘。由于肿瘤位于皮质层内，因此通常不会产生骨膜反应。某些时候周围骨可能会出现类似溶解的表现。组织学检查可见单核基质细胞之间散在多核巨细胞伴有丝分裂征象（图5-9）。

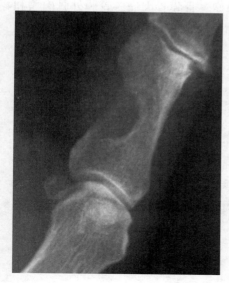

图5-9 巨细胞瘤的X线片检查 （引自：Firestein GS, et al. Kelley's Textbook of Rheumatology, 8th edn, pp. 1883-1902. Copyright © Saunders, Elsevier Inc., 2009.）

41. GCTs 是否会发生转移?

2% 的患者会发生 GCTs 肺转移。

42. GCTs 如何治疗?

广泛切除。

43. 什么是成釉细胞瘤?

成釉细胞瘤是一种罕见的肿瘤,其来源不明,常见于长骨,特别是胫骨中段前皮质(90% 的病例)。疾病可发生于 20 ~ 50 岁的男性及女性。影像学检查可见"肥皂泡"样表现。病变表面皮肤会变薄发亮。组织学检查可见低级别梭形细胞肉瘤伴有岛状上皮细胞或栅栏样分布的柱状细胞包绕的肿瘤细胞。其治疗采用广泛边缘切除。成釉细胞瘤的鉴别诊断应当包括骨皮质纤维发育不良。

44. Paget 病的表现是什么?

Paget 病在其病程早期表现为溶骨性病变,直至晚期才发生成骨。病变表现为骨小梁粗糙和骨皮质增厚。

四、恶性骨肿瘤

45. 请列举一种恶性原发性骨肿瘤。

骨肉瘤是一种恶性原发性骨肿瘤。

46. 骨肉瘤存在哪几种形式? 最为常见的是哪一种?

骨肉瘤分为 4 种形式:典型骨肉瘤、骨膜骨肉瘤、骨膜外骨肉瘤和毛细血管扩张性骨肉瘤。典型骨肉瘤是最常见的形式。

病例 5-7

冰球运动员,16 岁,3 周前比赛时摔倒致左侧大腿持续性疼痛。首诊 X 线检查发现股骨远端干骺端病变,描述具有"日照"表现。

47. 什么是典型骨肉瘤?

骨肉瘤是一种产生类骨质的恶性肿瘤,常常出现软组织浸润。好发于干骺端。膝关节是最常见的发病部位。患者表现为疼痛、肿块或偶然发生的病理性骨折。男性多见。疾病呈年龄双峰分布,20 ~ 30 岁及 60 岁以后为高发年龄。Paget 病患者有患骨肉瘤的倾向。

48. 骨肉瘤的影像学表现是什么?

骨肉瘤在 X 线上表现为"日照"或"末端毛刺"征象(图 5-10)。

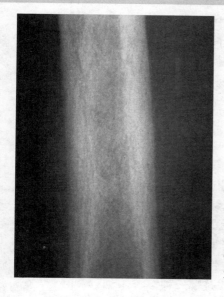

图5-10 患儿X线片显示日照现象 （引自：Adam A, et al. [eds], Grainger & Allison's Diagnostic Radiology, 5th edn, pp. 1059-1081. Copyright © Churchill Livingstone, Elsevier Inc., 2008.）

49. 骨肉瘤的实验室检查指标是什么？

骨肉瘤患者的碱性磷酸酶水平升高。

病例5-7 续

向患儿解释，怀疑肿瘤，需要行活检。活检结果证实为骨肉瘤。患儿询问该疾病的治疗。

50. 骨肉瘤如何治疗？

骨肉瘤需要接受手术切除和化疗。

51. 什么是毛细血管扩张性骨肉瘤？

毛细血管扩张性骨肉瘤是一种高级别侵袭性肿瘤，占骨肉瘤的5%。该疾病在骨干或干骺端产生溶骨样病变。X线检查可见骨膜反应和Codmans三角形成。大体病例显示其形成多囊性"血包样"病变。

52. 什么是骨膜外骨肉瘤？

骨膜外骨肉瘤占所有骨肉瘤的5%。其恶性程度相对较低（Ⅰ级），生长和转移相对缓慢。常见于股骨远端后方。

53. 什么是骨膜型骨肉瘤？

骨膜型骨肉瘤仅占骨肉瘤的1% ～ 2%。常见于胫骨、股骨和肱骨干的前皮质。通常表现为骨肉瘤常见的"日照"样骨膜反应。其级别可从低到高。

54. 什么是原发性恶性成软骨骨病变？

软骨肉瘤是仅有的原发性恶性成软骨骨病变。

55. 当软骨从良性转为恶性时发生了何种组织学改变？

细胞结构增加、丰满的暗质细胞核和双核细胞是恶变的征象。每一裂隙会发现超过一个细胞或裂隙外出现细胞。细胞基质常常更为黏稠，且可见更多的有丝分裂象。

56. 什么是软骨肉瘤？

软骨肉瘤是一种恶性的成软骨肿瘤，最常见于 40 ～ 60 岁患者。常见的发病部位包括骨盆（30%）、股骨近端和远端、肋骨、肱骨近端和胫骨近端。骨盆病变常被误诊或延迟诊断。

57. 软骨肉瘤的影像学表现是什么？

软骨肉瘤的 X 线表现为骨膜内扇贝样改变、骨皮质变薄和膨胀及"斑点"样钙化。随着瘤体生长对宿主骨进行破坏。

58. 软骨肉瘤恶性程度最高的形式是哪一种？

未分化软骨肉瘤是恶性程度最高的成软骨肿瘤。该肿瘤最常发生于股骨远端和近端及肱骨近端。其预后差，长期生存率不足 10%。

59. 什么是脊索瘤？

脊索瘤是源于残余脊索的低级别肉瘤。脊索瘤最常见于骶骨或脑基底。常见发病年龄为 40 ～ 70 岁。下腰痛、骨盆疼痛或会阴区疼痛及麻木是该病的常见主诉。这种肿瘤在 X 线片上很难发现，但 CT 会显示骨质破坏和软组织肿物。组织学上，这些肿瘤的特点是"泡沫"细胞，是一种有泡液的细胞，同时被黏液样黏蛋白基质和成串的合胞体所包绕。大体表现上，这种肿物会表现出黏滑的质地。其治疗包括手术及术前和术后放疗。

60. 什么是尤因肉瘤？

尤因肉瘤是一种小圆形蓝色细胞肿瘤，可能与原始神经外胚层细胞相关。该病常见于年龄低于 20 岁的男性患者。20% 的患者存在全身症状，包括发热、贫血、白细胞增多和红细胞沉降率增加。肿瘤好发于骨干，最常累及股骨，但在 20% 的病例中也可见于其他长骨和骨盆。该病常与软组织肿块相关。影像学检查显示典型的"洋葱皮"样骨膜反应。治疗通常采用手术和新辅助及辅助化疗。

61. 尤因肉瘤的鉴别诊断包括哪些？

与骨髓炎的组织学表现类似（大量致密蓝色 PMNs），而尤因肉瘤可见小圆形蓝色细胞。

62. 如何比较尤因肉瘤和成神经细胞瘤的组织学表现？

成神经细胞瘤可见假性团簇，即粉红色基底周围包绕环形或圆形细胞。

63. 累及骨骼的两种造血细胞肿瘤是什么？

淋巴瘤和骨髓瘤是骨骼中可见的造血细胞肿瘤。

64. 淋巴瘤对骨骼的影响是什么？

虽然淋巴瘤的渗透性很强，但很少破坏骨骼。该肿瘤会首先填充髓腔，然后像"穿墙而过"一样向软组织扩散。由于淋巴瘤极少破坏骨骼，所以X线检查结果可能正常。常常需要进行MRI检查显示骨髓替代和软组织肿块。

65. 可导致类似于淋巴瘤的髓内水肿现象的其他疾病是什么？

应力性骨折可导致髓内水肿，与淋巴瘤所导致的现象相似。

66. 什么是浆细胞瘤？

浆细胞瘤是一种单发的单克隆浆细胞来源肿瘤。

67. 什么是多发性骨髓瘤？

多发性骨髓瘤是一种恶性单克隆浆细胞形成骨髓溶解性病变的肿瘤。病变通常具有尖锐的边缘，周围组织几乎不产生反应。疾病通常发生于40岁以上患者。病变可在多处发生，包括颅骨、脊柱、肋骨、骨盆和长骨近端。患者常常表现为心神不宁、骨痛或病理性骨折。具有诊断意义的血液检查结果包括贫血（90%）、ESR升高及单克隆免疫球蛋白G水平升高。骨髓活检可证实诊断，其表现为浆细胞＞20%。组织学检查可见浆细胞具有明显的"表盘"样核染色质，同时细胞质偏向一侧（图5-11）。多发性骨髓瘤的治疗为放疗。

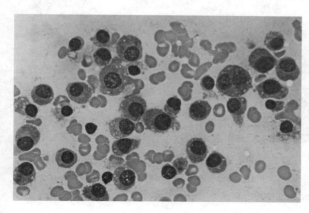

图5-11 浆细胞的组织学表现（引自：Jaffe ES, et al. [eds], Hematopathology, 1st edn, pp. 410-435.e5. Copyright © Saunders, Elsevier Inc., 2011.）

68. 多发性骨髓瘤患者应当行何种影像学检查?

骨扫描可用于明确其他病变位置。

69. 其他导致骨骼多发病变的肿瘤有哪些?

多发性病变的其他肿瘤为转移瘤、内生软骨瘤、组织细胞增多症、纤维发育不良及非骨化性纤维瘤。

70. 最常见的儿童和成人圆形细胞肿瘤是什么?

见表5-2。

表5-2 最常见的儿童和成人圆形细胞肿瘤

儿童	成人
尤因肉瘤	淋巴瘤
成神经细胞瘤	骨髓瘤

五、良性软组织肿瘤和反应性病变

病例5-8

男性,30岁,近期出现前臂外侧软组织肿块。肿物无疼痛,在皮下可动。肿物尺寸并不大,但患者表示顾虑。你开具了MRI检查,显示肿物在T1显像下十分明亮(图5-12)。

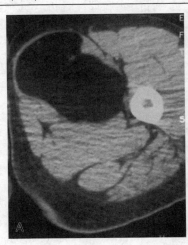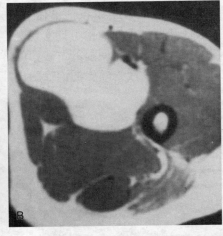

图5-12 MRI脂肪抑制(A)和T1(B)影像学检查显示脂肪瘤。注意脂肪瘤和皮下脂肪的类似表现 (引自: Resnick D, Kransdorf M [eds]: Bone and Joint Imaging, 3rd edn. Copyright © Elsevier Inc., 2005.)

71. 成人最常见的良性软组织肿瘤是什么？

脂肪瘤。

72. 什么是脂肪瘤？

脂肪瘤是由成熟的脂肪细胞组成的良性软组织肿物。其MRI表现为正常的皮下脂肪信号（T1和T2影像高亮，脂肪抑制和STIR影像下灰暗）。其质地均匀，没有任何间隙。可观察治疗。

病例5-8　续

患者希望知道肿物恶变的概率及是否应当切除。

73. 什么是非典型脂肪瘤？其为恶性还是良性？

非典型脂肪瘤是分化良好的脂肪肉瘤。其周围包绕纤维组织层，导致其在T1影像中呈低信号。这种病变具有10%的恶变概率。

74. 血管脂肪瘤与其他脂肪瘤的区别性特征是什么？

血管脂肪瘤在触诊时伴有疼痛。其通常位于上肢且常见于儿童。血管脂肪瘤通常位于肌肉组织深层，而其他脂肪瘤则位于浅层。

75. 什么是硬质纤维瘤？

硬质纤维瘤是具有局部侵袭性的良性软组织肿瘤。通常表现为青春期和年轻成人身上出现的致密肿物。

76. 硬质纤维瘤的倾向性治疗是什么？

为预防局部组织侵袭，硬质纤维瘤的倾向性治疗为广泛切除。

77. 什么是纤维性发育不良？

纤维性发育不良是一种骨骼的发育异常，常见为长骨的长形病变（如股骨）。骨影像学检查常常显示"磨玻璃"样表现，代表髓腔钙化。另外，常常可见骨皮质变薄，不发生骨膜反应。组织学主要表现为大量成纤维细胞聚集，这些成纤维细胞会产生致密的成胶原基质。

78. 每一种良性骨病变的鉴别诊断应当包括什么？

纤维性发育不良有多种表现，因此应当作为所有非良性骨病变的鉴别诊断。

79. 什么是血管瘤？

血管瘤是一种由血管聚集形成的肿瘤，是儿童最常见的良性软组织肿瘤。其表现为具有匍行边缘的不均匀病变，具有蜂巢样的形态特点。血管瘤最常发现于椎体内。当出现在肢体时，下肢较上肢更常见。血管瘤偶尔会引起症状，可通过放疗和栓塞进行治疗。

80. 血管瘤的阳性标志物是什么？

凝血Ⅷ因子相关抗原（vWF）是血管分化的标志物，在血管瘤中呈阳性。在高级别血管肿瘤（血管肉瘤）中通常不会见到该标志物。

81. 什么是骨化性肌炎？

骨化性肌炎是一种异位成骨的反应性过程，在钝性损伤后发生。患者通常不能回忆起明确的外伤史。影像学检查显示透亮中心的外周成骨和钙化形成。组织学检查会发现透亮中心具有侵袭性表现的未成熟细胞。

82. 骨化性肌炎应当与何种疾病进行鉴别？为什么？

骨化性肌炎应当与肉瘤进行鉴别，因为两者都具有不活跃的中心和活跃的外周表现。

83. 什么是神经鞘瘤？

神经鞘瘤，也被称为神经纤维瘤，是一种良性的外周神经鞘肿瘤。其倾向发生于中年人，偶尔会引起疼痛。

84. 何时应当考虑为神经纤维肉瘤？

直径超过5cm应当考虑为恶性病变。

85. Antoni A 和 Antoni B 是什么？

是神经鞘瘤发现区域的组织学分类。Antoni A区域是致密梭形细胞聚集区域，而Antoni B区域是组织性交叉的乏细胞区域。当病变主要发生于Antoni A区域时，应多考虑恶性病变。

86. 神经鞘瘤的阳性标志物是什么？

神经鞘瘤中S-100阳性，这种标志物可见于神经、线粒体和黑素细胞组织来源。

87. 什么是黏液瘤？

黏液瘤是成人最常见的良性肌肉肿瘤。通常发生于中年女性的髋部。

88. 黏液瘤的鉴别诊断是什么？

黏液纤维肉瘤，因此必须进行病变活检。

六、恶性软组织肿瘤

89. 何种年龄组倾向于患软组织肉瘤？

软组织肉瘤主要见于老年人。

90. 软组织肉瘤通常的表现是什么？

软组织肉瘤通常的表现为无痛性肿物。大腿和臀部是最为常见的发病部位。

91. 可疑软组织肉瘤应当行哪些检查？

X线检查用于明确骨骼受累情况，同时观察病变是否存在钙化。MRI检查用于明确局部疾病的范围。行胸部CT扫描以排除转移性疾病。正电子放射断层造影术（PET）扫描作为另一种发现转移性病变的检查选择，目前正在进行研究。活检是必要的组织学诊断方法，但应当在影像学检查后进行。

92. 最常见的软组织肉瘤是什么？

恶性纤维组织细胞瘤是最常见的软组织肉瘤。脂肪肉瘤和滑膜肉瘤也是常见的肉瘤。

93. 什么是恶性纤维组织细胞瘤？

恶性纤维组织细胞瘤是一种梭形细胞和组织细胞肿瘤，边界不清，具有高度破坏性。这些细胞以马车轮样排列。其常常表现为无痛肿块，随肿物增大而出现症状。

94. 什么是脂肪肉瘤？

脂肪肉瘤是由成脂细胞组成的恶性肿瘤。其常见于大腿、腹膜后和腘窝。矛盾的是，脂肪肉瘤不含脂肪。脂肪肉瘤采用广泛切除合并术前和术后放疗及化疗进行治疗。如果切除的组织边缘呈阳性，可在术后进行放疗；而如果肿物过大则进行化疗。

95. 脂肪肉瘤的种类有哪些？

脂肪肉瘤可被分为4类：黏液样（低级别）、分化良好（低级别）、圆形细胞（高级别）和多形性（高级别）。高级别脂肪肉瘤具有更丰富的血供且在MRI上信号更为致密。

病例 5-9

男性，29岁，踝关节疼痛2个月，无外伤史，近期X线检查显示踝关节周围钙化。你决定在手术室施行踝关节活检。

96. 什么是滑膜肉瘤？

滑膜肉瘤是囊性高级别恶性肿瘤，其来源不明。疾病表现为关节周围的疼痛性肿物（膝关节最为常见，其次为手和足）。是足部最常见的肉瘤。疾病倾向于40岁前发病。滑膜肉瘤具有很强的淋巴结和肺转移倾向。X线检查显示钙化。组织学上，肿瘤通常为具有上皮和梭形细胞的二相特征。

97. 滑膜肉瘤如何治疗？

需要进行活检，而后行广泛手术切除和辅助放疗。

98. 除滑膜肉瘤外，其他具有强烈淋巴结和肺转移倾向的软组织恶性疾病有哪些？

上皮样肉瘤和横纹肌肉瘤同样具有淋巴结和肺转移倾向。

99. 最常见的儿童软组织恶性肿瘤是什么？

横纹肌肉瘤。

100. 什么是横纹肌肉瘤？

横纹肌肉瘤是一种高度恶性的肌肉组织肿瘤。其由梭形细胞、多核巨细胞和网球拍形状的细胞组成。病变常见于儿童的头部、颈部、泌尿生殖道和骨盆。其生长迅速，淋巴结转移概率高。化疗敏感。

七、转移性骨骼疾病

101. 哪些转移瘤为成骨性？

成骨性转移瘤为前列腺和乳腺癌。

记忆口诀：前列腺（prostate）和乳腺（breast）——成骨（produce bone）。

102. 哪些肿瘤常常发生骨转移？

最常发生骨转移的癌症为乳腺癌、肺癌、甲状腺癌、肾癌和前列腺癌。

记忆口诀：BLT on a Kaiser roll with a Pickle（译者：不适用于中文）。

103. 哪些儿童肿瘤容易发生转移？

成神经细胞瘤、尤因肉瘤、淋巴瘤和白血病常发生转移。

104. 哪些转移癌具有丰富血供？

肾细胞癌和甲状腺癌通常血供丰富，如果计划进行手术活检或切除，需要术前进行栓塞。

八、混合型病变

105. 年轻患者每种髓内病变都应当包括的鉴别诊断是什么？

朗格汉斯细胞组织细胞增多症。

106. 什么是单房性骨囊肿?

单房性骨囊肿，也被称为单纯骨囊肿，是一种骨囊性对称性扩张疾病，为中心性全幅病变（图5-13）。受累骨皮质会变薄，但不发生骨膜反应，且病变不会超过邻近干骺端的最宽部分。肱骨近端和跟骨最常发病。组织学检查会发现薄层纤维组织内的空洞，同时存在良性巨细胞、极少的慢性炎性细胞及含血铁黄素沉着。可通过观察或病变内激素注射进行治疗。反复发作病例可采用刮除植骨进行治疗。

107. 什么是动脉瘤性骨囊肿?

动脉瘤性骨囊肿是一种扩张性、偏心性的干骺端病变。病变通常被菲薄脆弱的扩张骨皮质包绕。组织学检查可见海绵样间隙内不凝血填充。病变常见于20岁以下患者。继发性动脉瘤性骨囊肿可见于骨肉瘤和尤因肉瘤。其治疗应采用广泛切除，因为单纯刮除的复发率约为30%。其他降低复发率的方法包括去毛刺、使用苯酚和烧灼。植骨常用于降低术后病理性骨折的发生（图5-13和图5-14）。

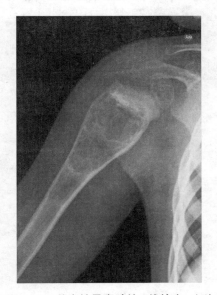

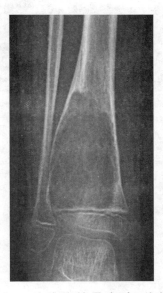

图5-13　单房性骨囊肿的X线检查　（引自：Gilbert-Barness E, et al. [eds]. Potter's Pathology of the Fetus, Infant, and Child, 2nd edn, pp. 1797–1897. Copyright © Mosby, Elsevier Inc., 2007）

图5-14　动脉瘤性骨囊肿X线检查（引自：Gilbert-Barness E, et al. [eds], Potter's Pathology of the Fetus, Infant, and Child, 2nd edn, pp. 1797-1897. Copyright © Mosby, Elsevier Inc., 2007.）

108. 什么是朗格汉斯细胞组织细胞增多症?

朗格汉斯细胞组织细胞增多症是一种炎性疾病，以髓内溶骨性病变为特征，最常见于30岁以下的患者。炎症可导致侵袭性骨膜反应。该病应作为年轻患者髓内病变的鉴别诊断。其组织学表现为许多小圆形细胞，同时伴有组织细胞（边缘不清并有锯齿样细胞核的大型细胞）、淋巴细胞、中性粒细胞和嗜酸性粒细胞（图5-15）。可通过单纯刮除或观察治疗，因为大多数病变会自发性治愈。

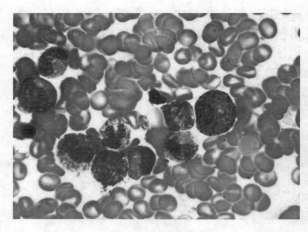

图5-15 朗格汉斯细胞组织细胞增多症伴有嗜酸性粒细胞的组织学表现（引自：Jaffe ES, et al. [eds], Hematopathology, 1st edn, pp. 777-787.e1. Copyright © Saunders, Elsevier Inc., 2011.）

（王军松 张 卓 译）

第6章　儿童骨科

Eileen A. Crawford, Corinna C.D. Franklin, David A. Spiegel and Keith D. Baldwin

一、儿童跛行

（一）学步童骨折

病例 6-1

一名2岁男患儿，被母亲带到急诊室。患儿母亲主诉患儿在当日早些时候开始出现跛行，并要求家长把自己抱到各处而非自己行走。患儿母亲没有看到患儿跌倒或伤到自己，但在患儿与自己哥哥玩耍时家长曾离开房间洗衣服。患儿在急诊室等待过程中非常烦躁。在检查过程中，你发现患儿在任何对其右腿的检查时都会将其移开。检查没有发现畸形或明显肿胀，但患儿胫骨中段前方有明确的触痛。X线检查结果见图6-1。

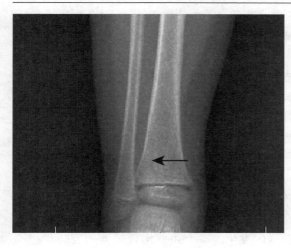

图6-1　胫骨远端正位片投照显示胫骨远端干骺端隐匿性裂痕

1. 什么是学步童骨折？

"学步童骨折"是发生于24～36个月儿童的胫骨螺旋形骨折。大多数学步童骨折发生于小于30个月的儿童，其平均发病年龄为27个月。男童发病率高于女童。右腿较左腿更容易发病。

2. 其损伤机制是什么？

损伤机制为膝关节屈曲时足外旋，产生胫骨上的扭转力。此类骨折同样可发生于低能量跌伤。

3. 学步童骨折的临床表现是什么?

学步童骨折的儿童通常表现为烦躁和跛行,伴有或不伴有已知外伤。患儿会完全拒绝使用患肢行走或负重。骨折断端的点压痛和踝关节背屈疼痛是其他可能发现的临床表现,虽然这些临床表现并非总是见于此类骨折或年龄段。由于此年龄段患儿的任何髋关节至足部病变都具有类似表现,进行全下肢的详尽检查十分重要,进而确定损伤部位。隐匿性跗骨骨折同样是这一年龄段患儿跛行的常见原因,尤其当患儿有自沙发上跳下的经历时。

4. 对于可疑的学步童骨折,应当进行哪些影像学检查?

应当进行全胫骨正位和侧位X线检查,但由于学步童骨折常常不发生移位,其结果常为正常。伤后10～14d,骨膜新骨形成后,非移位骨折会在X线片上明显显现。

5. 学步童骨折如何治疗?

对于所有可接受的力线骨折,不进行手法复位用长腿石膏固定是推荐的治疗方式。3周后,如果骨折仍然有症状,可将长腿石膏更换为短腿石膏继续固定2～3周或直至骨折愈合。应当注意,患儿常常会在拆除石膏后的1周继续出现跛行。

6. 对于有骨折相关病史和检查但X线片阴性的患儿应当如何处理?

首先应当排除其他导致患肢疼痛但X线片结果不明显的原因,如感染。当没有其他任何原因的时候,可假定患儿为学步童骨折,使用长腿石膏固定。这可能导致半数患儿接受不需要的石膏固定,但能够避免隐匿性骨折未接受治疗。无骨折而接受石膏固定的缺点包括拆除石膏后的暂时性跛行和皮肤破损。

7. 此类骨折的并发症有哪些?

由于该年龄段儿童有显著的骨愈合和重塑能力,学步童骨折极少发生并发症。如果骨折块在石膏内发生滑动,可能出现轻度的旋转对线不良,但这一并发症没有临床显著性,且如果不直接对比双下肢则不会被发现。

8. 是否应当考虑为生长板受累?

是的。当学步童骨折的骨折线螺旋向下到达胫骨远端骺板时会引起Salter-Harris Ⅱ型骨折,此时应当怀疑生长板受累。由于在2岁前,生长板在X线上显示不明显,骨骺受累可能难以通过X线片进行诊断。

（二）感染性关节炎

病例6-2

6岁女童，发热24h，左下肢拒绝负重，由急诊接诊。可见患儿左下肢屈曲外展位（蛙式位），患儿拒绝体格检查，其体温为38.5℃。实验室检查白细胞计数$17×10^9$/L，红细胞沉降率（ESR）为50mm/h，C反应蛋白（CRP）为5.3mg/dl。

9. 细菌进入关节有哪些不同途径？

细菌可以经过血源性播散、局部蔓延（如骨髓炎）或由于创伤或外科操作直接进入关节。桡骨近端、肱骨近端、股骨近端和腓骨远端的干骺端位于关节内，因此，肘关节、肩关节、髋关节和踝关节因干骺端骨髓炎而受到直接播散感染的风险更高。在这些关节，细菌可经过干骺端直接入侵12～18个月大患儿的关节，而在这一年龄段后，循环方式改变，骺板形成更为有效的播散屏障。

10. 增加患儿产生感染性关节炎的因素有哪些？

低龄、先前关节创伤、影响关节的全身疾病（如类风湿关节炎、血友病）和免疫抑制状态均会增加感染性关节炎的可疑程度。

11. 新生儿、2岁以下和2岁以上儿童最常见的致病病原体分别是什么？

金黄色葡萄球菌是所有年龄组感染性关节炎最常见的病原体。流感嗜血杆菌是2岁以下儿童感染性关节炎的常见病因，但B型流感嗜血杆菌疫苗降低了流感嗜血杆菌相关性感染性关节炎的发病率。

12. 创伤相关的感染性关节炎病原体有哪些？

革兰阴性杆菌、厌氧菌和金黄色葡萄球菌是创伤相关感染性关节炎最常见的病原体。

13. 血友病相关感染性关节炎的病原体有哪些？

金黄色葡萄球菌、链球菌和革兰阴性杆菌是血友病相关感染性关节炎最常见的病原体。

14. 免疫抑制患儿感染性关节炎的病原体有哪些？

金黄色葡萄球菌、分枝杆菌和真菌是免疫抑制患儿感染性关节炎最常见的病原体。

15. 儿童下肢感染性关节炎的体征和症状有哪些？

儿童常表现出跛行、拒绝行走或负重、易怒、发热和（或）关节近期创伤的病史。体格检查可发现关节肿胀、发热及发红。患儿感染的髋关节会处于屈曲外旋位，膝关节则处于屈曲位，因为这些位置下关节囊内的容积最大，可使患儿相对更为舒适。小范围被动活动疼痛（微动疼痛）是感染性关节炎的特点。未出现微动疼痛会降低感染性关节炎的可能性，但仍需要进行详尽的临床检查之后做出诊断。需要对感染性关节炎保持高度怀疑，因为至今仍然没有一项被广泛接受的标准。"Kocher"标准同样可用于判定儿童髋关节感染性关节炎。这些标准包括患侧不能负重、红细胞沉降率超过40mm/h、发热及白细胞计数大于$12×10^9$/L。当这些表现仅有一项阳性时，感染性关节炎的可能性为3%，而当所有4项均呈阳性时，其可能性可达99%。更多新近研究表明，CRP可用于辅助这一预测模型。

16. 新生儿下肢感染性关节炎的体征和症状是什么？

新生儿的炎性反应不如儿童剧烈，因此感染的特征性表现（如发热、肿胀、发红和活动时疼痛）可能不会出现。如果患儿出现行为急躁、生长迟缓、肢体活动不对称和合并感染，则有必要高度怀疑疾病存在。

17. 感染性关节炎的评估是否应当进行X线检查？

是的。对于待评估患儿应当对有症状的关节进行X线检查，以明确是否存在感染性关节炎。X线检查有助于缩小鉴别诊断的范围，因为检查能够发现引起关节疼痛的骨折或骨病变。如果关节积液合并局限性软组织肿胀或出现骨髓炎征象，X线片同样能够增加医师对感染性关节炎的怀疑程度。然而，正常的X线表现不能排除感染性关节炎（或隐匿性骨折）。

18. 其他评估感染性关节炎的有效影像学检查有哪些？

超声对于髋关节感染性关节炎格外有用，因为髋关节与膝关节或踝关节不同，临床检查不能发现关节积液。超声同时可用于引导髋关节积液的穿刺，以获取标本送实验室检查。MRI可显示关节积液，且常可发现滑膜炎症或肥大，但当出现特征性体征和症状时，该检查不应延迟对疾病的干预。核素骨扫描能够标记炎症区域，但这一检查并不特异，因此极少用于评估感染性关节炎。

19. 如何诊断感染性关节炎？

感染性关节炎的确定诊断基于受累关节滑膜液的病原体培养。由于培养结果需要数日以确定病原体，白细胞计数和革兰染色则被用作初步指标。白细胞计数超过$50×10^9$/L及多形核细胞分类超过90%则是感染性关节炎，但有时其他疾病（莱姆病，JIA）可能也会得到类似的检验值。免疫抑制患儿患感染性关节炎时，白细胞计数可能较低。培养阴性的感染性关节炎在儿童并不少见，因此，如果培养未能成功发现病原体也不应当中止治疗。

20. 踝关节、膝关节及髋关节穿刺的体表标记分别是什么？

进行踝关节穿刺时，进针点应在关节线水平外踝前方约1cm处，恰好位于趾长伸肌腱外侧。进行膝关节穿刺时，进针点应当在髌骨上及水平外侧。或者在膝关节屈曲30°～40°时，选择关节线水平的髌腱内侧或外侧进针。髋关节穿刺应当在超声或透视引导下进行。进针点可选在前方（腹股沟韧带外侧远端1in）、内侧（长收肌肌腱下方）或外侧（大粗隆前下方）。

21. 通常多久会发生关节破坏？

关节软骨破坏在感染发生后18～24h开始，在数日后即出现不可逆转的改变。关节面会在4周内遭到破坏。治疗延迟会导致不可逆的关节破坏。髋关节缺血性坏死会由于张力性渗出导致的血管栓塞引起，因此，感染性关节炎需要得到早期诊断和早期引流。

22. 感染性关节炎如何治疗？

反复穿刺是小关节的治疗选择，而大关节通常进行手术引流、灌洗及抗生素治疗（通常3～6周）。髋关节感染性关节炎是急诊手术治疗的指征。最初应用静脉抗生素，根据患儿的临床反应，可在数日后更换为口服抗生素。在获取滑膜液样本后应当进行经验性抗生素治疗，再根据病原体培养和药敏结果调整合适的抗生素选择。同时监测患儿对两种方案的反应。如果病情没有改善应当迅速调整抗生素，反复进行手术引流，或考虑其他诊断。

（三）一过性滑膜炎

病例6-3

你被叫至急诊室会诊一名左髋关节疼痛并跛行2d的8岁女童。根据患儿家长陈述，患儿在2d前主诉左髋关节疼痛，家长认为患儿在踢足球时挫伤。昨晚，患儿开始出现跛行并看起来更为烦躁。患儿体温正常。在急诊室，患儿无发热。患儿在担架上平卧休息，右下肢伸直，左侧髋关节屈曲外旋，左膝关节屈曲。当你轻轻旋转患儿的髋关节时，患儿非常痛苦并抓住了你的手。急诊科医师对患儿髋关节进行了超声检查, 显示中等量积液（图6-2）。血液检查汇报, 除红细胞沉降率（ESR）轻度升高外, 其余无明显异常。你决定在超声引导下进行髋关节穿刺。滑膜液检查结果汇报白细胞计数为1.86×10^9/L, 分类正常, 细菌革兰染色阴性。

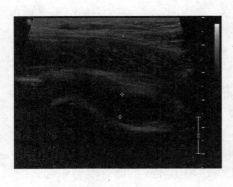

图6-2 髋关节超声显示（两个白色星号间）中等量的渗出

23. 什么是髋关节一过性滑膜炎?

一过性滑膜炎是一种髋关节的自限性良性疾病, 其特点是跛行的急性发作, 常伴随轻度不适。可能存在近期的病毒性疾病, 偶有轻度发热, 但没有与髋关节疼痛明显相关的实质体征或症状。髋关节一过性滑膜炎的病因至今未知, 虽然病毒性病因存在嫌疑。

24. 髋关节一过性滑膜炎是一种常见疾病吗?

是的。这是幼童跛行最为常见的原因。每个人在童年有约3%的可能性至少存在一次一过性滑膜炎的经历。男童的发病概率是女童的2倍。

25. 对于髋关节一过性滑膜炎的患儿, 体格检查预期可发现哪些问题?

患儿会以防痛步态行走或可能完全拒绝行走。髋关节最舒适的体位为屈曲外旋位。髋关节被动活动轻度受限, 通常处于防卫目的, 同时在旋转活动的终末可能出现一定的不适感（尤其是内旋活动）。体格检查发现可能与感染性关节炎相似, 但是感染性关节炎的患儿通常具有更为明显的不适（静息不适）, 并且关节活动会引发疼痛。

26. 影像学检查对于髋关节一过性滑膜炎的诊断是否有用?

总体来讲, 影像学检查对于髋关节一过性滑膜炎的诊断价值有限。

X线片偶尔会发现关节间隙由于髋关节积液而增大。超声对于关节积液的探查较X线片更为敏感，但仍不具有诊断特异性。MRI可用于探查关节积液或骨膜下脓肿。

27. 什么是Kocher标准？

Kocher标准是用于区别一过性滑膜炎和感染性关节炎的4项体格检查或实验室检查。虽然这些标准并没有得到其他研究的证实，但仍然在制订临床决策中最为常用。这4项标准为发热病史、不能负重、ESR超过40mm/h及白细胞计数超过12×10^9/L。所有4项标准均为阳性时，感染性关节炎的概率高达99%。而在3项、2项和仅1项标准成立时，感染性关节炎的可能性分别为93%、40%和3%。最近有证据显示，CRP水平超过2mg/dl是区分感染性关节炎和一过性滑膜炎的强烈独立因素。

28. 如何从类似髋关节一过性滑膜炎的病例中排除感染性关节炎？

可以对可疑的感染性关节炎进行髋关节穿刺，并行白细胞计数、革兰染色和培养。

29. 髋关节一过性滑膜炎如何治疗？

髋关节一过性滑膜炎的治疗准则是非手术治疗。抗炎药物具有明显和快速的镇痛效果，并能缩短疾病持续的时间。在症状消失前限制患侧髋关节负重。大多数患儿在5～7d会获得显著缓解，而完全缓解需要长达4～6周。症状持续则需要立即再次评估以排除其他疾病。

（四）骨髓炎

30. 对于疑似的骨髓炎病例应当寻找哪些体格检查结果？

发热、跛行、拒绝负重、红斑、局部温度升高、肿胀和干骺端点状触痛是骨髓炎的所有常见症状。对于不能行走或患有限制活动或感觉的慢性疾病的患儿应当寻找是否存在开放伤口，这一点十分重要。近期的穿透性伤口也提示创伤后的骨髓炎。

31. X线、超声和MRI检查分别可以发现哪些骨髓炎的指标？

X线片是骨髓炎评估重要的第一步，因为X线检查能够排除其他诊断，可能足以建立诊断。软组织肿胀、骨膜反应及骨吸收是最为可能出现的X线表现，而骨性改变通常需要10～14d出现。骨髓炎早期的X线片结果可能正常，这些病例可能需要性进一步的MRI检查。骨髓炎的MRI特点包括骨水肿、骨内或骨膜下脓肿、软组织炎症、渗出和肌炎。由于严重感染时骨的微循环可能受损，骨扫描可能表现为低活性，且很难向幼童进行说明，因此这种检查较少用于骨髓炎的排查。

32. 对疑似骨髓炎的病例应当进行哪些实验室检查？

应进行全血细胞分析（CBC）和分类、ESR、CRP及血培养。正常的白细胞计数不能排除骨髓炎。如果检查发现点状触痛，应当考虑进行干骺端区域的穿刺，这样可以分辨骨膜下脓肿并获取穿刺液进行培养。

33. ESR和CRP中的哪一个指标在骨髓炎治疗后需要更长的时间恢复正常？

ESR在感染后需要更长的时间恢复正常，通常为3周。CRP是一种急性期反应物，在感染的情况下升高和降低都较ESR更快。CRP水平可能在有效治疗后1周内恢复正常，因此，CRP更适合作为监测治疗反应的指标。

34. 什么是死骨？什么是新骨？

这些都是慢性骨髓炎的相关术语。死骨是被感染包绕的坏死骨块。死骨会被宿主反应部分或完全吸收。清除骨髓炎必须取出死骨。新骨代表了宿主反应，是骨膜新骨形成，以包绕隔离死骨并重建受累骨节段的机械稳定性。在足够的新骨形成前应当延迟取出死骨，否则可能发生节段性骨缺损。

35. 儿童骨髓炎最常见的致病病原体是什么？

与感染性关节炎一样，金黄色葡萄球菌是儿童骨髓炎最常见的致病病原体。新生儿骨髓炎可由大肠埃希菌、B族链球菌、肠道菌或白念珠菌引起。

36. 骨髓炎如何治疗？

所有的骨髓炎病例都应当基于培养和药敏进行静脉抗生素治疗。如果未能分离出致病病原体，则根据经验选择抗生素。在静脉抗生素见效后，可考虑更换口服抗生素。事实上，最近的研究证据支持基于病原体和临床反应早期更换为口服抗生素。抗生素治疗通常持续6周。

37. 何时适合对骨髓炎进行手术干预？

如果早期诊断，非复杂性骨髓炎病例不需要手术干预。然而，出现骨内或骨膜下脓肿，或X线检查出现骨破坏，则是手术治疗的合适指征。静脉应用抗生素48h无效的患儿也应当进行手术干预。所有的慢性骨髓炎病例都应当首先进行手术清创并去除任何失活组织，同时辅以抗生素治疗。

38. 对于生长期儿童的干骺端骨髓炎应当注意什么？

干骺端骨髓炎可能破坏骺板，导致骺板发育停止产生下肢不等长或成角畸形。

39. 哪种运动系统感染更常见于儿童？是骨髓炎还是感染性关节炎？

儿童感染性关节炎的发病率约为骨髓炎的2倍。两者好发于不同的年龄段，感染性关节炎更好发于5岁以下患儿，而骨髓炎则更好发于5～10岁的儿童。

40. 骨髓炎是否会与感染性关节炎合并发生？

是的。感染性关节炎和骨髓炎在20%～30%的病例中会同时累及同一关节。对于新生儿，这一双重感染被认为是由于骨干和干骺端血液循环交通而发生。在12～18个月后，骺板则成为感染蔓延的屏障。干骺端位于关节内的关节（股骨近端、腓骨远端、桡骨近端、肱骨近端）更易于发生骨髓炎干骺端病灶的直接播散。

（五）莱姆病

41. 莱姆病的病因是什么？

莱姆病由伯氏疏螺旋体引起。

42. 其他哪种具有骨科特点的感染是由螺旋体引起的？

梅毒由梅毒螺旋体引起，会经过胎盘由母体传染给胎儿。遗传性梅毒在胫骨近端的特点是皮质增厚（军刀样胫骨）。全身可出现慢性关节痛。

43. 莱姆病的螺旋体如何传播？

硬蜱是伯氏疏螺旋体的主要携带者，传播莱姆病。达敏硬蜱和太平洋硬蜱是美国最常见的携带者，见于美国东北部和中大西洋部各州的森林中。这些蜱以多种动物为食，但通常与鹿（鹿蜱）和啮齿类动物伴生。莱姆病患儿会有明确的蜱叮咬病史或近期在林木区玩耍。疾病在春夏季节传播更为普遍。由于传播需要48～72h，在叮咬后24h内发现并除掉硬蜱可降低疾病发生风险。

44. "莱姆病"这一名称的来源是什么？

20世纪70年代，美国辛辛那提州莱姆镇及其周围发生了51例的疾病暴发，因此得名。

45. 莱姆病的特异性体征是什么？

游走性红斑是莱姆病的特异性体征。开始时，仅出现小的红色斑点或丘疹，之后围绕中心出现环形红斑，产生"牛眼"或"靶标"样病变。

46. 莱姆病可累及何种器官?

皮肤、心脏、神经和骨骼肌肉系统可能受累。皮损病变阶段在感染后1个月内首先出现，伴有典型的游走性红斑。心脏和神经系统受累（早期播散期）较为少见，通常表现为房室传导阻滞、贝尔面瘫或脑膜炎。未接受治疗的患儿会出现慢性关节痛，约60%的患儿会发生炎性关节病。

47. 莱姆病的骨科症状是什么?

莱姆病的关节痛会持续2周，可能为单关节或多关节游走性发病。膝关节是最常受累的关节。在最初症状期之后，关节炎可能复发，甚至转为慢性。儿童较成人更容易以关节疼痛为莱姆病的初期表现。最常见的表现形式是儿童的关节明显积液，但仅有少许不适，常常伴有轻度跛行。

48. 莱姆病如何诊断?

诊断常基于游走性红斑做出初步临床怀疑，并进行经验性治疗。采用ELISA和西方印记技术进行血浆检查发现伯氏疏螺旋体的特异性抗体能够证实诊断。然而，ELISA的应用一直受到批评，因为其最小敏感度不能达到95%，这虽然被认为是一项好的筛查试验的标准，但所有临界和阳性的ELISA结果都必须经西方印记试验证实。如果ELISA阴性，而症状高度支持，则应当在数周后重复该试验。关节液分析通常不具有特异性，表现为白细胞增多且多形核细胞百分比增加。

49. 其他哪些疾病与莱姆病具有类似的临床表现?

炎性关节炎和细菌感染型关节炎具有类似的表现，必须与莱姆病进行鉴别。

50. 莱姆病如何治疗?

使用阿莫西林进行抗生素治疗，如果患儿年龄超过8岁，可使用第三代头孢菌素或四环素（如强力霉素）。

51. 莱姆病的预后如何?

疾病在单独疗程的抗生素治疗后预后很好，高达95%的患儿不再出现症状。即使患儿没有接受治疗，出现慢性关节炎的风险也很低，然而关节痛会持续一段时间。

（六）Legg-Calve-Perthes病

病例6-4

一名9岁男童，在儿科医师的要求下随家长来诊，患儿是一名非常健康活跃的男孩，因为家长在数周前户外活动时发现患儿奔跑姿势奇怪后越发担忧。家长诉情况逐渐恶化，患儿现在在行走时明显跛行。当你要求患儿行走时，患儿左腿步幅较小，且该肢体的站立期时间较短。你询问患儿是否存在疼痛，患儿表示没有任何疼痛。双侧髋关节检查显示内外旋和外展明显受限。家长提供了儿科医师开具的X线检查结果（图6-3）。

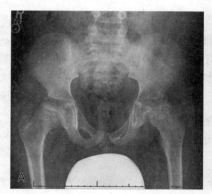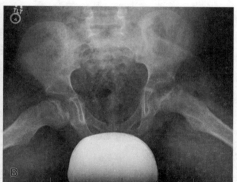

图6-3 A、B为双髋关节X线片，显示Legg-Calve-Perthes病，同时累及双侧股骨头，左侧更为严重

52. 什么是Legg-Calve-Perthes病？

Legg-Calve-Perthes病（LCPD），常简称Perthes病，是一种特发性儿童疾病，表现为股骨头失去血供。

53. LCPD的病理表现是什么？

由于某种仍未明确的原因，股骨头骺端（股骨头骺板）的血供遭到暂时阻断。有关这一血供阻断的理论包括感染、创伤及血液高黏或高凝。随后，股骨头经历一系列病理阶段，包括塌陷、血管再通和重构。缺血性坏死可能同时破坏股骨近端骺板，导致股骨头和股骨颈异常及下肢不等长。

54. LCPD的股骨头会发生何种表现？

在疾病过程早期，股骨头骨骺会发生分裂，随之发生软骨下骨折，在髋关节蛙式侧位上可见"新月征"。股骨头可能发生塌陷。股骨头在重新骨化或愈合后的最终形状会出现不同形式的球面，球形股骨头比非球形股骨头具有更好的预后。股骨头常常发生过度生长（髋肥大），股骨颈增宽。股骨头在愈合后仍具有一定程度的再塑形能力。髋臼再塑形的能力同样会影响股骨头和髋臼之间的最终关系。

55. 哪些因素会影响预后？

一旦新骨形成的过程开始，股骨头会持续发生重塑，直到骨性成熟。年龄小于8岁或骺板受累低于50%的患儿预后较好。股骨头的最终形状决定了是否以及何时会发生有症状的骨关节炎。如果股骨头与髋臼不匹配，关节炎可能在30岁或40岁之前发生，而如果股骨头不呈球形，但与髋臼匹配，可能直到60岁之前才会发生关节炎。股骨头形状尤其难以用于评价预后，因为股骨头的最终形状仍然未知，临床上几乎没有可以进行的治疗。Herring外侧柱分型能预测股骨头的最终形状，但难以进行干预，因为分型是静态的，而如果患儿接受更长时间的随访，疾病分型会随着病程进展而发生改变。

56. 5岁男童和12岁女童，哪个更容易发生LCPD？

5岁男童更易患LCPD。男童的发病率是女童的4～5倍。疾病高发年龄为4～8岁。

57. LCPD通常单侧还是双侧发病？

约80%的病例为单侧发病。如果双髋关节受累，则双侧通常处于病程的不同阶段。双侧受累的病例应当进一步进行评估，以排除导致髋关节畸形的其他原因，如骨骺发育不良、遗传综合征及内分泌疾病（如甲状腺功能减退症）。

58. LCPD的患儿可能主诉何处疼痛？

通常，腹股沟疼痛是髋关节内病变的特点，但疼痛可能向大腿或膝关节放射。所有主诉膝关节疼痛的患儿都应该同时进行详尽的髋关节评估。除此以外，LCPD最常见的表现为无痛性跛行。

59. LCPD的早期体格检查有哪些？哪些发现提示疾病进展？

步态异常和由于滑膜炎造成的活动受限通常是疾病早期的表现。内旋和外展是最常受累的活动。疼痛和跛行随活动加重，随时间进展，可能发生挛缩（屈曲内收）。常见肌肉萎缩，可能出现明显的肢体短缩

［由于挛缩和（或）股骨头塌陷或骨骺破坏］。

60. 是否应当进行实验室检查以评估LCPD？

LCPD患儿的实验室检查常在正常范围内，但ESR可能轻度升高。如果具有临床指征，应当行实验室检查，以排除其他造成跛行和髋关节疼痛的原因，如感染或炎性疾病。

61. 在LCPD的评估和处理中应进行哪些影像学检查？

序贯正位和蛙式侧位X线片对于诊断、分期、监测和预后评价是必要且充分的。对于特定的病例，早期X线改变并不明显，但症状持续较长时间，可能为一过性滑膜炎，则可以进行MRI检查明确诊断。表6-1罗列了LCPD的影像学分期。如果拟行手术规划，关节造影是另一种有效的检查方式，能够显示何种治疗方式会最好地保持股骨头/髋臼的匹配关系。关节造影是一种动态检查，能够评估铰链式外展（股骨头以髋臼边缘为支点）和股骨头形态及关节匹配度。可能表明预后不良的影像学征象包括水平骺板、骨骺半脱位、骨骺外侧钙化及外侧骨骺和干骺端放射学透亮线（Gage征）。

表6-1　Perthes病的Waldenstrom分期

分期	影像学表现
I	小的钙化中心，股骨头外移，骨骺不平整，软骨下骨折
II	骨骺碎裂，伴有不同的放射学透亮和致密区域
III	新骨形成填充放射学透亮区
IV	再骨化的股骨头逐渐重塑，髋臼重塑

62. LCPD如何分型？

最常用的分型系统是Herring外侧柱影像学分型，适用于碎裂期。在正位X线片上，股骨头骨头被分为内侧、外侧和中间段或柱。中间柱是最大的部分，占约50%的骨骺宽度，而内侧和外侧柱分别占20% ～ 30%。外侧柱的影像学表现是决定分型的标准。A型表示外侧柱正常。大多数A型患儿在骨性成熟后股骨头会成为球形。B型为出现放射学透亮区，但外侧柱残余高度＞50%。9岁以前发病的B型患儿具有较好的预后。C型病变，外侧柱高度＜50%。大多数C型患儿在骨性成熟后会发生股骨头畸形。B/C交界型最近被添加至分型系统，在外侧柱缩窄和骨化约50%高度时增加分型的可靠性（图6-4）。

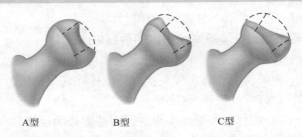

A型   B型   C型

图6-4 A～C为外侧柱分型基于外侧柱的高度 〔引自：Canale ST, Osteochondrosis or Epiphysitis and Other Miscellaneous Affections: Canale ST, Beaty JH, (eds). Campbell's Operative Orthopaedics, 12th edn, pp. 1133-1199.e10. Copyright © 2013 by Mosby, Elsevier Inc.〕

63. 非手术治疗是否适用于LCPD患儿?

治疗的目的是改善症状、维持活动度和维持股骨头在髋臼内的包容，以便股骨头能够以球形愈合。轻型病例可以通过单纯的活动限制以控制疼痛，密切观察活动度，并定期进行影像学检查评估愈合进展和明确并发症。物理治疗有助于恢复或维持活动度。其他治疗疼痛的手术治疗方法包括抗炎药物、拐杖、支具、石膏、卧床及牵引。特定的预后不良患者，尤其当发生半脱位，可通过股骨头"包容法"治疗。外展位支具和Petri石膏是治疗Perthes病的非手术方法。手术可增加股骨头包容的方法包括股骨截骨、骨盆截骨或联合截骨。

64. 什么是截骨术?

截骨术表示截断骨骼，通常使用锯或骨刀（一种类似凿子的手术器械）完成。在截断骨骼后，重新放置其位置以完成手术目标。

65. LCPD的股骨截骨应当以何种位置进行固定?

股骨近端以内翻位进行固定（将截骨远端骨块向中线折弯），其目的是将骨骺的前外侧部分（突出段）置于髋臼内，促进其以球形愈合。内翻截骨会导致肢体短缩及外展肌力学优势的减弱，产生外展肌无力和跛行。

66. LCPD的髋臼截骨应当以何种位置进行固定?

截骨后，骨块应能够提供股骨头外侧和前方更多的覆盖。疾病早期，作为包容性策略，最常采用Salter髋部截骨术，使髋臼提供更大的前外侧关节软骨覆盖。一些学者偏好髋部造盖成形术，能够扩大髋臼并在前方和外侧植骨。关节囊组织变性，导致纤维软骨形成，其较透明软骨的耐久性更差。在疾病愈合期的患儿，股骨头和髋臼不匹配会产生症状，Chiari截骨术能够缓解症状。该手术将髋臼内移，改善覆盖，而可能最重要的是，会降低关节反应力。

（七）幼年特发性关节炎

病例6-5

12岁女童，由急诊就诊。患儿过去3d持续发热，体温38℃。患儿主诉过去1周手和足部疼痛肿胀。患儿家长十分慌乱。家长表示患儿过去1周表现异常，每日卧床睡觉12～15h，拒绝进食。

67. 幼年特发性关节炎（JIA）的诊断标准是什么？

患儿必须在16岁前发病，症状持续至少6周，排除其他原因的关节炎。JIA先前被称为幼年类风湿关节炎，是一种排除性诊断。

68. JIA的3个分型是什么？

幼年特发性关节炎的3个分型为少关节JIA（少于5个关节受累）、多关节JIA（5个或多于5个关节受累）及全身发作型JIA。少关节JIA是最常见的形式。

69. 少关节JIA的典型表现是什么？

少关节JIA通常发病于1～3岁的白种人女童。半数病例为单关节受累。膝关节和踝关节是最常见的受累关节，因此患儿常出现跛行。由于受累关节的骨骺受到刺激，反应性骨骼过度生长会导致下肢不等长。

70. 少关节JIA的患儿应当常规就诊于哪些其他专业？

由于大部分少关节JIA的患儿有抗核抗体出现，可能会发生无症状的眼葡萄膜炎。这些患者需要到眼科常规就诊行裂隙灯筛查。

71. 如何定义多关节JIA？

多关节JIA的定义是累及至少5个关节的JIA。手足的小关节最常受累，对称分布。女性发病更为常见。晨僵和活动度下降是常见主诉。

72. 哪一项实验室检查结果能够提示多关节JIA的严重程度？

血浆类风湿因子（RF）阳性对于多关节JIA更为严重具有提示作用。然而，仅3%的多关节JIA患儿类风湿因子阳性。ESR、CBC、抗核抗体（ANA）及滑膜活检同样是JIA的检查项目。

73. 多关节JIA如何治疗？

关节内皮质醇激素注射、非甾体抗炎药、甲氨蝶呤和肿瘤坏死因子抑制药可用于多关节 JIA 的治疗。大多数病例可避免全身应用激素。

74. 全身发作型 JIA 的特征性体格检查有哪些?

全身发作型 JIA 通常伴有每日 1～2 次发热高峰,伴有鲑鱼色躯干红斑,随体温高低变化而改变颜色深度。患儿同时伴有淋巴结和肝脾大。关节炎可为单关节或多关节发病,严重程度大不相同。

75. 什么是巨噬细胞活化综合征(MAS)?

巨噬细胞活化综合征是全身发作型 JIA 的特征性表现,在疾病高峰期间或病毒感染后发生。在其最严重的形式中,MAS 可导致弥散性血管内凝血障碍,MAS 的征象包括 D- 二聚体升高和相对较低的 ESR、白细胞计数和血小板计数,而上述指标在全身发作型 JIA 中通常均升高。

76. 全身发作型 JIA 如何治疗?

全身发作型 JIA 的联合药物治疗取决于疾病的严重程度。全身和关节内皮质醇激素、非甾体抗炎药、甲氨蝶呤、肿瘤坏死因子抑制药和环磷酰胺是可选择的治疗药物。严重病例可能需要行自体干细胞移植。

二、儿童肿瘤

病例 6-6

14 岁女童,主诉 1 个月前被曲棍球棍打上左腿后持续性左膝关节疼痛。疼痛最初有所好转,但残留膝关节后方钝痛,患肢行走正常。你发现其左侧大腿远端周长明显较大。左侧膝关节后方可触及质硬肿块。膝关节 X 线片见图 6-5。

77. 10 岁以上儿童最常见的骨肿瘤是什么?

该年龄段的儿童中,最常见的良性骨肿瘤为纤维发育不良、骨样骨瘤、非骨化性纤维瘤、动脉瘤性骨囊肿、成软骨细胞瘤和骨纤维结构不良。最常见的恶性骨肿瘤是骨肉瘤、尤因肉瘤和软骨肉瘤。

78. 5～10 岁儿童最常见的骨肿瘤是什么?

该年龄段的儿童中,最常见的良性骨肿瘤是单腔骨囊肿、动脉瘤性骨囊肿、纤维发育不良、非骨化性纤维瘤、骨样骨瘤和朗格汉斯细胞组织细胞增多症。最常见的恶性骨肿瘤是骨肉瘤。

79. 5 岁以下儿童最常见的骨肿瘤是什么?

该年龄段的儿童中,最常见的良性骨肿瘤是朗格汉斯细胞组织细胞增多症或嗜酸性肉芽肿。最常见的恶性骨肿瘤是尤因肉瘤、白血病和转移性肿瘤。

80. 长骨骨骺、骨干和干骺端的好发肿瘤分别有哪些？

成软骨细胞瘤、纤维发育不良和巨细胞瘤均发生于长骨骨骺，Brodie脓肿则是骨骺部的非肿瘤性病变。好发于骨干的肿瘤包括纤维发育不良、骨纤维结构不良、单腔骨囊肿、尤因肉瘤、朗格汉斯细胞组织细胞增多症、白血病和淋巴瘤。事实上，所有肿瘤都能够侵犯长骨干骺端，但典型骨肉瘤常优先侵犯干骺端（图6-5）。

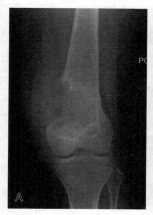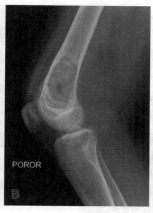

图6-5 A、B为左膝关节正侧位X线片，显示股骨远端骨肉瘤破坏皮质并向软组织延伸

81. 骨肿瘤分型时应当注意哪些重要的影像学特点？

病变边缘光滑、虫蚀样或弥漫性，是病变侵蚀性的重要特点。边缘光滑的病变通常为良性，而弥漫性病变则为可疑的侵袭性或恶性肿瘤。骨皮质破坏是侵袭性肿瘤的另一个征象。骨膜反应同样可以提示诊断。经典形式包括骨肉瘤的日光反应和尤因肉瘤的洋葱皮样表现。Codman三角描述了三角形骨膜反应，自病变延伸，破坏骨皮质至邻近的正常皮质。

82. 骨肿瘤诊断的最终步骤是什么？

来自病变的组织病理学评估是诊断的最终步骤。虽然一些良性肿瘤具有典型的表现和病史，可以不需要手术，仅需要观察即可（如非骨化性纤维瘤或纤维皮质缺陷），但无论手术医师对于诊断的自信程度如何，所有对骨病变进行的任何手术操作均必须包括取活检。

83. 在对可疑恶性骨肿瘤进行活检前，还应当进行哪些检查？

可疑恶性病变应当对原发病变进行MRI检查（全骨检查确认没有
"跳跃性"病变）、胸部CT及全身骨扫描。这些研究有助于诊断、分期
和监测治疗反应。

84. 哪种骨肿瘤的特点是使用非甾体类抗炎药物可缓解夜间痛？

骨样骨瘤通常导致病变局部疼痛，夜间加重，但使用非甾体抗炎药
物效果良好。这是一种皮质内病变，具有自限过程，但是可能需要数年
缓解疼痛。基于这一原因，许多骨样骨瘤采用射频消融或手术切除进行
治疗。

85. 为什么某些成骨细胞瘤需要切除？

虽然成骨细胞瘤是良性肿瘤，但这种肿瘤具有局部侵袭性。该肿瘤
最常见于脊椎后柱，可能撞击脊髓或神经根（图6-6）。

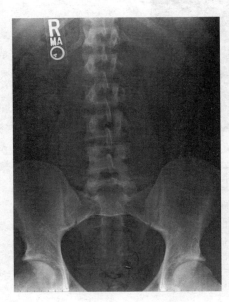

图6-6　一名患有左侧L$_2$横突成骨细胞
瘤的男患儿正位X线片　（引自：Heck
RK, Benign/Aggressive Tumors of Bone:
Campbell's Operative Orthopaedics, 12th
edn, pp. 887-908.e3. Copyright © 2013 by
Mosby, Elsevier Inc.）

86. 骨软骨瘤的影像学表现是什么？

骨软骨瘤是自连续的正常骨皮质上突出的骨性病变。骨软骨瘤可以
具有宽大的基底（无柄）或具有骨性瘤柄（有柄），常见于干骺端。由
于病变具有大的软骨帽，通常其实际尺寸比X线片显示的要大得多（图
6-7）。

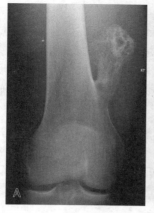
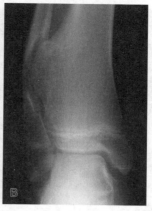

图6-7 骨软骨瘤。A.正位（AP）片显示典型的股骨远端带柄骨软骨瘤；B.胫骨远端正位片显示无柄骨软骨瘤伴相应的邻近腓骨形态改变 （引自：Stoker DJ, Grainger & Allison's Diagnostic Radiology: A Textbook of Medical Imaging, 5th edn, pp. 1029-1057. Copyright © 2008, Elsevier Ltd, All rights reserved. ）

87. 为什么骨软骨瘤需要监测至成年？

骨软骨瘤恶变为软骨肉瘤的概率非常低（约1%）。多发性骨软骨瘤被称为遗传性多发外生骨疣，患者疾病发生恶变的概率为0.5%～8%。

88. 发生于长骨骨干的平滑溶骨样病变最常见于哪种肿瘤？

这一影像学表现是成软骨细胞瘤的典型表现。由于病变会侵袭邻近关节，通常推荐手术治疗（图6-8）。

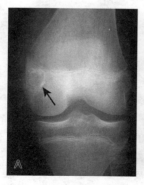
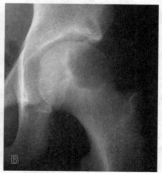

图6-8 未成熟和成熟骨骼的成软骨细胞瘤。A.正位X线片显示小叶状溶骨性病变（箭头所指），邻近生长板并局限于骨骺内；B.正位X线片显示病变扩展，穿过闭合的生长板 （引自：Stoker DJ, Grainger & Allison's Diagnostic Radiology: A Textbook of Medical Imaging, pp. 1029-1057. Copyright © 2008, Elsevier Ltd. ）

89. 什么是非骨化性纤维瘤？

非骨化性纤维瘤是一种良性纤维组织病变，发生于正常骨，可能被认为是发育变异。约22%的儿科患儿可确诊该疾病，且大多数随时间消失。病变常常在因某些原因行X线检查时偶然发现。如果没有发生经病变的病理性骨折或其尺寸被认为存在病理性骨折的风险，则不需要治疗（图6-9）。

90. 纤维发育不良的经典影像学表现是什么？

纤维发育不良在X线片上具有"磨玻璃"样表现。其通常位于骨骺端，可能导致骨皮质局部变薄和骨膨胀。由于可能出现多发病变，因此在诊断成立或可疑时，通常推荐进行骨扫描检查（图6-10）。

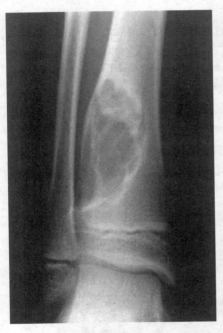

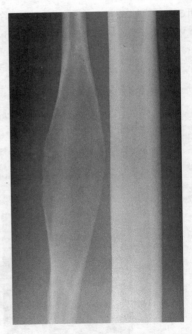

图6-9 胫骨远端干骺端非骨化性纤维瘤产生偏心性小叶状放射学透亮区，周围有硬化边缘包绕 （引自：Rosenberg AE, Bones, Joints, and Soft-Tissue Tumors: Kumar V, et al. [eds], Robbins and Cotran Pathologic Basis of Disease, 8th edn. Copyright © 2010 by Saunders, Elsevier Inc.）

图6-10 纤维发育不良。伴有磨玻璃样外观的特征性扩张病变导致腓骨中段皮质变薄 （引自：Whyte MP: Fibrous Dysplasia. In: Favus MJ [ed]: Primer on the Metabolic Bone Diseases and Disorders of Mineral Metabolism, 3rd edn. Philadelphia, Lippincott-Raven, 1996）

91. 什么是"牧羊杖"畸形?

"牧羊杖"畸形是指由于纤维发育不良导致病变反复微骨折所产生的股骨近端内翻畸形。患儿可能由于畸形而产生跛行。

92. 什么是McCune-Albright综合征?

McCune-Albright综合征是指累及多部位的纤维发育不良(多骨性)、咖啡牛奶样皮肤病变及假性性早熟。

93. 50%的骨肉瘤好发于哪两个部位?

50%的骨肉瘤好发于股骨远端和胫骨近端。

94. 单房性骨囊肿和动脉瘤性骨囊肿有何区别?

单房这一术语表示囊肿只有一个腔隙,虽然单房性骨囊肿可能包含分隔。动脉瘤性骨囊肿(ABC)是多房性血管病变,包含充血的多个间室。单房性骨囊肿(UBC)和ABC都是良性病变,但是ABC可能表现出更具侵袭性的行为,包括扩张和周围骨的破坏。UBC如果没有发生经病变的骨折,通常不产生症状。ABC可能在不发生骨折的情况下产生持续性钝痛。UBC的治疗旨在预防和治疗病理性骨折,通常采用病变刮除植骨(骨髓、去矿化骨基质、硫酸钙颗粒)。ABC的治疗则由于其侵蚀性而更为复杂。除刮除植骨外,还会对囊壁辅助应用电烧、打磨和使用苯酚。

95. UBC的影像学表现是什么?

UBC通常表现为长骨干骺端平滑透亮的病变,最常见于股骨近端和肱骨近端。这些病变较少见于骨松质。其周围骨组织扩张非常微小,可在病变周围见硬化边缘。

96. ABC的影像学表现是什么?

ABC是一种溶骨样病变,会发生扩张并使附近骨皮质变薄,通常发生于长骨干骺端(图6-11)。病变可能存在多个分隔,MRI显示的液-液平面代表了间室内的血液。值得注意的是,ABC可能存在于骨肉瘤内,因此在处理这些病变时应当格外注意。

97. 嗜酸性肉芽肿和朗格汉斯细胞组织细胞增多症有什么关系?

嗜酸性肉芽肿(EG)是朗格汉斯细胞组织细胞增多症的实体形式,局限于肌肉骨骼系统。影像学检查可见溶骨性病变,其内充满载脂组织细胞(朗格汉斯细胞)。病变常见于颅骨、长骨、骨盆、肋骨和脊柱,可为单发或多灶病变。Hand-Schuller-Christian病是朗格汉斯细胞组织细胞增多症的一种形式,包括骨骼病变、眼球突出和尿崩症。Leterer-

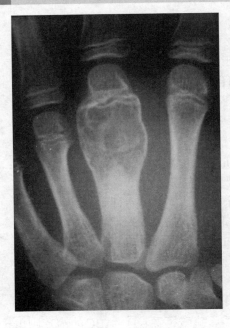

图6-11　骨性发育未成熟患儿中指掌骨动脉瘤性骨囊肿（引自：Calandruccio JH, Jobe MT, Tumors and Tumorous Conditions of the Hand: Campbell's Operative Orthopaedics, pp. 3661-3692.e2. Copyright © 2013 by Mosby, Elsevier Inc.）

Siwe病是朗格汉斯细胞组织细胞增多症最为严重的形式，好发于婴儿，累及多器官和系统，包括肝、皮肤和神经系统。Letterer-Siwe病是一种快速致死性疾病。扁平脊柱（椎体扁平）是脊柱的影像学表现，提示EG。

98. 嗜酸性肉芽肿如何治疗？

EG是一种良性疾病，常随时间而自发治愈。一旦诊断经活检确认，排除了朗格汉斯细胞组织细胞增多症的更为严重形式，则不需要进一步治疗。

99. 什么是尤因肉瘤？

尤因肉瘤是一种恶性肿瘤，其组织学特点是小的蓝色圆形细胞。肿瘤常见于长骨骨干（或干骺端），影像学表现为伴有皮质破坏和软组织参与的侵袭性病变。25%的病例在确诊时已经发生转移。治疗包括术前化疗、广泛切除原发肿瘤，以及在不能行广泛切除时进行的放疗。

100. 哪种白血病最常累及骨骼？

骨骼病变最常见于急性淋巴细胞白血病。

101. 儿童病理性骨折如何紧急处理？

与所有骨折相同，应当临时固定骨折，以控制疼痛和矫正可能造成周围结构损伤的畸形。在最终稳定骨折前，应当进行活检确认诊断。标准的骨折固定方法可能会由于病变呈恶性而需要切除病变区域。对于良性病变，可同时处理骨折和病变。在一些良性病变的病例中，可以单独处理骨折，病变会随之治愈。当怀疑病变为恶性时，有必要首先建立诊断，通过石膏或牵引临时稳定骨折，直至最终确定手术方案，尤其是保肢可行时。

三、儿童创伤骨科

（一）一般原则

102. 儿童创伤骨科与成人创伤骨科有哪些区别？

（1）厚重而充满活性的骨膜：便于获得和维持复位，使得儿童较成人更容易通过闭合手段得到成功治疗。

（2）开放骺板：骨骼重塑，尤其对于较小的儿童和当损伤靠近生长板时。

（3）虐待伤可能：骨科医师必须考虑，尤其对于年龄较小的不能行走的儿童。

（4）大头颅：如果使用成人脊柱担架会造成不可接受的颈椎屈曲，应当使用头部有凹陷的儿科脊柱担架。

（5）更大的体表面积-体积比：增加失血所造成的低体温。

103. 儿童多发伤预后最为重要的决定因素是什么？

脑和中枢神经系统损伤是儿童多发伤预后最为重要的决定因素。应当注意的是，必须十分小心，以避免由于低氧/低容量造成的二次损伤。脑损伤是这一人群最为常见的死亡原因。骨科医师应当认为患儿能够完全恢复而全力以赴处理骨折。

104. 对于儿童乘车就座有哪些建议？

（1）婴儿/学步童：在2岁前或在儿童生长到达车载座椅制造商所允许的最大重量或高度前，使用面向后方的婴儿座椅或可调节座椅。

（2）学步童/学龄前儿童：使用带有安全带的钱箱车载座椅，直至儿童生长到达座椅制造商所允许的最大重量或高度。

（3）学龄儿童：由安全带固定位置的辅助软座垫，放置于后排座椅，直至儿童能够恰当使用车辆安全带［通常儿童高度为4ft 9in（1.4478m），8～12岁］。

（4）大龄儿童：在13岁前使用膝-肩安全带，后排乘坐。

病例6-7

15个月大的男患儿，发生股骨骨折（图6-12）。患儿母亲随其就诊。家长主诉患儿下午自床上跌落。在进行表格问诊时，你注意到急救师特别标记了家长关于骨折发生的情况：昨夜自床上摔下导致骨折。你同时注意到儿童胸壁的一些擦伤。

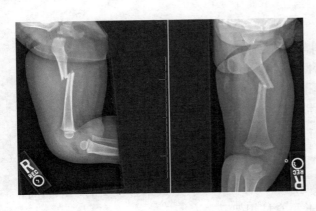

图6-12　患儿股骨骨折

105. 哪些"危险信号"暗示患儿可能遭受虐待?

（1）干骺端边角处骨折。

（2）非行走年龄儿童的股骨骨折。

（3）监护人提供的不一致或不可置信的损伤机制。

（4）不同愈合阶段的骨折。

（5）后肋骨折。

（6）肱骨远端经骺板分离。

（7）其他损伤，如擦伤、烧伤或皮肤破损。

106. 最常见的虐待伤有哪些?

擦伤和皮肤破损是排名第一位的损伤，而骨折是第二常见的损伤。

107. 哪些疾病会被误诊为虐待伤? 应如何进行鉴别?

（1）成骨不全：蓝色巩膜，牙列不齐，多发骨折家族史，生物化学检查。

（2）佝偻病：早熟，维生素D缺乏，代谢和生物化学检查，骺板宽大，罗圈腿，"串珠肋"。

（3）肾疾病：透析病史，实验室检查，尿液分析。

108. 生长板骨折的分型系统是什么？请描述该分型系统。

使用1963年提出的Salter-Harris分型系统（图6-13）。口诀"SALTR"可用于记忆不同类型的骨折。

（1）Ⅰ型：生长板"滑移（slipped）"，沿骺板方向。

（2）Ⅱ型：生长板"以上（above）"，骨折经生长板并终于干骺端。可能存在大的Thruston-Holland（干骺端）骨块，有助于复位和放置内植物。

（3）Ⅲ型："低于（lower）"生长板，骨折穿过骺板终于骨骺（常通关节）。

（4）Ⅳ型："经过（through）"干骺端，生长板及骨骺（穿通后再穿通）。

（5）Ⅴ型："冲击性"，生长板粉碎，影像学检查无法与无移位的Ⅰ型骨折区分。

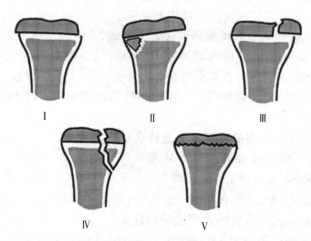

图6-13　儿童骨骺骨折的Salter-Harris分型。Ⅰ型骨折直接穿过骺板，可能伴有骨骺的侧方移位，发生率为5%；Ⅱ型骨折为骺板部分及干骺端角状骨折，发生率为75%；Ⅲ型骨折为骺板部分骨折，发生率约为10%；Ⅳ型骨折为部分骺板及部分干骺端骨折，发生率约为10%；Ⅴ型骨折是直接冲击骨折，对后期生长产生的后遗症最为严重 （引自：Mettler FA, Skeletal System: Essentials of Radiology, 3rd edn, pp. 185-268. Copyright © 2014, 2005, 1996 by Saunders, Elsevier Inc.）

109. 哪种生长板损伤最为常见？哪种预后最差？

Ⅱ型是最常见的类型；而Ⅴ型是最少见的类型，会阻碍生长，因此预后最差。

（二）髋部和股骨创伤

110. 儿童髋部骨折的损伤机制是什么？

总体而言，儿童、青少年和年轻成人的髋部骨折是高能量创伤的结果，如交通事故、高处坠落或机动车与行人事故。由于危及股骨头血流，缺血性坏死可能导致退行性改变过早发生，需要人工全髋关节置换或其他挽救性手段干预，因此股骨颈骨折是急诊手术的指征。人工全髋关节置换术并不是活跃的青少年患者治疗的良好选择，在患者的一生中可能需要行多次翻修手术。

111. 不同年龄组患者股骨头的主要血供是什么？

在出生时，股骨头血供来源于干骺端血管，起自旋股内侧和外侧动脉。随着头下骨骺的发育及儿童的成熟，干骺端血管不再穿透股骨头。随着儿童成长至4岁，股骨头的主要血供来源于后上和后下支持带血管动脉网，这一动脉系统发自旋股内侧动脉。

112. 儿童髋关节骨折采用哪种分型系统？

Delbet分型最早于1929年被报道，将骨折分为4个解剖区域。Ⅰ型骨折是股骨头骨骺分离；Ⅱ型骨折相当于成人的头下型骨折；Ⅲ型骨折相当于成人股骨颈基底部骨折；而Ⅳ型骨折相当于成人转子间骨折（图6-14）。

113. Delbet分型的重要意义是什么？

Delbet分型能够预测股骨头缺血性坏死的发生。Ⅰ型骨折AVN的发生率为80%～100%，Ⅱ型骨折AVN发生率为50%，Ⅲ型骨折的AVN发生率为25%，而Ⅳ型骨折的AVN发生率为10%。

114. 儿童髋部骨折的治疗选择是什么？

儿童Ⅱ～Ⅳ型骨折通常选择保留骺板的骨松质螺钉固定。对于骨骼接近成熟的患儿，如果需要获得足够的固定强度，螺钉可以穿透骺板进行防治。对较小的患儿，需要选用光滑的克氏针固定辅以髋人字石膏制动。许多医师认为关节内血肿减压有益于预防缺血性坏死，但这一观点并未获得结论性证实。

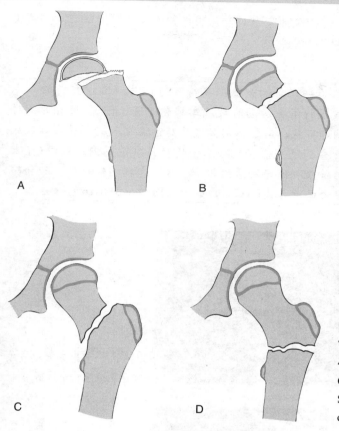

图6-14 儿童股骨近端骨折的Delbet分型。A.I型：经骺板骨折；B.II型：经颈骨折；C.III型：股骨颈粗隆骨折；D.IV型：粗隆间骨折（引自：Swiontkowski MF, Fractures and Dislocations About the Hip and Pelvis: Green NE, Swiontkowski MF, [eds], Skeletal Trauma in Children, 4th edn, pp. 355-396. Copyright © 2009 by Saunders, an imprint of Elsevier Inc.）

115. 儿童髋部骨折的主要并发症有哪些?

（1）骨坏死：基于Delbet分型，发生率为10%～100%。

（2）骨折不愈合：低于成人骨折，发生率为5%之内。通常，骨折不愈合由非解剖复位所引起。可采用外翻截骨治疗这一问题。

（3）髋内翻：约占20%，由骺板非同步早闭引起。这可能由于损伤或其治疗（畸形愈合）所造成的。可能需要进行转子下外翻截骨纠正畸形。

116. 年幼儿童和青少年髋关节脱位的损伤机制分别是什么?

年幼患儿可能由于低能量损伤导致脱位，如绊倒或跌伤。脱位在镇静下通常容易复位。复位的稳定性应当在透视下进行评估。CT或MRI用于对复位后的匹配度评估和排除关节内骨块。年幼患儿通常在复位后放置人字石膏。青少年髋关节脱位通常由高能量损伤造成，如交通事故中被仪表板损伤。临床医师应当对合并股骨和（或）髋臼壁或同侧膝关节内损伤保持高度的警惕性。

病例6-8

创伤中心请你为一名右侧大腿疼痛畸形的16岁男孩进行会诊。患者在下午早些时候进行滑板运动时被汽车撞伤（图6-15）。患者右侧呼吸音减弱，右侧胸部可见瘀斑。胸部X线片提示右侧气胸合并右肺基底部少量积液。血气分析碱剩余和乳酸水平均在正常范围内。头颅CT未见明显颅内损伤的征象。值得注意的是，患者肺部损伤较轻，乳酸和碱剩余处于接受早期全面治疗（ETC）的水平范围内（图6-16）。

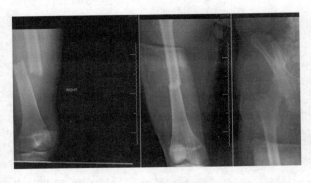

图6-15　骨骼发育接近成年患者的股骨干骨折

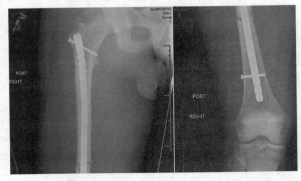

图6-16　髓内钉固定后的股骨骨折

117. 儿童和青少年股骨干骨折的损伤机制分别是什么？

年幼患儿股骨骨折可能由于地面损伤或奔跑跌伤所造成。青少年股骨骨折则更多由于高能量损伤造成，如交通事故。这些患儿存在同侧股骨颈骨折和同侧膝关节损伤的风险。对于非常年幼的患儿（年龄不足1

岁），虐待伤的概率很高（高达40%）。

118. 儿童股骨干骨折的治疗方式有哪些？

最近的AAOS指南细化了基于循证医学的儿童股骨干骨折治疗指南。总结如下。

6个月至5岁儿童股骨干骨折，短缩不超过2cm，可早期采用石膏或牵引，随后采用人字石膏固定。

5～11岁儿童可选用弹性髓内钉（虽然结果对于体重较大的患儿难以预测）、刚性交锁式转子或外侧入钉点髓内钉或肌肉下钢板固定。

本例患儿骨骼已经成熟，体型壮硕，因此采用扩髓髓内钉进行固定。

讨论组反对采用梨状窝入钉的髓内钉固定，因为这种髓内钉可能会破坏来自入钉点部位的血供从而引起缺血性坏死。对特定病例可选用外固定和桥接式钢板固定，但是讨论组并未特别提及这些选择。

119. 股骨干骨折行人字石膏固定的并发症有哪些？

最常见的并发症是皮肤破溃和浸泡。另外，畸形愈合（通常为内翻愈合）和过度短缩同样会发生。通常将石膏固定为外翻位以尝试降低这一风险。一定程度的短缩（1.5～2cm）是可以接受的，因为低龄儿童的骨折肢体会过度生长约1cm。

120. 股骨骨折外固定的并发症有哪些？

钉道感染是最常见的并发症。复位丢失及神经或血管损伤同样是放置外固定的过程中及术后需要考虑的问题，即使这一并发症相对罕见。膝关节僵硬通常由于远端固定针进入髂胫束及患儿对不适症状的恐惧所造成。使用较少固定针远离骨折端进行固定能够降低再次骨折的发生，同时允许骨折块产生50%的移位，以增加骨折端的活动，从而刺激骨痂形成。

121. 股骨骨折内固定的并发症有哪些？

（1）弹性钉：迄今为止，最常见的并发症是内植物相关症状。弹性钉的远端位于股骨远端内外侧面附近的软组织内，使弹性钉平齐于干骺端，尖端位于或高于骨骺水平能够降低这一并发症。大多数弹性钉通过二次手术取出。另外，弹性钉可能造成畸形愈合（成角或旋转），在长度不稳定骨折中应用可能造成过度的肢体短缩。极少数情况下，可能在取出内固定后发生入钉点骨折。

（2）肌肉下钢板：并发症包括未遵从负重指导的内固定失效。另外，如果没有采用带有导向臂的微创方式植入接骨板，会产生很大的手术瘢痕和更多的失血。另外，已有报道发生取出内固定后经钉孔骨折。

（3）刚性髓内钉：并发症包括臀部肌肉组织破坏所导致的髋部疼痛、大转子生长破坏导致的外展肌跛行（9岁以下患儿少见）。多发创伤患儿继发于脂肪栓塞的肺部损伤会增加。

122. 股骨远端骺板骨折的机制是什么？

股骨远端骺板骨折通常由于过伸和外翻力造成。这些损伤通常产生成人和青少年膝关节内侧损伤，但对于年幼患儿，破坏部位在股骨远端骺板。

123. 股骨远端骺板骨折的治疗方式和后遗症是什么？

股骨远端骺板骨折通常在手术室进行复位，并采用粗大的交叉针固定。如果有大块的干骺端骨块（Salter-Harris Ⅱ型或Ⅳ型）可以采用骨松质螺钉固定。最常见的相关并发症是生长停滞，发生于多达40%的患儿。非对称性停滞会引起肢体短缩和成角畸形，而完全停滞仅导致肢体长度不等。股骨远端骨骺具有较大的表面积和起伏的骺板，是最容易发生生长停滞的骨折。

（三）膝关节和胫骨骨折

病例6-9

12岁男孩是足球运动员，在足球运动时扭伤膝关节。患儿即刻感到疼痛和膝关节肿胀。次日，患儿就诊。膝关节由于疼痛无法伸直，关节大量积液，穿刺为血性。注射器放置数分钟后可见脂滴。X线检查见图6-17。

124. 什么是胫骨嵴骨折？

胫骨嵴骨折等同于成人前交叉韧带（ACL）损伤（图6-18）。通常由于膝关节迅速减速或过伸引起。可合并半月板损伤。其表现与ACL损伤相似（疼痛和急性积液）。

125. 胫骨嵴骨折如何分型？

胫骨嵴骨折采用Meyers和McKeever分型。

（1）Ⅰ型：无移位。

（2）Ⅱ型：骨折移位，后方铰链完整。

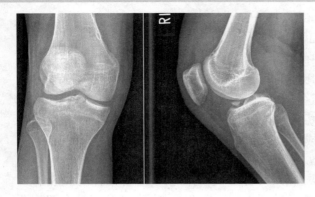

图6-17 胫骨髁间棘（隆突）骨折的正侧位片

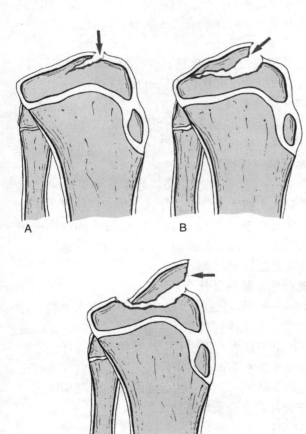

图6-18 胫骨前嵴骨折的Meyers和McKeever分型。A. I型骨折，骨折无移位；B. II型骨折，胫骨前嵴的前部抬高，但骨折后方已复位；C. III型骨折，完全移位（引自：Zionts LE, Fractures and Dislocations About the Knee: Swiontkowski, MF [ed], Skeletal Trauma in Children, 4th edn. Copyright © 2009 by Saunders, an imprint of Elsevier Inc.）

（3）Ⅲ型：完全移位。

126. 胫骨嵴骨折如何治疗？

通常Ⅰ型骨折会在血肿穿刺抽吸后采用0°～15°屈曲位的长腿石膏进行固定。Ⅱ型骨折采用抽吸、闭合复位和0°～15°伸直位石膏固定。一些Ⅱ型骨折无法复位，这是由于内侧半月板前角或半月板韧带嵌顿所造成的。这些病例和Ⅲ型骨折病例需要手术治疗。切开或关节镜手术取决于医师的偏好。可使用螺钉或收紧式缝线绕过ACL并在胫骨上打结进行固定。

127. 什么是胫骨结节骨折？

这是一种经胫骨结节第二骨化中心的骨折，通常延伸至胫股前关节。实际上，这是一种伸膝装置损伤。损伤通常发生于生长期末期的男性患者。损伤机制为膝关节强行主动伸展或四头肌偏心负荷。

128. 手术指征是什么？

所有伸膝装置受损的骨折移位都应当进行切开复位和内固定治疗。第二生长中心的无移位骨折仅可通过完全伸直位石膏进行治疗。

129. 胫骨结节骨折的并发症有哪些？

胫前动脉返支的损伤可能会引起前间室综合征。第二生长中心的早闭可能会由于骨骺后部持续纵向生长而引起膝反张畸形。

130. 什么是髌骨袖套状撕脱骨折？

髌骨袖套状撕脱骨折是一种伸膝装置损伤，通常发生于8～12岁的儿童。强行主动伸膝或股四头肌偏心负重会导致骨折。损伤发生于髌骨下极软骨和髌骨之间。除非骨折无移位（罕见），最常用的治疗是切开复位内固定。可以采用粗线缝合固定和制动。另外，也可以选择光滑骨针和粗线组成的张力带装置进行固定。

131. 儿童胫骨骺板骨折的危险性是什么？

骨骺与血管分叉位于同一平面，这些血管在这一平面进入骨骼。仔细的神经血管检查十分重要。如果踝臂指数（ABI）低于0.90，必须进行更为积极的有创检查。如果神经血管受损，应当采用光滑骨针经骺板固定或外固定，以及急诊血管手术探查。如果骨折无移位且血管检查正常，可以考虑闭合复位。必须警惕筋膜间室综合征的发生（图6-19）。

132. 儿童筋膜间室综合征的典型征象是什么？

疼痛和镇痛药需求的增加。

133. 儿童胫骨近端干骺端（Cozen）骨折常见的畸形是什么？

随着时间的进展，患肢可能产生外翻畸形。这一畸形在伤后18个

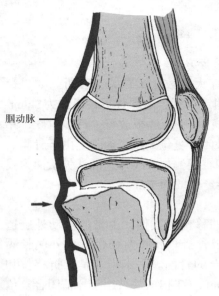

腘动脉

图6-19 膝关节侧视图显示股骨近端骺板损伤移位，同时表明由于腘动脉与胫骨近端十分接近所产生的动脉损伤风险（引自：Zionts LE, Fractures and Dislocations About the Knee: Swiontkowski MF [ed], Skeletal Trauma in Children, 4th edn. Copyright © 2009 by Saunders, an imprint of Elsevier Inc.）

月到达顶峰，而后随着时间得到重塑。高达50%的病例发生外翻畸形。畸形应当观察至少24个月。如果畸形未发生重塑，可考虑采用反向半骺骨干固定术（骨钉或钢板）来纠正畸形。

134. 儿童胫骨干骨折常见的畸形是什么？

胫骨骨折中的30%累及腓骨。当腓骨受累时，会发生外翻畸形。如果腓骨完整，则胫骨可能发生内翻。

135. 儿童胫骨骨折最常用的治疗方式是什么？

闭合复位石膏固定是最常用的治疗方式。内翻或外翻5°、50%的骨皮质对位、1cm短缩及10°屈曲或伸展畸形是可接受的复位。石膏采用屈膝10°，以避免旋转和负重。石膏可以楔形开放，以纠正残余的成角畸形。

136. 儿童胫骨骨折的手术指征是什么？

开放骨折、筋膜间室综合征、闭合治疗后力线不可接受、神经血管损伤和多发伤。治疗方法包括外固定、弹性髓内钉、接骨板或刚性髓内钉。刚性髓内钉用于骨骼成熟的患者。弹性钉可用于年幼患儿。外固定常作为软组织合并损伤的治疗选择，尤其当需要进行创面覆盖处理及骨折长度不稳定或无法通过弹性钉进行修复时使用。

（四）足踝创伤

137. 请描述儿童踝关节骨折的治疗方法。

闭合复位石膏固定通常足以治疗大多数儿童踝关节骨折。如果存在关节内骨块，则需要解剖复位和固定。对于内踝骨折，通常为Salter-Harris（SH）Ⅲ或Ⅳ型，所有骨骺螺钉均平行骺板放置。许多时候，跖屈力会导致骨骺分离（SH Ⅱ）。如果闭合复位失败，通常是由于骨膜嵌顿，需要切开复位内固定。必须仔细查阅侧位X线片，确认矢状面力线的恢复，避免背屈活动的丢失和可能产生的撞击症状。

138. 什么是Tillaux骨折?

Tillaux骨折是发生于大龄儿童的移位性损伤，由足的被动外旋造成。这是一种SH Ⅲ型胫骨远端骺板骨折。胫腓前韧带造成外侧骨骺的骨折，而外侧骨骺是全身最后闭合的骨骺。手术指征是骨折移位和（或）闭合复位后关节面台阶超过2mm。CT扫描常被用于评估闭合复位后的力线（图6-20）。

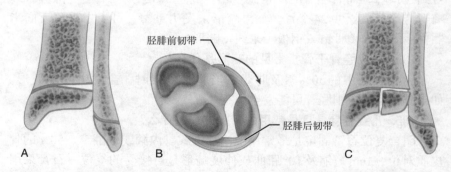

胫腓前韧带

胫腓后韧带

图6-20　Tillaux骨折的损伤机制。A.大龄儿童的骨骺内侧闭合，但外侧仍然开放；B.外旋力导致胫腓前韧带将骨骺向前外侧撕脱；C.由于内侧骺板闭合，撕脱将导致Salter-Harris Ⅲ型骨折 （引自：Canale ST, Beaty JH, Fractures and Dislocations in Children: Canale ST, Beaty JH, [eds], Campbell's Operative Orthopaedics, 12th edn. Copyright © 2013 by Mosby, Elsevier Inc.）

病例6-10

15岁男患儿，玩滑板时跌倒，踝关节扭伤后急诊就诊。患儿踝关节重度肿胀，无开放性损伤及血管神经受损。CT扫描见图6-21。

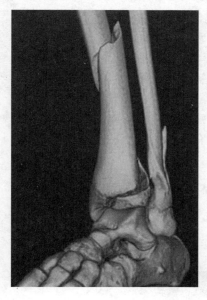

图6-21　一名15岁的滑雪运动员发生跌伤后

139. 什么是三平面骨折?

三平面骨折是发生于所有3个平面的胫骨远端复杂骨折。CT有助于描述骨折类型。此类骨折的发生是由于胫骨远端骨骺的中央首先闭合，然后是内侧，最后是外侧（CML）。此类骨折仅发生于生长接近完成的大龄儿童。

140. 对于儿童足部碾压伤，最应注意的并发症是什么?

筋膜间室综合征是最应担心的问题。儿童筋膜间室综合征难以诊断，其最早期的警示征象是逐渐增加的疼痛和镇痛药物需求。碾压伤的患儿应当住院观察。如果存在筋膜间室综合征的临床考量，应当在手术室进行足部筋膜切开。足部间室压力并不可靠，其诊断主要为临床诊断。

（五）肩关节骨折和脱位

141. 胸锁关节脱位的儿科等同性是什么?

儿童（或25岁以下成人）的胸锁关节脱位可能是锁骨内侧骺板骨折。损伤可通过Serendipity位投照（40°头侧倾斜）发现，但最恰当的诊断方式为CT增强扫描，因为此类骨折的移位发生于轴向平面。CT扫描同样有助于明确气道或血管结构的压迫。

142. 前内侧和后侧锁骨骺板分离的治疗分别是什么?

前内侧锁骨分离和胸锁关节脱位通常采用制动的方法进行非手术治疗。如果患者出现血管或气道受压的征象,后方脱位需进行紧急复位。虽然闭合复位(手法或布巾钳)的方式被普遍采用,但是反复移位的风险使得一些医师倾向于切开复位并进行缝合固定。此类手术通常有心胸外科医师进行,以便在罕见的血管损伤病例中进行处理。金属内植物由于存在移位风险而被避免使用。如果没有症状,慢性脱位应进行观察。

病例 6-11

16岁美式足球运动员,在当日比赛时受到撞击,于急诊就诊。患者无疼痛肿胀。可在患者衣领部皮肤深部触及尖锐的骨块。X线检查见图6-22。

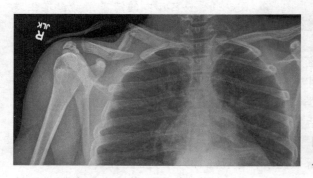

图6-22　一名16岁美式足球运动员发生锁骨骨折

143. 儿童锁骨骨折应如何治疗?

大多数儿童锁骨骨折可以进行非手术治疗。悬吊或8字绷带可有效进行固定,但悬吊固定更为舒适,且限制性较低。

144. 新生儿锁骨或肱骨骨折应当进行何种检查?

新生儿锁骨骨折可能是产伤的表现。应当进行仔细的神经血管检查,以排除臂丛神经麻痹。大多数臂丛神经损伤可自行恢复,但需要紧密随访。

145. 儿童或青少年锁骨干骨折的手术指征是什么?

一般适应证包括开放骨折、皮肤隆起和(或)神经血管损伤。对于大龄儿童和青少年,100%移位或骨折短缩2cm等成人适应证应当被考虑在内,尤其对于患侧为主利手或参与明显负重的患者(图6-23)。另外,主利手受累的投掷运动员更应当进行切开复位固定的治疗。

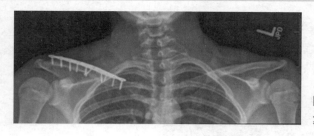

图6-23 锁骨骨折，切开复位内固定后

146. 儿童肱骨近端骨折的手术指征是什么？

儿童肱骨近端骨折几乎没有手术指征。由于80%的肱骨纵向生长来源于近端骺板，可预期儿童会出现大量重塑。因此，非手术治疗是此类骨折的原则。可以考虑闭合复位，这取决于力线不良的程度，之后采用吊带或肩关节制动器进行制动。仅有的例外是，骨骼接近成熟的大龄青少年及几乎没有重塑可能的病例。严重移位的骨折可能存在二头肌肌腱嵌顿，但是对这种嵌顿所造成的后果所知甚少。

147. 儿童肱骨干骨折的治疗标准是什么？

非手术治疗是治疗标准，通常采用肩关节制动器或Sarmiento石膏支具。"悬臂"（长臂）石膏与支具相比是否能够提供真正的牵引，以改善力线或提供额外的舒适程度仍然不明。总体而言，肱骨的重塑潜能良好，且畸形能够得到良好耐受。另外，儿童的臂围不足以产生内翻位骨折。手术指征包括开放骨折和血管损伤。多发伤是相对手术指征，能够允许患者在合并相应损伤的情况下早期活动。应当考虑病例过程，尤其当损伤是在低能量机制下发生时。桡神经麻痹偶可见于肱骨干远1/3的骨折病例，考虑牵拉性损伤最为常见，通常行非手术治疗。如果闭合复位后发生神经麻痹，则应当考虑进行神经探查。

（六）肘关节创伤

148. 儿童肘关节创伤的标准摄片是什么？

通常，需要进行前后位、侧位和斜位摄片。内斜位尤其有助于判断外侧髁骨折的移位程度。

149. 儿童脂肪垫征代表什么？

前方脂肪垫征通常为生理性的。当出现后方脂肪垫征时，通常表示肘关节积液，这种征象最常见于无移位的肱骨髁上骨折（SCH），约80%的后方脂肪垫征阳性均来源于隐性骨折。

病例6-12

6岁女童，自儿童攀爬架上摔下后来诊。患儿左上肢石膏固定。虽然患儿哭泣得很厉害，但看起来其他部位并无明显外伤，X线检查和临床外观像见图6-24和图6-25。

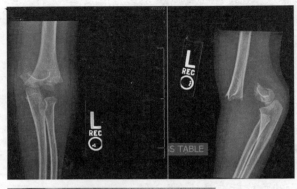

图6-24　一名6岁女童跌倒后发生肘关节损伤

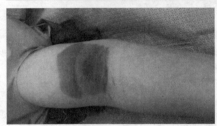

图6-25　患儿肘前窝的临床照片

150. 何种神经血管检查对于肱骨髁上骨折格外重要？

前骨间膜神经是肱骨髁上骨折中最常受到损伤的结构，这一神经损伤通常发生于伸展型肱骨髁上骨折（超过90%的骨折为伸展型）。通过屈曲示指和拇指的指间关节对该神经进行检查。这种神经损伤会合并血管损伤。桡神经是第二常见的损伤神经，该神经通过最远端运动支，即骨间膜后神经进行检查。该神经支配拇指和示指指间关节伸展肌。在屈曲型肱骨髁上骨折发生时，尺神经最常受损，通过手指交叉试验进行检查。大多数神经麻痹会随着时间缓解。

151. 发生肱骨髁上骨折时，还应进行哪些其他检查？

必须进行仔细的血管检查。肱动脉可能会在近端骨折块表面受到牵拉，导致血管损伤或痉挛。手部会出现"粉红无脉"，提示侧支循环提供了足够的灌注，或发生"苍白无脉"，提示血管损伤牵拉/压迫导致灌注不足。合并血管损伤的骨折应当立刻进入手术室，通过闭合或切开的方式进行复位和稳定。在复位后，重新评估血管状态，不需要进行动脉造影。如果复位后血流无法恢复，则有进行动脉造影的指征。

152. 肱骨髁上骨折进行内侧钢针固定时可能危及何种结构？

许多骨科医师采用全外侧进针治疗肱骨髁上骨折。肱骨髁上骨折内侧进针可能损伤尺神经。通常，外侧进针经皮放置，而内侧进针则通过小切口直视下进行，避免钢针穿过尺神经沟。首先进行外侧进针，之后在肘关节更为伸展、神经松弛的条件下置入内侧钢针。如果内侧进针后发现尺神经病变，尤其是在置入钢针视野足够时，医师应当怀疑尺神经不稳定，在肘关节屈曲时向前方半脱位，与钢针发生撞击。此时应当在术后进行谨慎的检查。

153. 肱骨髁上骨折如果未经处理会出现何种畸形？

前臂内翻是最为常见的畸形。这种畸形通常不尽美观，但几乎不会造成任何功能性后遗症，该畸形被称为"枪托畸形"。

154. 外侧髁骨折的治疗方案有哪些？

外侧髁骨折在组织学上被分为经肱骨小头骨化中心骨折和位于肱骨小头骨化中心内侧的骨折（滑车外侧或经滑车）。该分型系统的实用性低于更新提出的分型系统，新的分型系统更为关注骨块的稳定性。Ⅰ型骨折是无移位骨折，通常稳定，采用石膏进行非手术治疗。需要密切随访观察骨折是否出现移位。Ⅱ型骨折为移位骨折，但未发生旋转，通常在软骨铰链完整时保持稳定。这些骨折有时采用石膏固定，但更多时候采用闭合复位经皮穿针固定。Ⅲ型骨折为移位旋转骨折。这些骨折需要经外侧（Kocher）入路切开复位穿针固定。

155. 外侧髁骨折的并发症有哪些？

外侧髁骨折有骨折延迟愈合和骨不连的风险。另外，骨折块发生骨坏死从而导致骨不连的情况可能发生于后方游离过多或损伤导致后方软组织剥离的情况。前臂进行性外翻可能并发骨不连，通常导致尺神经麻痹。关节僵硬同样是此类损伤可能的并发症。

156. 内侧髁上骨折是如何发生的？

这类损伤通常缘于外翻应力或强烈收缩所引起的肘关节屈曲旋前肌团块撕脱。患儿通常为9～14岁。多达半数损伤合并肘关节脱位。

157. 内侧髁上骨折的手术指征是什么？

此类骨折的手术干预仍然有待争论。其绝对手术指征包括极少数的开放骨折或骨折块进入关节。在X线片上测量骨折移位并不可靠。移位超过5mm是相对手术的指征，另外还包括合并肘关节脱位，尤其患者为运动员，且主利手受伤。手术治疗的骨愈合情况远优于非手术治疗。骨不连的长期后遗症尚不清楚。

158. 儿童桡骨头/颈骨折有哪些治疗方案?

儿童桡骨头/颈骨折如果骨折成角在任意平面上超过30°或移位超过3～4mm，通常采用闭合复位。畸形愈合所造成的主要风险是活动度丢失，尤其是前臂的旋转。如果闭合复位失败，可以经皮穿针控制骨块。穿针位于肘关节前方，避免损伤后方骨间神经。如果这一手法未能成功，可以经桡骨茎突插入髓内内植物（弹性钉），向上穿过骨折断端，手法旋转骨折至可接受的力线（Metizeau技术）。如果这些方法均失败，可采用切开手术，但应当尽可能避免采用这一术式，以降低骨不连和肘关节僵硬的风险。

159. 如果发生鹰嘴套袖样撕脱骨折应当考虑排除什么疾病?

如果发生鹰嘴套袖样撕脱骨折，应当排除骨发育不全。

160. 什么是尺骨上1/3骨折合并桡骨头脱位（孟氏骨折）? 如何分型?

孟氏骨折的定义是尺骨干骨折合并桡骨头脱位。此类骨折最常采用Bado分型进行描述。Bado 1型是桡骨头前脱位合并尺骨轴向掌侧成角，是最常见的类型；Bado 2型指轴向背侧成角合并桡骨头后脱位；Bado 3型指桡骨头外侧脱位；Bado 4型为前臂双骨折合并桡骨头脱位。许多孟氏骨折的病例可以进行闭合复位石膏固定。如果闭合复位失败并导致残留桡骨头半脱位，应当采用切开复位内固定或闭合复位尺骨髓内固定进行治疗。尺骨长度是复位桡骨头最为重要的因素。因此，对于粉碎性骨折或长度不稳定骨折，应当考虑切开复位接骨板内固定。塑性变形同样会导致桡骨头移位，需要对尺骨置入大的斯氏针进行纠正（图6-26）。

（七）腕关节和前臂

161. 作用于前臂骨折块的旋转力是什么?

对于前臂近1/3骨折，旋后肌和二头肌会使近端骨块后旋，所以复位手法应当旋后远端骨块。对于前臂远端1/3骨折，旋前方肌使远端1/3骨块旋前，因此前臂必须旋前复位。前臂中段1/3骨折，近端骨块后旋（二头肌和旋后肌），远端骨块旋前（旋前圆肌和旋前方肌），因此前臂应置于中立位以复位骨折。

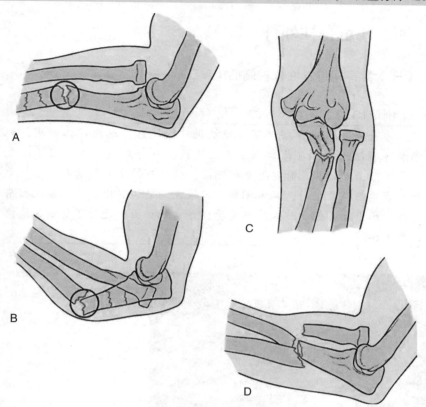

图6-26 孟氏骨折Bado分型。A. I 型：尺骨骨折向前成角，桡骨头前脱位；B. II型：尺骨骨折向后成角，桡骨头后脱位；C. III型：尺骨近端干骺端骨折，桡骨头外侧脱位；D.桡骨头前脱位伴尺桡骨干骨折 （引自：Jupiter JB, Kellam JF, Diaphyseal Fractures of the Forearm: Browner BD, et al. [eds], Skeletal Trauma: Basic Science, Management, and Reconstruction, 3rd edn. Copyright © 2009, Saunders, Elsevier Inc.）

162. 儿童桡骨远端骨折的流行病学如何？

桡骨远端骨折是最常见的儿童骨折，约占所有儿童骨折的50%。发病高峰为10～12岁。

163. 儿童桡骨远端骨折如何治疗？

绝大多数儿童桡骨远端骨折可以采用闭合复位石膏固定进行治疗。大部分骨折会得到无畸形重塑。桡骨远端骨折发生生长损伤的概率很低。与之相反，尺骨远端骨折发生生长停滞的概率很高，会进一步产生成角畸形。因此，此类骨折需要更为谨慎的随诊。

四、儿童脊柱外科

（一）青春期特发性脊柱侧凸（AIS）

病例6-13

13岁女童，在母亲陪伴下，经校医建议就诊。患儿身体健康，积极参加体育活动，但在体操课上由校医检查背部后被告知应当医院就诊。患儿母亲回忆其儿时曾患脊柱侧凸，但从未接受任何治疗。当你要求患儿弯腰触碰足趾时，其右侧肩胛骨较左侧更为突出。患儿左侧髂嵴同时高于水平面，但下肢长度测量后相等。儿科医师进行了脊柱X线检查，见图6-27。

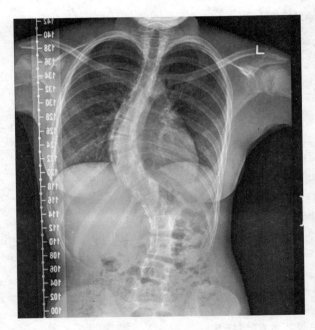

图6-27　青春期特发性脊柱侧凸患儿

164. 什么是特发性脊柱侧凸？

特发性脊柱侧凸是不明病因造成的脊柱弯凸。这是一种复杂的三维畸形，有别于先天原因、神经肌肉疾病和退行性疾病所造成的脊柱侧凸。临近青春期发生的特发性脊柱侧凸被称为青春期特发性脊柱侧凸

（AIS）。其他累及儿童的特发性脊柱侧凸为婴幼儿（0～3岁）和青少年特发性脊柱侧凸（3～11岁）。

165. AIS是否具有遗传性?

是的。双胞胎研究显示同卵和异卵双胞胎发病具有高度一致性。同时，如果一名女性脊柱侧凸超过15°，其女儿发病的概率约为1/4。

166. AIS好发于男性还是女性?

虽然不需要治疗的轻度弯曲（低于10°）男女发病相当，但进行性弯曲更常见于女童。弯曲超过30°的男女病例比例为1：10。

167. 如何对儿童进行AIS筛查?

校园筛查已成为发现脊柱侧凸儿童的标准方法。发现脊柱不对称的患儿即被转诊至儿科医师处进行诊断性检查。筛查出的儿童中诊断性检查结果阳性的病例不足1%，其中不足10%的病例需要进行治疗。

168. 脊柱弯曲进展的危险因素有哪些?

骨骼发育未成熟患儿脊柱弯曲进展的危险因素包括胸椎和腰椎同时出现弯曲、发生时即出现大的弯曲、发育期剩余时间（青少年＞青春期）及女性。研究表明，胸椎弯曲超过50°和腰椎弯曲超过30°会在骨骼发育成熟后进一步进展。

169. 什么是Risser分型?

Risser分型描述了髂嵴突起的骨化进程，是骨骼成熟的一个指标。1级指外侧骨化中心出现。2级指骨突外侧一般骨化。3级指骨突外侧3/4骨化。4级指髂嵴内侧，以及帽状骨突发生骨化。5级至髂嵴骨突完全骨化。Risser征的精确度在+/-9个月。法国版本的Risser分级为0～4级，而美国版本则为0～5级（图6-28）。

170. AIS未经治疗的症状是什么?

未经治疗的AIS症状可能包括背痛、肺功能降低（仅见于胸椎弯曲超过90°～100°），以及胸壁畸形相关的社会心理效应。AIS患者与正常人群相比死亡率没有明显的上升。

171. AIS如何诊断?

AIS的诊断基于体格检查和影像学检查。站立位和前屈位的皮肤轮廓不对称和肋骨突起是脊柱侧凸的特征性表现。可能出现肩膀高度、髂嵴高度及明显的肢体长度不同。步态异常、异常的皮肤色素沉着或毛发形态及足部畸形（尤其是单侧高弓足）可能是非特发性脊柱侧凸的指征，应当进一步检查，以明确先天性或神经肌肉病因。

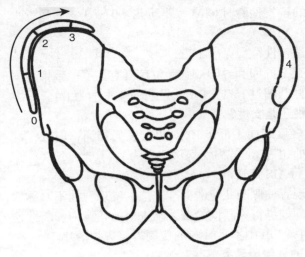

图6-28 脊柱侧凸。Risser 分级线图（0＝髂嵴未骨化→4＝骨突完全闭合）（引自：Offiah AC, Skeletal Radiology in Children: Non-traumatic and Non-malignant: Grainger & Allison's Diagnostic Radiology: A Textbook of Medical Imaging, pp. 1567-1609. Copyright © 2008, Elsevier Ltd.)）

正位X线检查用于证实诊断并明确弯曲的严重程度。侧位X线常用于检查矢状面力线。用于明确弯曲活动度的弯曲相仅在进行手术规划时进行。

172. 如何计算Cobb角？

如果需要计算Cobb角，必须首先明确弯曲椎体的头尾（即弯曲的最后一个椎体）。这些椎体的终板倾斜最大，代表了弯曲的长度。平行于上位椎体的上终板和下位椎体的下终板画两条直线。如果难以发现终板位置，可以平行椎弓根画线。垂直于这两条直线分别做垂线，其夹角即为Cobb角。

173. AIS如何分型？

目前存在多种分型系统，最近提出的分型系统关注手术规划及明确何种程度的AIS需要放置内植物和融合。King分型主要关注胸椎弯曲，并对腰椎为主的弯曲和多种类型的胸椎为主的弯曲进行区分。Lenke分型最常应用，具有良好的观察者内部和观察者间可靠性。该分型基于3个区域（胸椎近端、主胸椎和胸腰椎/腰椎）的弯曲是结构性或非结构性（代偿性）进行分型。结构性标准基于Cobb角和驼背程度。基于腰椎力线和胸椎矢状面力线进行修正。

174. AIS的治疗方法有哪些？

治疗分为观察、非手术治疗和手术治疗。对于弯曲低于20°～25°的患者，适于采用观察的策略。这些患者应当每6个月复诊并进行序贯X线检查，监测弯曲进展。2次随访之间弯曲增加5°或更多被认为弯曲进展。非手术治疗包括使用支具纠正，这种方法被推荐用于超过25°的进行性脊柱弯曲且患者仍具有足够常的生长期。治疗的目标是防止弯曲进一步进展而并非纠正畸形。研究表明约75%的患者采用该策略能够避免弯曲进展。物理治疗和电刺激并不能影响治疗结果。超过45°～50°的弯曲采用支具治疗无效，应当进行手术以避免疾病进展。

175. 非手术治疗使用哪种支具？

患者应当定做胸腰骶椎支具（TLSO）。不同的研究中心对于支具佩戴时间存在差别，从每日16～23h。患者需要佩戴支具直到至少Risser分级Ⅳ级（女性）或骨骼成熟（男性），之后逐渐脱离支具的使用。由于该患者人群对于外观和社会常态的敏感性，要求这些患者按照医嘱时间方案佩戴支具存在依从性的挑战。高位胸椎弯曲可能无法通过TLSO支具得到改善。可以使用颈胸腰骶椎支具（CTLSO），但使用过肩支具的依从性通常很差。

176. 如何手术纠正AIS？

手术治疗的目标是阻断弯曲的进展，获得最大成的的弯曲纠正，维持或获得脊柱冠状面和矢状面平衡（无躯干移位及肩关节水平）。通常的脊柱内植物包括多点固定（钩、钢丝、螺钉），这些固定物附着于两根长棒上。通过操作这些内植物纠正畸形，在畸形得到纠正后锁紧。在冠状面、矢状面和水平面（旋转畸形）纠正畸形。大多数医师使用骨松质异体植骨并局部应用自体植骨促进脊柱融合。虽然主要的结构性弯曲通常采用内固定和融合进行处理，非结构性或代偿性弯曲如果仍然存在活动度，可以放置不做处理。手术的次要目标是保留尽可能多的活动节段。

177. 脊柱融合内固定的手术入路是什么？

大多数AIS的手术入路采用胸腰椎标准后方入路。对于特定的胸腰椎和腰椎弯曲病例，前路脊柱融合内固定可以减少融合的节段。该入路能够减少融合的节段，但技术更为困难，大多数骨科医师并不熟悉。前路脊柱手术另有一些适应证。前路减压包括切除椎间盘和前纵韧带，适用于牢固畸形，以增加后路手术可获得的纠正程度（前后路联合脊柱融合），同时可用于非常年轻的患者，这些患者仍会发生持续的脊柱前方生长，无论是否进行后方融合，都可能导致进行性畸形加重（机轴现象）。前后路联合脊柱融合同样可应用于脊柱裂患者，以降低假关节形成的发生概率。

178. AIS 的手术治疗中，如何降低神经并发症？

不足 1% 的患者会发生脊髓损伤。术中脊髓监测可能最为有用，包括同时对躯体感觉和运动激发电位进行监测，维持稳定的血压，避免术中低血压麻醉能够增加脊髓血流，降低微血管缺血的风险。术中透视或 X 线片有助于确认内置物的位置，术中 CT 及导航可能能够进一步降低椎弓根螺钉置入和定位的难度。避免过度纠正畸形也能够降低神经激惹，尤其在应用最新一代内植物的情况下，这些内植物能够对脊柱大量施力。

179. AIS 手术治疗的其他常见并发症有哪些？

伤口感染、假关节和内植物失效（固定丢失、断裂和分离）是可能出现的并发症。

（二）舒尔曼（Scheuermann）病

病例 6-14

一名 16 岁男孩，因姿势不良被家长带至诊所就诊。患儿家长主诉其教育患儿不要佝偻，但情况似乎越发严重。患儿不能完全站直，并诉在活动中会出现后背钝痛。体格检查发现患儿肩膀圆润，胸椎明显后凸，腰椎过度前凸。胸椎无法被动伸直。肢体被动活动检查发现腘绳肌紧张。当患儿平卧在检查床上，其肩膀不能放平，颈部过伸。神经检查正常。你开具了全脊柱 X 线检查（图 6-29）。

---

180. 什么是舒尔曼病？

后凸是指矢状面上的脊柱向背侧弯曲，是胸椎的正常表现。通常自 $T_3 \sim T_{12}$ 的后凸为 $20° \sim 50°$，超过该数值则被称为过度后凸。姿态性过度后凸相对常见，患者能够自行纠正畸形。姿态性过度后凸不存在结构性因素。与之相反，舒尔曼病是一种存在结构性因素的过度后凸，畸形无法被动纠正。其特征性表现包括低于正常的弯曲顶点、连续 3 个椎体楔形变超过 5°、椎体终板不规整及施莫尔结节（椎间盘向椎体突起的部分）。舒尔曼病后凸同时会发生代偿性颈椎和腰椎过度前弓及腘绳肌紧张。

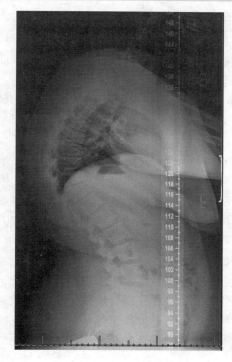

图6-29 严重脊柱后凸患者

181. 舒尔曼病的病因是什么?

其病因不明,可能为遗传性。目前有多重理论假设,包括缺血性坏死、前纵韧带异常、骨质疏松及软骨缺损。

182. 舒尔曼病有哪些症状?

最常见的症状是活动相关的背痛,通常休息可缓解。疾病常在青春期确诊,患者可能经历的外观畸形问题会多于疼痛。严重的病例可导致心肺功能受损,通常发生于弯曲超过90°的患者。神经系统特点并不常见,但相关的脊髓病变如胸椎间盘突出或硬膜囊肿会导致脊柱后凸患者较无后凸畸形的患者更早出现神经症状。

183. 舒尔曼病的影像学特点是什么?

至少3个相邻椎体前方楔形变超过5°、椎间隙狭窄、终板不规整及施莫尔结节是舒尔曼病的影像学特征。施莫尔结节是椎间盘向邻近椎体终板的突出,通常在X线片上可见,而MRI可显示更为清晰。过伸位(躺在体位垫上)侧位X线片会显示后凸僵硬。

184. 什么是假性舒尔曼病？

假性舒尔曼病即腰椎舒尔曼病，是一种胸腰椎疼痛，最常见于从事举重的青春期男性。其特点是腰椎前凸丢失、终板不规整和腰椎或低位胸椎施莫尔结节形成。与舒尔曼病后凸不同，这是一种自限性疾病，可通过NSAID和调整活动方式得到改善，但一部分病例需要使用支具控制症状。鉴别诊断应当考虑青少年椎间盘源性疾病。

185. 舒尔曼病如何治疗？

如果弯曲超过50°且患者仍有明显的生长，采用支具进行非手术治疗。与AIS一样，支具使用方案要求苛刻，尤其对于青春期患者，因此依从性可能成为问题。当支具必须超过肩膀时，这一问题尤为明显。关注于伸展练习的物理治疗是支具治疗的有效补充。弯曲进展超过70°并伴随症状的患者应当进行手术干预。

186. 舒尔曼病的手术治疗如何进行？

以往常进行前路减压和后路脊柱融合。前路手术包括脊柱延长，这可能增加神经并发症的风险。当前，后路脊柱融合内固定合并多种截骨后柱短缩同时进行。通过短缩脊柱纠正畸形推测可降低神经并发症的风险。后凸手术的神经损伤风险高于特发性脊柱侧凸。

（三）脊椎前移和椎体峡部裂

病例6-15

一名精英级别的12岁体操运动员就诊，主诉背部反复发作疼痛影响训练。患儿是骶髂部钝痛，训练受到影响。她认为这是肌肉拉伤，经过几周休息，但恢复训练后疼痛随即出现。疼痛无放射，患者否认麻木感。患者下肢正常对称，其骶髂联合处触痛，过伸脊柱可诱发疼痛。患儿腘绳肌轻度挛缩。X线和CT检查见图6-30和图6-31。

187. 什么是脊椎前移？

脊椎前移至1个椎体相对于下位椎体向前方移动。

188. 什么是椎体峡部裂？

椎体峡部裂指上下关节突区域，以及椎弓根后部与关节屈前部的区域缺损。当双侧上下关节突缺损发生时会出现脊椎前移。

189. 儿童脊椎前移和椎体峡部裂最好发的区域分别在哪？

儿童脊椎前移通常发生于$L_5 \sim S_1$水平。椎体峡部裂通常发现于第

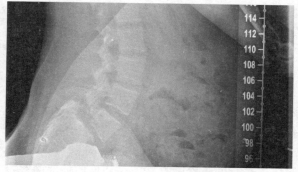

图6-30 狭窄性脊椎前移患儿的X线片

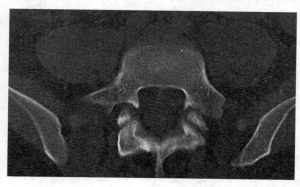

图6-31 狭窄性脊柱前移患儿的CT扫描

5腰椎，但可能也可出现于一个或多个其他腰椎椎体。

190. 脊椎前移影响儿童的两个主要类型是什么？

椎体前移影响儿童的两个主要类型是发育不良和峡部脊椎前移。发育不良性脊椎前移（Ⅰ型）指椎体表面先天异常，使得椎体相对于下位椎体向前滑动。峡部脊椎前移（Ⅱ型）则由上下关节突缺损导致。缺损可能由应力骨折（ⅡA型）、完整但过长的关节突（ⅡB型）或急性骨折（ⅡC型）导致。

191. 哪些活动与上下关节突骨折及脊椎前移有关？

加重腰椎前凸或反复伸展腰椎（后柱压力负重）的活动会增加椎体峡部裂和脊椎前移的风险。体操、潜水、划船、举重及美式足球均是类似活动的实例。患有舒尔曼病的儿童同样具有风险，因为这些儿童需要增加腰椎前凸代偿胸椎后凸。

192. 椎体峡部裂和脊椎前移会出现哪些症状和体征？

典型表现是持续性下腰痛隐匿发作，随活动加重。急性关节突骨折（ⅡB型）少见，会伴发创伤后的急性疼痛发作。局部神经体征和放射性症状并不常见，但是重度脊椎前移的患者常出现腰椎神经根病。有症状的患者常并发腘绳肌挛缩或痉挛，一些学者建议将腘绳肌作为脊柱病变的"晴雨表"。对于症状性椎体峡部裂或脊椎前移的患者，腰椎过伸常引发疼痛。

193. 什么是Phalen-Dickson征？

这是在通过患者屈髋屈膝站立或行走时的体检发现。研究人员认为体征的出现是由于脊柱不稳和微动所产生的神经激惹。随着脊椎前移进展，这种姿势越发明显。患者同样常发生腘绳肌紧张。

194. 哪些影像学投照体位最有助于诊断脊椎前移和椎体峡部裂？

侧位X线对于发现脊椎前移最有帮助。斜位可见上下关节突呈"苏格兰犬"样，关节突骨折表现为放射学透亮或犬"领部"（图6-30）。

195. 什么是Meyerding分型？

Meyerding分型描述了上位椎体相对于下位椎体的移位百分比或滑移程度：分为0级（无移位）、1级（1%～25%）、2级（26%～50%）、3级（51%～75%）和4级（76%～100%）。

196. 什么是滑移角？

滑移角代表了腰骶椎后凸的程度，在侧位片上进行测量，通过上位（滑移）椎体下缘的直线与垂直于下位椎体或骶骨后皮质的直线的夹角即为滑移角。正常角度为0°～10°。如果滑移角超过55°，则滑移进展的风险极高。

197. 增加疾病进展的人口学因素有哪些？脊椎前移的哪些特点会增加疾病进展的风险？

低龄（如骨骼生长的剩余时间更长）和女性是疾病进展的危险因素。更高级别的滑脱和发育不良性（Ⅰ型）脊椎前移同样更容易进展。

198. 儿童脊椎前移和峡部裂的非手术治疗有哪些选择？

改变活动方式，包括避免体育运动和其他导致症状的活动，物理治疗及支具是非手术治疗的最佳选择。支具能够对抗腰椎的前凸，通常固定于腰椎屈曲15°，以减轻通过后柱的压力，并应当佩戴3～6个月。急性骨折相关的脊柱峡部裂和脊椎前移在伤后立即佩戴支具治疗能够获得最佳的治疗效果。非手术治疗对于2级以下的脊椎前移具有极高的治疗成功率。

199. 手术治疗的最低滑移百分比是多少？

发病时滑移程度达到或超过50%采用非手术治疗通常不能获得良

好效果，并可能随时间进一步进展，应当施行手术。Meyerding分级为3级滑移。

200. 脊柱峡部裂和脊椎前移的手术方式有哪些？

推荐对脊柱峡部裂和低级别脊椎前移的病例施行自体植骨后路病椎原位融合内固定。当发现L_5水平以上的峡部裂，应当考虑通过对缺损部位进行固定和植骨而非融合获得骨性愈合。高级别脊椎前移的治疗较为复杂，并发症更多，通常采用L_5和S_1神经根的广泛减压及自$L_4 \sim S_1$的内固定融合，复位或不复位滑脱椎体。最近的一些观点强调了前柱支持的重要性（经髂骨至L_5椎体行腓骨植骨或使用经椎间孔置入金属笼），以增加稳定性并最大程度获得成功融合。然而，使用内植物获得上位椎体相对于下位椎体的逐渐移动从而达到器械复位的方法仍然存在争议。

201. 椎体峡部裂和脊椎前移手术治疗后最常见的并发症是什么？

神经损伤是手术治疗后最常见的并发症，其中L_5神经根病变最为常见，导致垂足，其次是马尾神经综合征。进行滑脱复位后更常发生神经根病变，但同样可能发生于原位融合的病例。

（四）颈椎

病例6-16

一名6周龄男童，因家长担心其头部总是偏向右侧肩膀并轻度向左侧旋转而就诊。患儿因臀位妊娠而产程延长。颈部触诊显示右侧胸锁乳突肌明显紧张且肌腹饱满。检查的同时发现双侧大腿皮纹不对称。Barlow和Ortolani试验阳性。X线检查显示头部位置如前所述，脊柱未发现骨性异常。

202. 什么是先天性肌性斜颈？

斜颈是用于描述头颈部倾斜的非专用术语，而先天性肌性斜颈则由于胸锁乳突肌挛缩所导致。肌肉挛缩导致头部向受累一侧倾斜，同时下巴向对侧旋转（图6-32）。

203. 哪一年龄段的儿童最常发生肌性斜颈？

婴儿会发生先天性肌性斜颈，且右侧发病多于左侧。当大龄婴儿或儿童在没有先天性肌性斜颈病史或相关临床证据的情况下发生斜颈则应当更加重视。此类病例的鉴别诊断广泛，建议进行神经科会诊。患儿常需要接受颅脑MRI检查评估。

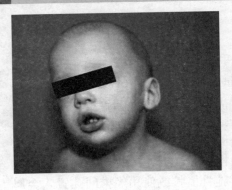

图6-32 14月龄男童发生先天性斜颈
（引自：Kelly DM, Campbell's Operative
Orthopaedics, pp. 1119-1132.e2. Copyright
© 2013 by Mosby, Elsevier Inc.）

204. 先天性肌性斜颈的病因是什么？

MRI研究表明，局限性肌肉内间室综合征可能会导致胸锁乳突肌纤维化。许多患儿可在肌肉实质内触及瘢痕组织肿块，并在出生后几周至几个月内逐渐消失。疾病常伴随面部不对称及斜头畸形，推测与子宫内畸形同时相关。

205. 哪些先天性骨科疾病常常伴随先天性肌性斜颈？

约8%的先天性肌性斜颈病例并发发育性髋关节发育不良。超声可同时诊断两种疾病。跖骨内收和其他足位置畸形同样见于先天性肌性斜颈患儿。

206. 肌性斜颈如何治疗？

1岁之前诊断的肌性斜颈，90%～95%的患儿能够通过伸展训练获得治疗。超过1岁的患儿通常需要手术干预以纠正畸形。手术干预采用胸锁乳突肌松解。可通过单极手术完成，即仅对胸骨和锁骨头进行松解，或进行双极手术，即同时对乳突一侧也进行松解。术后使用伸展支具，在制动6周后进行力量训练。

207. 除肌性斜颈外，斜颈还有哪些原因？

斜颈的鉴别诊断十分广泛，包括先天性枕骨-颈椎异常（先天性侧弯、Klippel-Feil综合征、颅底凹陷）、颅后窝肿瘤、眼部原因（眼外肌麻痹或其他）、婴儿阵发性斜颈、颈椎/枕骨骨折或脱位、炎性疾病（类风湿关节炎、咽后脓肿）及食管反流。

208. 什么是寰枢椎不稳？

寰枢椎不稳是指第1颈椎（寰椎）与第2颈椎（枢椎）关节在屈伸过程中发生过度移位。关节不稳会导致椎管狭窄并伴随神经并发症。

209. 为什么颈椎不稳更容易发生于寰枢关节?

$C_1 \sim C_2$ 关节由两个几乎没有活动度的关节包绕,以及寰枕关节(颅骨基底与 C_1 之间)和 $C_2 \sim C_3$ 关节。可能导致关节过度活动的异常情况包括软组织限制的内在无力和(或)周围关节活动度的丢失。例如,寰枕关节融合的患者常发生 $C_2 \sim C_3$ 融合,导致 $C_1 \sim C_2$ 关节的应力集中及代偿性过度活动。

210. 哪些结构异常导致寰枢关节不稳?

齿状突畸形如齿状突发育不良、齿状突骨折(游离齿突)、韧带过度松弛及寰椎核韧带断裂均会导致寰枢关节不稳定。

211. 寰枢关节不稳定通常出现在哪个年龄段?

寰枢关节不稳定的症状通常发生于 20 ～ 30 岁。虽然寰枢关节不稳定是先天性疾病,但其症状可能延迟发生,因为儿童脊柱和神经系统能够耐受轻度的不稳定。随着患者年龄增长和退行性改变开始出现,脊髓狭窄会加重并开始导致神经系统的撞击出现。创伤性事件是先前无症状患者开始出现症状的另一原因。

212. 寰枢关节不稳定的症状有哪些?

寰枢关节不稳定的临床表现各不相同,取决于脊髓或脑干受压的部位。脊髓发病的特点是发作性或进行性无力和(或)躯体忍耐力的下降。锥体束受压导致肌肉无力和萎缩、痉挛及反射亢进。枕骨大孔后缘撞击导致的脊髓后索压迫导致本体感觉缺陷和震颤反应。脑神经撞击会导致相关症状如视力受损、吞咽困难或耳鸣。小脑受累会导致共济失调和协调功能缺陷。椎动脉压迫会导致头晕、晕厥、眩晕或癫痫。由于临床表现各异,对于高风险患者应当高度怀疑寰枢关节不稳。

213. 哪些先天性疾病合并寰枢关节不稳?

唐氏综合征、莫基奥综合征、马方综合征、埃勒斯-当洛(Ehlers-Danlos)综合征、克利佩尔-费尔(Klippel-Feil)综合征、阿诺尔德-基亚里(Arnold-Chiari)畸形、成骨不全、多发性神经纤维瘤、脊柱骨骺发育不良及先天性脊柱侧凸均可能合并寰枢关节不稳。患有这些疾病的患者在接受全身麻醉前应当完善颈椎屈伸位X线片,以明确在插管前是否应当加强预防。

214. 影像学检查如何辨别寰枢关节不稳定?

寰齿间隙(ADI)是侧位X线片上寰椎前环后缘与齿状突前缘之间的距离。儿童正常ADI应当≤4mm(唐氏综合征患儿≤5mm),且在中立位和屈曲位进行测量（除非患儿有外伤，颈部屈曲可能产生危险）。ADI在畸形寰枢关节不稳的病例中最为适用，这些病例的过度移位是由于寰椎横韧带功能不全或断裂造成的。对于先天性寰枢关节不稳的患者，ADI可能正常，因此，同样使用脊髓有效间隙（SAC）进行衡量。SAC是侧位X线片上齿状突后缘与最接近的后方结构（枕骨大孔或寰椎后环）之间的距离。正常的SAC随着年龄增长而增加，因此，应当与同龄患者正常值及相邻椎体水平的SAC进行对比。动力微屈伸CT或MRI同样可用于诊断活动极限状态下的神经撞击（图6-33）。

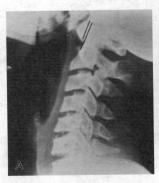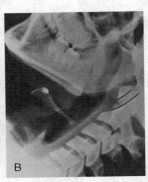

图6-33　寰齿间隙（ADI）是指X线侧位片上齿突前缘与寰椎前环后缘的距离。儿童AID不应超过4.0mm，而正常成人该数值的上限应低于3.0mm。伸直位（A）和屈曲位（B）可生动地显示$C_1 \sim C_2$失稳定　（引自：Torg JS, Glasgow SG: Criteria for return to contact activities following cervical spine injury. Clin J Sport Med 1:12-27, 1991.）

215. 寰枢关节不稳如何治疗？

无症状的寰枢关节过度活动患者应当避免受伤或过屈/过伸颈椎的活动或体育运动。这些患者同时应当进行临床随访，监测影像学进展或任何神经体征或症状的出现。寰枢关节不稳的患者无论是否存在症状都应当进行手术治疗。通过稳定脊柱（后路融合内固定）治疗寰枢关节不稳定。首先必须明确压迫或撞击发生的位置，从而了解融合的部位以缓解症状。手术前应当首先进行复位并通过牵引或支撑维持复位。神经监测同样必要。寰枢关节手术稳定可使用椎板下钢丝、螺钉穿过$C_1 \sim C_2$关节或通过接骨板固定进行。

216. 什么是游离齿突？

游离齿突是齿状突的异常，齿状突的上部或中部与其基底部不连续。游离齿突可能是先天性的，也可能与先前齿状突的骨折相关。游离齿突及齿状突未发育或发育不良通常与寰枢关节不稳相关。

217. 游离齿突的手术指征是什么？

出现神经症状、屈曲至伸展过程中寰枢关节不稳定达到或超过10mm及随时间而增加的不稳定是手术干预的所有指征。虽然没有症状或不稳的患者通常不会进行预防性固定，密切随访和避免可能增加应力或损伤颈椎的活动仍然十分重要。单纯的微小创伤可能足以导致灾难性的神经并发症。如果没有进行固定，患者应当进行临床随访并常规进行屈伸位影像学检查以排除不稳的进展。

218. 什么是Klippel-Feil综合征？

Klippel-Feil综合征是以两个或多个颈椎椎体节段先天性分段失败或融合为特点的疾病。这是正常椎体（颈椎体节）分段失败的结果，发生于胎儿期的3 ～ 8周。

219. Klippel-Feil综合征患者体格检查的经典三联征是什么？

短颈、后发迹线低垂和颈部活动受限组成了Klippel-Feil综合征的经典三联征。该三联征可见于不足半数的患者。虽然颈部活动受限是最常见的体征，仅两个椎体发生融合或融合发生于较低的颈椎活动椎体时，其颈部活动度丢失可能无法通过临床检查发现。未融合的节段会发生应力增加，并可能出现过度活动甚至不稳定。

220. Klippel-Feil综合征中，哪一平面的活动保留最好？

屈伸活动与侧方弯曲和颈椎旋转相比，其活动保留最好。

221. 什么是Sprengel畸形？

Sprengel畸形是一种先天性畸形，累及上肢，由于发育过程中骨骼下降不良导致肩胛骨发育不良和向上移位（单侧或双侧）。该畸形常与Klippel-Feil综合征合并出现，可出现颈椎与肩胛骨融合（纤维融合、软骨融合或骨性融合）（图6-34）。

222. 融合为什么会导致这些患者出现神经症状？

未受累的节段会出现过度活动以代偿受累节段的活动度丢失。过度活动可能会进展为不稳定，进行性关节退变会导致椎管狭窄的逐渐发展，上述各方面均会导致神经受损。

223. Klippel-Feil综合征最常见的的骨骼肌肉疾病是什么？

Klippel-Feil综合征的患者中，多达60%的患者患有临床上明显的脊柱侧凸。脊柱侧凸可能是先天性或代偿性的。

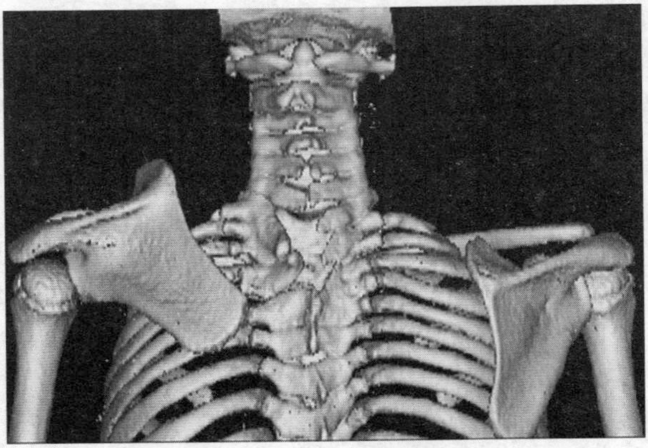

图6-34 Sprengel畸形：骨窗上胸椎3D CT。右侧肩胛骨抬高（Sprengel畸形）。同时注意脊柱闭合不良（$C_5 \sim T_3$）及节段化失败（T_4/T_5）（引自：Offiah AC, Grainger & Allison's Diagnostic Radiology: A Textbook of Medical Imaging, pp. 1567-1609. Copyright © 2008, Elsevier Ltd, All rights reserved.）

224. Klippel-Feil综合征患者其他可能受累的器官系统有哪些?

可能出现泌尿生殖系统（如先天性肾缺如）、神经系统（如连带运动或镜像活动）、听觉系统（如耳聋）及心肺系统（如室间隔缺损）异常。上肢异常，如并指畸形、多指及踇趾或上肢发育不良同样可见于该疾病。

225. 证实Klippel-Feil综合征的诊断需要完善哪些影像学检查?

X线片可证实Klippel-Feil综合征的诊断。半椎体和宽大扁平的椎体可见于融合节段。MRI可用于检查Klippel-Feil综合征的神经合并症，如脊髓病和脊索受压。由于脊柱侧凸发生率很高，应当对胸腰椎和髂骨进行影像学检查。

226. Klippel-Feil综合征的3种影像学形式是什么?

1型为C_2与C_3融合，同时C_1枕骨化。2型为长节段颈椎融合，同时颈枕联合处异常。两种形式都会对C_1与C_2关节施加异常应力，会导致寰枢关节不稳。3型包含两处分别融合的节段，而这两个节段之间的单一节段未受累（图6-35）。

227. Klippel-Feil综合征如何治疗?

无症状患者如果颈椎融合节段多于一个应当接受内固定治疗，避免可能导致颈椎创伤的活动。对症治疗包括镇痛和颈椎制动。对于颈椎不稳和（或）椎管狭窄的患者，可能需要颈椎减压和（或）融合。臂丛神

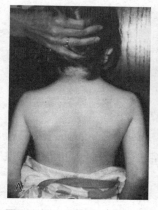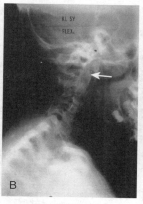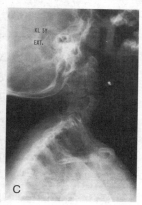

图6-35　一名Klippel-Feil综合征的5岁患儿临床像。（A）注意儿童短颈和低发际线。颈椎影响（B.屈曲位；C.伸直位）显示先天性融合和脊柱不稳（箭头所示）（引自：Drummond DS: Pediatric Cervical Instability. In: Weisel SE, Boden SD, Wisnecki RI, [eds], Seminars in Spine Surgery, pp. 292-309. Philadelphia, WB Saunders, 1996.）

经损伤是牵拉和手术固定的潜在风险，这是因为这些患者的颈椎神经根起点可能发生变异。另外，也可能需要对相关的内脏问题或脊柱侧弯进行治疗。

228. 什么是颅底凹陷症？

颅底凹陷症是一种上颈椎异常，即颅骨基底部受到颈椎的上压而向内部凹陷。这种现象会干扰进出颅骨的血流和（或）脑脊液。如果齿状突经过枕骨大孔向上进入颅骨，也会产生脑干撞击。

229. 颅底凹陷症的两种形式是什么？

颅底凹陷症可分为先天性（原发性）或发育性（继发性）两种。先天性颅底凹陷常伴随颅骨和脊柱的其他先天性骨性异常，如寰枕关节融合和齿状突畸形。发育性颅底凹陷被认为与代谢性骨病或反复微小创伤导致的颅底"软化"有关。

230. 哪种骨病与发育性颅底凹陷相关？

成骨不全（OI）与颅底凹陷高度相关，其他可与颅底凹陷合并的疾病包括佝偻病、Paget病、骨软化症、肾性骨营养不良、类风湿关节炎、神经纤维瘤病及强直性脊柱炎。

231. 如何诊断颅底凹陷症？

基于临床和影像学检查进行诊断。可能出现的大范围神经症状与畸形程度和合并神经异常相关。可能包括感觉异常、无力、小脑功能不全、眼球震颤及脑神经麻痹。头痛和颈部疼痛同样常见。传统上采用侧位或正位（AP）X线检查评估颅底凹陷，采用多种测量技术（如Chamberlain线、McGregor线、McRae线、Fischgold-Metzger线）。而这些方法现在被CT和MRI的应用广泛替代。

232. 颅底凹陷症常合并其他哪些神经病变？

Arnold-Chiari畸形（经枕骨大孔的小脑扁桃体疝）、脊髓空洞症和椎动脉异常常与颅底凹陷症并存。因此，MRI常被用于颅底凹陷症已知或疑似患者的检查。

233. 颅底凹陷症如何治疗？

治疗必须同时包括减压和稳定。对牵拉产生反应的患者采用颅骨切除和椎板切除进行减压，而对牵拉无反应的患者则去除产生撞击的骨。所有病例都必须进行融合。

五、儿童手外科

（一）先天性手部畸形

234. 先天性手部畸形分型系统的7个分类是什么？

先天性手部畸形的7个分类分别是：①成形失败；②分化失败；③过度生长；④生长不良；⑤重复生长；⑥手部收缩综合征；⑦一般骨性异常。

235. 轴前和轴后的区别是什么？

轴前表示手的外侧或桡侧（拇指侧），而轴后指手的内侧或尺侧（小指侧）。

236. 哪些胚胎结构会影响人类上肢胚芽的形成？

外胚层顶嵴在人类胚胎妊娠4～8周影响上肢胚芽的近端到远端形成。凋亡，或称为程序性细胞死亡，会产生远端肢体向手指的分化，因此在最早7周时可见手的外形。外胚层顶嵴在上肢胚芽发育不良或过度发育会产生畸形，分别如分裂手或多指畸形。极化活动区域通过分泌音猬因子蛋白促成尺桡分化。

237. 哪些非症候群性手部畸形具有常染色体显性遗传特点？

分裂手畸形、指关节粘连（指骨强直或融合）、拇指三指节畸形、短指畸形、先天性指屈曲［近节趾间关节（PIP）屈曲畸形］和轴后多指畸形均具有常染色体线性遗传表现。并指畸形可为常染色体显性遗传或散发突变。

238. 横向缺如（先天性断肢）最常见于哪一水平？

前臂近端是横向缺如最常见的水平。中掌区域为第二常见水平，可能包括"指瘤"，即退化残存的无功能指。如果使用义肢，则最晚应当在儿童开始爬行时进行佩戴。

239. 什么是纵向缺如？

纵向缺如区别于横向缺如，是肢体成形失败。缺损以缺如或短缩骨进行命名，如短肢畸形（海豹肢）、桡侧和尺侧球棒手畸形及分裂手。

病例6-17

你对一名新生儿监护室内心脏出生缺陷患儿进行会诊。患儿有上肢畸形，拇指缺如，手部自腕关节成90°。其前臂同样弯曲。右侧肢体和双下肢无畸形。你对左上肢进行了X线检查以明确骨性畸形的程度（图6-36）。

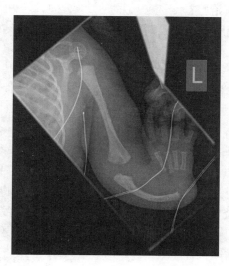

图6-36　桡侧球棒手儿童

240. 什么是桡偏手（桡侧球棒手）畸形？

桡侧球棒手畸形，或称桡骨纵向缺如，表示桡骨或上肢轴前部分形成失败，导致桡骨短缩或完全缺失。如果缺乏桡骨远端的支撑，手将向桡侧偏移，产生类似于下肢弯足畸形的表现。大多数桡侧球棒手畸形的患者，即使属于轻症类型，也多出现拇指缺如或发育不良，桡侧肌肉非正常发育，同时并发神经血管缺损或畸形。较为严重的病例会发生尺骨弯曲。

241. 哪些综合征通常合并桡侧球棒手畸形？

最为常见的相关综合征包括 Fanconi 贫血、Holt-Oram 综合征、血小板减少-桡骨缺如（TAR）综合征及 VACTERL 综合征。Fanconi 贫血是一种严重的全血细胞减少症，最常发展为骨髓衰竭，需要行骨髓移植。Holt-Oram 综合征是心脏和上肢先天性畸形合并出现的综合征。TAR 综合征可能在血小板减少和桡骨缺如的基础上进一步合并心脏畸形。VACTERL 综合征包括椎体节段性缺损（vertebral segmental defects）、肛门闭锁（anal atresia）、心脏畸形（cardiac abnormalities）、气管食管瘘（trachoesophageal fistula）、食管闭锁（esophageal atresia）、肾畸形（renal abnormalities）及肢体发育不全（limb agenesis）。这些综合征可能危及生命，其治疗应当优先于肢体畸形的治疗。所有诊断桡侧球棒手畸形的患者必须进行全血细胞计数、肾超声及心脏超声检查。

242. 桡侧球棒手畸形如何治疗？

如果在婴儿早期发现，使用支具或石膏进行拉伸可能足以被动纠正桡侧球棒手畸形，但这种方法并不能解决拇指缺如。其他手指或足趾蹰趾化可以在较晚的时间进行。支具治疗无效或延迟发病的病例，其手术重建采用手部相对尺骨中置或桡骨化，有时进行肌肉转位替代缺损肌群功能，同时进行拇指重建。

243. 尺侧球棒手畸形与桡侧球棒手畸形的区别是什么？

除尺骨或肢体轴后部分纵向缺如外，尺侧球棒手畸形与桡侧球棒手畸形相比具有其他重要的特点。如果尺骨缺如（与桡骨缺如不同），手不在腕关节处相对稳定，而肘关节不稳。尺侧球棒手畸形的相关畸形几乎单纯为骨骼肌肉异常，而桡侧球棒手畸形则累及上述多个器官系统。桡骨缺损更多为桡骨完全缺如。最后，尺骨缺损的病例手部异常更为常见，多达90%的患者存在手指缺失。

244. 如何恢复尺侧球棒手畸形合并桡骨头脱位患者的活动？

当尺侧球棒手畸形合并桡骨头脱位时，肘关节伸展受限，其功能进一步受损。潜在的解决办法为桡骨头及尺骨截骨并将其进行融合形成单骨前臂。

245. 什么是分裂手？

分裂手是一种先天性纵向缺如，其特点是中间［第2、第3和（或）第4］指裂的一个或多个缺如。这种畸形也被称为龙虾钳畸形或缺指畸形。其典型形态为手部中间深V形分裂。而非典型形态不具有深V形分裂特点，其形状更像U形，仅有拇指和小指。患者常合并足部的类似畸形。

246. 分裂手如何治疗？

分裂手患者的手部功能通常非常好。当功能缺失，手术重建的目的是恢复手部的捏持和抓持活动。手术方式包括闭合分裂部位、挛缩松解、肌腱转位、趾指转位或加深非典型病例的手掌。

247. 什么是短肢畸形？

短肢畸形（海豹肢）描述了一种先天性畸形，即肱骨和（或）前臂缺失或发育不良，而手接近肩部。这一术语来源于希腊单词"海豹鳍"。手本身常常有同样畸形。沙利度胺（反应停），一种在20世纪50年代用于治疗妊娠相关呕吐的药物，涉嫌为导致20世纪60年代早期短肢畸形发生的主要原因，进而退出美国药品市场。虽然对于与妊娠无关的其他疾病治疗十分有效，其使用在当今仍然具有争议。

248. 什么是并指畸形？

并指畸形是一种手指相连的先天性畸形，由手指分化失败导致。手指连接的程度从单纯皮肤桥接到单节或多节植骨融合不等。并指畸形是最为常见的先天性手部畸形（图6-37）。

249. 并指畸形中哪些手指最常受累？

超过50%的并指畸形累及中指和环指。

250. 波兰综合征包括并指畸形和哪种先天性缺陷？

波兰综合征合并了同侧胸大肌胸骨头缺如。并指畸形通常累及多指，但为单纯（皮肤或软组织桥接）且不完全并指。

251. 什么是Apert综合征？

Apert综合征是一种罕见的遗传综合征，其特点是多发复杂并指畸形和面容异常。并指畸形产生勺状手。患者额头宽大、枕骨扁平、眼睛宽广倾斜同时下颌突出。精神发育迟滞在Apert综合征患者中同样普遍发生。

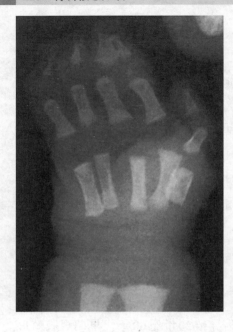

图6-37　复杂并指畸形。受累手指共用
骨性结构　（引自：Jobe MT, Campbell's
Operative Orthopaedics, pp. 3713-3794.e6.
Copyright © 2013 by Mosby, Elsevier Inc.）

252. 在准备手术分离并指前，哪些考虑至关重要？

考虑皮肤覆盖和共用结构十分重要。神经、血管、肌腱和指甲可能
均由并指共用。这些结构可能需要进行分离以保证分离后的手指不会无
感觉、无血供或功能不良。重建网状间隙格外困难，并会影响手指的外
展活动。

253. 什么是多指畸形？

多指畸形是一种手指重复发育。多指畸形可能为轴前型（拇指对
裂）、轴后型（小指重复）或中央型。发育重复可能发生于掌骨水平或
任意指骨水平。肌腱、肌肉、神经血管结构及指甲可能会或可能不会重
复发育。侧副韧带通常不会重复发育。

254. 轴前多指畸形中应当去除哪一指？

如果拇指中的一个占主要地位或成形良好，该指应当得到保留。如
果两拇指的结构和功能相等，则通常应当去除桡侧拇指，保留尺侧副韧
带以保留捏持功能。对于远端重复发育，每一指的中间部分可以去除，
将剩余部分进行融合（Bilhaut-Cloquet术式）。

255. 哪一人群最常发生轴后多指畸形？

轴后多指畸形常发生于黑种人，其发生率约为每300名新生儿中有

1例。

256. 轴后多指畸形的3种类型是什么？

Ⅰ型轴后多指畸形仅为皮肤和软组织末端残存。由于明显的出血倾向，不鼓励对这些结构进行指根套扎切除。Ⅱ型为副指成形良好，应当手术切除。Ⅲ型为全指列重复发育，包括掌骨。

257. 什么是巨指畸形？

巨指畸形是由于局部生长失调节产生的先天性手指增大。手指增大可能发生于出生并与其他手指同比例生长（静态巨指），或超过其他手指的正常生长而进行性增大（进行性巨指）。进行性巨指常发生成角畸形。示指最常受累。

258. 巨指畸形如何治疗？

对于进行性巨指可以施行减积手术，包括去除多余的软组织，并通常对受累骨进行干骺固定术。当对手指进行减积时，采用分期手术以降低缺血风险。手指短缩手术包括切除单节或多节指骨的一部分以恢复正常长度。可以采用楔形截骨纠正成角畸形。巨指畸形手术治疗的最常见并发症是复发，反弹性生长可能发生于手术治疗之后，这是生物学问题。许多患者最终需要通过截指控制疾病进展。

259. 拇指发育不良的6种类型是什么？

拇指发育不良的6种类型分别是拇指缺如、拇指短缩、拇指内收、拇指外展、拇指内钩畸形和漂浮拇指。拇指缺失通常合并桡骨纵向缺如，可以通过示指拇指化或示指内凹使得示指和中止可以完成外侧捏持动作。短拇指是指拇指的长度未能到达示指的近节指间关节。该畸形通常合并某种综合征。拇指内收通常由于大鱼际发育不良引起，限制拇指反向活动。拇指外展则由拇长屈肌向桡侧移位、止点止于拇长伸肌导致。拇指内钩表示拇指屈肌和伸肌不平衡所导致的拇指内收屈曲畸形。拇长伸肌和（或）拇短伸肌可能同时缺如。轻症患者可以通过夹板进行治疗，而重症患者通常需要接受肌肉转位手术。漂浮拇指是由于第1掌骨缺如产生的畸形，有时大多角骨和手舟骨也会同时缺如，使得拇指与手部桡侧没有任何的骨性关节。漂浮拇指没有任何内在或外在肌肉功能。其治疗通常为截指和示指拇指化。

260. 短指症（掌骨短缩）会影响哪种手部功能？

掌骨短缩超过1cm会影响正常掌骨弓形结构，导致握持无力。

261. 什么是屈指畸形?

屈指畸形是指近节指间关节屈曲畸形,通常为进行性。小指最常受累。如果序贯石膏或夹板治疗失败,对于功能受限的病例可以采用手术干预,但其结果不可预测(图6-38)。

262. 什么是手指弯曲畸形?

手指弯曲畸形是指手指在掌指关节远端向桡侧或尺侧(冠状面)发生成角畸形。手指弯曲畸形通常累及小指,向桡侧成角。三角指骨是临床显著的手指弯曲畸形的常见原因(图6-39)。

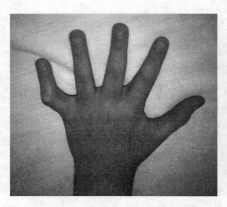

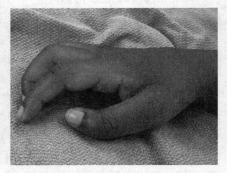

图6-38 屈指畸形(近节指间关节屈曲畸形),仅累及小指(引自:Jobe MT: Campbell's Operative Orthopaedics, pp. 3713-3794.e6. Copyright © 2013 by Mosby, Elsevier Inc.)

图6-39 拇指弯曲畸形(引自:Carrigan RB: Nelson Textbook of Pediatrics, pp. 2383-2387.e1. Saunders, Copyright © 2011 Elsevier Inc.)

263. 什么是三角指骨?

三角指骨是指骨的形态异常,在X线片上表现为三角形,但其形状为梯形。其骺板为J形或C形,会对指骨的进行性异常生长产生影响。三角指骨通常与其他手部畸形合并发生。

264. 什么是扳机指?

扳机指是指用于描述屈肌腱在其腱鞘内异常滑动的术语。对于成人,肌腱在腱鞘相对狭窄的区域被夹持,并在其被夹持后可以主动或被动伸展。阈值相反,先天性或儿童扳机指则表现为手指固定屈曲畸形。

异常滑动的原因可能是腱鞘部分增厚狭窄、肌腱内结节或腱鞘囊肿、慢性炎症或合并上述情况。

265. 先天性扳机指最常累及哪一指?

先天性扳机指最常累及拇指。

266. 先天性扳机指患者中双侧发病的百分比是多少?

25%的患者双侧发病。

267. 1岁以内发病的先天性扳机指,其最合适的初始治疗是什么?

该组患者可以进行观察,约30%的扳机指会自行恢复。也可以尝试进行轻柔推拿和夹板固定。

268. 先天性扳机指如果非手术治疗不成功,应当在什么年龄考虑手术干预?

非手术治疗未能解决的病例应当在3岁前接受手术,以避免出现手指屈曲挛缩。

269. 手术治疗扳机指应当松解哪一结构?

扳机指手术松解第一环形滑车(A1)。如果肌腱滑动在完全松解A1滑车后仍然异常,则应当探查A3滑车,如果其产生扳机效应则进行松解。

270. 什么是先天性狭窄环综合征?

先天性狭窄环综合征也被归类为早期羊水破裂后遗症或Streeter发育不良,是一种肢体或手指前侧或深层环周皮肤皱褶。这会使得组织看起来像是被紧缩带束缚,这一现象被认为是羊膜撕裂的碎片在子宫内围绕肢体所形成的。狭窄环通常为横行,最严重的病例中可能导致肢体先天缺如。束带远端的手指或肢体可能会发生慢性静脉阻塞或淋巴水肿。

271. 先天性狭窄环综合征如何治疗?

导致淋巴水肿、循环受损或明显畸形的深部皱褶应当通过手术切除并经"Z"字成形法进行闭合以避免瘢痕挛缩。完全性环周束带通常分两期进行切除(每次切除一半),以保证肢体不会发生缺血。

272. 什么是Madelung畸形?

Madelung畸形是一种桡骨远端畸形,由掌侧尺骨骺板异常引起,导致桡骨远端掌倾和尺偏进行性加重。虽然Madelung畸形的真正原因尚未明确,但多种不同过程均可能导致这一表现,包括创伤、骨骼发育不良和遗传综合征(图6-40)。

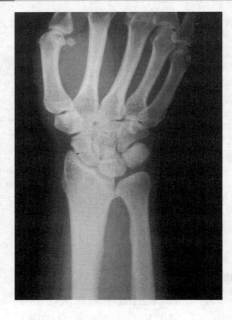

图6-40　Madelung畸形的影像学表现。注意桡骨、尺骨和掌骨的形态异常 （引自：Jobe MT, Campbell's Operative Orthopaedics, pp. 3713-3794.e6. Copyright © 2013 by Mosby, Elsevier Inc.）

（二）臂丛神经麻痹

病例6-18

你到新生儿病区对一名1日龄可疑右臂损伤的女婴进行评估。患儿足月妊娠，其母亲患妊娠期糖尿病。患儿出生体重为10磅7盎司（约4734g）。其产程虽长但并不复杂。患儿出生后右臂贴近躯体，肘关节完全伸展，手旋后。其被动活动度正常且看起来不产生疼痛。触诊锁骨或肱骨无疼痛，且左臂和双腿可自由活动。

273. 什么是臂丛神经产伤麻痹？

臂丛神经产伤麻痹是由于婴儿在出生过程中复杂分娩所造成的臂丛神经牵拉伤。其会导致不同程度的上肢无力，这取决于其损伤程度。

274. 臂丛神经产伤麻痹的危险因素是什么？

臂丛神经产伤麻痹的危险因素包括出生体重大、困难分娩（如肩先露、臀先露）、产程延长、产钳分娩及孕妇先前生产婴儿有臂丛神经产伤麻痹史。

275. 神经病变的3种分类是什么？

神经病变的3种分类分别为神经失用、轴突中断及神经断伤。神经失用是指无外周变性的神经麻痹。轴突中断指神经损伤伴随外周变性，但可能发生再生。神经断伤描述了神经本身及其周围组织的连续性丢失，因此不可能完全恢复。这便是Seddon分类。

276. 根据Narakas分型系统，臂丛神经产伤麻痹的4种类型分别是什么？

Ⅰ型描述了上臂丛（$C_5 \sim C_6$）损伤，以及厄尔布（Erb）麻痹。其典型表现是患儿肩膀内收内旋，肘关节伸展，前臂旋后，腕关节屈曲（"服务生小费"位）。Ⅱ型损伤累及$C_5 \sim C_7$神经根。Ⅲ型损伤累及全臂丛（$C_5 \sim T_1$），导致上肢完全麻痹且无感觉。Ⅳ型麻痹累及下臂丛（$C_8 \sim T_1$），被称为Klumpke麻痹。这些患儿由于无法对抗二头肌和伸腕肌的力量而发生肘关节屈曲，腕关节伸展旋前。

277. 哪种类型的臂丛神经产伤麻痹分别具有最佳和最差的预后？

Ⅰ型损伤具有最佳预后，而Ⅲ型损伤预后最差。总体而言，多达90%的臂丛神经产伤麻痹的病例可以自行恢复。

278. 什么是霍纳（Horner）综合征？

Horner综合征的特点包括上睑下垂、瞳孔缩小及无汗症，这些均发生于面部病变的同侧。导致Horner综合征的神经病变为T_1颈神经交感支。Horner综合征的出现合并臂丛神经产伤麻痹预示着较差的预后。

279. 当出现明显的新生儿上肢麻痹时还应当考虑哪些诊断？

锁骨骨折、肱骨近端或肱骨干骨折及肩关节感染会导致上肢假性麻痹，应当作为其他诊断进行考虑。

280. 顽固性臂丛神经产伤麻痹的自然史是怎样的？

对于没有自行恢复的病例，持续肌肉失衡导致进行性挛缩。肩关节外旋肌和外展肌无力对抗内旋肌和内收肌。挛缩会引起进行性后方半脱位、肩关节盂侵蚀，随时间进展甚至会引起肱骨脱位。这些儿童难以将手举至脸的高度或超过头顶。

281. 哪一肌肉的功能被用于明确哪些病例可以非手术治疗，而哪些病例需要接受手术探查？

3个月时二头肌能够对抗重力，提示优秀的预后。

282. 臂丛神经产伤麻痹的治疗方法有哪些？

在早期治疗时，牵拉十分重要，可降低挛缩的进展。职业疗法和支具的应用，尤其是夜间应用格外有效。虽然手术策略持续发展，但手术时机和细节仍然存在争议。手术治疗方法关注加强神经功能恢复，包括臂丛神经探查，显微外科修复和移植或神经转位。考虑到继发性骨骼肌肉畸形，联合进行软组织松解和肌腱转位，进行或不进行截骨，可有助于恢复活动并改善功能。

（三）手部损伤

病例6-19

一名男童在父亲陪伴下急诊就诊，其自越野自行车上跌落，左手落地后出现疼痛肿胀。患儿在跌倒时手感到剧烈疼痛，几乎同时发生肿胀。现小指和环指关节周围跳痛。手部重度肿胀，尺侧为著，可见一些明显的皮肤擦伤。患者手部尺侧和小指及环指可触及剧烈疼痛。手部X线检查见图6-41。

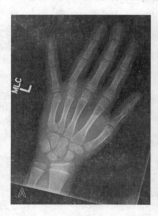
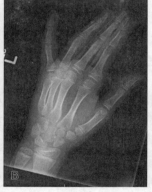

图6-41　患儿左手X线片线显示发生于小指近节指骨的Salter-Harris Ⅱ型骨折，环指近节指骨干横形骨折及第5掌骨基底部骨折

283. 儿童骨骼偏厚的骨膜会对手部骨折带来哪些区别?

儿童偏厚的骨膜可以扮演套袖或铰链的角色，便于骨折的复位，而其他情况下，这种骨折可能是不稳定的。然而，骨折复位也可能由于骨膜的撕裂及其嵌顿于骨折端而更为困难。

284. 手指骨折反复尝试复位会产生哪种并发症?

手指骨折多次尝试复位会增加骺板医源性损伤的风险，尤其当骨折发生超过5d时。

285. 手部关节表面小的挫裂伤可能由于何种机制造成?

除非其他损伤原因得到证实，否则这些挫裂伤应当按照咬伤进行处理。伤口需要进行彻底灌洗，并应用针对口腔菌群的抗生素治疗。

286. 什么是"皱褶试验"？

发现儿童的神经损伤可能十分困难，因为这要求儿童高度配合。"皱褶试验"是标准两点辨识检查的替代检查。患儿的手浸入灭菌水中5min，失神经支配手指的掌侧之间将不会产生典型的皱纹。

287. 如何治疗儿童甲床损伤？

儿童甲床损伤的治疗与成人甲床损伤十分相似。在适当的麻醉下，去除指甲，清洗伤口，使用可吸收缝线（通常为5-0号或更细的肠线）修复甲床，之后将去除的指甲放置回甲襞下以保护甲床和生发基质。儿童常使用过肘过手石膏进行固定，即"连指手套石膏"，避免其在伤口愈合前自行揭开敷料。

288. 指骨和掌骨的骺板分别在什么位置？

指骨的骺板位于其近端。除拇指掌骨外，掌骨的骺板位于其远端，而拇指的掌骨骺板位于近端。

289. 按照Salter-Harris分型，儿童手部骨折最常见于哪一型？

Salter-Harris Ⅱ型骨折在儿童手部骨折中最为常见。近节指骨是儿童最常见的手部骨折部位。在指间关节处，侧副韧带分别止于指骨骺和干骺端。而在掌指关节，侧副韧带几乎仅止于骺板，因而Salter-Harris Ⅲ型更为常见。

290. 指深屈肌腱和指伸肌腱的止点分别在哪里？

指深屈肌腱止于远节指骨骺板和干骺端的掌侧。指伸肌腱则止于远节指骨骺板的背侧。因此，经骺板的远节指骨Salter-Harris Ⅰ型骨折会由于远端骨折块向掌侧移位而呈顶端指向背侧的成角。

291. 远节指骨的Salter-Harris Ⅲ型骨折相当于成人骨折中的哪一类型？

远节指骨Salter-Harris Ⅲ型骨折类似于成人槌状指。骺板骨块由于伸肌腱牵拉向背侧移位，其余远节指骨由于屈肌腱的反作用力向掌侧移位。

292. 什么是Seymour骨折？

Seymour骨折发生于远节指骨骺部，与甲床裂伤相关。从技术上讲，此类骨折为开放骨折，生发基质和其他软组织可能嵌顿于骨折端。其治疗包括灌洗和清创，去除所有嵌顿组织，骨折固定及甲床修复。

293. 指骨头骨折手术干预的指征是什么？

关节面移位超过1～2mm及成角超过5°～10°，是手术治疗的指征。

294. 位于指浅屈肌腱止点远端的指骨干骨折，其典型力线是什么？

这类骨折通常会由于远节骨块受到伸指装置牵拉而形成顶端指向掌侧的成角。

295. 什么是"超八度"骨折？

"超八度"骨折描述了第5近节指骨的骺板骨折。骨折成角导致小指外展，可在钢琴上到达下一个八度音阶。

296. 儿童掌骨骨折可接受的成角是多少？

对于掌骨颈骨折，第2和第3掌骨成角15°，而第4和第5掌骨成角多达45°均是可以接受的。对于掌骨干骨折，第2和第3掌骨背侧成角不超过10°，而第4和第5掌骨背侧成角不超过20°是可以接受的。对于年幼儿童的第1掌骨基底部骺板远端骨折，多达30°的成角是可以接受的。由于不会出现明显的骨骼重塑，任何角度的旋转畸形均是不可接受的。

297. 如何评估手指的旋转畸形？

旋转畸形最容易的评估方法是屈指后不能握紧拳头。对线或正常指列破坏会十分明显。如果患儿不能配合，轻柔伸腕借助肌腱固定效应有助于完成这一动作。

298. 掌骨骨折通常固定于何种位置？

手内肌阳性位，即掌指关节屈曲70°～90°，指间关节完全伸直，是预防掌指关节伸展挛缩的最安全石膏固定位。第1掌骨骨折则采用拇指人字石膏固定。

六、儿童骨科中的神经肌肉紊乱

（一）脑瘫

病例6-20

一名10岁患儿坐轮椅就诊，既往有婴儿期缺氧病史。

299. 脑瘫的定义是什么？

脑瘫（CP）是由于未成熟的大脑受到损伤而导致的运动和姿势非进展性紊乱。通过定义，脑瘫的发生必须在2岁之前。脑瘫是一种非进展性神经系统紊乱；然而，骨骼肌肉的问题可能会伴随着生长和发育而进展。患儿的诊断最常通过被发现神经系统成熟或运动发育延迟，明确中枢神经系统受累（反射亢进、阵挛），同时排除其他原因。

300. 脑瘫中可观察到哪些不同类型的神经系统紊乱？

脑瘫的生理学分类包括几种主要类型。大多数患儿在接受仔细检查后会发现合并超过一种生理学类型（"混合型"），但通常以某一种为主。痉挛状态（锥体束受累）描述了肌张力的增高随拉伸速率而改变，可能导致骨骼肌肉畸形的进展和加重。有许多术语被用于描述锥体外系受累，常与基底节和小脑损伤相关。手足徐动症描述了一种缓慢的扭动，可见于手指，由基底神经节受损导致。共济失调的特点是步伐宽大及协调性困难，通常是由于小脑或脊髓小脑系统疾病造成。混合型包含了上述3种类型中的特点。

病例6-20 续

你注意到患儿全身受到累及。患儿母亲陈述该儿童不能行走并伴有失禁，患儿不能独立完成坐姿，经胃造瘘管进食。患儿肘关节和腕关节呈屈曲姿势。该儿童能够将目光聚集在你的身上，并能够完成交流。

301. 脑瘫如何进行部位分型？

（1）四肢瘫痪：全身受累，轮椅限制。

（2）双侧瘫痪：下肢受累超过上肢，认知能力接近正常。

（3）偏瘫：一侧肢体的上肢超过下肢。

（4）三肢瘫痪：双侧下肢及一侧上肢。

302. 脑瘫患儿常用的功能分型系统是什么？

Gross运动功能分型系统最常应用。每一级别的定义随着儿童年龄增长而不同。其功能分级分为1～5级，更高等级表示更为严重的神经系统受累和残疾程度。在成熟阶段，GMCS 5级儿童完全不能自主活动，即使使用动力轮椅。GMCS 4级儿童通常能够使用动力轮椅自主移动。GMCS 3级儿童能够使用助行器行走较短距离，并可以独立操作手动轮椅。这些儿童在长距离或不平坦地面上可能仍需要搬运。GMCS 2级儿童能够不借助辅助器械行走，但可能需要协助或扶手上楼梯。这些儿童在拥挤环境下或不平坦地面上可能会遇到麻烦。GMCS 1级儿童基本正常，但在协调性、加速运动和平衡上仍存在困难。

303. 痉挛性脑瘫的非骨科手术治疗有哪些？

物理治疗和推拿常用于脑瘫患儿，以促进神经肌肉发育，治疗或预防肌肉挛缩，增加肌肉力量，并协助日常生活活动的训练。大量的治疗方法可用于痉挛的治疗，其目的是减少或消除动态肌肉收缩，预防肌肉挛缩的发展。肌内注射可与下列治疗同时进行，包括如下。

肉毒素 A（保妥适）通过在突触前受体处竞争性抑制乙酰胆碱引起神经肌肉连接处可逆性去神经化。其疗效会持续 3～8 个月，之后会观察到神经再支配。

口服氯苯氨丁酸（GABA 拮抗药）能降低肌肉张力，但所需剂量常常会引起镇静效果，影响日常生活和上学。对于不能行走的患儿，鞘内置入氯苯氨丁酸泵能减轻痉挛，而不产生镇静的不良反应。

鞘内氯苯氨丁酸会产生肌肉无力并对行走产生负反应。氯苯氨丁酸泵极少应用于可行走人群。

神经根切断采用选择性或非选择性切断感觉神经后根，永久性缓解痉挛。该手术的适应证窄，通常应用于双侧瘫痪儿童（4～8 岁），这些儿童应当具有足够的内在肌肉力量，足够的选择性运动控制，以及极少的软组织挛缩和骨性畸形。神经根切断术对于非行走患儿及患有锥体外系疾病的患儿进行治疗是不成功的。

病例 6-20　续

患儿母亲希望从骨科专业角度上了解可能出现的问题，以及目前可以进行的干预。

304. 请描述脑瘫相关的脊柱疾病。

脊柱侧凸在非行走四肢瘫脑瘫患儿中更为普遍（图 6-42），躯干整体无力是造成脊柱侧凸的原因，且常常合并非对称性痉挛。一旦弯曲进展超过 40°～60°，即使骨性发育成熟，弯曲也会进展，导致坐位平衡丢失并妨碍肺和胃肠道功能。弯曲通常发生于胸腰段或腰部，伴有骨盆倾斜。支具有助于获得位置性弯曲控制，并能延缓其进展，但不能改变脊柱侧凸发生的自然病程。上胸椎（T_2）至骨盆融合并节段性固定是最常用的手术方式。但是其风险十分明显，尤其是感染及内科并发症，大多数患儿能够获得生活质量的改善（图 6-43）。

305. 请描述脑瘫相关的髋关节疾病。

神经肌肉性髋关节发育不良会由于持续痉挛及肌肉失衡而逐渐发展，其中屈曲肌和内收肌的力量超过伸展肌和外展肌。一旦内收挛缩发生，股骨头会逐渐向外侧和近端移位。移位的发生同时会导致髋臼进行

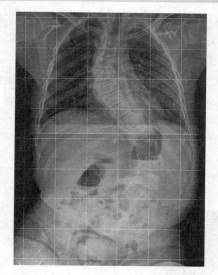

图6-42 脑瘫患儿骨盆倾斜导致的脊柱畸形

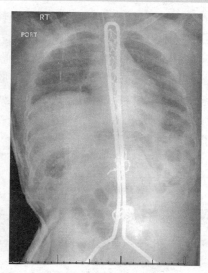

图6-43 神经肌肉性脊柱侧弯使用棒状内固定的影像学检查

性发育不良，通常为全髋臼发育不良或后外侧发育不良。一些髋关节会进展为完全性脱位，其中50%会发生慢性疼痛。股骨近端形态异常包括持续性胎儿性髋关节前倾（正常为出生时40°，在成人则重建为15°），有时会发生股骨近端外翻畸形。正常颈干角为135°，但脑瘫患儿的颈干角范围自正常至150°，甚至可能发生更大度数的外翻。由于髋关节过度前倾，标准X线片可能难以评估颈干角，所以如果需要获得真实的正位像，需要在正位X线摄片时最大限度的内旋髋关节或在手术中透视下检查。

306. 脑瘫患儿髋关节不稳定如何分期？通常如何测量？其治疗方法是什么？

患儿髋关节自正常稳定发展为高危髋关节，其临床定义是在髋关节完全伸展时被动外展不足45°，而影像学定义则是Reimer移位百分比（股骨头未被髋臼覆盖）增加超过30%。高风险患儿可考虑接受预防性软组织松解手术，而较少的总体神经系统受累程度及无影像学半脱位的患儿可获得最佳结果。软组织松解包括长收肌、股薄肌及短收肌的纤维。一些学者会同时松解腰大肌肌腱。应当避免切断闭孔神经前支，否则会出现致残性的伸髋和外展挛缩。在中期随访时，该预防性手术能够有效避免25% ～ 60%的患儿接受骨性手术的需求。

当髋关节进展为半脱位，移位百分比超过30%，沈通线不连续，即可能出现髋臼发育不良的征象（图6-44）。髋关节移位百分比超过66%的病例均会随时间发展为髋关节脱位，而移位百分比在40% ～ 60%的患儿中约25%的病例会进一步进展。在这一阶段，髋关节明显松弛，手术治疗则包括软组织松解、股骨近端内翻去旋转截骨，经常也需要施行减容性骨盆截骨（图6-45）。当髋关节完全脱位时，可能需要切开复位。如果髋关节出现慢性疼痛及脱位，可能有必要进行股骨头颈切除合并内翻截骨，以缓解疼痛。

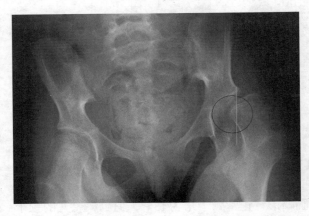

图6-44 脑瘫患儿髋关节半脱位显示移位百分比超过70%。注意黑色圆圈内髋关节应当被复位的位置，白色直线垂直于眉线

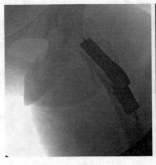
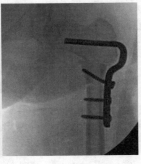

图6-45 内翻旋转截骨（VDRO）的术中像，显示股骨头复位

307. 脑瘫最常见的两种足部畸形是什么？如何治疗？

马蹄内翻足是由于肌肉失衡和胫前肌或胫后肌（或两者皆有）及腓肠肌痉挛所造成的。其特点是足部在步态周期中内翻，患儿以足外侧缘着地，并向内滚动。在疾病早期，畸形相对可活动，其治疗应包括腓肠肌延长合并劈裂肌腱转位。劈裂转位有助于平衡力量，而整体肌腱转位可能引起反向畸形。动态肌电图检查常用于确定产生畸形的肌肉。治疗方案包括胫后肌向腓骨短肌转位和（或）胫前肌向骰骨转位。僵硬性畸形需要软组织松解和（或）截骨，在肌腱转位前恢复活动度。大龄患儿的严重畸形采用截骨或三关节融合治疗。

外翻扁平足是相反的情况。足部表现为僵硬平足。后足外翻，腓骨肌常发生挛缩，同时在力学上导致畸形，而距下关节持续绞索导致步态周期起始时无法发力。这一问题可能与胫骨向外扭转有关。可活动的畸形采用腓肠肌延长同时延长外侧柱（跟骨截骨并植骨）进行治疗。严重且僵硬的畸形采用三关节融合进行治疗，尤其对于大龄青少年。

病例6-21

一名15岁痉挛性双侧瘫患儿就诊。患儿在儿童时期接受过大量骨科手术。现在患儿能够在社区内行走，但最近开始出现更为严重的行走困难。在观察患儿行走后发现其膝关节在步态周期内保持弯曲。患儿主诉膝前关节疼痛，腘窝角为70°。侧位X线检查见图6-46。

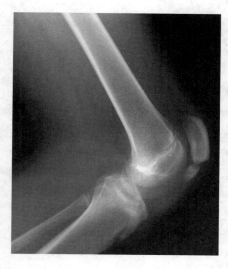

图6-46 蹲伏步态患儿的膝关节侧位像

308. 请描叙脑瘫常见步态紊乱及其治疗。

（1）足趾行走：该步态由于腓肠肌痉挛及其常见的挛缩造成。治疗包括肉毒素注射治疗痉挛、牵拉和（或）序贯石膏、使用踝足支具（如果没有明显挛缩）及手术延长。手术治疗采用选择性腓肠肌延长术而不是经皮非选择性技术，以降低过度延长及医源性跟骨畸形的风险。

（2）蹲伏步态：该步态通常由多因素引起，与骨和软组织同时相关。软组织挛缩包括髋关节和（或）膝关节屈曲畸形，以及踝关节内翻挛缩。骨性杠杆力臂的问题可能是合并因素，通常包括股骨向内扭转及胫骨向外扭转。蹲伏步态可能继发于比目鱼肌功能不全，常发生于手术延长跟腱之后。其手术治疗包括多水平的软组织和骨处理（图6-46和图6-47）。

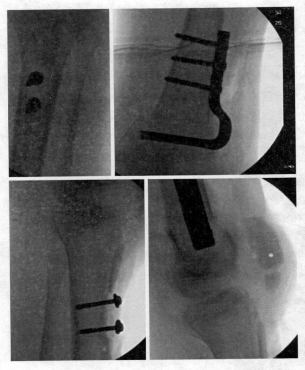

图6-47　青少年蹲伏步态患儿接受单次多平面水平手术（SEMLS）的术中透视。患儿接受了股骨远端截骨和髌韧带延长术

（3）僵直步态：该步态的特点是膝关节在步态摆动期屈曲不足，是由于摆动期股直肌活动不足所引起。治疗包括股直肌节段性切除或将其向缝匠肌、股薄肌或半腱肌进行转位。

309. 脑瘫合并的上肢问题及其治疗是什么？

与脑瘫相关的上肢问题的处理很大程度上取决于患儿的功能。如果患儿严重受累，手部无功能，则应当考虑进行手术以改善卫生情况。相反，对于偏瘫患儿，存在一定程度的功能及足够的康复可能性，则手术治疗的目标为改善功能。普遍的挛缩包括肘关节屈曲、前臂旋前、腕关节和手指屈曲及拇指内收。非手术治疗包括牵拉、夹板及肉毒素注射以处理痉挛。肉毒素注射常有助于月选择性手术治疗的效果。手术治疗常包括肌肉部分延长或肌腱转位，如指浅屈肌腱向指深屈肌腱转位及FCU向ECRB转位。

（二）脊柱裂（脊髓脊膜膨出）

病例6-22

你的一个朋友十分烦躁，打电话给你。她的婴儿被诊断为L_4水平脊柱裂。她知道你正在儿科轮转，希望能获得一些建议和专业帮助。

310. 什么是脊髓脊膜膨出？

脊髓脊膜膨出或脊柱裂是神经管在发育过程中未能闭合。这可能与妊娠过程中叶酸缺乏相关，因此许多病例是可以预防的。孕期补充叶酸能够明显降低患有该疾病的新生儿数量。脊柱裂实际上是中枢神经系统疾病，所有患儿都合并Chiari Ⅱ型畸形，大多数合并脑积水（许多病例需要进行分流），并且大多数合并脊髓内异常和脊髓拴系。该疾病的骨科特点属于继发性，受到生长和发育的影响。骨科问题会累及双足、膝关节、髋关节和脊柱。另外，这些患儿合并乳制品过敏的概率很高，会导致过敏反应，因此，乳制品过敏的患儿会被怀疑患有脊柱裂。随生长而出现的功能快速衰退提示脊髓拴系，应当立即进行影像学检查和治疗。骨折常被误认为感染或蜂窝织炎。

311. 脊柱裂的下肢功能水平是什么？

（1）$S_1 \sim S_4$：正常活动，肠道膀胱功能紊乱。

（2）L_5：社区活动，足背屈、髋关节伸展和外展正常。

（3）L_4：家庭活动，股四头肌、踝关节背屈和翻转正常。

（4）L_3：需要协助的家庭活动，髋关节屈肌和内收肌正常（由于屈肌和内收肌失衡，脱位率高）

（5）L_2及以上：不能行走。

312. 请描述因脊柱裂产生的脊柱侧凸。

脊柱侧凸可能由合并的先天性椎体畸形引起，或由肌肉无力或失衡而产生进行性的脊柱塌陷。脊柱侧弯在更高水平的缺陷中更为明显。

如果脊柱侧凸开始快速进展，则必须排除神经系统病因，如分流功能不良、脊髓拴系或Chiari畸形/脊髓空洞。使用支具不能影响自然病程，但可用于改善坐位平衡及延缓侧凸进展。脊柱融合内固定可考虑用于进行性且超过40°～60°的有症状脊柱侧凸的治疗，但是其并发症常见，尤其是切口感染（10%～15%）和假关节形成。许多医师会采用前后融合的方法进行治疗，而非行走患者必须在骨盆层面进行融合。可以申请整形外科医师会诊协助完成软组织覆盖。类似地进行性脊柱后凸（先天性或神经肌肉源性）也可能发生，推荐对特定病例进行手术固定。

313. 脊髓发育不良产生髋关节疾病最常见于哪一水平？如何治疗？

L_3水平是儿童脊髓发育不良最常见的病变节段。这主要是由于髋关节屈曲和内收力量无对抗而产生进行性的髋关节松弛和脱位。其治疗主要为非手术治疗。髋关节复位和包容（骨盆和股骨截骨术）通常仅适用于股四头肌主动功能良好（L_4及以下水平）的患者及单侧疾病，因为其并发症发生率高，包括复发性松弛或脱位及关节僵硬。这些患儿也可能会进展为髋关节屈曲外展挛缩，导致下坐困难。医师可以考虑采用Ober-Yount手术，处理阔筋膜张肌的近端和远端部分。

314. 脊柱裂常见的膝关节疾病有哪些？如何进行处理？

股四头肌无力可采用支具（膝-踝-足支具，或称KAFO）进行处理。屈曲和伸展挛缩可以采用物理治疗、序贯石膏、软组织松解或延长（包括后关节囊）或截骨进行治疗。

315. 脊柱裂常见的踝关节疾病有哪些？如何治疗？

脊柱裂常合并马蹄足或先天性垂直距骨（较少见），通常为僵硬畸形，采用石膏或微创Ponseti法治疗效果欠佳。虽然石膏仍然是最基本的治疗选择，但是必须十分小心由于足部无感觉而产生压疮。许多患儿需要接受手术软组织松解，合并或不合并同时截骨，以获得足的跖行性从而方便使用支具。这些患儿同时会发生跟骨（背屈）畸形（L_5），这是由腓肠肌麻痹而无法对抗强大的胫前肌肌力所导致的。由于经常合并压疮和感染，应当避免进行关节融合。保留活动度有助于分布应力并限制皮肤并发症的发生风险。许多可以行走的患者在30～40岁时会由于皮肤并发症或慢性骨髓炎需要接受截肢手术。

（三）腓骨肌萎缩症（Charcot-Marie-Tooth，CMT）

316. 什么是腓骨肌萎缩症（CMT）？其发病原因是什么？可累及哪些肌肉？

CMT是一种外周髓鞘蛋白22的常染色体显性遗传性缺陷。该疾病属于遗传性感觉运动神经病变（HSMN）Ⅰ型（Ⅱ型通常发生于成人）。这种疾病会累及胫前肌、腓骨短肌、手足的内在肌，有时也会累及腓骨长肌。其最常见的特点是空凹内翻足和槌状趾畸形，但也与脊柱侧凸和髋关节发育不良相关。

317. CMT发生畸形的病理生理变化是什么？

胫前肌（弱势）和腓骨长肌（强势）的肌肉力量失衡导致前足外翻或第1趾列跖屈。足底一侧的软组织发生挛缩，导致固定的空凹畸形。后足内翻以代偿前足畸形，而以此维持足部在地面上保持水平。这种后足畸形在最初是可活动的，但随着时间发展而逐步僵硬（图6-48）。

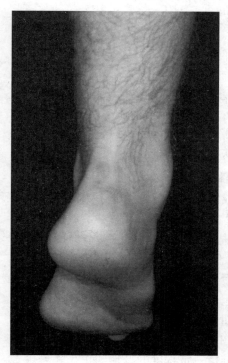

图6-48 18岁男性Charcot-Marie-Tooth疾病患者，后足固定内翻，明显马蹄足，第1趾列跖屈，负重下前足后旋，跖筋膜紧张，同时跟腱挛缩，但腓骨长肌未触及挛缩 （引自：Richardson EG: Campbell's Operative Orthopaedics, pp. 4079-4116.e2. Copyright © 2013 by Mosby, Elsevier Inc.）

318. CMT足部疾病如何进行手术治疗？

最初仍然推荐进行物理治疗。大多数患者可以通过使用踝足支具获益。手术干预的目的通常是通过纠正畸形而使足能够使用支具进一步治疗。可活动的畸形通过软组织松解（跖筋膜）和胫后肌腱向足背部转位进行治疗，有时可联合使用Jones转位（EHL向跖骨颈）。更为僵硬的畸形需要重新排列骨性结构，通常内侧楔骨或第1跖骨背屈截骨可用于纠正第1趾列的跖屈畸形，有时也同时进行跟骨截骨（外翻或外侧滑移截骨）纠正后足内翻。该疾病的特点是逐渐进展的肌无力，因此畸形复发十分常见，许多成年患者最终需要接受三关节融合（后足在距骨、跟骨和骰骨间进行融合）以维持适当力线。

（四）其他神经肌肉疾病

319. Friedrich共济失调会合并哪些骨科和内科疾病？

Friedrich共济失调是一种常染色体隐性遗传疾病，累及共济蛋白基因，该基因参与离子代谢。Friedrich共济失调最为灾难性的情况是心肌病变，会导致中年早逝。骨科并发症包括空凹足和脊柱侧凸。脊髓小脑系统严重受累，因此患者会出现宽幅笨拙步态。根据疾病严重程度不同，许多患者会出现不能行走。由于空凹足会逐渐僵硬，因此应当早期通过软组织和骨手术进行治疗。进行性脊柱侧凸畸形通过脊柱融合内固定进行治疗。

320. 脊髓性肌萎缩（SMA）的病因是什么？其骨科特点是什么？

脊髓性肌萎缩是由于脊髓前角α-运动神经元缺失所导致。这是一种常染色体隐性遗传疾病，与细胞凋亡机制有关。SMA相关的常见骨科问题包括脊柱侧凸和髋关节半脱位。深肌腱反射消失是其与Duchenne肌萎缩进行鉴别的特征性体格检查结果。肌肉活检或DNA分析能提供确定诊断。髋关节半脱位或脱位的治疗采用非手术治疗，因为迟缓性麻痹的儿童不易发展为固定挛缩，且与痉挛性髋关节疾病患者相比，其症状相对很轻（疼痛、坐位失衡）。手术治疗髋关节失稳定后疾病复发十分普遍。脊柱病变则倾向于采用手术治疗。可以考虑采用支具，但这可能会由于限制胸壁扩张而导致呼吸功能受损。进行性弯曲的最终治疗是采用后路脊柱融合，但应当延迟手术施行的时间直至肺部发育成熟且气管高度最为理想时。早期发作的脊柱侧弯有时采用生长棒或垂直可延长钛质人工肋骨假体（VEPTR）进行治疗，这两种内植物均能够在后期胸椎生长过程中获得并维持一定程度的畸形纠正。随着患者成长，植入物需要常规进行延长，有时也需要更换。

321. 迪谢内（Duchenne）肌营养不良、贝克（Becker）肌营养不良的病因分别是什么？如何进行诊断？

Duchenne肌营养不良（DMD）的特点是进行性肌无力，主要见于近端肌群。儿童从地板上站起时需要使用双手支撑小腿和大腿以代偿下肢近端无力（Gower征）。患者通常会出现独立行走延后直至约18月龄，最初开始采用正常的跟-趾步态行走，但随着跟腱挛缩的逐渐进展而最终采用足趾行走。患者的深肌腱反射正常，通常伴随小腿肌肉假性肥大。肌组织逐渐被纤维组织替代。Duchenne和Becker肌营养不良均为X染色体隐性遗传病。Duchenne肌营养不良与抗肌萎缩蛋白确实相关，与抗肌萎缩蛋白异常的Becker肌营养不良相比更为严重。这些疾病通常通过肌肉活检进行诊断；然而，当前的一些实验室检查也能建立诊断。

322. DMD的治疗目标是什么？

Duchenne肌营养不良的预后很差，大多数患者在20～30岁会因为呼吸系统疾病死亡。患者常常在儿童时期晚期丧失行走能力，但是激素治疗能够延长行走时间并延缓脊柱侧凸的进展。所有儿童都需要借助支具（踝足支具）行走，而一些特定病例需要接受肌腱延长和转位以延长行走能力。少数病例的髋关节屈曲外展挛缩会影响坐位或使用轮椅，可以通过软组织松解进行治疗。进行性和固定马蹄内翻足畸形可能需要接受软组织松解以便穿鞋。

323. DMD脊柱侧凸的治疗原则是什么？

脊柱侧凸发生于超过90%的患者，其自然病程进展快速，对坐位平衡和肺功能均具有负面影响。因此，在疾病进展时立即行后路脊柱融合内固定，通常在曲度范围20°～30°时进行。医学观察发现手术在早期施行更为安全，应当在出现心肺功能受损前进行。

七、儿童髋关节疾病

（一）发育性髋关节发育不良（DDH）

病例6-23

一名新生儿的家长带患儿就诊。家长对于儿科医师在进行髋关节检查时所听到的"弹响"声表示担忧。

324. 什么是DDH？

DDH是儿童最常见的髋关节疾病。该术语描述了一类髋关节异常，包括新生儿髋关节失稳定（半脱位或脱位）到髋臼发育不良（髋臼扁平或发育不足）。

325. DDH的发生率是多少？

DDH的发生率约为每100名新生儿中1例。Frank脱位的发生率是其十分之一。

326. DDH的危险因素有哪些？

虽然家族史和妊娠期臀位是最为重要的因素，其他因素包括女性、第1胎及羊水过少。DDH同时与斜颈和跖骨内收及其他明显的骨骼肌肉系统异常相关。

327. 如何通过检查发现DDH？

对于新生儿，其问题通常为不稳定，常合并韧带过度松弛。体格检查主要为Ortolani手法和Barlow手法。这两种检查手法均在儿童平卧位进行。Barlow手法尝试对复位的髋关节进行脱位：髋关节屈曲内收，施加向后的压力尝试将髋关节脱出。Barlow检查阳性即为感受到股骨头弹出髋臼。

Ortolani手法尝试对脱位的髋关节进行复位。髋关节外展，检查者用手指托高粗隆的同时使用同一只手屈曲膝关节，脱位的髋关节将会被推入关节，产生可触及的复位撞击感（Ortolani征阳性）（图6-49）。

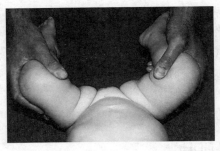

图6-49　常规筛查先天性髋关节脱位的Ortolani手法。检查者轻柔地稳定婴儿的左髋关节及下肢，同时使用右手环抱右侧大腿，示指和中指放在大转子上 （引自：Kelly DM, Campbell's Operative Orthopaedics, pp. 1079-1118.e4. Copyright © 2013 by Mosby, an imprint of Elsevier Inc. ）

328. 采用哪种影像学检查评估DDH？

在出生后几个月采用超声检查，而一旦骨化中心形成则采用X线检查，通常是在4～6个月龄时。超声科用于评估髋关节解剖的静态检查，同时也可以用于评估稳定性的动态检查。静态检查应当进行两个角度的相关检查。α角反映了髋臼的深度，对应经髂骨和髋臼顶切线的夹角。β角对应经盂唇直线与经加固直线的夹角，间接代表了股骨头的位置。动态检查髋关节应力下的稳定性（图6-50A、B）。X线检查用于较大龄的婴儿和儿童，评估变量包括成骨中心的尺寸和对称性、沈通线及髋臼指数。

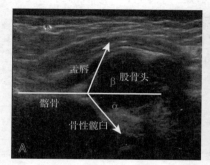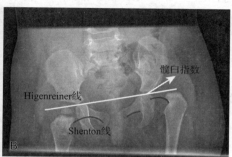

图6-50　超声和骨盆前后位片显示发育性髋关节发育不良

329. 新生儿DDH如何治疗？

月龄至6个月的DDH患儿可以使用Pavlik背带进行治疗，这种装置能主动将髋关节置于屈曲位并避免内收。患儿在超声指标正常前应均佩戴该装置，并在之后的几周内逐渐停止使用。其治疗成功率约为80%。如果髋关节使用背带仍不能得到稳定，后续治疗则选择关节造影、闭合复位（采用或不采用经皮或开放式内收肌松解）及人字石膏固定。如果成功，石膏使用时间通常为3～4个月，风险包括缺血性坏死和复发性髋关节半脱位。如果这些治疗均未获得成功，患儿通常需要接受切开复位。

330. 大龄儿童DDH如何治疗？

对于月龄6～18个月的儿童，闭合复位及人字石膏固定是初始的治疗选择。如果治疗未成功，需要切开复位。对于年龄超过2岁的儿童，通常需要二次骨性手术，包括股骨截骨（短缩和反向旋转）及骨盆截骨改变髋臼方向或改变其形状，以获得股骨头前外侧覆盖。

331. 骨盆截骨有哪些不同类型？

改变形状的截骨，如Pemberton或Dega截骨术，是经髂骨进行的不完全截骨，将髋臼骨块经Y形软骨向下折叠，进行植骨维持矫正。这类截骨术会减少髋臼的容积。

　　改变方向的截骨，如Salter和Steele（三向）截骨，是经髂骨进行完全截骨（三向截骨同时进行耻骨和坐骨截骨），同时将髋臼向前、向外旋转。

　　挽救性手术的指征是不能进行匹配性复位，同时患者由于髋关节退行性改变出现致残性疼痛。Chiari截骨术是一种内移截骨术，将髋关节整体向患儿中线移动。这种方法一直受到批判，因为这会限制臼顶外侧的大小。髋臼造盖术是通过延展髋臼缺损的部分以提供更好的股骨头覆盖。植骨材料的作用是支撑，负重分布在更大的表面积上。植骨材料下方的关节囊化生为纤维软骨，但其耐久度较正常的透明软骨差（图6-51）。

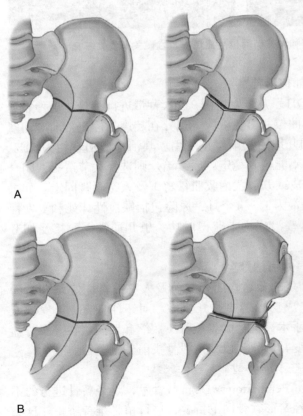

图6-51　A.理想的Chiari接骨术，斜向上15°，使股骨头获得覆盖，应用于轻度髋关节发育不良；B.Chiari截骨合并植骨及覆盖，应用于重度髋关节发育不良（引自：Canale ST: Campbell's Operative Orthopaedics, pp. 1133-1199.e10. Copyright © 2013 by Mosby, Elsevier Inc.）

（二）股骨头骨骺滑移（SCFE）

病例6-24

一名14岁的肥胖患儿就诊。患儿出现跛行数月，近期行走出现明显疼痛。最初患儿主诉膝关节疼痛。而膝关节X线检查并无明显异常。

332. 什么是SCFE？

股骨头骨骺滑移是青春期最常见的髋关节疾病。SCFE表示股骨头相对于股骨干的移位，移位部位经过骺板。股骨头相对股骨颈向后内侧移位，通常发生于骺板的增生区，相当于Salter-Harris 1型骨折。

333. SCFE的发生率是多少？

发生率为2/10万～3/10万。

334. SCFE的危险因素有哪些？

大多数患儿属于体重偏高5%。男性较女性发病率高，非洲裔美国人和波利尼西亚儿童发病风险更高。多种内分泌疾病，包括全垂体功能减退、甲状腺功能减退或亢进、肾性骨营养不良均可能导致SCFE。使用生长激素治疗同样是危险因素之一。

335. 如何诊断SCFE？

通常可通过骨盆正位和蛙式侧位X线片进行诊断（图6-52）。在正位X线片上，描绘Klein线。该线沿股骨颈上方外侧，正常情况下应当

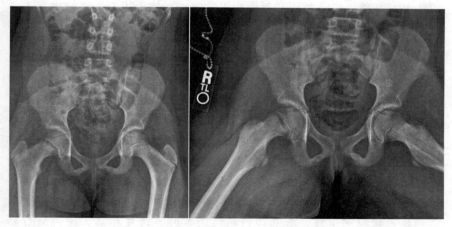

图6-52　X线正位及侧位像，正位片可见右髋关节骺板增宽，蛙式侧位片可见骨骺滑移

与股骨头的一部分相交叉。在蛙式侧位上更容易明确滑移，可见股骨头相对股骨颈向后移位，同时由于骨重塑，可能发现股骨颈前方变圆或突起。隐匿性病例可能仅见骨骺增宽。在疾病最早期，可在MRI上观察到骺板内水肿（滑移前）。体格检查可诱发患者疼痛，尤其在内旋时，而髋关节在较大角度屈曲时会发生外旋。

336. 为什么SCFE患者有时主诉膝关节疼痛?

这可能是由于股神经和闭孔神经分布所导致的牵涉痛。如果不能考虑到此类疼痛可能是由髋关节原因所引起，则可能导致诊断延误甚至不必要的膝关节相关治疗。对于膝关节疼痛的患者，应当同时进行仔细的髋关节检查。

337. SCFE如何分类?

传统上讲，SCFE分为急性或慢性，分类基于症状发生的时间长短：超过或不足3周。其他关于稳定与不稳定的附加分类同样有价值，这种分类方法基于患者是否能够用患侧负重（借助或不借助拐杖）。不稳定的SCFE与缺血性坏死的高风险相关（20% ～ 47%）。

338. SCFE如何治疗?

稳定的SCFE采用单根骨松质螺钉进行原位固定。不稳定的SCFE通常使用一根或两根骨松质螺钉进行紧急固定，同时常进行关节内减压以降低水肿压迫导致的缺血性坏死风险。虽然具有争议，一些医师仍然倡导在固定前采用轻柔的手法进行复位。最近，骨科界对于采用外科脱位技术对滑移进行紧急切开复位和固定的兴趣越发浓厚。需要进一步研究明确这一方法的指征。原位固定后活动受限或髋关节发生撞击的患者，可能需要在骨骺闭合后接受截骨治疗以改善力线。

339. 对侧髋关节预防性钢针内固定的指征是什么?

指征具有争议，但通常年龄较轻（男孩＜12岁，女孩＜10岁）、Y形软骨开放、发生内分泌疾病及使用生长激素进行治疗是手术的指征。

（三）股骨髋臼撞击症（FAI）

病例6-25

一名16岁女孩就诊，主诉髋关节疼痛。她是一名芭蕾舞演员，疼痛部位为腹股沟前方，在屈曲内旋髋关节时可诱发疼痛。径向MRI影像学检查见图6-53。

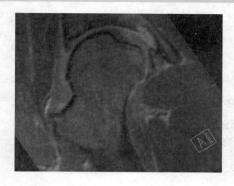

图6-53　径向MRI序列显示凸轮样病变及前上盂唇撕裂

340. 什么是股骨髋臼撞击症（FAI）？

FAI是指由于髋关节结构性异常所产生的活动受限。

341. FAI的类型有哪些？

凸轮样撞击指沿股骨颈产生的骨性突起与髋臼相接从而限制活动。通常发生于前外侧股骨头-颈交界处。蟹钳样撞击指髋臼后倾产生股骨头"过度覆盖"，并与股骨颈相接。这两种情况都会导致盂唇损伤（图6-54）。

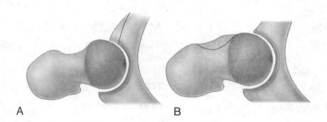

图6-54　A.当髋臼局限或广泛覆盖导致髋臼边缘与股骨头-颈交界处在正常髋关节活动范围内产生接触时即产生蟹钳样撞击；B.突起的股骨头-颈交界处在髋关节屈曲时即产生凸轮样撞击　（引自：Guyton JL, Campbell's Operative Orthopaedics, pp. 333-373.e6. Copyright © 2013 by Mosby, Elsevier Inc.）

342. FAI发生的危险因素有哪些？

运动员、舞蹈演员是FAI的危险因素，同时女性较男性更为常见。撞击同样可见于DDH和股骨头骨骺滑移的患者。

343. 如何诊断FAI？

撞击试验提示髋关节关节内病变，包括FAI。嘱患者平卧位，检查者屈曲内收内旋髋关节，引出患者症状即为阳性。影像学检查可用于评估股骨和髋臼形态,包括前后位、正侧位,有时也采用假性轮廓像。MRI同样有助于诊断,尤其可显示盂唇撕裂。

344. FAI如何治疗?

初始治疗通常采用非手术治疗,包括改变活动方式及物理治疗。如果疼痛持续,手术治疗方法包括髋关节镜、切开外科脱位和骨成形(切除撞击病变),有时也需要进行盂唇修复,而如果髋臼后倾是撞击的主要原因,则需要进行骨盆重新定向截骨。

八、儿童运动医学

(一)肩关节

病例6-26

一名美式足球运动员,因肩关节损伤就诊。患者感到其肩关节在比赛时"弹出",由训练师复位。

345. 年轻运动员常见的肩关节损伤有哪些?

年轻的过顶运动运动员可能会发生盂肱关节失稳定。可分为创伤性或非创伤性/多方向肩关节不稳定(MDI)。创伤性脱位通常为前方不稳定,由突发外伤引起,如上肢外展外旋时摔倒。MDI常为韧带松弛的结果。

另一种发生于年轻投手的肩关节疾病是"少年棒球联盟肩",即经近端肱骨骺板的反复微创伤导致的慢性应力性损伤(骨骺脱离)。这种疾病最常见于11~13岁(最大骨骺生长)。其他肩关节疾病包括GIRD(盂肱关节内旋缺陷)、SLAP(上盂唇自前向后)损伤及肩袖肌腱炎。

346. 治疗方法有哪些?

急性肩关节脱位应当进行复位,通常需要在镇静下进行。其复发与第一次脱位年龄相关(开放骺板患者可能接近100%),致使早期手术干预的呼声越来越高。关节囊紧缩(紧缩松弛的关节囊,通常为前方)和修复Bankart病变(关节囊盂唇分离)可同时在关节镜下或通过切开手术进行。非手术治疗包括一段时间的制动,之后采用动态肩关节固定。MDI应当首先采用非手术方法进行治疗。

少年棒球联盟肩的治疗包括2~3个月的休息,之后逐渐恢复投掷。GIRD通过积极的后关节囊牵拉进行治疗。SLAP的治疗首先为休息,后续进行牵拉和力量训练，如果非手术治疗无效可能需要进行关节镜修复。肩袖病变的治疗类似，首先应进行休息和物理治疗，仅在非手术治疗失败后才考虑手术治疗。年轻运动员很少接受肩袖手术。

（二）震荡伤

病例6-26　续
患儿母亲担心美式足球运动员的震荡伤。

347. 什么是震荡伤？
震荡伤是一种影响脑部的复杂病理生理过程。该损伤是创伤力传导至头部造成的。其症状常表现为短暂的神经系统损伤，通常为功能性而不产生结构性病变。意识丧失并不是震荡伤诊断的必要条件。

348. 年轻运动员的风险是什么？
由于年轻运动员的大脑仍然在发育，震荡伤尤其危险。在从事类似体育活动的年轻运动员中，女性发生震荡伤的报道多于男性，其原因尚未明确。美式足球尤其容易导致震荡伤，同时女子足球和篮球、橄榄球、冰球和长曲棍球也是高危运动。

349. 震荡伤如何治疗？
辨识疾病是震荡伤处理的第一步。运动员、教练和训练师必须时刻做好准备使疑似震荡伤的运动员离开赛场。一些辅助评估工具有助于明确疾病。震荡伤一旦确诊，休息是治疗的必要组成部分，运动员在恢复过程中必须避免参与认知和躯体项目。二次冲击综合征是在首次症状明确前发生的二次头部损伤，可能是毁灭性的，甚至可能导致死亡。

（三）肘关节

病例6-27
一名投手来诊，主诉肘关节持续疼痛。患儿同时在学校运动队和校外运动队比赛。家长表示患儿的每个教练都会监督其投球数量。

350. 年轻运动员常见的肘部损伤有哪些？
急性期，高度外翻应力和屈曲-旋前肌会导致内侧髁撕脱骨折；然而，年轻运动员的肘关节问题更多地是由于反复/慢性应力所引起。慢性损伤包括"少年棒球联盟肘"、内侧髁骨突炎、尺侧副韧带损伤/外翻失稳定（较少见于年轻投手）、骨软骨剥脱（最常见于肱骨小头）、肱骨外上髁炎/骨突炎（常见于拍式运动）及后间室损伤，如反复投掷导致的外翻伸展过度负荷（导致后内侧撞击和尺骨鹰嘴骨赘形成）。

351. 年轻投手的预防措施有哪些？

年轻运动员的投掷力学组成较成人差，包括协调运动不足。尽早进行合理的投掷力学指导十分必要。训练强度同样是需要注意的问题，每场比赛或每赛季投掷更多、每年投掷月份更多、投掷速度更高或上肢疲劳时进行投掷的年轻投手更容易受伤。对投掷数目和休息时间有严格要求的少年棒球联盟指南应当严格遵守。

352. 此类损伤如何治疗？

越来越多的内侧髁撕脱骨折接受手术治疗，特别是移位超过5mm和（或）发病于投手主利手一侧的肢体。过劳性损伤的治疗通常采用一段时间的休息和物理治疗。非手术治疗无效可考虑手术，包括尺侧副韧带可以进行重建、去除后内侧骨赘（通过切开或关节镜手术）及OCD病变进行钻孔、固定或采用自体骨软骨移植进行治疗。

（四）膝关节

病例 6-28

一名女性足球运动员，在比赛中扭伤膝关节后来诊。患者当时无法继续比赛，且数小时后发现其膝关节明显肿胀。

353. 年轻运动员常见的膝关节损伤有哪些？

前交叉韧带（ACL）撕裂越发常见于年轻运动员，此类损伤常发生于膝关节扭转或内翻/外翻受力，有时会产生可闻及的弹响，常导致明显肿胀及无法继续比赛。女性运动员尤其容易受伤。其他问题包括半月板撕裂、胫骨结节撕脱、髌骨不稳、OCD病变及肌腱炎/骨软骨病。

354. 预防措施有哪些？

当前大量的注意力关注于ACL损伤的预防。神经肌肉训练项目得到了长足发展并整合至运动员的训练方案中，以改善力量、动力特点及动态平衡。

355. 如何诊断ACL撕裂？

经典的检查发现包括前抽屉试验和Lachman试验中的前方松弛，以及胫骨在施加前向应力后相对于股骨向前移动。MRI是膝关节韧带和半月板损伤的影像学检查方式。

356. 年轻运动员膝关节损伤的治疗措施有哪些?

尤其针对于希望继续从事体育运动的运动员，ACL重建是合理的选择。重建的明显延迟（＞12周）将会导致进一步损伤，尤其是内侧半月板和外侧关节软骨损伤。对于骺板开放的患者，应当选用保留骺板的技术。大多数半月板撕裂同样需要手术治疗（修复或部分切除）。稳定的OCD病变，无软骨骨折或与下方软骨下骨分离，初期采用非手术治疗，通常为佩戴支具和调整活动。非手术治疗无效或不稳定病变需要手术治疗（钻孔、固定或必要情况下的挽救手术如自体软骨细胞移植或骨软骨自体移植）。胫骨结节撕脱如果移位明显则进行内固定治疗。此类损伤必须谨慎观察是否发生筋膜间室综合征。肌腱炎/骨软骨病，如Osgood-Schlatter和Sinding-Larsen-Johansson病（分别为胫骨结节或髌骨下极疼痛）及髌腱炎进行非手术治疗，包括调整活动方式、NSAID、物理治疗及冰敷。

髌骨不稳定通常采用非手术治疗，包括活动限制和股四头肌力量训练。手术治疗髌骨半脱位包括内侧髌骨股骨韧带重建（急性损伤，有争议）或髌骨重新对线手术。骨性力线重建，如胫骨结节移位，仅限于胫骨结节-滑车间隙异常的骨性成熟患者。

（张　卓　译）

第7章 康复和神经 – 骨科手术

Keith D.Baldwin, Alberto Esquenazi and Mary Ann Keenan

一、总则

1. 一块肌肉能够通过几种不同的运动方式实现关节运动?

(1)同心运动:肌肉通过收缩变短使得关节在一定范围内运动。

(2)偏心运动:通过肌肉收缩以使其变长的外力。

(3)等速收缩:需要机器引导和产生持续的动力。

(4)等长收缩:肌肉收缩,但是不引发关节运动。

(5)等张收缩:在特定范围内运动使肌肉张力不发生改变。

2. 如何通过肌力测试进行分级?

肌力被分为0 ~ 5级。在检测到更高一级力量变化时才能够确认肌肉的强度级别。

(1)0/5:显示没有阻力,不能触及肌肉主动收缩。

(2)1/5:显示在自主活动的基础上能够触及主动收缩,当时没有关节活动度。

(3)2/5:显示在重力被抵消的位置,肌肉能够提供足够力量带动关节全范围活动。

(4)3/5:显示肌肉能够对抗重力进行关节全范围活动,但不能对抗阻力。

(5)4/5:显示在试验过程中检查者能够克服患者的肌肉力量。

(6)5/5:显示在试验过程中患者的肌肉强度能够完全对抗阻力

单腿腓肠肌提拉试验是评估跖屈力量最好的方式,需要重复完成2次才能被认为是正常,或是5/5。

3. 如何测定活动范围?

临床上关节活动范围是采用角度测量法。据报道,测量的误差在6° ~ 8°。尽管存在更加精密的方法进行关节活动评估,但是角度测量法是临床上应用最广泛且很实用的方式(图7-1)。

4. 除了外科医师外,康复医疗小组的成员还有哪些人?

(1)物理治疗师和康复医师(PM&R):这些专家能够处理住院患者和门诊患者的康复事宜、轮椅处方的开具、假肢的配置和设计、诊断性肌电图和步态分析。物理治疗师能够配合外科医师为患者提供非手术

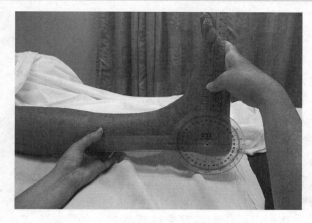

图7-1 治疗师进行踝关节（胫距关节）活动度测量

治疗相关的持续性肌肉骨骼医疗保健。

（2）理疗师（PT）：提供功能锻炼治疗，步态训练和各种不同的理疗方法，从而解决运动、步态、平衡和肌肉强度紊乱等问题。他们需要在康复医师的监督下为患者提供理疗。

（3）职业疗法医师（OT）：提供上肢功能锻炼治疗，协助实施仪器相关的日常生活能力训练。这些训练包括精细动作技能和日常生活能力，如吃饭、梳妆和洗澡。

（4）PT和OT助理师（PTA/OTA）：提供PT和OT治疗的后续评估工作。

（5）语言治疗师：辅助治疗存在语言障碍和吐咽功能紊乱的患者。

（6）个案管理者/社会工作者：能够帮助患者重返社会和提供长期使用医疗设备，如轮椅、助行器、洗浴椅和其他必需设备。

5. 物理治疗的方式有哪些？它们的目的分别是什么？

（1）功能锻炼：这是物理治疗的基石，可以被用来增加关节活动范围，或增强肌肉强度和耐受性。通过良好的设计，充分结合牵伸和力量训练，物理治疗常常可以为关节周围力量提高平衡性。

（2）热疗：可用来缓解肌肉痉挛，改善局部血液循环，从而被认为能够加快损伤相关性有害废物的排泄和为这一区域提高营养成分。通过潮湿热敷、石蜡盆浴和温水浸润，在浅表结构上热疗是有效的。而采用透热疗法和超声治疗等方式，热疗也可以对深层机构起效。

（3）冷疗：可以用于降低炎症反应，减缓代谢过程，而这一结果被认为会取得适得其反的效果或是太过鲁莽。因此该方式常用于外伤或手术急性期，或是在某一治疗结束后，以达到稳定受激惹组织和减少水肿、炎症的目的。

（4）电刺激疗法：几种不同方案的电刺激治疗都是有效的。它们的目的包括双向反馈或优先训练肌肉组群，物理刺激肌肉收缩实现肌肉强度和运动控制，阻断疼痛神经向脊髓传到的信号通路。

（5）水疗：用于产生有氧运动，或在重力支持条件下加强肌肉训练。这通常对骨关节炎患者和其他存在体重负荷相关性疼痛的患者是有益的。

（6）手法治疗：关节活动和按摩都是手法治疗，该种方式可以用非生理学方式安抚疼痛的肌肉并牵张关节，如采用推拿方式牵张关节囊。

（7）牵引：机械或手动牵引可作为治疗脊柱紊乱的一种特殊方式，这种方式被认为对由椎间盘嵌顿和其他原因引起的椎管内压力增高有减压和舒缓的作用。

6. 从康复的角度来看，对于外科手术患者从住院到出院其大致的康复流程是什么？

总体来说，行关节置换术的患者既可以出院回家，也可以住院行康复治疗。出院回家的患者常由手术医师在门诊进行观察并实施一套特殊的门诊康复计划。对某些患者如冷冻肩，应在术后第1天进行康复治疗。在出院指导中将会给他们一份物理治疗的处方。住院患者通常会拜访物理治疗师接受功能锻炼、步态训练和ADL训练的指导。如果患者被认为是安全的，他们会被安排出院回家，并根据情况进行行家庭治疗或门诊康复。如果患者出院前就需要更多的康复治疗，那么将安排他们到康复科住院病区或是专业的护理设施区治疗。如果患者能够耐受高强度的康复训练（每天3h），就把他们安置到康复科住院病区。如果患者不能耐受高强度的康复或是医疗保险不允许其在康复科住院，他们将被安置到专业护理设施区，该区域每天能够提供50%强度的康复训练。

二、运动损伤的康复

病例 7-1

高中足球队一名右后卫摔倒，然后缓慢爬起。他能够负重行走，但是其膝关节肿胀明显，他挣扎地退到了边线，这时引起了运动训练师的注意。

7. 什么是RICE原则?

RICE原则是指休息、冰敷、加压和抬高患肢（Rest，Ice，Compression，Elevation）。这是一系列降低炎症反应的方法。它也是病例7-1中描述的患者的基本治疗方法。

8. 什么是盂肱关节内旋障碍? 如何对其进行治疗?

盂肱关节内旋障碍常发生于投掷运动员。它是盂肱关节囊前方松弛和后方紧缩共同作用的结果。该病变会导致内旋相对于外旋功能明显的差异。一般采用牵张疗法进行治疗，该方法是通过后方关节囊牵张和肌力平衡来达到治疗效果。文献中描述的外科手术治疗包括前方关节囊紧缩和后方关节囊松解，孰优孰劣目前还存在争议。

9. 什么是髌骨软骨软化症? 至今为止较为理想的非手术治疗方法都有哪些?

髌骨软骨软化症常出现髌股关节疼痛综合征或膝前疼痛，表现为髌股关节面下方软骨软化或退变。患者常出现膝盖下方疼痛，从椅子上起立或爬台阶时加重，偶尔患者病情会进展产生膝关节积液。关于髌骨软骨软化症病因的理论很多，包括股内侧肌和股外侧肌间不均匀的力量牵拉、核心不稳定，或是膝关节周围其他生物力学缺陷（股四头肌肌力差）。物理治疗常用于核心不稳定，包括肌腱牵拉、跟腱牵拉和股内侧肌肌力训练。

10. 髌腱炎的非手术治疗有哪些?

髌腱炎一般发生于从事跳跃运动人群的膝关节。它是由髌腱在胫骨结节处过度牵拉使用所导致。疾病早期治疗方式包括患侧膝关节充分制动和冰敷。当炎症减轻后，再通过物理治疗恢复肌腱强度。在强度恢复期偏心运动被认为是对髌腱炎有益的，可以采用髌骨下方约束带来改变胫骨结节处髌腱的拉力。重新恢复肌腱强度后，可以开始进行特殊运动训练。外科手术用于髌腱清理，但一般是不必要的。

11. 腰背部康复的原则是什么?

对于大部分存在脊柱疾病的患者而言，物理治疗是一线治疗方案。针对背部疾病的物理治疗要达到以下几个目标。首先是通过使用多种方式，如超声、热疗、电刺激和关节运动，减轻症状。通过患者教育使其获得正确的生物力学、姿态学和起重或人体工学技术。通过腹壁和胸腰段肌肉锻炼增强核心稳定性。根据特定的病理类型设计专门的康复项目，如采用Mackenzie牵伸训练治疗髓核脱出。

12. 踝关节康复的原则是什么?

踝关节康复主要集中于肌肉紧张状态下的牵张训练，尤其是腓肠肌 - 比目鱼肌复合体的训练，并同时进行本体感受再训练和复杂的踝关节运动。一旦从症状上及患者本人能够耐受，应该将平衡训练的活动、更高强度的闭合训练循环和运动特异性活动有序的添加到康复训练中。不应过分强调增强腓肠肌的康复训练。

13. 前交叉韧带重建术后康复治疗的原则是什么?

尽管前交叉韧带重建术后的康复计划存在外科手术相关的特异性，但是仍然有一些指导原则。总的来说，当运动员发生前交叉韧带损伤时，患者首先应该进行一系列的术前关节活动度训练，以保证术前患侧膝关节获得正常或接近正常的关节活动度。术后患者常采用铰链膝关节支具固定，在其保护下开始行关节活动训练和轻度的股四头肌力量训练。随着患者的恢复，增加闭合链和等速训练。当重建使用的前交叉韧带移植物在数周乃至数月的时间逐渐成熟后，应该增加跑步训练项目，应从直线跑步增至急停和变向训练。一些外科医师采用弹跳试验来决定患者双下肢力量是否足够平衡以判断是否可以允许行变向训练（如急停、曲线运动、环形运动）。对于老年患者和一些采用非手术治疗 ACL 损伤的情况，建议行腘绳肌康复训练，这是因为腘绳肌可以限制胫骨的移位。尽管其作为第二稳定结构是不完全的，并且有益于预防继发性半月板撕裂，但是对于采用非手术治疗的患者增强腘绳肌是有益的。一些研究已经提出了 ACL 损伤预防策略，以便能够降低高危运动员 ACL 撕裂的风险。这些方法包括超等长运动和神经肌肉系统再训练。支具保护存在争议，并且除了对高山滑雪者外，该方式并没有发现其有效性。

三、正常和病理步态

14. 什么是正常步态?

步态是所有人日常生活中重要的组成部分。步态保证人们有能力到达浴室、冰箱和他们的汽车，并从汽车上到达工作岗位，以及其他不计其数的日常活动。外伤、疾病或是其他病理过程会干扰正常的步态，从而对患者每天几乎所有日常生活造成影响。

正常步态包括每一侧肢体步态周期中 60% 的站立期和 40% 的摆动期。需要注意的是，60 比 40 的占有比例是针对正常步行速率的情况。大约 20% 的正常步态周期是由双侧肢体支撑的（如双足接触地面）。在步态周期方面，行走和跑步之间最大的区别在于跑步过程中没有双侧肢体支撑，有时这种状态称为"双侧悬浮"。

15. 什么是步态周期？

步态周期开始于一侧肢体足部着地，然后止于同侧肢体再次足部着地（如一侧肢体从空间中一点到再次到该点的过程），也称步幅长。

16. 步长和步幅的区别是什么？

步长是指相对的两足足跟着地点间的距离（如右侧步长是指右侧足跟和左侧足跟着地点间的距离）。正常步态，右侧和左侧的步长是相等的，但是步长可能会在多种病理状态下有所不同。步幅是指同侧足跟两次着地点的距离（相当于2个步长）。步幅宽是指在步态周期中两个相对的足跟间的横行距离。如果患者平衡能力差，步幅宽可能很宽，或是如果患者是剪刀步态，步幅宽可能是负值。

17. 什么是步行速度？怎样评估步行速率？

步行速度将会影响步速，并可以通过每分钟步长数来衡量。步行速率可以通过患者行走10m的距离所用的时间来评估（正常步行速率为1.2～1.5m/s，有时不同的性别和年龄间会有差异）。

计时起立行走测试是一种更复杂的评估方式。在该测试期间，患者从坐在椅子上开始，被要求起立并行走3m，然后返回椅子重新坐下。允许患者使用任何其日常使用的助行器和矫形器。对老年患者而言少于10s是正常的；超过14s的患者被认为是跌倒的高危人群；超过30s被认为在日常生活活动需要帮助。

18. 站立相和摆动相是由哪些部分组成？肌肉在这些相中起什么作用？

开始着地：在正常步态中，发动步态的一侧足跟部先接触地面，然后地面产生的反作用力在踝和膝关节的后方。髋关节伸肌、踝关节背屈肌肉、足趾伸肌主动吸收产生的阻力，防止踝关节跖屈过快。同时对侧的肢体处于摆动前期（双侧肢体支撑期）。

承重期：本期的特征为全足着地，同时对侧肢体离开地面。这一期主要是使负重肢体承担重力。在该阶段发生重心移位，称为第一轴线，同时涉及足跟部支点变化（足跟轴线）。踝关节背屈肌肉积极参与偏心收缩。股四头肌也参与偏心收缩，而髋关节伸肌和外展肌肉积极参与同心收缩。

支撑中期：该阶段为第二轴线（踝关节轴线），其支点旋转已经转移到踝关节。跖屈肌肉减缓了胫骨向前的成角运动。同时，髋关节伸肌在该阶段停止运动，髋关节囊和其韧带结构被动地限制髋关节进一步伸展运动。

支撑末期：该期涉及第三轴线（前足轴线）。踝关节跖屈肌肉的运动方式从偏心改为同心运动，重心轴线向前移动至跖骨头。胫后肌和腓骨肌腱防止踝关节内外翻运动。

摆动前期：对侧摆动的足部现在着地。跖屈肌肉开始同心收缩，髋关节屈肌（而不是股直肌）和长收肌同时屈曲股骨。膝关节由于地面的反作用力开始屈曲，并且位于轴线的后方。

摆动初期：足部开始像钟摆一样向前摆动，部分运动由髋关节屈肌带动。除了胫前肌必须背屈踝关节防止足趾下垂外，大部分的活动是被动的。

摆动中期：胫前肌维持当前运动，并保持踝关节中立位，预防足趾下垂。

摆动末期：摆动的肢体需要减速以便着地。这一过程由髋关节和踝关节屈肌来完成，前者减缓摆动，后者对抗由着地诱发的伸直运动。随着足部着地停止摆动，背屈肌从同心转变为偏心收缩，从而减慢足部加速运动并防止足部撞击。

19. 重心中点位于什么地方？

重心中点位于髋关节和S_2椎体前缘的连线上。当重心中点在直线上改变时，运动中能量消耗最少。应该明确的是在冠状面上，由于重力在髋关节之间移动，所以重心中点是以正弦曲线的方式平稳变化的。重心中点的最高点位于支撑中期，最低点位于双侧肢体支撑期。

如果重心中点在个体的任何方向发生移位，个体都会尝试采用代偿措施防止摔倒。例如，当患者存在髋关节屈曲挛缩畸形时，会导致身体在髋关节处前屈，且重心前移，这时患者会采用脊柱弓背过度前突的姿势来调整髋关节屈曲挛缩。重心适应性调整对患者是非常重要的，并将会导致节律和耐受性降低。

病例7-2

一名13岁因脑瘫导致双下肢痉挛性瘫痪的患儿在门诊就诊。他是一个聪明并善于沟通的少年。过去的几个月他开始出现进行性运动障碍。5年前患者曾经做过经皮跟腱延长术。你安排他进行步态分析测试，并将该结果作为术前评估的一部分。

20. 正常步态的6个决定因素是什么？

（1）骨盆旋转：摆动侧肢体的骨盆向前旋转8°。这有利于延长步幅，并同时减少髋关节屈伸活动的量。最终通过减少重心上下所需移动的程度，从而产生更有效的步态。

（2）骨盆倾斜：摆动侧肢体的骨盆向下倾斜5°。这样可以减少步态周期中重心过度向上偏离。

（3）站立相膝关节屈曲：在站立期，功能性的缩短站立相时的肢体可以减少重心过度向上偏离。

（4）着地时踝关节背屈：当足跟着地时，功能性延长肢体可以防止重心过度偏低。

（5）离开地面时踝关节跖屈：离开地面时，功能性延长肢体可以防止重心过度偏低。

（6）缩短双足支撑间距离：防止身体过度向外侧摆动，并有利于提高步态的有效性。

21. 什么是防痛步态？常见的原因有哪些？

防痛或疼痛步态表现为患侧肢体站立相时间缩短，这是一种典型跛行。步态的类型是非特异性的，可以有多种原因和临床表现。骨关节炎、骨折、神经根病和扭伤是导致成人疼痛步态众多可能的原因之一。而在患儿中，股骨头骨骺滑脱、骨髓炎、骨折、Legg-Calve-Perthes病是可能的病因。

22. 什么是Trendelenberg步态？常见的原因有哪些？

Trendelenberg步态是指当患侧肢体处于站立期时躯干向患侧倾斜。该步态是由髋关节外展肌群无力所造成的。身体通过患肢侧倾斜提高重心来代偿，从而防止骨盆过度下降。尽管造成该步态的原因很多（如神经源性、骨关节炎、术后），但是它们都是通过使髋关节外展肌群无力来导致最终的结局。通过在健侧肢体侧使用拐杖可以在站立相提供支撑。双侧Trendelenberg步态又称摇摆步态。

23. 对于下肢长度不等的患者，其4种不同的代偿方式是什么（功能性或解剖性）？

肢体可以由于多种原因导致结构性过长或过短，如骨不连、外科手术（髋关节置换术或截肢术）、先天性下肢长度不等，或退变性畸形。另外，肢体也可以由于多种原因导致功能性过长或过短，如痉挛性瘫痪、关节活动范围受限、脊柱侧凸、畸形或肌肉无力。4种步态中一种将会出现。画弧步态是指长的一侧肢体在摆动期通过向外侧做弧形运动来适应处于站立期相对短的一侧肢体。鞠躬步态是指当处于摆动期的相对长的一侧肢体不能离开地面时，骨盆通过向上移位时肢体离开地面。跳跃步态是指站立期肢体通过提早跖屈来协助功能性过长侧肢体进入摆动期。跨阈步态是指摆动期髋、膝关节过度屈曲。

24. 导致行走时支撑距离增加的原因有哪些?

正常行走距离（一侧足跟至另一侧足跟间的距离）通常在 5～10cm。支撑距离变宽可以发生于畸形（如膝外翻）。更为常见原因是由中枢性（小脑共济失调）或外周性（糖尿病性神经病）所致的平衡功能障碍所致。在这些病例中，支撑距离增宽是由身体尝试创造一个更稳定的步态所致。

25. 导致足趾下垂或足下垂的原因是什么?

足趾下垂和足下垂都是由于背伸功能不足造成的。背伸肌肉力量不足（腓总神经麻痹，或外周神经损伤）和由中枢神经系统损伤所致的跖屈麻痹都会导致该结果。在摆动相下肢功能性延长（由于背伸活动缺乏，足部会处于跖屈位）。此外，初始着地位于前足或足趾部位，而不是足跟部。因此，由此产生的机械性优势和第一轴线也会缺失。

26. 膝关节强直步态的原因是什么?

膝关节强直步态发生于中枢神经系统损伤，通常是由股直肌肌肉持续收缩或是在摆动相髋关节屈曲功能缺乏所致的。股直肌是股四头肌的一组肌肉，其跨越髋关节和膝关节。在病理性步态期间，该肌肉可能出现不正确的活跃。如果是这种情况，由于膝关节强直和继发的膝关节强直步态患肢会出现功能性延长。当患者没有上运动神经元疾病时，膝关节强直步态也可以由关节强直（如积液、关节炎和挛缩）、踝关节跖屈或伸膝肌肉功能弱化，或股四头肌过度活跃（如疼痛诱发的持续痉挛）等引起。

该类型的步态应该和膝关节反张步态进行区分，后者膝关节在支撑中期处于过伸状态。膝关节反张步态可以由马蹄足畸形、脑瘫继发的腘绳肌过长，或全膝关节置换术后平衡障碍所致。此外，如果股四头肌麻痹，患者会通过在站立相膝关节过伸来提供肢体稳定性，以便代偿肌肉力量不足。这会导致步态不充分和更高的能量消耗，最终导致行走障碍。

27. 什么是蹲伏步态? 其病因是什么?

蹲伏步态常发生于脑瘫患者。蹲伏步态是双侧膝关节屈曲所导致的。该病的病因不是完全清楚,通常会在青少年期逐渐加重。许多患者接受过跟腱延长手术。一些专家认为行跟腱延长术的患者常伴有小腿三头肌复合体功能障碍,从而导致足部在负重期过度背伸。身体为了保持在重心平衡和足够支撑,膝关节代偿性屈曲。如此持续过长时间,其会导致膝关节固定角度屈曲,从而使膝关节在整个步态周期中处于屈曲状态。该步态类型其能量不足明显,通常需要手术治疗和支具或是活动时采用轮椅。

28. 什么是杠杆臂功能障碍?

足的正常方向指向前方,这样使胫骨结节(和髌骨)与第2跖骨位于一条直线上,并同样指向前方。当胫骨扭转时,下肢会过度内旋或外旋。足部畸形,如扁平足或爪形足,会加重这一情况。当这一切发生时,推离面变得更短,并且偏离正常,从而降低了第三摇杆的有效性。步态会变得更加无效,继而产生行走耐受性下降。

四、器械矫形和步态助行器

病例7-3

83岁老年女性,伴有行走功能障碍。患者患有椎管狭窄症,并且发现在无助行器条件下行走进行性加重。她的健康咨询师对此表示担忧,认为其跌倒的风险逐步升高。你对其进行计时起立行走测试,结果患者需要1min才能完成。目前她没有使用任何辅助装置。

29. 步态助行器从限制性最小到限制性最大有哪些类型? 如何使用?

单点支撑手杖:单点支撑手杖是限制性最小的步态助行器。它是标准的手杖。单点支撑手杖可用于髋关节外展肌群障碍或是防痛步态,通过该步态可以有效地减轻患肢部分负荷。这些手杖对正常步态的影响最小,并且通常用于患肢对侧(作为支撑相的辅助装置)。但是在明显平衡障碍时它们所能提供的帮助有限(图7-2)。

四点支撑手杖:相比单点支撑手杖,四点支撑手杖的限制性更多,但是可以提供更好的平衡力。它们分为窄底型和宽底型。当一侧肢体出现更加严重的功能障碍时,它们是十分有效的,而单点支撑手杖不能提

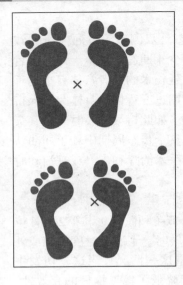

图7-2 使用（下图）和不使用（上图）手杖时的压力中心投影点

供足够的支撑。一般来说，如果使用单臂助行器，一侧肢体受影响最小或是不受影响。它们可以提供的优势在于手杖能够独立支撑并且始终有效。然而它们和单点支撑手杖的使用方式相似。

框架助行器：同样也是一种半助行器，该设备可以折叠，并且四点支撑地面，但是允许患者进入其中。相比四点支撑手杖，这些设备的限制性更强，但当外侧躯干稳定性存在问题时能够提供更多的支撑。这些通常用于躯体存在倾斜的轻度偏瘫患者，如果不用患者将不能行走。

拐杖：分为以下几种类型。最常用的是腋杖，通常用于摆过或摆至步态的短期使用。该种情况多发生于外伤或手术后一侧肢体需要限制性部分负重。但是腋杖不适合长期使用，因为这会使腋窝神经压力过高，从而可能导致神经病变。Canadian 或 Lofstrand 拐杖更适合作为长期助行器使用，并通过前臂的卡环进行控制。这种拐杖最适用于慢性下肢功能障碍的患者，但是使用时要足够协调。

助行器：助行器也分很多种类型。标准助行器是一个中间带连接的"H"形框架。患者位于该框架中央，每次行走需先推动助行器，然后在使肢体向前行走。助步助行车的前方有轮子，考虑到在草地和粗糙地面行动，该助行器可能适合在网球场地或浮船上使用。助行器适用于更严重运动系统功能障碍的患者，同时它的限制性更强，不能用于上下楼梯，并且可能在不平坦的地面活动会有困难。

膝关节滑行车：这种设备是相对比较新的助行装置。它通常适用于一侧下肢外伤（常为胫骨远端或其以远部位）且需要限制性负重的年轻人。这些滑行车虽然适合全速运动，但是需要良好的平衡和力量。患者必须能够通过他们的膝关节和股骨来负重，同时在其膝关节和胫骨前方不能存在任何皮肤破损。

双杠，部分负重系统，侧足和站立架：这些都是康复工具。它们中的任何一个都不适合作为步态助行装置使用，但是在康复过程中治疗师可以使用它们进行步态训练。侧足和站立架常适用于力量训练时不能独立站立的患者。双杠固定于地板上，治疗期间，患者站在双杠的中央，治疗师站在患者的前方，考虑到体弱患者步态训练的安全，应将轮椅置于患者的后方。简化步态是部分负重系统的商业名称，用于支撑患者体重同时适应往返交替型步态。

30. 适用于拐杖和其他助行器的步态类型有哪些?

四点步态：该步态类型需要患者伸出左侧拐杖，迈出右足，然后在伸出右侧拐杖并迈出左足，然后反复重复。它适用于双下肢需限制性负重或力量较弱的患者，以及下肢协调性差的患者。因为总是有4个点接触地面，所以该步态能够提供良好的稳定性，但是却牺牲了行走的速度并需要较长的学习曲线。

三点步态：该步态类型需要患者的双拐和患肢同时向前伸出。然后当健侧肢体向前迈出时，患者通过双拐负荷全部重力。该步态类型适用于一侧肢体限制性负重的患者。使用它需要良好的平衡性，同时在粗糙的地面活动会比较困难。

两点步态：该步态类型需要双手杖或双拐杖。患者伸出其右侧助行器和左足，然后伸出左侧助行器和右足。该步态类型适用于双侧下肢同时存在功能障碍的患者。该步态有利于交替运动，但是学习比较困难，且稳定性较四点步态差。

摆至步态：该步态类型需要双侧拐杖同时向前，然后双足同时向前至拐杖位置的稍后方。该步态适用于双下肢力量都过弱的患者。优点是容易学习，但是需要出色的双上肢力量。

摆过步态：该步态类型适用于双下肢不能够完全负重的患者。双侧拐杖同时向前，然后摆动双足至拐杖支撑点的前方。这是助行器行走中最快的步态，而且事实上比正常行走还要快。同时这也是助行器行走中最不稳定的步态，要求出色的上肢力量和协调性。

31. 请描述几种矫形鞋及其用途。

鞋被认为是足部的基础矫形器。以下介绍几种常用有效的矫形鞋。

加深鞋：这种鞋可以定制，也可以通过去除常用鞋中的内衬来制作。它对于调整足部畸形非常有用。它对于糖尿病患者也非常有用，可以通过降低骨性隆起部位的压力或敏感区域的压力来避免软组织的刺激。总体来说，强直性畸形可以通过其调整，而无力性畸形需要通过一种更硬的鞋来支撑一个正常的足部外形。

足底稳定侧翼垫：这种矫形方式是通过对鞋负重面内侧或外侧延伸来矫正内外侧不稳定或是平衡能力下降。

足弓延长垫：该矫形方式是将一片金属或碳纤维放置于整个鞋底来支撑足部。它主要是维持足弓的延续性，适用于踝关节运动受限的患者或是足的横弓不足及缺失的患者（如中足截肢术后）。

足弓鞋垫：该矫形器是将足底制作成足弓的形状。这种设计降低了原本需要足弓来完成的工作强度和数量。它适用于足弓功能由于手术或畸形而遭到破坏的患者（如胫距关节融合术后）。

32. 什么是矫形器？

矫形器是应用于身体表面外的一种装置，通过其获得一系列的效果：缓解疼痛、制动肌肉关节部分、预防或矫正畸形和提高功能。它是通过其包绕关节依次的顺序来命名的。例如，贯穿踝关节和足部的矫形器命名为踝-足矫形器（AFO），贯穿膝、踝、足的支具命名为膝-踝-足矫形器（KAFO）。

33. 什么是UCBL平足垫？它的用途是什么？

UCBL平足垫是一种足部矫形器，全称是"加州大学生物力学实验室"（伯克利分校）平足垫。它是放置于鞋内使用的，该平足垫有利于控制距下关节和中足关节运动。它最主要是作为一线矫形器用于成人或儿童平足的治疗。对于屈曲畸形状态下的胫后肌腱功能障碍也非常有效（图7-3）。

34. 如何使用踝-足矫形器（AFO）？

AFO可以通过维持关节力线来替代肌肉力量下降。AFO是一个可塑性装置，它可以适合足部外形并配有金属外支架和约束带。该装置只对在水平路面行走有帮助。因为它限制了距下关节和距舟关节的活动度，这一结果可能限制足踝关节在凹凸不平路面的活动，同时该装置也

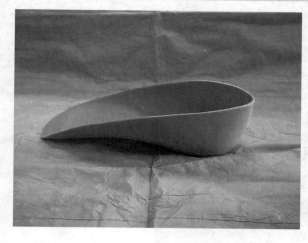

图7-3　UCBL足部矫形器

会在摆动期消耗更多的能量。当胫前肌肉无力时，弹力装置可能有助于足踝背伸；当重心偏前时，AFO也可以通过限制背伸减弱腓肠肌的力量。AFO也可以设计出踝关节跖屈阻挡装置，从而限制跖屈，预防足趾爪形畸形和足下垂（图7-4）。

35. 各种类型的AFO的适应证分别是什么？

踝关节非限制型（踝关节背屈和跖屈均不受限）：适用于踝关节内、外侧不稳定。

跖屈非限制，背屈辅助型：适用于足下垂（如外周神经损伤的患者）。

背屈辅助型，跖屈阻挡型：适用于足下垂和膝关节反张（如胫前肌肉无力和膝关节反张步态的患者）。

跖屈非限制，背屈限制型：适用于小腿三头肌或股四头肌无力的情况，用于预防踝关节背屈畸形或膝关节反张畸形。

踝关节锁定型（无关节运动的AFO）：适用于踝关节不稳定或疼痛。

36. 哪些类型膝关节适合采用膝–踝–足矫形器（KAFO）？

KAFO是一种用于控制膝、踝和足部关节运动的矫形器。它既可以由全金属和皮革制作组成，也可以采用塑料、金属和维可牢（一种尼龙搭扣）组成。与AFO的区别在于该装置增加了膝关节部分。

单轴运动铰链膝：其轴线和膝关节旋转轴线匹配。适用于膝关节内、外侧不稳定。也可以防止膝关节过伸（膝关节反张步态）。

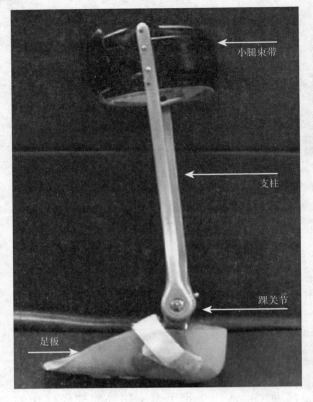

小腿束带

支柱

踝关节

足板

图 7-4　踝 - 足矫形器，图中标注了矫形器的主要组件

轴心后移铰链膝：该矫形器可以抵消负重轴线前移至膝关节前方的情况。在站立相早期，它可以使膝关节伸直，但是在摆动相膝关节不能自由屈曲。

多轴心铰链膝：在膝关节屈伸活动期间它可以限制跖屈运动，适用于膝关节炎患者。

带环锁铰链膝：它可以防止膝关节屈曲。该装置上的环锁在膝关节屈曲时可以锁定关节运动，从而获得稳定的步态。该矫形器特别适用于严重肌肉无力和关节不稳定的患者，它可以通过手动控制解除锁定，有利于患者转换成坐姿。

带棘爪锁铰链膝：在膝关节后方存在一个半环伸直装置（棘爪锁）。一旦膝关节完全伸直，它就可以自动锁定，但是通过继续屈曲或坐回椅子上后可以自动解锁。该装置需要小心使用，因为如果患者不小心撞上物体，棘爪锁会在意想不到的时间使膝关节屈曲畸形。

37. KAFO 的适应证是什么?

KAFO 的适应证是由无力、外伤或麻痹所致的膝关节不稳定,这种不稳过于严重以至于不能单独通过 AFO 的使用来控制。

38. 使用髋部或更高部位矫形器的目的是什么?

HKAFO:该矫形器能够为髋关节和骨盆提供稳定性。它适用于脊柱裂、脊髓损伤、存在髋关节脱位风险的患者。

交替式迈步矫形器(RGO):该矫形器和 HKAFO 的适用人群相似,当时更多用于儿童。当下肢屈曲向前时,RGO 会引起对侧肢体伸直。

截瘫站立架:它是一种康复训练工具,用于促进和维持肢体垂直站立。但是该装置不允许肢体运动。

五、神经-骨科学

病例 7-4

一名 25 岁的患者在门诊就诊。2 年前他发生了摩托车交通事故,并导致了颅脑外伤。目前患者出现了左侧肢体痉挛性瘫痪,其左上肢处于肩关节内收、肘关节屈曲、前臂旋前和腕关节屈曲的状态。他对肢体还存在一定程度的控制。他可以行走,但是自诉行走变得越来越困难。他穿着限制型 AFO。检查发现他已经存在马蹄内翻足畸形。

39. 神经-骨科学和骨科手术康复的处理原则是什么?

神经-骨科学是骨科的一门分支学科,专门治疗由神经系统损伤所继发的骨骼肌肉系统后遗症。神经-骨科学能够通过延长紧张的肌肉、松解无功能的肌肉、矫正挛缩、将有功能的肌肉转位至没有功能的肌肉区域和矫正骨骼畸形等一系列办法,从而实现骨科肌肉系统的杠杆功能最优化。

早期手术:早期手术治疗可以获得良好的预后,因为在该时期畸形还没有变得严重和不可修复。手术或非手术治疗的选择应该根据是否能够使患者获得最佳的预后来决定。

更好的运动控制=肢体更好的功能:骨科手术只能改善有神经系统损伤所致的肌肉功能障碍。而运动控制存在与否会最终通过肌肉系统影响骨与关节的功能。

正确区分个体功能和肢体功能:如果患者认知功能健全,那么外科手术松解挛缩的肢体可能会使患者在公共场合的穿着和活动更加独立。

合理评估非手术治疗的费用：如果通过肌电图诊断分析和手术干预后，患者能够获得更大的独立性，而相比非手术治疗的相关费用和护理费用，这一系列花费可能更少。

40. 局部瘫痪的上肢，因肩关节向下半脱位导致疼痛的治疗方法是什么？

该情况通常发生于上肢迟缓性麻痹的患者，当肢体没有支撑时患者总是抱怨肩关节疼痛。物理检查显示，当肢体位置改变且缺乏支撑时疼痛加重，而通过给予患肢支撑后疼痛缓解。当肢体没有支撑下垂时，患侧肩关节常出现凹陷征，这类患者可能接受肱二头肌腱悬吊术。术中，将肱二头肌长头肌从近端的腱腹交界处切断，将腱性部分通过肱骨近端骨性通道穿过。然后提拉肌腱减少其中肱骨头内的长度，最后将远端肌腱部分和肌腱自身缝合。这一过程常出现肩关节的内收和内旋挛缩，可以通过肌腱延长或松解来解决这一问题。

41. 肩关节痉挛性内收内旋畸形的原因是什么？治疗方法是什么？

胸大肌、背阔肌、大圆肌和肩胛下肌痉挛都会导致该畸形。通过胸大肌三角肌入路，选择性切开覆盖在这些肌肉表面的腱膜来实现延长。术后立即允许患者进行主动和主动辅助下的ROM运动。如果肢体完全没有功能，对肌腱的松解和延长可能只能实现方便护理和减轻疼痛的效果。

42. 肩关节痉挛性外展畸形的原因是什么？治疗方法是什么？

肩关节痉挛性外展畸形最常见的原因是冈上肌张力升高。患者常主诉其在撞翻东西或撞到人时感到肢体运动困难。可以通过冈上肌松解手术进行治疗。该手术是通过对冈上肌的肌肉或腱性部分进行延长，从而降低运动中上肢外展肌肉的力量。

43. 当术中肌腱轻微延长（肌腱在肌腹处切断），远期观察肌腱会出现什么情况？

3周左右新的肌腱会在延长部位形成。

44. 肘关节痉挛性屈曲畸形的治疗方法是什么？那么肘关节痉挛性伸直畸形的呢？

首先，通过上臂近端前方的切口，可以行肱二头肌长头和短头的延长术。其次，在肘关节外侧面做切口，通过切开肌腹表面的腱膜行肱肌延长术。最后，在前臂桡侧近端行肱桡肌延长术。即使对没有功能的上肢，如果肘窝已经或即将发生破溃，也可以实施关节松解手术。肘关节痉挛性伸直畸形并不常见，通常由脑干损伤所致。肱三头肌远端选择性延长术可以增加关节活动范围，提高患者日常生活的能力。

45. 前臂痉挛性旋前畸形的治疗方法是什么？

前臂痉挛性旋前使得有效的日常活动变得困难，如吃饭和梳妆。旋前方肌和旋前圆肌是主要的肌肉。对于评估和观察每一块肌肉受累程度，动态肌电图检测常常是有效的。旋前方肌位于桡侧腕屈肌和前臂后间室之间。该部分肌肉可以通过切开肌腹表面的腱性部分实现少许延长。位于桡侧腕屈肌和桡动脉远端之间的旋前圆肌也可以通过上述方法延长。前臂旋后也会使肌肉得到延长。

46. 腕关节痉挛性屈曲畸形的治疗方法是什么？

腕关节屈曲挛缩畸形常发生于颅脑外伤或卒中后。尽管EMG可以用于检测每个部位损伤的受累程度，但是桡侧腕屈肌（FCR）、尺侧腕屈肌（FCU）、掌长肌（PL）、指浅屈肌（FDS）和指深屈肌（FDP）都是潜在的致病因素。如果EMG显示屈肌能够自主控制，那么应该实施选择性肌腱延长，以便保留运动控制功能。如果对无功能的肢体治疗目标只是方便护理，那么应该施行腕关节融合、近排腕骨切除术和肌腱松解术。如果同时存在握拳畸形，从浅层至深层的手术都应该实施。

47. 髋关节痉挛性内收畸形存在哪些问题？其治疗方法是什么？

髋关节痉挛性内收畸形意味着患者存在剪刀步态。不能主动活动的患者存在护理、体位和皮肤破溃的问题。对于有运动能力的患者，可以行闭孔神经前支的切断术。对于合并肌静止性挛缩的患者，常需要行内收肌松解术。

48. 髋关节屈曲挛缩畸形存在哪些问题？应如何治疗？

髋关节屈曲挛缩畸形既可以是原发性疾病，也可以是继发性疾病，它可以由膝关节屈曲挛缩或小腿三头肌功能不全所致（如脑瘫后的屈膝步态）。如果是继发性的，应该明确原发性疾病，并重新评估髋关节屈曲挛缩，如果症状明显可以进行治疗。髂腰肌既可以在骨盆缘延长，也可以在小转子水平。由于髋关节囊附着，可以在肌腱远端施行松解术，而不是肌腱全长。尽管挛缩的程度改善有限，一些学者仍喜欢在骨盆缘施行肌腱延长术。对于没有运动能力的患者，可以通过S-P入路对缝匠肌、股直肌和髂腰肌做更广泛地松解。

49. 膝关节痉挛性屈曲畸形的治疗方法是什么？

膝关节屈曲挛缩一般是由腘绳肌的过度活跃所致。如果患者能够自主控制腘绳肌运动，就应该从内外侧切口对肌肉群组施行松解延长术。对于儿童，选择性的内侧腘绳肌延长术可能适用于轻度动态挛缩的患儿。在关节外侧，位于膝关节运动轴后方的髂胫束也应该施行松解术。对于挛缩超过60°或没有运动功能的患者，应该施行腘绳肌松解术。同时术中行膝关节后方的关节囊切开松解术。初次手术可以矫正接近50%的挛缩畸形。而剩余部分的矫正可以通过数周的石膏外固定来实现。在长期站立训练和严重挛缩畸形的矫正过程中，必须小心保护神经血管结构。

50. 什么原因会导致膝关节痉挛强直步态？其治疗方法是什么？

在步态周期摆动相中，股直肌的过度运动会导致膝关节在不正确的伸直位上。这会使肢体有效地延长，并且引发第三种应对机制，如髋关节徒步或旋转运动。股四头肌轻度延长术和股直肌腱向股薄肌转位术也许可以使股直肌畸形运动得以纠正。

51. 哪些手术方法既可以矫正痉挛性马蹄内翻足畸形，同时又能不对关节实施永久性固定融合？

如果足部是强直性马蹄内翻足或是存在骨性畸形，关节融合术可以作为一种方式来矫正畸形。然而，对于屈曲痉挛性的马蹄内翻足畸形，也可以采用一系列的手术方式使得足底正常着地行走。

胫前肌腱劈开转位术：如果EMG显示胫前肌肉过度活跃，这可能会导致前足内翻。将肌腱劈开，外侧部分转位至足外侧并固定于骰骨。

腓肠肌-比目鱼肌延长术：跟腱挛缩常导致踝关节马蹄足畸形。如果挛缩是由腓肠肌单独造成的，Silverskold试验可以用于诊断。如果是这样，应采用Strayer腓肠肌肌肉延长术。如果该畸形是由腓肠肌和比目鱼肌共同作用所致，应该采用Hoke肌腱延长术。

EHL至中足：痉挛性马蹄内翻足常伴有第1足趾的过伸。另外，因为肌腱多附着于中足，这使足部多处内翻位置。为了矫正该畸形，在肌腱远端进行切断，然后将其穿过中间楔骨的骨道来固定。

胫后肌腱延长术：如果EMG显示胫后肌肉过度活跃，这会导致后足内翻，可以行肌腱延长术来矫正。

足趾屈曲畸形松解术：在矫正马蹄内翻足后，足趾常由于肌腱作用出现被动屈曲畸形。足趾屈曲畸形可以通过跖面各足趾的小切口行肌腱远端切断术来矫正。

跖筋膜挛缩松解术：该手术通过中足内侧切口来矫正由跖筋膜挛缩所致的高足弓畸形。

FDL至跟骨：存在活动能力的患者，其足部推动力减弱。该力量可以通过FDL肌腱转位来部分增强，也可以通过松解至跟骨来加强小腿三头肌的肌力。

六、轮椅处方

病例7-5

30岁男性，C_7平面脊髓损伤4个月，需要一辆定制轮椅的处方。患者已经可以独立移动，能够进行大多数日常活动。他目前在康复医院住院，计划准备出院回家。

52. 定制轮椅处方的目的是什么?

对于那些每天都需要花一定的时间在轮椅上的患者，轮椅处方可以确保制作出个性化的座椅。正确的轮椅处方可以增加舒适性，预防并发症如压疮，并能为个体化使用提供便捷途径。

53. 不同重量的人工轮椅分别有哪些?

标准重量：该类轮椅重量为40～45lb（18.1～20.4kg），能够提供稳定的基座，但是由于座椅选择有限，其常为固定的框架。它们是经典的轮椅类型，可以在医院内或医院外购买到。

轻型：这些在市场上可以买到的轮椅重量为25～35lb（11.3～15.9kg）。通常包括几种框架选择，能够调整座椅高度，并加强了座椅舒适度。

超轻型：这类轮椅的重量为20～30lb（9.07～13.6kg）。对于脊髓损伤合并上肢功能正常的患者而言，它们是理想的选择。超轻型轮椅的自动化程度最好。它们可以折叠，有多种样式，也有多种座椅选择。

54. 轮椅的哪些部件可以在轮椅处方上修改?

座椅：单纯的悬吊座椅是大多数轮椅的标准配置。因为很多原因，悬吊座椅并不适合长期使用轮椅的患者。这些轮椅会导致髋关节内收内旋，从而诱发压疮和关节挛缩。一系列可在市场上买到的座椅系统可以通过使用气垫、凝胶垫和泡沫垫有效地减少组织局部压力。此外，定制座椅可能更加适合每位患者特定的解剖形态。

靠背：和座椅相似，座椅靠背常规也是悬吊靠背。这种座椅系统对长期使用患者也不是理想选择，因为它会导致脊柱后凸畸形。座椅靠背也应采用平背或是标准外形，以便使用腰椎前凸形态。对于存在明显肢体障碍或躯干控制障碍的患者，可能需要取模型定制椅背。

二次支撑：这些支撑适用于存在肌肉控制障碍的患者。它们可以安置于外侧预防躯干倾斜，或是前方预防躯干屈曲。另外，颈部支撑可能用于预防头部下垂。

腿支托：可以是标准的或是可延长的。当患者的膝关节需要完全伸直时，可延长腿支托是非常有用的，如损伤后（图7-5）。

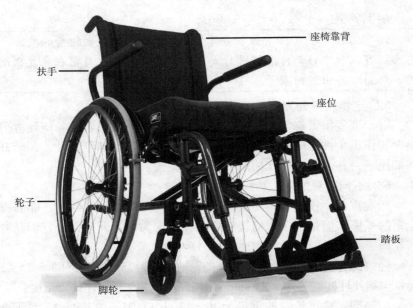

座椅靠背

扶手

座位

轮子

踏板

脚轮

图7-5　Quickie® QXi™超轻轮椅

55. 在轮椅处方上可以标记的轮椅特征有哪些？

整体倾斜型和躺椅型：整体倾斜常常是轮椅的固定特征，用于缓解疲劳和压力。而躺椅型轮椅，仅仅是椅背偏低。这一特点可以方便护理，对于骨科术后和存在髋关节运动受限的患者很有帮助。

手动和电动：手动轮椅可以促进肌肉锻炼，并且不像电动轮椅那么重。如果没有特制储备箱或公交车，电动轮椅运输常比较困难。手动轮椅可以安装特殊的刹车装置，并配有手柄，以便可以提高动力。对于那些没有运动能力、力量或耐受性的患者，电动轮椅相比手动更合适。

56. 关于患者的家庭环境，理疗师必须关注的重要内容有哪些？

了解患者家庭环境的立体结构是非常重要的。如门廊的宽度，因为如果他们不能进入家里，那么这个轮椅对患者而言是一无是处的。另外还有一些重要的问题包括：患者的房屋有几层？是否容易进入？患者住在哪一层？所有的这些问题都必须事先明确，以便轮椅处方能够充分解决患者活动事宜。

七、截肢和假肢

病例7-6

一名26岁的男性患者发生了摩托车事故，导致股骨远端重度开放性骨折并伴有血管损伤和大段骨缺失，最终行膝关节平面以上截肢术。他一直为最终的假肢处方在进行康复训练。他现在运动良好并且充满动力。

57. 儿童和成人的截肢指征是什么？

多种原因都可能需要进行截肢术。对于儿童，截肢术的指征常包括先天畸形、外伤和恶性肿瘤。对于成人，其指征包括外周血管疾病、外伤和恶性肿瘤，但是对于合并慢性感染的关节置换术患者，或是其他重建手术失败的患者也可以考虑截肢术。截肢术应该被认为是一种重建手术。在一些特定情况下，如果保肢不能获得更好的功能，也可以考虑行截肢术。

58. 下肢截肢术的平面有哪些？

（1）半骨盆切除术。

（2）髋关节离断术。

（3）经股骨截肢术*。

（4）膝关节离断术。

（5）经胫骨截肢术*。

（6）踝关节离断术*。

（7）跟骨部分切除术。

（8）Pirigoff截肢术。

（9）Boyd截肢术。

（10）Symes截肢术。

（11）Chopart截肢术。

（12）经跖骨截肢术*。

（13）Ray截肢术*。

*代表最常用的截肢平面。

59. 半骨盆切除术和髋关节离断术分别有哪些特点?

半骨盆切除术最常应用于恶性肿瘤或严重创伤的情况。该手术可以在体内切除,即切除骨盆的骨性结构,但保留下肢完整。常采用融合或鞍形假体来维持肢体稳定性。该手术也可以体外切除,即将骨盆结构连同下肢一起切除。由于术后骨盆平衡性丧失,需要采用特殊的座位系统。髋关节离断术适用于血管疾病、外伤或肿瘤。由于血管疾病导致需行髋关节离断术的患者,其死亡率超过50%。通常对假体的活动度没有要求,但能够使用拐杖和摆过步态类型。

60. 经股骨截肢术和膝关节离断术分别有哪些特点?

经股骨截肢术是经典的考虑使用假肢后行走状态的手术方式。相比老年患者,年轻患者更容易耐受该水平的截肢术,因为采用假肢运动时其能量消耗更高。术中必须平衡屈曲和外展肌肉的力量,防止股骨发生皮下移位 (图7-6)。通过将内收肌和残端远端紧密缝合可以实现肌肉平衡。

膝关节离断术一般在儿童中更常见。在成人,当经胫骨截肢术不能实现时,应该实施膝关节离断术。尽管如此,维持肢体长度是有益的。该平面的截肢术使得假肢安置更具挑战性,因为相比其他肢体部位,膝关节可以安置于不同水平。对没有活动度的严重关节挛缩患者,也可以采用膝关节离断术。

61. 经胫骨截肢术有哪些特点?

经胫骨截肢术是下肢最常用的截肢术,其适应证包括前面所述的一切疾病。相比更靠近端的截肢术,运动时经胫骨截肢术能量消耗更少。假肢选择的范围更广。在康复早期,关键的问题是防止膝关节屈曲挛缩。术后必须将患肢采用石膏固定或制动于伸直位来预防该并发症。术中应采用长的后方肌皮瓣进行切口覆盖 (图7-7),后方的腓肠肌肌群固定于胫骨远端。

62. 经跗骨截肢术有哪些特点?

经跗骨截肢术是最常用的截肢术之一。常用于糖尿病足、感染或血管病变。骨性切除平面常通过跗骨间或Lisfranc关节。小腿三头肌延长术可以预防马蹄足畸形。

63. 截肢手术的相关并发症有哪些?

(1)伤口破溃:需要精细的软组织保护,并使其营养最优化,血管状态的评估也很重要。

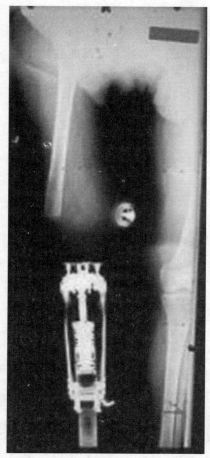

图7-6 经股骨截肢术术后患者，由于术中没有实施内收肌固定术，出现股骨远端皮下移位

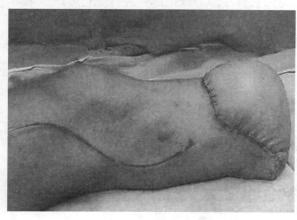

图7-7 经胫骨截肢术术后外观像，显示了长的后方肌皮瓣和无张力关闭切口

（2）血肿：术后应放置大的外科引流装置，并且常需要维持至伤口干燥。

（3）水肿：采用局部加压包扎，从而使残端萎缩，以便能够最终适合安置假肢。

（4）关节挛缩：残留肢体存在发生非截肢关节挛缩的风险，最终会妨碍假肢安置和步态训练。

（5）幻肢痛：物理治疗和药物对于改善该并发症是有效的。

（6）残肢破溃：这通常是一个假肢相关的问题，必须由修复学家对假肢的接受腔进行调整。

（7）步态问题：这通常和假体相关，应咨询修复学家来帮助评估和纠正这些问题。

64. 假肢一般是由哪些部分组成的？

（1）接受腔：能够为肢体残端提供衬垫，从而保护肢体残端，并将假肢所承受的力量传导至肢体。

（2）内衬垫或凝胶衬垫：这些装置能为肢体残端提供额外的保护，并通过对其增减来精细调整假肢的匹配程度。

（3）悬吊系统：是假肢连接肢体的一种方式。它可以通过多种方式连接，如吸入匹配、吊带和硅胶套筒。

（4）可运动关节（对经股骨平面以上的截肢术）：假肢可以是多轴或单轴运动型。它必须既可以在站立相提供支撑，也可以在摆动相提供平滑的活动能力，并在坐姿时允许关节屈曲。

（5）塔架：是一种连接接受腔和假肢远端装置的管子或其他物体。

（6）假肢远端装置：是假肢远端部分或足部的装置。它可以是很简单的，或能够储存能量，从而允许假肢高效能运动。

65. 不同肢体的远端装置有哪些？

（1）SACH（固定的踝关节/带增高垫的鞋跟）：该装置可以模仿正常的摇摆步态，但仍存在一些不足。它有利于每天行走使用，但不适合在凹凸不平路面上使用。

（2）多轴运动装置：该足假体在所有平面上增加了踝关节运动模式，甚至包括内外翻运动，更适合在凹凸不平路面上使用。该类型足部假肢适用于有中度活动需求的患者。

（3）能量储存足：该足对功能需求高的患者和从事体育运动的患者是非常有益的。

66. **相比肢体正常的能耗，不同截肢平面的能量需求百分比分别是多少？**

（1）经胫骨截肢术：增加能耗10%～20%。

（2）双侧经胫骨截肢术：增加能耗20%～60%。

（3）单侧经股骨截肢术：增加能耗60%～70%。

（4）双侧经股骨截肢术：增加能耗＞200%。

八、异位骨化

病例7-7

一名50岁男性患者住在ICU。由于发生摩托车翻车事故，患者已经昏迷数周。患者一直在接受床旁被动肢体关节功能锻炼和理疗。其右肘关节最近出现水肿，触之发热。X线检查显示局部未见异常。患者已经开始接受经验性抗感染治疗。在最近的几次会诊中，他的治疗师发现患者的关节活动度已经丧失。

67. **什么是异位骨化？其常见的病因有哪些？**

临床上典型的异位骨化（HO）是指关节周围新生骨不正确的形成，导致关节运动范围丧失。发生异位骨化的高危患者包括颅脑外伤、脊髓损伤、直接创伤（或手术）或烧伤后患者。

68. **异位骨化形成的临床表现有哪些？**

患者常常表现为局部疼痛、红肿和运动丧失。对于临床医师而言，这些临床表现常常容易和血栓形成或感染相混淆。

69. **因为神经损伤和直接损伤与异位骨化的形成相关，这两者之间又是什么关系呢？**

同时发生外伤性神经损伤和局部直接损伤的患者更易发异位骨化。例如，对于单纯合并外伤性颅脑损伤（TBI）的患者，肘关节异位骨化的发生率仅为4%，但是同时合并TBI和肘关节直接外伤（骨折或脱位）的患者其发生率为89%。

70. **异位骨化和挛缩之间是什么关系？**

异位骨化常沿应力方向有规律的形成。痉挛的肌肉会产生更多的应力，而异位骨化则沿着这些痉挛的肌肉逐步形成。

71. **对于颅脑损伤的患者，其异位骨化最常发生的部位在哪里？**

以髋关节和肘关节最为常见，其次是肩关节和膝关节。

72. 对于脊髓损伤的患者，其异位骨化最常发生的部位在哪里？

以髋关节和膝关节最常见。

73. 异位骨化有效的预防手段有哪些？

局部放射和药物治疗都可以用于异位骨化的预防。双膦酸盐类药物（依替膦酸钠）和NSAID（吲哚美辛）是已被推荐使用的两类药物。同时也推荐使用放射治疗。但是关于预防治疗的研究并没有显示出有效的一致性。关于预防方式的使用目前仍然只针对存在高风险的患者（如挛缩性TBI伴肘关节脱位）。

74. 哪些试验可以用于早期发现和诊断异位骨化？

X线片可以显示早期的钙化。锝骨扫描或超声可以更早地发现HO，但是尚不清楚的是这一自然过程能否被目前有效的治疗方式所改变。因此采用更能早期预测HO的试验是否有效，仍然值得探讨。尽管研究发现正在形成HO的患者其血清碱性磷酸酶水平升高，但是早期干预措施的有效性仍不清楚。血清碱性磷酸酶可以用于评估HO的成熟度，从而决定手术切除的时机。而对于肘关节，相比成熟度，关节僵直开始的时间对决定手术干预的时机更为重要。大多数学者建议获得疾病发展过程中一系列的X线片结果。如果这些X线片显示出明确的皮质界线，那么手术切除可以安全实施；尽管如此，HO手术切除的时机仍然存在争议。

75. 髋关节周围异位骨化形成的部位有哪些？

前方：HO常沿髂腰肌形成，从而容易累及神经血管结构（股神经/血管，股深动脉）。股神经最易受累，但是任何重要的结构都可以被骨性包裹。

外侧：HO一般形成于外展肌周围。如果可能，切除过程中应尽可能小心处理和保留外展肌群。

内侧：HO常发现于耻骨向股骨干前内侧方向，沿内收肌群形成。采用髋关节内侧入路行HO切除术。

后方：HO常发现于髂骨沿股骨干后侧方向，易包裹坐骨神经。如果HO没有累及坐骨神经，则可以对HO进行更广泛地切除（图7-8）。

76. 膝关节异位骨化手术切除的指征有哪些？

如果出现疼痛或活动受限，膝关节周围HO应手术切除。HO偶尔也会形成于MCL损伤后（Pellegrini-Steida损伤）。术后应采用膝关节铰链支具以维持关节的稳定性。

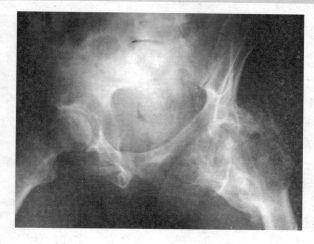

图7-8　左髋关节和半侧骨盆的闭孔斜位片显示髋关节周围过度的异位骨化，并导致关节僵硬

77. 肘关节周围异位骨化手术治疗的时机是什么？

如果患者的一般情况允许，建议对肘关节HO尽早手术切除。相关研究也支持在肘关节僵直前进行手术切除。尽管对于合并运动控制障碍的患者，其关节活动范围改善较少，但是大多数患者的肘关节活动范围会明显改善。

九、脊髓损伤

病例7-8

在创伤室里，你被叫去查看一名气管内插管患者。她是一名18岁的女孩，当晚早些时候试图自杀。她开车冲向一面墙。目前该患者存在多发长骨骨折，C_6椎体平面脱位。她悲痛欲绝的父母正在向你询问患者的预后。

78. 什么是脊髓休克？如何判断脊髓休克已经结束？

脊髓休克是指在脊髓损伤平面以下感觉运动完全丧失。多突触反射，如球海绵体反射，首先恢复，这些反射的恢复意味着脊髓休克的结束。这时脊髓损伤平面以下的最大能力将变得更加明显（如损伤平面以下的肌力）。单突触反射稍后也将恢复，并变得过度敏感，这是由于它们失去了中枢神经系统的控制。

79. 脊髓损伤平面指的是什么？

脊髓损伤平面是指存在正常运动和感觉功能的最远端部分。

80. 请描述 ASIA 的分型。

ASIA 分型完整地描述了脊髓损伤的程度。

（1）ASIA A：损伤平面以下没有任何感觉和运动功能，且骶段功能没有保留。

（2）ASIA B：损伤平面以下感觉功能部分存在。

（3）ASIA C：损伤平面以下运动功能部分存在，存在自主的肛门括约肌收缩，肌力≤3级。

（4）ASIA D：损伤平面以下运动功能部分存在，存在自主的肛门括约肌收缩，肌力≥3级。

（5）ASIA E：正常；也可能存在反应亢进。

81. 脊髓损伤的功能平面是什么？

$C_1 \sim C_4$：该类型患者的日常生活需要照顾，无法独立完成。他们依赖呼吸机和完全护理，但是可以小口喝水和使用支撑轮椅进行活动。

C_5：该类型患者肘关节伸直功能完整。采用特殊的设备，他们可能可以自己吃饭、刷牙和使用手动控制的电动轮椅。一些主观能动性强的患者，还可以通过特殊的手控装置开车。

C_6：该类型患者伸腕功能完整。伸腕功能可以进行有限的肌腱性抓握。对于 C_6 平面损伤伴四肢瘫的患者，在技术上其有可能独立运动，尽管这一情况并不常见。将患者的肘关节固定在伸直位可以行独立的滑动翻身和移动。患者可采用手动控制的电动轮椅进行活动。该类型患者穿衣需要帮助，有一些患者能够独立穿上衣服。通过一些辅助技术设备，患者可以接电话和翻书。

C_7：该类型患者伸肘功能完整。伸指能力可以很大程度上增加患者完成日常生活活动的能力。主动伸肘功能可使患者独立翻身，进行床上活动、吃饭和穿上衣服。他们可能使用手动轮椅，但是不能对其精细控制。这是患者能够进行独立自主运动的最高损伤平面。

C_8：该类型患者伸指功能完整。伸指功能可以使患者精细活动能力提高，并可在平整和凹凸不平路面上使用手动轮椅。该型患者可以独立完成大多数日常生活活动、床上翻身和直肠膀胱护理。

胸段：该类型患者常可以独立完成日常生活活动。低位胸段损伤可能有机会使用 KAFO 及拐杖，采用摆过步态进行活动。不幸的是，该类型运动方式对能量的消耗过大，使得大多数患者更多地依赖轮椅进行活动。

腰段：功能保留的程度取决于损伤水平，但总体来说这些患者可以独立参加社区活动。他们可能需要步态助行器，如拐杖、矫形器（如AFO、KAFO）。

82. 对于脊髓损伤，骨科手术的共同目的有哪些?

骨科手术可以通过将有功能的肌肉转位替代没有功能的肌肉。医师必须认识到每转位一个肌腱，与肌腱相连的肌肉部分的肌力就会下降一级。最常见的转位手术包括对C_5脊髓损伤的患者转位腕和肘关节的伸肌，对C_6损伤的患者转位肘关节的伸肌，对C_7损伤的患者增加手的灵巧性。这些手术通常需要一名有信心和主观能动性强的患者，以及一位有经验的医师。

（张　伟　译）

第8章 肩和肘关节

Surena Namdari and Jason E. Hsu

一、肩峰下综合征

病例8-1

65岁男性，到诊所后主诉右肩关节持续性疼痛4个月。他否认疼痛期间发生外伤史。患者指出疼痛位于肩关节外上，过头活动时疼痛加重，并且不能游泳数月。患者否认发热、寒战或其他全身症状。体格检查发现其肩关节可以全程活动，但是主动上举和外展超过90°时出现疼痛。患者肌力良好，但是持续性的上举和外展时会出现疼痛。

1. 疲劳性肩关节疼痛最常见的鉴别诊断是什么?

（1）肩峰下综合征。

（2）肩关节不稳定。

（3）颈髓神经根炎。

（4）肩峰锁骨退变性疾病。

（5）盂肱关节病。

（6）肩胛上神经卡压综合征。

（7）胸廓出口综合征。

2. 肩峰下综合征的病因是什么?

（1）过度的上举运动。

（2）创伤。

（3）肩峰向前下滑移或钩状肩峰或弧形肩峰。

（4）肩峰骨质增生。

（5）肩关节不稳定。

（6）在肩关节上举运动中技术性失误。

3. 肩峰下撞击综合征是什么?

肩峰下撞击综合征是由于肩袖受到来自肩峰前方、喙肩韧带（CAL）和肩锁关节额外的压力所致。继发性原因包括肱骨大结节不愈合或畸形愈合、肩峰下游离钙化、肌腱炎性钙化、不稳定和医源性因素。

4. 哪两种物理检查被用于诊断肩峰下撞击综合征？

（1）Neer撞击试验：肩关节被动向前上举并内旋后诱发疼痛。

（2）Hawkins撞击试验：被动向前上举肩关节至90°，侧方内收内旋后诱发疼痛。

5. 肩峰下撞击综合征诱发疼痛可能的原因有哪些？

（1）肩峰下滑囊炎。

（2）肩袖病变。

（3）部分和完全的肩袖撕裂伤。

6. 肩峰下撞击综合征的治疗方法是什么？

（1）改变运动方式，避免重复过度上举或技术性失误。

（2）冰敷和NSAID。

（3）治疗性训练和牵拉。

（4）肩峰下注射。

（5）手术减压和修复损伤的肩袖。

7. 什么是肩峰的形态学分类？它们是如何导致肩袖疾病？

（1）根据肩胛骨Y形位X线片或CT、MRI矢状位影像，将肩峰的形态分成3型（图8-1）。

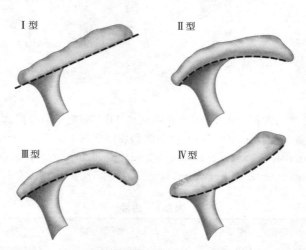

图8-1　肩峰的形态。根据肩峰下面的形态对肩峰进行分型，Ⅱ型（下面呈轻度弧形）和Ⅲ型肩峰（前方钩形）会增加肩峰下撞击综合征的风险　（引自：Morrison W, Sanders T: Problem Solving in Musculoskeletal Imaging, 1st ed, pp. 327-407. Copyright © 2008, with permission from Mosby, Elsevier Inc.）

①Ⅰ型，扁平形。

②Ⅱ型，弧形。

③Ⅲ型，钩形。

（2）一些研究发现钩形肩峰和肩袖退变、撕裂相关。

8. 所有的肩袖撕裂都是由肩峰下撞击综合征造成的吗?

当然不是。肩袖撕裂的原因是多种多样的，包括额外受压的程度、年龄相关的退变、创伤和血管源性疾病。

9. 肩袖是由哪4块肌肉构成的? 哪些神经支配这些肌肉? 每块肌肉的功能是什么? 它们的起点在哪?

见图8-2和表8-1。

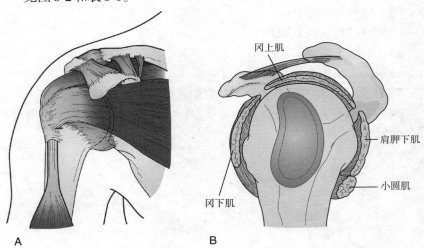

图8-2　肩关节的前后位（A）和外侧横断位（B）观显示肩袖肌肉和肩关节骨性结构的关系（冈上肌、冈下肌、小圆肌和肩胛下肌）（引自：Rakel RE, Rakel DP, [eds] Textbook of Family Medicine, 8th ed, pp. 601-630. Copyright © 2011, with permission from Saunders, Elsevier Inc.）

表8-1　肩袖

肌肉	神经	肩关节功能	起点
冈上肌	肩胛上神经	上举的启动	肱骨大结节
冈下肌	肩胛上神经	外旋	肱骨大结节
小圆肌	腋神经	外旋	肱骨大结节
肩胛下肌	肩胛下神经的上下支	内旋	肱骨小结节

10. 肩袖的解剖学形态是什么?

（1）冈上肌：三角形，内侧至外侧的平均最大长度6.9mm，前后径平均最大宽度12.6mm。

（2）冈下肌：不规则四边形，内侧至外侧的平均最大长度10.2mm，前后径平均最大宽度32.7mm。

（3）小圆肌：三角形，内侧至外侧的平均最大长度29mm，前后径平均最大宽度21mm。

（4）肩胛下肌：逗点状，内侧至外侧的平均最大长度40mm，前后径平均最大宽度20mm。

11. 肩袖病理学疾病类型有哪些?

（1）没有撕裂

①肌腱病：退行性改变并不合并炎症反应。大体观研究显示肌腱呈无序、柔软和黄褐色，失去正常紧密有序的特征。微观上，该部分出现胶原纤维增加，纤维化变性和新血管形成。在已破坏肌腱上发现成纤维细胞和血管组织增生，这种现象又被称为血管纤维母细胞增生。

②肌腱炎或滑囊炎：该炎症反应常急性发病，最终影响肩袖部位肌腱和肩袖与肩峰间的潜在间隙。

（2）部分撕裂：撕裂伤并不累及肌腱的全部。可以是关节周围，或是滑囊周围，或是肌腱内部，或是这几种类型的部位都受累。

（3）全层撕裂

①外伤：急性，常伴有即刻的肩袖无力和疼痛。只占有症状肩袖撕裂的8%。

②退行性变：慢性，常合并肌腱和肌肉质量变差。

12. 肩袖撕裂的患者其病史和体格检查中常常可以发现什么?

患者常常主诉疼痛，尤其当肩关节上举过头顶时症状加重。夜间不适、肌力下降和活动范围丧失也是常见的主诉。

触诊冈上肌和冈下肌萎缩可能提示肩袖大范围慢性撕裂。肩袖撕裂的患者其肩关节被动活动常保留。然而，由于肌力下降或疼痛，其主动活动常受限。可以检查肌力，但是值得注意的是，疼痛可以限制肌力。检查冈上肌时，应将肩关节外展90°，屈曲30°，以及最大范围的内旋，对抗检查者向下压力的肌肉主要是冈上肌。检查冈下肌时，应将肩关节内收同时肘关节屈曲90°，检查者对抗主动内旋。

13. 对慢性的肩袖病变，我们可以从X线片上看到哪些改变？

（1）肩峰下硬化。

（2）喙肩韧带内钙化。

（3）大结节囊性变。

（4）肱骨近端移位伴大范围撕裂。

14. 肩袖脂肪退变分型系统是什么？

脂肪退变常采用Goutallier分型。其最早是通过CT检查来分型的，而现在大多数骨科医师使用MRI。

（1）0期：正常肌肉。

（2）1期：一些脂肪条纹。

（3）2期：少于50%的脂肪性肌肉萎缩。

（4）3期：50%脂肪性肌肉萎缩。

（5）4期：大于50%脂肪性肌肉萎缩。

15. 这种分型是基于CT或MRI的哪个角度来评估的？

在肩胛骨内侧脊平面通过矢状位切面进行测量。通过T1像评估肌肉质量（图8-3）。

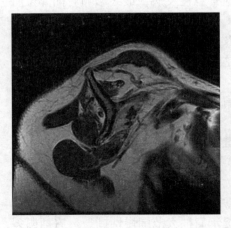

图8-3 肩关节矢状位MRI显示冈上肌、冈下肌和肩胛下肌的脂肪浸润程度 （引自：DeLee JC, et al. [eds], DeLee and Drez's Orthopaedic Sports Medicine, 3rd ed, pp. 769-115. Copyright © 2010, with permission from Saunders, Elsevier Inc.）

16. ①在MRI的哪个角度可以更好地评估和描述肌腱回缩的程度？②肩袖撕裂的内外侧宽度？③肩袖撕裂的前后宽度？④肩胛下肌撕裂的程度？

①冠状位。

②冠状位。

③矢状位。

④轴线位。

17. 年龄和肩袖撕裂的关系是什么？双侧肩袖撕裂是否常见？

肩袖撕裂的发病时间（部分或全层撕裂）和年龄增长之间是高度相关的。28%的肩袖全层撕裂患者年龄超过60岁，而65%的该类患者年龄大于70岁。双侧肩袖撕裂，无论是否存在症状，其在已有单侧症状性肩袖撕裂患者中常见。双侧肩袖撕裂的患者有50%可能性年龄超过66岁，出现症状的肩袖全层撕裂患者有35.5%可能性对侧出现肩袖全层撕裂。

18. 对于合并无症状肩袖撕裂的患者，什么情况下应该认识到撕裂情况加重？

无症状的肩袖撕裂患者其肩关节疼痛加重可能和局部撕裂加重相关。

19. 肩袖部分撕裂如何治疗？

肩袖部分撕裂可以是关节周围型、滑囊型、肌腱内型或是联合型。如果非手术治疗不成功，应该考虑手术治疗。尽管存在争议，但是总体来说，当肌腱撕裂＜50%时，应当切除；当撕裂＞50%时，应该修复肌腱。关于如何修复肩袖部分撕裂也存在争议，一些学者推荐原位修复，而另一些学者建议待其发展至全层撕裂后再行修复术。

病例8-1　续

患者右肩关节行MRI后发现冈上肌小的全层撕裂伤。患者选择进行非手术治疗，包括物理治疗和皮质激素局部注射。8周后，患者疼痛改善，并对治疗满意。6个月后，患者主诉1周前跌倒后出现肩关节疼痛加重伴无力。再次行MRI检查显示整个冈上肌大范围全层撕裂，并累及冈下肌（图8-4），肌腱回缩至关节盂水平。肌肉质量评估为Goutallier 1期。通过对治疗方式讨论，患者选择行肩袖修复术。

---

20. 肩袖修复术的愈合率是多少？

外科手术后肩袖愈合失败仍是最常见的并发症之一，最近研究报道其失败率在30%～94%。

21. 肩袖修复术能否逆转肌肉脂肪浸润或肌肉萎缩？

成功的修复术都不一定导致肌肉退变逆转或改善，而失败的修复术常会导致肌肉明显的退变。总体来说，愈合的肩袖显示其退变较少。因此，许多医师相信如果可能，在肩袖肌肉结构明显退变前，应行修复手

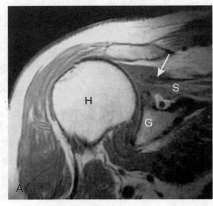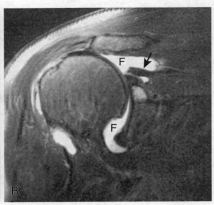

图8-4　肩袖撕裂伴回缩。A. 肩关节T1加权斜冠状位显示肱骨头（H）相对关节盂（G）上抬。肱骨头和肩峰间距离变短。冈上肌（S）萎缩并伴脂肪浸润肌腱（箭头）向近端回缩。B.T2加权斜冠状位可较好显示冈上肌肌腱撕裂，回缩边缘（箭头）。关节液在T2加权像上显示明亮，并通过肩袖缺损与肩峰下三角肌囊液相通（引自：Firestein GS, et al. [eds], Kelley's Textbook of Rheumatology: 8th ed, pp. 753-769.e4. Copyright © Saunders, Elsevier Inc., 2009.）

术，以获得理想的预后。

22. 肩袖修复术手术入路是如何改进的？

（1）切开修复术：传统上，通过切开入路行肩袖修复术。切开修复术需要将三角肌前部从肩峰前方和锁骨外侧剥离。开放入路的缺点包括需行三角肌剥离、大切口、盂肱关节暴露困难和潜在的高感染率。

（2）小切口修复术：随着关节镜技术的发展，肩袖修复可以通过小切口实施。通过该技术可以评估盂肱关节，并行肩峰下间隙减压。确定发生肩袖撕裂后，应在撕裂边缘行牵拉缝合线，一旦完成，撕裂损伤可以移开，并通过有限切开的入路分离三角肌。再次确认撕裂损伤的程度并完成修复固定。

（3）关节镜下修复术：当今的趋势是完全关节镜下行修复术。专业的关节镜肩袖修复技术超出了本文的内容；但是重要的是，对于读者需要知道最近发表的系统评价显示，完全关节镜下修复术和小切口修复技术两者之间在术后ASES、UCLA、疼痛评分和复发率方面没有发现统计学差异。然而，对行关节镜下修复的患者其短期疼痛感可能会下降。

23. 不同的肩袖修复重建分别是什么？它们之间相互比较如何？

经骨道修复是通过切开和小切口技术进行操作，通过骨道对软组织直接进行缝合固定。

单列修复是通过置入锚钉通过线性方式进行操作（常需要在外侧安置1～2枚锚钉）。

双列修复是指在解剖颈关节软骨边缘安置内侧的缝合锚钉，同时在外侧部分即肩袖于肱骨大结节附着处安置缝合锚钉。经骨道采用锚钉缝合行平衡修复，从而实现和传统上切开经骨道修复术相似的生物力学效果。

经骨道修复可以获得最高的负荷抵抗能力和最低的间隙形成可能。双列修复术，特别是经骨道平衡技术，可以获得与切开和小切口经骨道修复相似的固定强度。生物力学研究通过比较单列修复和双列修复，发现后者的耐失败负荷更高、腱骨接触面更紧密、间隙形成可能更低。然而不清楚的是双列修复是否有更好的愈合率和临床预后。

24. 肩袖修复术失败的影响因素有哪些？

患者年龄的增长及两处或更多的肩袖肌腱损伤与修复手术呈正相关。此外，失败的修复术也和肌肉进行性萎缩及脂肪化相关。患者内在因素包括内科合并症等也可能阻碍肩袖愈合。临床观察发现，相比非糖尿病患者，糖尿病患者常伴更差的预后、更高的感染率和手术失败率。吸烟同样会增加手术失败率，并导致更差的临床预后。

25. 急性肩胛下肌撕裂最常见的损伤机制是什么？

损伤机制是上肢外旋位，伴有或不伴有内收时外力所致。

26. 哪些物理检查阳性可能提示肩胛下肌撕裂？

（1）背后举起试验（图 8-5A）：当手离开腰椎时，在肘关节不伸直状态下肩关节不能主动维持最大内旋位。该试验用于检测肩胛下肌下部的肌力。

（2）腹部压力试验（图 8-5B）：如果肘关节不向后移动至躯干矢状面，肩关节不能维持最大内旋位。该试验用于检测肩胛下肌上部的肌力。

27. 哪项物理检查阳性时可能提示小圆肌撕裂？

Hornblower 试验：肩关节外展位进行完全外旋活动时力量下降或不能。

28. 什么是肩胛下神经卡压综合征？如何诊断？

肩胛下神经卡压引起的症状可能和肩袖撕裂伤相似。这两种病之间也可能共存。该病的症状包括肩关节后方疼痛和肩袖力量下降。其诊断依赖电生理检查。

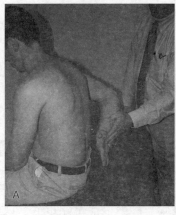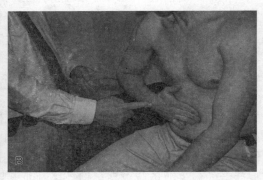

图8-5   用于检测肩袖完整性的试验。A. 背后举起试验；B. 腹部压力试验   （引自：Canale ST, Beaty JH [eds], Campbell's Operative Orthopaedics, 12th ed, pp. 2364-2377.e1. Copyright © 2013, Mosby Elsevier Inc.)）

29. 肩胛下神经的解剖学特点是什么？其常常卡压的部位在哪里？

肩胛下神经起自臂丛神经上干，向后方通过肩胛下切迹至喙突基底内侧。该神经可以在两个位置发生卡压：肩胛下切迹和冈盂切迹附近肩胛骨外侧嵴颈部。该神经最常卡压的位置是肩胛下切迹，通常由增厚或钙化的肩胛骨横韧带压迫所致。神经牵拉伤常伴有肩袖大范围牵拉撕裂伤，而冈盂切迹处的神经卡压和关节囊的上唇有关。肩胛下切迹处的卡压常伴有肩关节后外侧的钝痛，可以导致冈上肌和冈下肌的萎缩。相反，冈盂切迹处的卡压可以不伴疼痛，而仅限于发生肩胛下肌的萎缩。

30. 肩胛下神经卡压的治疗方式有哪些？

当局部没有占位病变时，初期治疗应主要包括疼痛的管理和物理治疗。非手术治疗6～12个月无效是外科手术的适应证，手术包括通过切开或关节镜进行冈盂或肩胛下切迹处神经减压。

31. 巨大的不可修复的肩袖撕裂的治疗方式有哪些？

该类型治疗存在争议。一些学者推荐关节镜下行肩峰下减压和撕裂肩袖的广泛切除，作为缓解疼痛的一种方式。背阔肌腱转位至肱骨大结节可以用于治疗不可修复的后上方撕裂伤（冈上肌/冈下肌/小圆肌）。胸大肌转位至小结节用于治疗不可修复的肩胛下肌撕裂伤。采取转位术的理想患者应该是青年人，其三角肌功能良好，并且没有接受过前期手术治疗。

（一）肩锁关节和胸锁关节损伤

病例8-2

22岁男性患者，2d前从自行车上摔倒，并直接撞伤其肩关节。患者主诉肩关节疼痛，上举困难，肩关节上方可见隆起。其神经血管未见异常，并否认其他症状。他初次到急诊就诊后，被予以吊带悬吊上肢。

32. 肩锁（AC）关节的解剖学特征是什么？

肩峰内侧面和锁骨的外侧面共同构成的可动关节，该关节由透明关节软骨和有滑液分泌的关节囊组成。在该关节内有一个小的纤维软骨盘。

33. 哪些结构为AC关节提供稳定性？

AC韧带、喙锁韧带（斜方和锥状）、喙肩（CA）韧带、关节囊、三角肌和斜方肌共同提供稳定性。AC韧带主要对抗前后方向应力，CA韧带主要对抗上方直接应力。斜方肌于前外侧附着于锁骨下方，锥状韧带于后内侧附着于锁骨下方（图8-6）。

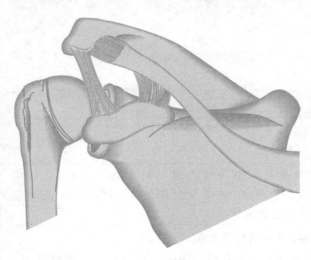

图8-6 肩锁关节正常的解剖关系 （引自：Rockwood CA Jr, et al., Disorders of the Acromioclavicular Joint, In: Rockwood CA Jr, Matsen FA III, Wirth MA, Lippitt SB [eds]: The Shoulder, 3rd ed, pp. 453-526. Philadelphia, Saunders, Copyright © 2004.）

34. 为什么AC关节相关的疼痛和盂肱关节相关的疼痛之间难于鉴别？

因为AC关节存在双重神经支配，包括胸外侧神经和肩胛上神经。

35. AC关节最常见的损伤机制是什么?

AC关节最常见的损伤机制是当肩关节内收时,跌倒直接撞击肩部所致。

36. 哪些物理检查可以分辨AC关节损伤?

(1)AC关节直接轻柔触诊。

(2)AC关节加压试验提示局部疼痛(当盂肱关节固定时活动肩锁关节)。

(3)交叉内收试验提示AC关节疼痛。

37. 用于评估AC关节损伤常用的肩关节放射角度有哪些?

推荐使用标准的肩关节前后位、腋位、肩胛骨Y形位和Zanca位片,这些角度通常足够判断损伤类型。Zanca位片通过X线向头部倾斜15°获得。腋位片对于判断锁骨相对于肩峰的前后移位程度是很重要的。

38. AC关节损伤的分型有哪些?

见表8-2。

表8-2   肩锁关节损伤的Rockwood分型

类型	AC韧带	CC韧带	胸三角肌筋膜	CC韧带增加的距离	放射学特征	复位可能性
I	损伤	正常	正常	正常	正常	不适用
II	破裂	损伤	正常	<25%	增宽	是
III	破裂	破裂	破裂	25%~100%	增宽	是
IV	破裂	破裂	破裂	增加	后方移位	否
V	破裂	破裂	破裂	100%~300%	不适用	否
VI	破裂	正常	破裂	减少	不适用	

(Adapted from Simovitch et al. J Am Acad Orthop Surg 2009 Apr;17(4):207–19).

病例8-2   续

患者就诊后行物理检查显示AC关节锁骨端明显隆起。对其进行标准的AC关节影像学检查,发现AC关节V型损伤。通过与其讨论治疗方式,最终患者选择行AC关节重建术。

39. 急性 I 型和 II 型AC关节损伤如何治疗?

早期需要冰敷和制动。对于患者最舒服的方式是采用上臂悬吊带。推荐进行早期功能锻炼。

40. 急性IV型和VI型损伤推荐的哪种治疗方式?

IV型损伤常需要手术治疗,因为斜方肌通过钮扣作用固定锁骨,局部会持续存在疼痛特别是上举活动时。手术治疗的指征还包括开放损伤、Ⅵ型损伤，以及当锁骨位于皮下，Ⅴ型损伤容易出现皮肤破损的风险时也推荐手术治疗。手术治疗包括修复或重建喙锁韧带。已有多种切开和关节镜下手术方法用于治疗，包括采用同种异体或自体韧带型解剖学缝合固定、喙肩韧带转位、喙肩韧带解剖学重建。总之，由于移位风险，应避免将针或线通过肩锁关节进行固定。

41. 急性AC关节Ⅲ型损伤推荐哪种治疗方式?

Ⅲ型AC关节损伤治疗存在争议。一些研究显示手术和非手术治疗其预后相似。总的来说，治疗决策应该综合考虑，包括活动水平、是否为优势手、职业、患者的治疗目的和预期。对于Ⅲ型损伤一种常用的治疗策略是非手术治疗3个月，如果失败应考虑手术治疗。

42. 对于慢性痛性肩锁关节分离常用的治疗方式是什么?

推荐使用锁骨远端切除术。

43. 不伴有急性外伤的AC关节疼痛原因有哪些? 每种病因的影像学特征是什么?

（1）原发性骨关节炎和创伤后关节炎（AC关节损伤，锁骨远端骨折）：骨赘形成、硬化和软骨下囊肿。

（2）类风湿关节炎：关节周围侵蚀，骨质减少。

（3）锁骨远端融合：常见于举重运动员。关节间隙变宽、锁骨远端囊变和骨质减少。

44. X线片显示的AC关节炎是否需要治疗?

在肩关节X线片中AC关节退变特征常被发现。然而有症状的关节炎并不常见。通过MRI检查发现的AC关节水肿和症状呈正相关。

45. AC关节炎的初始治疗是什么?

改变活动方式、冰敷或热敷、物理治疗、NSAID和皮质激素局部注射是标准的初始治疗方式。AC关节注射可以实现诊断和治疗的目的，这是因为该方法可以确认临床上怀疑的疼痛是否来自AC关节。如果患者非手术治疗3～6个月后失败，可以考虑手术治疗。

46. AC关节炎如何手术治疗?

外科手术治疗包括锁骨远端切除。该手术可以通过切开和关节镜来完成。尽管关节锁骨远端切除的骨量多少还存在争议，但是大部分医师推荐切除8～10mm。应小心保护和保留AC韧带和前方关节囊，以防止发生医源性不稳定。

病例8-3

17岁男孩发生高速摩托车车祸。检查显示患儿存在脑震荡和肝挫裂伤。他同时主诉胸部疼痛和轻度呼吸困难。二次外伤评估时左胸锁关节处轻触诊疼痛。其胸部CT显示左胸锁关节脱位（图8-7）。

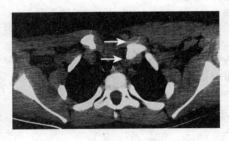

图8-7　青少年CT平扫显示左侧胸锁关节后脱位（箭头所指），并对后方结构发生冲击（引自：Mooney J, Webb LX, In: Green NE, Swiontkowski M [eds]: Skeletal Trauma in Children, 4th ed, pp. 283-311. Copyright © 2009, with permission from Saunders, Elsevier Inc.）

47. 胸锁关节是哪种类型的关节？

胸锁关节和肩锁关节相似，都是微动关节，在锁骨和胸骨间存在纤维软骨盘。

48. 胸锁关节周围重要的韧带结构有哪些？

（1）关节内盘韧带：从第1肋骨和胸骨间的滑膜连接，穿过胸锁关节，附着于锁骨内侧和前方。防止锁骨向内侧移位。

（2）肋锁韧带：从第1肋骨上方至锁骨内侧下方。前束防止锁骨向上旋转；后束防止锁骨向下旋转。

（3）锁骨间韧带：从锁骨的上内侧面至胸骨上方和关节囊韧带。稳定锁骨外侧面。

（4）关节囊（胸锁）韧带：覆盖关节前上和后方。防止锁骨内侧向上移位。

49. 胸锁关节常见的损伤机制是什么？

最常见的损伤机制是摩托车事故。明显的外力是导致胸锁关节脱位的必要条件。直接撞击锁骨最常导致胸锁关节后脱位。间接暴力作用于锁骨前外侧面时常引起胸锁关节前脱位，而当其作用于肩关节后外侧面时会导致胸锁关节后脱位。

50. 胸锁关节脱位常见的物理检查有哪些发现？

胸锁关节前脱位时，锁骨内侧面隆起。观察身体的左右侧对称性非常重要。

胸锁关节后脱位时，阳性发现不明显。锁骨内侧面可能扪及不清，但是相比对侧更加柔软。患者也可能主诉呼吸急促或吞咽困难。

51. 从影像学的角度评估胸锁关节的最好方式。

胸锁关节前后位常难以辨别损伤。特殊的投照角度，如头倾40°位检查，通过该角度可见双侧锁骨的内侧面。锁骨上脱位常伴有前脱位，而下脱位伴有后脱位。CT平扫可以清楚的显示锁骨内侧相对胸骨的位置。MRI也可以提供相同的信息，但是它也可显示软组织情况和相关的纵隔结构。当后脱位时，确认气管或血管是否受压是非常重要的。

病例8-3　续

胸外科医师知道了该病例后到达了医院。骨科手术团队将患者送入手术室进行闭合复位。通过巾钳复位了锁骨，但是关节非常不稳定并迅速回到原来的位置。最后，对患儿实施了切开复位和韧带重建术。

52. 急性胸锁关节损伤的治疗方法是什么？那么关节脱位呢？

轻度损伤不伴有脱位时，应对症治疗，三角巾悬吊上肢直至患者感觉良好，然后进行早期功能锻炼。

对胸锁关节前脱位应在镇静或全身麻醉下行闭合复位。然而许多前脱位闭合复位后并不稳定。总体来说，该类型损伤时间长后常无症状，一般不需手术。

急性后脱位常常需要在全身麻醉下行闭合复位。在复位胸锁关节时可能需要巾钳辅助。

当不能闭合复位或闭合复位后关节仍不稳定时，可能需要行切开复位。根据损伤的慢性化程度和韧带质量可以选择行韧带修复或重建术。该型损伤应该复位以避免相应的并发症，如后方纵隔结构损伤、胸廓出口综合征或血管受累。胸外科医师值班并到现场进行指导是非常重要的，否则并发症可能会增加。

53. 慢性胸锁关节脱位推荐的治疗方法是什么？

对慢性胸锁关节前脱位，一般推荐非手术治疗。患者常常症状很轻并可能在一定程度上影响工作。手术治疗对预防潜在的并发症可能是必要的（锁骨端损伤后方的纵隔结构）。手术治疗常包括锁骨内侧部分切除和韧带重建。

（二）肩关节僵直

病例 8-4

47岁女性，既往有糖尿病药物治疗史（胰岛素控制）和甲状腺功能减退，就诊时主诉肩关节疼痛3个月，并进行性关节僵直。患者主诉任何肩关节的活动都会加重疼痛，并且使之难以入睡。其X线和MRI检查均显示正常。患者否认外伤、发热、寒战或其他全身症状。

54. 肩关节僵直的病因有哪些？

肩关节僵直会导致关节内粘连、关节囊萎缩、肩峰下粘连和三角肌下粘连。这些可以是先天性、术后或是创伤后所致。

55. 肩关节僵直是否又可以称为粘连性肩关节囊炎？什么是粘连性肩关节囊炎？

不可以。肩关节僵直可以由上述解剖结构病变所致。粘连性关节囊炎则是一种特殊的病理类型，它是关节囊滑膜层发生慢性炎症导致关节囊增厚、纤维化、关节囊自身粘连并且与肱骨解剖颈粘连。粘连挛缩的关节囊会引起疼痛（特别是当突然伸直时），并导致关节活动机械性受限。粘连性关节囊炎的特点包括盂肱关节活动受限、肩关节囊顺应性丧失，而X线检查正常，并且没有潜在的特殊病因。

56. 粘连性肩关节囊炎的患者常见于哪类人群？它最常和哪些疾病相关？

粘连性关节囊炎更常见于中年人群。非优势肩关节常受累，该病和糖尿病、甲状腺功能障碍（常见于甲状腺功能减退）、心血管疾病和创伤相关。糖尿病可能会导致更差的预后、手术可能性更大和不良的结局。

病例 8-4　续

物理检查发现被动外旋只有20°，且在外旋最大时疼痛明显。上举同样受限，且超过60°时疼痛明显。结合上述情况，你的诊断是粘连性关节囊炎，并建议患者非手术治疗，包括伸展功能物理治疗和NSAID药物镇痛。经过3个月的物理治疗，2个月家庭伸展治疗和2次皮质激素局部注射后，患者活动基本正常，疼痛缓解。

57. 粘连性关节囊炎运动受限最常见的是什么？

运动受限最常见的是外旋。

58. 粘连性关节囊炎的临床表现是什么？

（1）疼痛：弥漫性疼痛缓慢起病。

（2）僵直：活动范围逐渐减少，后逐渐影响日常生活。

（3）解冻：关节功能逐渐恢复。

59. 粘连性关节囊炎的关节镜下分期是什么？

（1）1期：纤维炎性滑膜反应，活动范围良好但伴疼痛。

（2）2期：增生性滑膜炎，伴有滑囊增生肥厚，常伴部分活动丧失和疼痛。

（3）3期：关节囊成熟，伴有血管化减少，疼痛缓慢改善，但是活动依然受限。

（4）4期：滑膜表现为紧密瘢痕化，肩关节功能逐渐改善。

60. 粘连性关节囊炎的治疗方法是什么？

在开始的4～6个月通常进行物理治疗，包括辅助下主动运动和关节囊牵伸锻炼，非手术治疗通常有效。采用NSAID药物缓解疼痛。关节内皮质激素注射对早期疼痛缓解很重要。

手术治疗通常适用于对非手术治疗反应不好或慢性患者。其包括全身麻醉下行肩关节松解或关节镜下行关节囊松解，从而恢复活动度。即使术后，物理治疗对于维持关节活动度也是必要的。

61. 什么是钙化性肌腱炎？

钙化性肌腱炎通常发生于冈上肌腱。更常见于女性和活动受限的人群。通常采用非手术治疗，包括物理治疗，NSAID和皮质激素注射。通过切开或关节镜手术，对沉积物进行切除有时很必要，但是应小心修复肩袖撕裂伤，因为该损伤在行肌腱内钙质切除通常会出现。

（三）盂肱关节炎

病例 8-5

65岁家庭主妇，右侧优势手，主诉右肩关节进行性疼痛10年。患者已经开始逐渐地使用其左上肢做家务。其首诊医师多年前已推荐其使用NSAID，但是这些药物近1年逐渐失效。由于其主动活动能力逐渐受累，患者在停药前已经进行了3个月的物理治疗。她被推荐到你的诊所就诊。其疼痛感为持续性钝痛，肩关节深层为跳痛，主动活动或睡觉时疼痛加重。同时患者进行肩关节上举和日常活动（如洗后背和穿衣）

时感受到疼痛和僵直。

物理检查显示肩关节主动活动时，向前上举60°，外展50°，外旋0°，内旋至L_5椎体水平。被动活动时，向前上举90°，外展80°，外旋5°，并伴有疼痛和捻发感。肩袖肌力各平面均为5级。背后举起试验和腹部压力试验阴性。

右肩关节三维X线片显示盂肱关节间隙变窄、软骨下硬化、肱骨下方巨大骨赘形成。据此对该患者诊断为盂肱关节骨关节炎，并和其对治疗方案进行讨论。

62. 什么是盂肱关节炎？

盂肱关节炎是指盂肱关节面软骨减少，并由此导致肩关节疼痛和僵直。

63. 盂肱关节炎的病因有哪些？

（1）自发性骨关节炎。

（2）类风湿关节炎。

（3）创伤后关节炎。

（4）手术后或关节囊修补术关节病。

（5）缺血性坏死。

（6）晶体性关节病（痛风和假痛风）。

（7）感染性关节炎。

64. 盂肱关节炎常见的病史和物理检查是什么？

肩关节疼痛和僵直是主要的主诉。病史常决定盂肱关节炎的病因，可从上述注明的病因中选择。患者表现为休息时肩关节疼痛，并且在试图主动或被动活动时疼痛加重。活动范围常由于疼痛或骨赘而受限。被动外旋活动是最常见的，这是由于前方和后方的关节囊韧带发生挛缩所致。

65. 肩关节缺血性坏死的分型是什么？基于分型的外科治疗选择是什么？

Cruess分型如下。

（1）Ⅰ期：MRI下可见，X线片不能发现。

（2）Ⅱ期：X线片示骨硬化和骨质量减少。

（3）Ⅲ期：软骨下骨折（新月征）。

（4）Ⅳ期：塌陷/不对称/变扁，但关节盂不受累。

（5）Ⅴ期：关节盂处发生关节炎改变。

66. 继发于类风湿疾病的盂肱关节炎影像学特征有哪些?

影像学检查显示中心性侵蚀伴关节周围侵蚀及继发于该病炎性刺激下关节囊病变。骨赘可见于骨关节炎,但在类风湿关节炎不常见。盂肱关节两侧都有可能发生骨缺损(图8-8)。

67. 请描述盂肱关节骨关节炎的影像学特征。

盂肱关节骨关节炎常从肱骨头关节面中心性磨损开始,并出现外周骨赘形成,这被称为"塔克修士(Friar Tuck)"征。随着病情进展,肱骨头下方的"山羊胡"骨赘逐渐发展为头部扁平。关节盂关节面常发生于后方,这是因为前方软组织结构紧密,导致向后方移位倾向,从而发生关节盂磨损和腐蚀。在腋位片上可能会发现关节盂后方磨损(图8-9)。

68. 何时应采用CT评估盂肱关节炎? 何时使用MRI?

一些外科医师试图对所有患者都进行CT检查,他们认为通过该方法能补充X线片的不足,能更好地评估关节盂磨损和外形情况。对于一

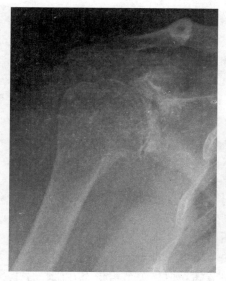

图8-8 类风湿关节炎——肱骨头中心性向内侧移位 (引自: DeLee JC, DeLee & Drez's Orthopaedic Sports Medicine: Principles and Practice, pp. 769-1155. Copyright © 2010, with permission from Saunders, Elsevier Inc.)

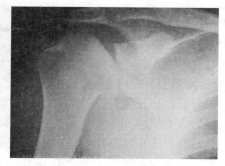

图8-9 X线片显示典型的盂肱关节骨关节炎 (引自: Frontera WR: Essentials of Physical Medicine and Rehabilitation, 2nd ed, pp. 91-95. Copyright © 2008, with permission from Saunders, Elsevier Inc.)

些可能合并存在肩袖损伤的病例可以行MRI检查。这一情况最常见于炎症性关节炎患者。

69. 正常的关节盂形态是什么？正常的肱骨形态是什么？

（1）关节盂：后倾3°。

（2）肱骨：后倾20°～30°。

70. 骨关节炎中关节盂畸形的分型是什么？

Walch分型（图8-10）如下。

（1）A型：中心型。

（2）B型：①B1，向后半脱位；②B2，向后半脱位伴后方磨损。

（3）C型：向后半脱位伴后倾增加（发育不全）。

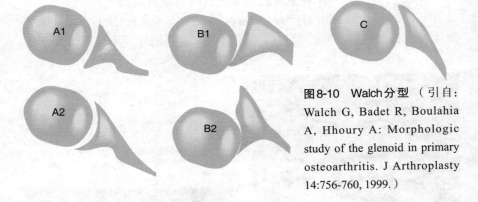

图8-10　Walch分型　（引自：Walch G, Badet R, Boulahia A, Hhoury A: Morphologic study of the glenoid in primary osteoarthritis. J Arthroplasty 14:756-760, 1999.）

71. 什么是双面凹陷的关节盂？

对于盂肱关节骨关节炎，当关节盂后方磨损存在时，其大部分前方关节面仍然保留完整。由于前方软组织紧密和肱骨的后倾移位倾向，后方磨损在仍正常存在的肱骨头关节面处表现为关节盂后方凹陷，这样便在后方磨损性凹陷和正常关节盂之间出现一个垂直的骨嵴。在腋位片上如果能显示出这两个凹陷，那么该关节盂形态常被定义为双面凹陷关节盂。该病也常见于关节囊修补术后关节病。但是关节盂形态在腋位片上不但难于量化（由于众多因素的影响，如投射角度），而且常常被低估。

72. 什么是关节囊修补术后关节病？

关节囊修补术后关节病是由前期肩关节囊前方手术所致的盂肱关节炎。当手术修复关节囊治疗前脱位时，常导致前方结构过于紧密。结果外旋功能受限，肩关节向后移位增加，并最终继发磨损。该病是导致后方严重磨损最常见的病因之一。

73. 自发性骨关节炎合并全层肩袖撕裂的发生率是多少? 那么类风湿关节炎呢?

（1）5%～10%。

（2）25%～40%。

病例8-5 续

因为患者希望避免手术治疗，遂予以皮质激素局部注射治疗。治疗后患者获得了2周左右的症状缓解，随后疼痛再次出现。患者自诉过去的2～3个月，疼痛进行性加重，并且她甚至不能触及底部的橱柜。这次她开始认真考虑手术治疗。

考虑到患者病程较长，且担心患者关节盂病变，你进行了CT检查显示关节盂骨质良好，适合行全肩关节置换术。得知其想获得疼痛缓解和恢复功能最可靠的手术方案是全肩关节置换术，患者同意实施该手术。

术后6个月，患者主诉疼痛缓解得非常好，肩关节活动范围改善良好。查体发现其切口愈合良好，主动活动上举165°、外展155°、外旋60°。

---

74. 盂肱关节炎的非手术治疗方法是什么?

和其他关节相似，盂肱关节炎非手术治疗包括生活方式改变、NSAID和皮质激素注射。

75. 何时考虑对盂肱关节炎行非关节置换手术?

当患者太年轻或活动需求很高时，应考虑行关节镜或切开关节清理术。

76. 当决定对盂肱关节炎行手术治疗时，最应该考虑的是存在何种解剖学变异?

外科治疗的结局取决于肩袖的状态。如果存在肩袖撕裂，必须考虑撕裂伤能否修复。

77. 对于盂肱关节炎且肩袖完整时，应考虑采用哪种关节置换手术方式?

（1）半肩关节置换术。

（2）半肩关节置换术，同时行关节盂生物表面成形术。

（3）全肩关节置换术。

78. 半肩关节置换术和全肩关节置换术之间的区别是什么?

半肩关节置换术是只针对肱骨头型金属假体置换术。治疗目标是解剖学重建。肱骨部分假体固定可采用压配非骨水泥固定或骨水泥固定。

最近，一种以干骺端进行固定而不需要通过肱骨干进行固定的肱骨头置换术已经获得成功。

全肩关节置换术是指对肱骨头和关节盂的关节面都要进行重建。经典的关节盂重建一般采用聚乙烯假体。在对关节盂行同心性磨锉后，置入关节盂假体，并通过骨水泥重建。目前已有大量的龙骨状和栓状聚乙烯关节盂假体上市使用。非骨水泥固定的金属衬垫关节盂假体也在使用。

79. 哪种治疗方式能获得可靠的疼痛缓解和功能恢复？

全肩关节置换术，采用聚乙烯关节盂假体。

80. 如果全肩关节置换术能为患者提供最好的疼痛缓解程度和功能恢复范围，那么为什么不对所有的盂肱关节炎患者采用这一治疗方式？

全肩关节假体无菌性失败最常见的原因是聚乙烯进行性磨损和关节盂假体的松动。

81. 什么是摇摆木马现象？

摇摆木马现象是指肱骨头作用于关节盂上的负荷为环形、非同心性。这一现象会增加假体固定面的力矩，从而增加了假体-骨水泥接触面和骨-骨水泥接触面的牵张力。反复的偏心负荷可能最终对导致关节盂假体分离失败。

82. 何时才能将全肩关节置换术作为盂肱关节炎的治疗选择？

全肩关节置换术适用于久坐不动或中度活动水平的患者，并且其关节盂骨量良好。但是对于肩关节炎终末期的年轻患者（年龄小于50～55岁）是否采用全肩或半肩关节置换术仍存在很大分歧。

83. 何时才能将半肩关节置换术作为盂肱关节炎的治疗选择？

半肩关节置换术适用于关节盂正常或受累很少、职业或活动涉及重体力劳动或举重、关节盂骨量不足的患者。

84. 什么是关节盂生物表面成形术？

关节盂生物表面成形术是通过采用一系列移植材料行生物学重建植入。该技术是指使用自体移植的前关节囊或阔筋膜、同种异体移植的跟腱或外侧半月板，或商业上一系列可使用的移植物或支架结构进行手术。生物表面成形术为原始关节盂和肱骨之间提供插入物，从而降低了单纯关节盂存在时骨量丢失的风险。

85. 半肩关节置换术结合关节盂生物表面成形术是否比单纯半肩关节置换术更有效？

尽管半肩关节置换术结合关节盂生物表面成形术的短期随访已经显

示出良好的临床结果，但是该手术存在明显的再手术行全肩关节置换术的风险。目前，还没有关于半肩关节置换术结合关节盂生物表面成形术和半肩关节置换术单独比较的研究出现。

86. 当行半肩关节置换术时，对于关节盂应该考虑哪些方面?

应该评估关节盂的同心性。对于双凹关节盂，关节盂同心性重建非常有必要。通常对前凹进行重塑来获得单一关节凹，用于最终关节盂假体的置入或为肱骨假体重建一个光滑的关节面。当同心性重建困难时，后方植骨可以作为一种处理方式。

87. 肩关节置换术两种可能的手术入路是什么?

三角肌胸大肌入路（最常用）：在三角肌（腋神经）和胸大肌（胸内外神经）之间的间隙。

前上入路：从肩峰处翻开三角肌前方到达肩关节。

88. 通过三角肌胸大肌入路行肩关节置换术时应如何处理肩胛下肌?

翻开肩胛下肌是必要的，这有利于行关节重建时充分显露关节盂。肩胛下肌可行肌腱切断，之后通过严密缝合和骨道重建来修复。此外，也可以对肩胛下肌行小结节截骨术。目前，对这两种手术方式，还没有"金标准"和研究显示哪个更有效。

89. 关于肩关节置换术的过度充填指的是什么?

过度充填是指置入的关节假体相对关节囊的容积太大。这是一个常见的错误，是由于为了获得稳定性而导致的。不幸的是，过度充填导致了软组织紧张，从而牺牲了活动度。这会导致术后关节僵直，从而引发疼痛和关节盂负荷过重。因此，应通过关节囊的松解和延长实现关节的解剖重建。

90. 肩关节置换术的并发症有哪些?

（1）僵直：可能是最常见的并发症。

（2）假体移位：该并发症常会导致僵直。使肱骨假体过度后倾、肱骨头高度太高、过度充填，关节盂准备和固定不充分也是常见的错误。

（3）感染：肩关节置换术感染率（0.5% ～ 3%）和其他关节手术相似。由于类风湿关节炎患者的免疫抑制状态，使得它们的感染率更高。

（4）不稳定：常由于软组织不平衡、肌肉萎缩或假体位置不正造成。

91. 肩关节置换术的手术禁忌证有哪些?

唯一的绝对禁忌证是活动性感染。相对禁忌证包括神经关节病的患者和年轻患者，以及那些不想或无法改变自己生活方式的重体力劳动者。

92. 肩关节置换术的预后如何？

疼痛缓解是主要的手术目的。15年的随访研究显示，全肩关节置换术后患者疼痛缓解率为90%～95%；半肩关节置换术后患者疼痛缓解率为85%～90%，但多数随时间加重的疼痛是由于关节盂炎症；伴有双凹关节盂的患者半肩关节置换术后疼痛缓解率更低。对半肩关节置换术，功能预后最好的患者是那些关节盂同心性好且肩袖完整的患者。总的来说，无论是接受全肩还是半肩关节置换术，相比大于50岁的患者，年轻患者（<50岁）主观感受评估结果更差。对于肩袖完整和可修复的肩袖病变患者，其全肩关节置换术后假体15年的生存率为84%～88%。

93. 当关节盂无菌性松动后应如何实施肩关节翻修术？

必须取出关节盂假体，同时尽可能多的保留关节盂骨量。当因症状性松动行关节盂切除时，有时不能保留足够的骨量安置新的关节盂假体。对半肩关节置换术，松动的关节盂假体取出和骨水泥固定可以适度的改善疼痛，而不需要行关节盂假体的再植入。对持续疼痛的患者，对缺损的关节盂植骨重建关节面也是一种合理的治疗策略。

94. 什么是凹面加压？

凹面加压为盂肱关节提供稳定性。这是通过肩袖肌肉的力量增加肱骨头向关节盂上的压力。

95. 什么是肩袖撕裂关节病？

肩袖撕裂关节病是指由于肩袖不完整导致凹面关节压力机制改变，从而引发的盂肱关节病。肱骨头由于三角肌的牵拉，相对于关节盂向近端移位。没有保护的肱骨头被喙肩弓磨损，导致关节病。由于肩袖限制力量的完全丧失，外科手术重建非常困难。

96. 什么是假性瘫痪？

假性瘫痪是指由于凹陷加压功能的丧失，使得通过三角肌主动上举上肢的功能不足。

97. 肩袖撕裂病的影像学特征是什么？

（1）肩峰肱骨间距离减少。

（2）肱骨近端的"股骨化"：肱骨头表现为圆形，由于磨损导致结节的轮廓丧失。

（3）肩峰的"髋臼化"：肩峰下表面硬化凹陷，从而和肱骨头的外形匹配。

98. 肩袖撕裂关节病的非手术治疗有哪些?

根据肩袖撕裂慢性化的特征和盂肱关节炎的表现，治疗方式包括活动方式的改变、牵拉性物理治疗、NSAID和偶尔皮质激素注射。

99. 肩袖撕裂关节病的手术治疗有哪些?

（1）半肩关节置换术：大部分医师会选择专为肩袖撕裂关节病设计的关节假体。在这些特殊设计假体其肱骨头更大，以便能够提供超过180°的关节面弧度，使得肱骨的外侧面和肩峰之间形成关节。该手术方式在疼痛缓解上结果可靠，但是在功能恢复上一些患者不如预期。如果没有形成完整的喙肩弓，会导致假体的前上方不稳定，所以建议不行该手术治疗。

（2）反肩关节置换术：包括一个置入在关节盂上的半圆形球形假体和置于肱骨上的关节杯。这种球窝式假体可以通过延长力臂，从而增加力矩，最终提高三角肌外展功能的有效性。这样可以通过三角肌代偿肩袖不完整的功能。此外，相比半肩关节置换术，半限制性设计可以预防向上移位，提高稳定性（图8-11）。

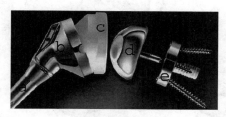

图8-11 反肩关节假体的组成：柄（a），近端膨大部（b），聚乙烯内衬（c），关节盂的球部（d）和底座（e）（引自：Werner CM, Steinmann PA, Gilbart M, et al.: Treatment of painful pseudoparesis due to irreparable rotator cuff dysfunction with the Delta III reverse-balland- socket total shoulder prosthesis. J Bone Joint Surg 87A:1476, 2005.）

100. 反肩关节置换术并发症的发生率是多少?

并发症发生率接近25%。最常见的是肩胛骨切迹、血肿形成、关节盂分离（如底座失败或无菌性松动）、盂肱关节脱位、肩峰或肩胛骨骨折、感染和神经损伤。研究显示术后8年存活率为30%，最近的研究显示其并发症有所降低，生存率提高。这可能和反肩关节置换术的学习曲线相关。

101. 什么是肩胛骨切迹?

肩胛骨切迹是一种机械性并发症,它是由肱骨假体和关节盂下方之间的直接撞击所致的。假体和骨之间进行性的接触会导致聚乙烯磨损、骨溶解,并最终在影像学上表现为切迹。切迹的发生率据报道高达96%。尽管肩胛骨切迹的临床相关性仍然存在争议,肩胛骨下方切迹的出现与功能预后评分降低、聚乙烯磨损、聚乙烯碎屑所致的骨溶解和关节盂假体失败相关。更新的关节盂假体设计已将旋转中心从关节盂中心向后方和(或)远端偏离,以便能够有助于解决这一潜在问题(图8-12)。

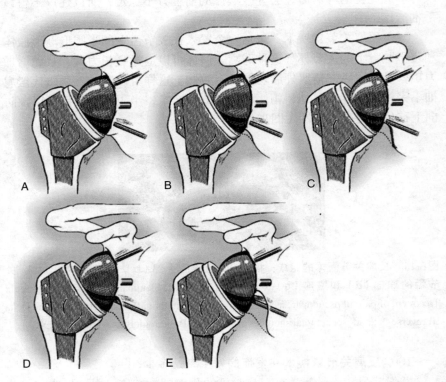

图8-12 Nerot 进行性肩胛骨切迹分型。A. 0级,没有切迹;B. 1级,小切迹;C. 2级,但是假体稳定;D. 3级,进展性切迹(下方螺钉磨损);E. 4级,关节盂假体松动 (引自:McFarland EG, Sanguanjit P, Tasaki A, et al.: The reverse shoulder prosthesis: a review of imaging features and complications. Skeletal Radiol 35:488, 2006.)

102. 什么是肩关节融合术？其手术指征是什么？

肩关节融合术是指手术切除盂肱关节面，然后通过内固定进行融合。其手术相对指征包括年轻的重体力劳动者合并骨关节炎，但是这类患者不期望或不能够改变其生活方式。由于担心肩关节置换术后因过度使用而出现快速的机械松动，有时也可以考虑行关节融合术。其他指征包括无法控制的关节感染、复发性肩关节不稳定、肩袖和三角肌功能完全丧失、臂丛神经损伤合并斜方肌和菱形肌功能不全，以及作为全肩关节置换术失败的挽救措施。

103. 肩关节应该融合在什么位置？

肩关节融合术实施后，患肢在不摆动肩胛骨时能够舒服的在躯干一侧休息，同侧手可以容易地摸到嘴和会阴。建议将肩关节融合在屈曲20°、外展30°和内旋40°上。由于存在肩胛骨周围肌肉疲劳和疼痛问题，一些学者推荐固定在更小的屈曲外展位上。

104. 什么是肩关节切除成形术？其手术指征是什么？

肩关节切除成形术是指切除肱骨头。该手术最早的指征之一是用于治疗继发于肩关节炎的顽固性疼痛，由于其会导致连枷肩，所以目前该手术已很少使用。肩关节切除成形术最常用于顽固性关节感染、肩关节融合术后感染性骨不连和肩关节肿瘤。

二、神经肌肉功能紊乱

105. 什么是胸廓出口？什么是胸廓出口综合征？

胸廓出口由锁骨、第1肋骨、锁骨下肌、肋锁韧带和前斜角肌构成。胸廓出口综合征是指通过胸廓出口间隙的神经血管受压。它最常累及锁骨下动脉静脉和臂丛神经下干（C_8/T_1）。患者常表现为疼痛和尺神经麻痹（环指和小指）。动脉触诊可能发现桡动脉搏动消失，且上肢处于不同的位置时症状会反复出现。例如，Wright试验是指当上肢伸直外展内旋同时颈部向对侧旋转，便会诱发桡动脉搏动消失和症状出现。

106. 应进行哪些影像学检查？

如果怀疑胸廓出口综合征，应进行一系列标准的肩关节和胸部X线检查。胸部X线检查对于排除颈肋压迫神经血管非常重要。此外，胸部X线检查对于排除Pancoast肿瘤也非常重要，该病可能和很多肩关节疼痛疾病相混淆。

107. 胸廓出口综合征的手术治疗有哪些?

尽管锁骨上神经成形术也曾报道使用过,但手术治疗最常用的是第1肋骨切除。

108. 什么是四边孔? 什么是四边孔综合征?

四边孔是由肱三头肌长头为内侧,肱骨干为外侧,小圆肌为上方,大圆肌为下方构成的。腋神经和旋肱后动脉通过该间隙。

四边孔综合征常表现为肩关节或上肢的疼痛和上举活动时感觉异常。通常情况下,该病常见于投掷运动员,在投掷的激发和加速期肢体处于外展伸直和外旋位时症状最明显。通过动脉脉搏图显示旋肱后动脉受压可以确诊该病。

开始应行非手术治疗,包括镇痛、物理治疗和避免体育锻炼。手术治疗适用于那些经历急性或慢性症状且非手术治疗失败的患者。手术通过后路暴露四边孔,然后进行纤维组织松解术(图8-13)。

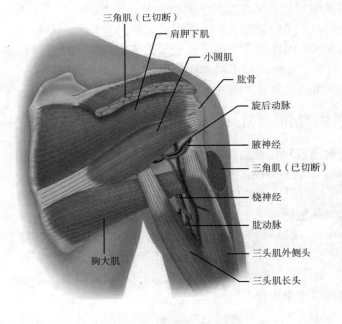

三角肌(已切断)
肩胛下肌
小圆肌
肱骨
旋后动脉
腋神经
三角肌(已切断)
桡神经
肱动脉
三头肌外侧头
三头肌长头
胸大肌

图8-13　从后方描绘的四边孔 (引自: Canale & Beaty [eds], Campbell's Operative Orthopaedics, 12th ed. Copyright © 2013, Mosby Elsevier Inc.)

109. 什么是肩胛骨弹响综合征?

肩胛骨弹响综合征又称肩胛胸壁捻发征,是指在上肢上举时肩胛胸壁关节痛性弹响。许多医师认为该综合征和肩胛骨运动障碍或运动机制改变后所致的运动轨迹不良相关。其他原因包括肌肉萎缩或纤维化、肌肉附着点异常、背阔肌弹力纤维瘤（一种少见的胸壁软组织肿瘤）、骨软骨瘤，或肋骨畸形愈合。还有应注意的是一种上内侧钩状肩胛骨也可以引起生物力学的改变和撞击。

110. 肩胛胸壁关节是由哪些结构组成的？

肩胛胸壁关节之间有肩胛下肌和前锯肌作为缓冲。此外还有2个主要和4个次要滑囊。

主要滑囊：锯肌下滑囊，在前锯肌和胸壁之间。

锯肌上滑囊，在前锯肌和肩胛下肌之间。

次要滑囊：2个位于肩胛骨上内侧角。

1个位于肩胛骨下角。

1个位于肩胛嵴内侧缘。

111. 查体时常见的体征有哪些？治疗方式有哪些？

查体中疼痛通常通过固定肩胛骨得以缓解。偶尔在肩胛胸壁区域可以扪及或听到捻发音。肩胛骨周围的肌力和稳定性是治疗框架中重要的指标。NSAID、捆扎或支具、肩胛胸壁滑囊局部皮质激素注射可以使一部分患者的疼痛缓解。局部注射也可以为诊断提供帮助。有时患者可能需要接受切开或关节镜下滑囊切除术或是肩胛骨上内侧部分切除术。

112. 应进行哪些影像学检查？

应进行肩胛骨切线位检查排除骨性结构异常。如果对骨性结构有疑问，应进行CT检查，而MRI检查可以用于判断滑囊炎的内容物性质或软组织病变。

113. 什么是假性翼状肩胛？

有时在一些肩胛胸骨弹响症的患者中，受累区域的松弛和疼痛可能会导致肩胛胸壁关节的生物力学并出现翼状表现。然而，不存在神经源性的病因。

114. 什么是翼状肩胛？

翼状肩胛是一种少见的功能紊乱，通常由肩胛胸壁关节稳定肌肉结构的神经肌肉不平衡所致，其会导致肩胛胸壁外形和运动异常。胸长神经和副脊神经的病变是最常见的原因。前锯肌是由胸长神经支配，后者是由颈髓第5、第6、第7神经根发出。作为一个整体，前锯肌主要是伸展和稳定肩胛骨，维持关节盂位置从而使上肢有效运动。斜方肌作为一块大的肌肉，是由副脊神经支配的，其附着于枕外粗隆、项线（项韧带）内侧1/3、$C_7 \sim T_{12}$棘突上。

115. 什么原因会导致翼状肩胛？体检中应如何确定这些病因？

（1）胸长神经麻痹：内侧翼状肩胛。

①原发性翼状肩胛最常见的原因是胸长神经损伤或撞击所致的前锯肌麻痹。神经损伤包括受压、牵拉和磨损。

②肩胛骨向上移位，伴肩胛下极内旋。

（2）第Ⅺ对脑神经（斜方肌）麻痹：外侧翼状肩胛。

①神经损伤可能是关节盂颈部外科手术造成，也可由创伤、感染（病毒）或其他原因。

②患者主诉上肢放射性疼痛，这可能是由肩胛骨的下垂牵拉臂丛神经所致。

116. 如何治疗翼状肩胛？

（1）胸长神经麻痹

①非手术治疗：大部分翼状肩胛病例是神经轴突损伤的结果。神经轴突损伤通常在6～9个月治疗。一旦确诊，应先行非手术治疗以便维持肩关节运动，预防僵直。在没有穿透伤或先前手术的情况下，许多学者建议行一系列非手术治疗12～24个月来观察神经恢复情况。

②手术治疗：最近关于胸长神经松解术和神经转位术在治疗翼状肩胛的临床预后良好。尽管如此，由自发性神经肌肉麻痹、牵拉损伤、挫伤引起的翼状肩胛，如果在12～24个月不能治愈，则应行动力肌肉转位术。慢性前锯肌麻痹可以通过将胸大肌胸侧头转位至肩胛骨下角来进行有效治疗。

（2）第Ⅺ对脑神经麻痹

①非手术治疗：如果神经损伤超过6个月没有检测到，则不建议行神经修复术，而行超过12个月的非手术治疗。通过非手术治疗，疼痛通常可以缓解，但是功能受限通常仍存在。

②手术治疗：如果6个月内发现神经损伤，可以考虑行神经修复或重建术。在非手术治疗一定时期后患者对恢复不满意或是神经修复术不成功，常考虑行Eden-Lange手术。

117. 什么是Eden-Lange手术？

Eden-Lange手术是指通过肩胛提肌、大菱形肌、小菱形肌转位用以代偿斜方肌（上方、中部和下方）的功能不足部分。术中应考虑到肩胛骨稳定性，并改善肩胛胸壁关节的生物力学。

118. 什么是Milwaukee肩？

Milwaukee肩是一种快速破坏的肩关节炎。该病在文献报道中还有很多名称，包括老年出血性肩关节病。该病主要发生于老年女性。单侧关节受累最为常见。其典型表现为肩关节长期疼痛伴功能丧失。影像学改变包括盂肱关节退行性改变伴肩袖破裂。滑膜积液穿刺常为血性、非炎症性，钙磷灰石结晶检验阳性。患者常存在肩袖损伤和急性炎症期疼痛加重，并发生晶体脱落。

三、肘关节

（一）肘关节脱位和不稳定

病例8-6

23岁男性从自行车上跌落，右上肢伸直位着地，后到急诊科就诊。患者主诉肘关节疼痛、水肿，右手小指、环指少许刺痛感。查体发现患者左手支撑右肘关节于轻度伸直位。肘关节明显水肿，主被动活动都会加重患肘疼痛。桡动脉和尺动脉搏动2$^+$级。尽管患者主诉尺神经支配区麻木，但是尺、桡和正中神经支配区触觉正常。正中、桡、尺、骨间神经前后支支配区肌力正常。

119. 限制肘关节脱位的静力和动力结构有哪些？

（1）主要的静力结构：骨性，肱尺关节；韧带，内侧副韧带（MCL）前束及外侧副韧带尺侧束（LUCL）。

（2）次要的静力结构：关节囊、肱桡关节、屈肌和伸肌总腱起点。

（3）动力稳定结构：跨越肘关节的肌肉提供压力（肘肌、肱三头肌和肱肌）。

120. 什么是肘关节脱位？

肘关节脱位是指连接肱骨和尺桡骨的关节脱位。

121. 肘关节脱位是否常见？

尽管肘关节是限制度和稳定度最高的关节之一，但是肘关节脱位并不少见。而肩关节和近节指间关节脱位比肘关节更常见。

122. 大多数肘关节脱位是如何发生的？

最常见于15～25岁年轻人体育运动过程中。该病也可见于高速运动的汽车和摩托车事故。

123. 肘关节脱位最常见的损伤机制是什么？

最常见的损伤机制是跌倒过程中肘关节伸直或过伸位。

124. 如何描述肘关节脱位？

（1）分型：肘关节可以分为简单和复杂型。

①简单型：不伴骨性结构损伤。

②复杂性：伴骨性结构损伤。

（2）方向：和所有关节脱位一样，肘关节脱位也应根据远端部分和近端部分的相对关系来描述。90%的脱位为后方或后外侧脱位（如肘关节后脱位是指尺骨位于肱骨的后方）。尽管大部分为后脱位，肘关节脱位也可以是前、内、外和完全分离的脱位。前脱位少见且常合并软组织巨大撕裂伤。关节间完全分离的脱位也少见，但非常严重，尺骨桡骨和肱骨沿不同的方向分离脱位，如果该脱位发生，附着于尺骨和桡骨上强大的肌肉肌腱复合体必将完全受损。

125. 什么是后外侧旋转不稳定？

后外侧旋转不稳定是指一种特定的肘关节损伤机制，从而导致关节脱位、韧带损伤和骨折。它是由旋后和外翻应力共同造成后外侧不稳定并可能发生肘关节完全脱位。外力先从外侧开始导致LUCL撕裂，然后向内侧导致后方和前方关节囊撕裂。如果外力足够强大，也会导致MCL损伤，这也被认为是恐怖三联征的损伤机制。

126. 当肘关节后外侧不稳定时，外侧轴向移动试验结果如何？

外侧轴向移动试验是一种临床检查手段，用于复制肘关节后外侧脱位时的损伤机制。有症状的肘关节在轴向加压、外翻应力和旋后时显示不稳定。实施该检查时，患者前臂应在过头旋后位。检查者站在桌子前方，一只手握住患者的腕关节使之维持在完全旋后位，另一只手放在患者前臂近端，患肢完全伸直位。检查过程中，缓慢的屈曲肘关节，同时肘关节施加轴向压力和外翻应力。当肘关节屈曲约40°时，患者可能体会到"咯噔"的响声，或者是产生恐惧以至于拒绝检查，这些都是由于该检查过程中使患者体会到关节不稳定所致。

127. 什么是肘关节恐怖三联征？

恐怖三联征是指桡骨头骨折、冠状突骨折和LUCL撕裂（图8-14）。

128. 桡骨头骨折的分型是什么？

Mason分型（图8-15）如下。

（1）Ⅰ型：小块或边缘骨折不伴明显移位。

（2）Ⅱ型：边缘骨折伴移位明显。

（3）Ⅲ型：桡骨头或颈部粉碎性骨折。

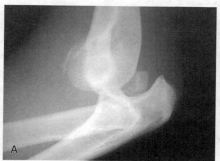
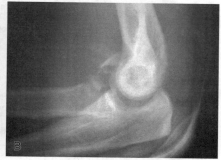
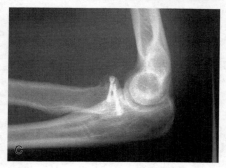

图8-14 A. 肘关节恐怖三联征侧位像显示肘关节脱位、桡骨头骨折和冠状突骨折; B. 闭合复位后, 桡骨头不能完全复位, 肱尺关节间隙增宽和冠状突骨块依然移位; C. 由于软组织和骨性结构对后方脱位的限制不足, 导致这些损伤在闭合复位后仍然不稳定 (引自: Browner BD et al.: Skeletal Trauma, 4th ed, pp. 1503-1592. Copyright © 2009, with permission from Saunders, Elsevier Inc.)

Ⅰ型

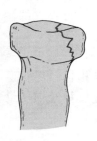
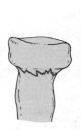

Ⅱ型

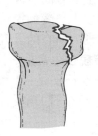
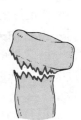

Ⅲ型

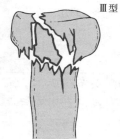
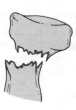

图8-15 用于桡骨头骨折的改良Mason分型 (引自: Browner BD et al., Skeletal Trauma: Basic Science, Management, and Reconstruction, pp. 1503-1592. Copyright © 2009, with permission from Saunders, Elsevier Inc.)

129. 冠状突骨折的分型是什么？

Reagan-Morrey骨折分型如下。

（1）Ⅰ型：尖端骨折。

（2）Ⅱ型：冠状突受累＜50%。

（3）Ⅲ型：冠状突受累＞50%。

130. 什么是后内侧旋转不稳定？

这是肘关节脱位常见的损伤机制，常导致LUCL撕裂和冠状突内侧面撕脱骨折，但不伴有桡骨头骨折。

131. 肘关节脱位后行物理检查可有哪些发现？

疼痛是任何脱位最经典的体征。视诊见患者常用对侧手支撑患侧前臂，肘关节常被放置于轻度屈曲位。相比健侧，前臂表现为轻度的短缩。鹰嘴触诊发现后方突起明显。肘关节常出现水肿并随时间逐渐加重。

132. 如何检查神经血管功能？

首先，应检查正中、尺、桡神经支配区触觉。检查正中、尺、桡和骨间前后神经支配区肘关节以远的肌肉强度。要求患者拇指和小指对掌运动评估正中神经的功能。要求患者屈曲拇指和示指的远节指间关节（常要求患者做一个"OK"的动作）评估骨间前神经的功能。通过检查手部由尺神经支配的骨间肌肉功能评估尺神经的功能。要求患者伸腕评估桡神经功能。要求患者伸拇指评估骨间后神经的功能。应该在腕部触诊尺桡动脉的搏动。所有的发现都应该记录。

133. 肘关节脱位中常见的神经血管损伤有哪些？

最常见的神经损伤是神经失用症，并且不是永久性损伤。尽管经过关节的任何神经在肘关节脱位时都有可能受损，但是尺神经损伤最常见。

134. 如果存在神经血管损伤应该如何处理？

一旦发生损伤，应该迅速进行复位。神经血管损伤常通过复位来解决。复位后再次详细检查神经血管的状态，如果怀疑血管损伤应立即行动脉脉搏标记图检查。

病例8-6　续

根据临床表现立即行X线检查，结果发现明确的肘关节后脱位。同时在前方还有1个骨块，考虑为桡骨头骨折。在急诊科经患者同意后准备对其进行闭合复位术。

135. 请描述肘关节脱位的复位手法。

肘关节脱位应尽快进行复位。担任肘关节脱位高风险运动的队医能够在伤后快速轻易地复位肘关节。如果伤后时间遭到延误，软组织发生肿胀，则最好在神经阻滞或全身麻醉下完成复位。如前所述，在进行复位前，必须对神经血管状态进行检查。如果进行了影像学检查，则应仔细进行检查，寻找任何可能发生的相关骨折，尤其是尺骨近端的冠突和桡骨头。大多数情况下，尺骨会向后脱位至肱骨后方。

有许多方法用于复位肘关节。总的来说，复位过程中应将患者置于仰卧位。最简单和可靠的方式是对前臂施加轻柔的牵引，并由助手在肱骨远端施加对抗牵引力。随着肘关节逐渐轻柔地伸直，任何内侧或外侧的尺骨移位都可能通过施加于移位部分的对抗牵引力来纠正。然后肘关节小心地屈曲，同时维持适当的牵引力完成复位。对于后脱位，一只手将肱骨远端向后推，同时屈曲向前牵拉前臂常是非常有效的方式。如果没有助手，将患者置于俯卧位对于复位可能是有益的。Parvin介绍了一种重力复位方法，该方法也可以用于单人操作。患者在担架上处于俯卧位，同时握住患者的腕部小心地向下牵引患肢，维持几分钟的牵引后，肌肉痉挛应该可以消除，用对侧的手在肱骨远端前方施加轻柔向上的力量，举起上肢作为牵引，并持续予以向下的力量，应该可以复位，并同时伴有"咯噔"的响声。

复位后，应该再详细评估神经血管的功能，并缓慢的屈伸肘关节确保复位成功，同时判断稳定活动的范围。尽管屈曲和前臂旋转的度数应该根据关节稳定的范围决定，但是一般使用衬垫良好的肘关节后托将肘关节固定于屈曲90°。复位后进行X线检查确保脱位已完全复位，并排除新的骨折。评估肱尺关节和肱桡关节匹配度是非常重要的。此外，外翻应力试验对于评估MCL的完整性很有帮助。MRI也可以用于诊断韧带撕裂伤。

136. 如果肘关节脱位不能复位应该怎么办？

不可复位的脱位常见的原因是关节间隙内有骨块嵌入，其中最常见是肱骨内上髁。如果在静脉麻醉下对脱位尝试2次复位后依然不能成功，应该在全身麻醉下行闭合复位。如果依然失败，有必要行切开复位术。

137. 何时应该对肘关节脱位进行CT检查？

总体来说，CT平扫对于简单脱位不是必要的。而此检查对复杂脱位是有益的，可以精确判断骨折块和关节移位，从而为外科治疗决策提供指导。此外，CT平扫有利于关节间隙内的判断游离体或骨折块。我们不建议在关节复位前行CT检查，因为当关节脱位时，很难判断和定位粉碎或移位的骨折块的解剖位置。

138. 简单的肘关节脱位的治疗方法有哪些？

总体来说，简单的肘关节脱位不需要进行手术治疗。可以石膏后托或悬吊带制动肘关节3～5d。治疗目标是通过肘关节功能锻炼和在稳定范围内的伸展训练来预防关节僵直。如果屈曲小于30°时出现不稳定，铰链外固定支架常常在前6周使用，可以预防伸直和旋转活动，从而为功能锻炼提供保护。如果在使用铰链支架后仍然持续不稳定，可以考虑行韧带修复或重建手术。

139. 简单的肘关节脱位如何通过单一入路进行手术固定？

LUCL损伤常被认为是必然出现的，并且是首先出现的。LUCL最常起于肱骨处（等长点位于肱骨小头外侧）。对于急性损伤，该韧带起点可以通过骨道或锚定进行固定。对于慢性损伤，则可能需要使用自体或同种异体韧带进行重建术。一旦LUCL修复，应评估肘关节稳定性，因为一旦LUCL获得修复，即使存在MCL的损伤，它也常可以为肘关节提供足够的稳定性。

140. 肘关节脱位的远期并发症有哪些？

（1）肘关节习惯性脱位很少见，但是一旦出现常导致残疾。

（2）最后的伸直功能轻度丢失：功能丧失的程度可以通过早期功能锻炼方案最大限度减少。

（3）肘关节脱位后可能发生异位骨化。

（4）神经血管损伤。

病例8-6　续

复位完成后，在前臂中立位和肘关节屈曲85°检查肘关节发现稳定程度最好。衬垫良好的石膏后托将患肢固定在该位置，并行复位后的X线检查。X线显示肘关节已经复位，同时合并移位的桡骨头骨折和冠状突骨折。CT扫描能更好地描述骨折形态，其结果显示Ⅱ型的桡骨头骨折和Ⅲ型的冠状突骨折。在讨论了关于手术的利弊后，患者接受手术治疗，行冠状突和桡骨头骨折切开复位内固定和LUCL修复术。患肘关节活动在30°～130°显示稳定性良好。术后患者接受铰链肘关节支架固定6周，并开始早期活动。术后12周随访，患者的骨折愈合，活动范围提高至5°～130°。

141. 为什么对复杂的肘关节脱位常常选择手术治疗？

治疗的主要目标是允许肘关节早期活动，从而防止关节僵直。通过韧带修复（或重建）和骨折固定手术重新获得关节稳定性，使得其可以在骨或韧带完全恢复前开始早期活动。

142. 复杂的肘关节脱位手术固定的原则是什么？

总体来说，手术应从肘关节外侧开始。充分暴露后，应先从肘关节的深层开始固定，然后才是浅层结构。这是因为如果浅层结构完整或已经修复，会使得深层结构的修复变得困难。应首先对冠状突骨折进行复位和固定。然后将注意力转向桡骨头骨折，并对其进行固定或修复，具体手术方式取决于骨折类型和粉碎程度。浅层结构中，应对LUCL进行修复或重建。在这一点上，应评估肘关节的稳定性，确保其在30°～130°的范围稳定活动。如果未能获得稳定性，应该注意内侧结构，对MCL进行修复或重建。当对肘关节内侧结构进行操作时，辨别和保护尺神经是非常重要的。术后应再次评估稳定性，如果肘关节依然不稳定，应使用外固定支架。

143. 脱位后急性期行桡骨头切除术的问题有哪些？

肘关节脱位急性期行桡骨头切除术会并发桡骨向近端移位，因此不推荐使用。在急性期，应该行桡骨头复位内固定术或关节置换术。

（二）肘关节炎或僵直

病例8-7

74岁老年女性，右利手，有长期类风湿关节炎病史，主诉左肘关节疼痛20多年。患者主诉其已经接受了抗炎药物和改善症状的抗风湿药物治疗，其指出疼痛进行性加重，并且肘关节运动丧失。其疼痛是持续存在的，且在伸展或上举时加重。查体发现患者肘关节活动范围35°～110°，并伴有捻发感和疼痛。肱桡关节触诊发现轻度渗出和柔软感。内翻和外翻应力试验发现其肘关节严重不稳。神经血管检查未见异常。

---

144. 肘关节炎主要有哪些类型？

根据发病率，肘关节炎最常见的类型包括以下3种。

（1）类风湿关节炎：20%～50%的类风湿关节炎患者在疾病发病5年内存在肘关节受累。90%的患者手部和腕部受累，80%的患者肩关节受累。

（2）创伤后关节炎。

（3）骨关节炎：约有2%的人群存在肘关节原发性骨关节炎。

145. 请描述肘关节炎典型的病史。

类风湿关节炎患者常找其内科医师或风湿科医师就诊，主诉肘关节疼痛僵直，既往有类风湿关节炎病史。不合并类风湿关节炎病史的患者可在30～80岁发病，如既往有肘关节骨折脱位史、肘关节反复外伤史或上肢重体力劳动者。

146. 肘骨关节炎患者查体时可有哪些发现？

肘关节炎最常见的症状是僵直，特别是伸肘功能丢失时。当关节屈伸和旋前旋后时可扪及捻发感。关节屈伸活动常可引出疼痛，特别是极限运动时。

147. 请描述肘关节炎的影像学表现。

前后位和侧位片常可见鹰嘴和冠状突及鹰嘴窝和冠状突窝骨赘形成，也可能会有骨量丢失。当肘关节存在屈曲挛缩时，前后位片很难获得。肱骨远端和尺桡骨近端前后位片应分别获取，以便能够获得关节每个区域真实的解剖学表现。

148. 肘关节功能运动的范围是多少？

一般来说，功能运动范围是指屈曲30°～130°，旋前和旋后50°，这一活动范围就可满足日常生活需要。最近更多的研究显示，更大的活动范围（屈伸27°～149°，旋前65°，旋后77°）可能对于现代生活需求（鼠标、键盘和手机的使用）是必要的。

149. 肘关节炎非手术治疗方式有哪些？

肘关节炎非手术治疗的核心是缓解疼痛和维持活动范围。应用NSAID、轻柔地牵伸训练和间断的皮质激素注射可能为许多患者提供满意的疗效。

150. 肘关节炎的手术治疗指征是什么？

手术指征包括非手术治疗失败、功能丧失影响日常生活和机械性症状（如绞锁、活动受限或伴随疼痛的紧束症状）。

151. 肘关节炎的手术治疗方式有哪些？

（1）肘关节囊松解、游离体取出和骨赘切除、切开或关节镜下手术这3种手术方式常常同时进行，常可实现活动范围的改善和疼痛的缓解，但是不能完全解决残余疼痛和保证患者不再进行二次手术。术前采用传导低阈值评估尺神经症状，特别是当要对屈曲挛缩严重的患者进行手术时。

（2）插入/牵拉关节成形术：该手术可用于骨关节炎，但是常用于年轻人，创伤后肘关节炎患者主动活动需求高，并且没有其他合适的手术选择。常联合应用上述手术方式，但是该手术方式的持久性和长期随访结果并不清楚。简单的说，该手术包括病变关节切除和插入生物材料（如肌肉瓣、筋膜、合成支架结构、同种异体移植及其他）关节表面成形术。有时要在肘关节两侧使用外固定架，以便在愈合过程中牵拉关节。该技术的缺点在于疼痛缓解程度不能预测及关节稳定程度不确定，其在肘关节炎治疗地位不明确。

（3）全肘关节置换术：全肘关节置换术可用于治疗肘关节炎，但是由于高需求和早期松动的原因出现早期失败。因此，年龄小于65岁的患者通常是全肘关节置换术的相对禁忌证。

152. 关节镜下如何治疗肘关节炎？

关节镜手术可以切除鹰嘴、冠状突、鹰嘴窝和冠状突窝内的骨赘。但是单纯切除游离体对治疗肘关节炎并不认为是有效的。如果关节炎合并关节囊挛缩，一些学者会推荐行关节镜下关节囊松解术。如果有手术指征，也可以行关节镜下桡骨头切除术。

153. 骨赘切除术的相关风险有哪些？

骨赘切除常存在关节软骨和神经结构损伤的风险。内后方骨赘和尺神经比邻。尺神经也和肱骨滑车上的骨赘邻近，因此该区域骨赘切除术需要小心操作。

154. 关节镜治疗肘骨关节炎的相对禁忌证是什么？

关节镜治疗肘骨关节炎的相对禁忌证包括关节纤维化、先前进行过肘关节手术、需要同时行尺神经转位术。

155. 肘关节类风湿关节炎（RA）查体时可有哪些发现？

肘关节炎症性关节炎常见的症状是关节僵直。但是相比原发性骨关节炎更常见的是软组织结构的破坏，以及继发内外翻不稳定。关节屈伸和旋前旋后时常可扪及捻发感。屈伸活动时疼痛加重，特别是当极限活动时。有时可合并尺神经病变。

156. 请描述类风湿关节炎的典型影像学表现。

总体上讲，该病是从软组织开始发病的，逐渐破坏关节，最后导致关节周围和软骨下骨的侵蚀和破坏。

肘关节类风湿关节炎的Mayo分型如下。

（1）Ⅰ型：没有异常的影像学表现，除了关节周围骨质疏松合并软组织水肿。常表现为轻至中度的滑膜炎。

（2）Ⅱ型：轻至中度的关节间隙减小，合并轻微或无结构上的变形。顽固性滑膜炎不能够通过NSAID药物单独控制。

（3）Ⅲ型：关节间隙广泛变窄合并或不合并囊肿形成。关节变形，如鹰嘴变薄、肱骨滑车或小头吸收。滑膜炎广泛存在，但可能在静止期。

（4）Ⅳ型：关节过度破坏合并软骨下骨丢失和关节半脱位僵直。滑膜炎症状可能比较轻。

157. 肘关节类风湿关节炎的自然病史是什么？

（1）滑膜炎是最早出现的较明显的病理过程。其生物力学仍正常。可存在骨质疏松，但是不合并关节破坏。

（2）关节间隙变窄并伴有进行性骨质疏松。

（3）关节变形，骨质疏松恶化，软骨下囊肿形成，并开始出现关节不稳定，以此可以与骨关节炎进行区分。

（4）最后，广泛的破坏导致软骨面丢失和关节严重不稳定。关节不稳定常常是由于软组织炎症破坏侵犯韧带，使得其破坏和不完整所致。

158. 肘关节炎症性关节炎的非手术治疗方法有哪些？

非手术治疗的核心是通过内科管理和药物调整预防关节破坏和其他系统性疾病发生。石膏固定、NSAID缓解疼痛、轻度牵拉治疗和皮质激素注射对临时缓解疼痛均是有益的。

159. 肘关节类风湿关节炎的手术治疗方式有哪些？

疾病阶段、年龄和其他关节受累决定了以下两种方式的选择。

（1）滑膜切除伴有或不伴有桡骨头切除适用于Mayo Ⅰ型或Ⅱ型患者。该手术可以通过开放或关节镜手术完成，这取决于术者喜好、滑膜炎程度和额外的治疗需求。

（2）全肘关节置换术适用于Mayo Ⅲ型或Ⅳ型患者（图8-16）。

160. 桡骨切除术的手术指征和优缺点是什么？

当肱桡关节受累且肱尺关节相对受累（轻至中度）时，推荐采用桡骨切除术来缓解疼痛。该手术推荐用于缓解疼痛，但是不能改善活动。桡骨头切除术并不能作为类风湿关节炎患者长期解决病痛的一种方式，因为该病将会逐渐使肱尺关节受累。

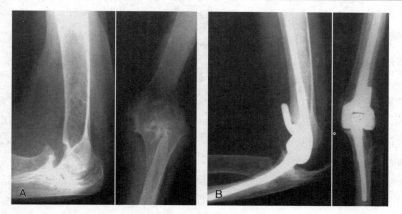

图8-16 类风湿关节炎全肘关节置换术。A. 66岁老年女性合并类风湿关节炎，并发肘关节受累，疾病处于进展期；B. 全肘关节置换术（引自：Canale ST, Beaty JH [eds], Campbell's Operative Orthopaedics, 11th ed, p. 996. Copyright © 2008, Mosby Elsevier Inc.）

161. 什么是全肘关节置换术？

全肘关节置换术包括肱骨远端和尺骨近端关节面置换术。目前有两种设计类型的肘关节假体。

（1）铰链假体：该型假体通过肥大的铰链连接，可以行关节屈伸活动，同时部分限制内外翻。由于应力通过关节铰链处，容易出现假体早期松动。

（2）非铰链假体：该型假体在肱骨和尺骨部分间没有连接。这些组件以肘关节的原型方式构成关节。由于其通过软组织结构来维持关节稳定性，所以该型假体的稳定性值得担忧。

该型假体通常不适用于炎症性关节炎患者，因为这些关节的软组织结构强度常常不足。

162. 全肘关节置换术的手术指征是什么？

大多数外科医师认同全肘关节置换术的手术指征是很窄的。主要适用于类风湿关节炎或其他炎症性关节患者的肘关节炎进展期，同时该类人群对肘关节的功能需求低。其也可考虑用于一些肘骨关节炎和创伤后骨关节炎且功能需求低的患者。发生急性外伤时，全肘关节置换术也可用于严重肱骨髁上和髁间骨质疏松骨折的老年患者。此外，该手术也适用于肱骨髁间髁上骨不连的老年患者。

163. 全肘关节置换术的手术禁忌证是什么?

关节急性感染期是绝对手术禁忌证。相对手术禁忌证包括活动需求高的年轻患者和不愿意或不能改变其生活方式的重体力劳动者。

164. 全肘关节置换术主要并发症有哪些?

(1)伤口愈合问题和感染:①危险因素包括先前做过肘关节手术、先前存在肘关节感染、严重的类风湿关节炎、伤口引流和再手术。②对全肘关节置换术推荐分期行翻修术,包括之前假体的取出和抗生素占位器的置入。

(2)假体松动:①不稳定,包括脱位、半脱位或滑动轨迹异常(所有的都采用的是非限制假体);②尺神经损伤;③肱三头肌肌力不足。

165. 请描述肘关节置换术中的主要技术问题。

常通过后入路行关节置换术。必须暴露尺神经,必要时可能将其前移。肱三头肌附着于尺骨鹰嘴的部分可能剥离、劈开或保留。保留肱三头肌对手术技术操作上造成更多的挑战,但是考虑更好的肱三头肌功能对于类风湿关节炎患者是非常重要的因素,它可以帮助患者离开床和椅子。精细的软组织保护是至关重要的。

必须对软组织平衡、肘关节运动轴线和假体旋转的一致性予以足够的重视。对于非限制性假体,软组织特别重要,但是由于类风湿关节炎患者的软组织条件常常很差,所以韧带和关节囊重建有时可能比较困难。

对骨质小心地操作、钻孔和保留骨量是重要的。

166. 全肘关节置换术的临床预后如何?

肘关节置换术能够较好地缓解疼痛和恢复关节运动。假体生存率常取决于假体类型和手术指征。对于类风湿关节炎,随访研究显示,其10年生存率为75%～90%。一项研究显示,全肘关节置换术用于治疗创伤后关节炎、骨折和肱骨髁上骨不连时,其累计生存率3年为73%,5年为53%。这一结果明显较炎症性关节炎患者差,后者3年和5年的生存率分别为92%和90%。需要进一步的研究来判断肘关节置换术用于创伤后关节炎和骨关节炎的长期生存率。

167. 除了关节炎外,其他导致肘关节僵直的原因还有哪些?

先天畸形、脑卒中后残疾、烧伤后挛缩、继发性关节感染及最常见的肘关节创伤都可以导致肘关节僵直。

168. 创伤后肘关节僵直如何分型?

(1)外在因素(关节外):包括皮肤、皮下组织、关节囊、两侧韧带挛缩、肌肉挛缩、异位骨化和尺神经损伤。

（2）内在因素（关节内）：包括关节畸形或粘连、骨赘形成、纤维化和骨质手术。

（3）混合因素。

169. 肘关节僵直的非手术治疗方法有哪些？

考虑到创伤后损伤会产生疼痛并限制患者肘关节活动的能力，所以治疗的主要目标是预防僵直。一旦发生僵直，必须根据病因采取非手术治疗。但是NSAID药物、冰敷或热敷、皮质激素注射和理疗可有助于缓解疼痛和改善活动范围。具有铰链关节的牵伸式支具（松紧螺旋扣的支具）或传统可塑性支具可用于缓慢改善关节的最大屈伸范围。这些支具的成功常受患者使用的依从性和正确的指导。

170. 不伴有关节炎的肘关节僵直的手术治疗方法有哪些？

当关节僵直不伴明显的关节炎时，应行软组织松解（包括前后关节囊切除）、肱肌松解和肱骨远端关节窝内嵌入的软组织切除术。如果肱肌短缩，应行肱肌松解或从肱骨上剥离。如果肱三头肌短缩，应行肌腱松解或肌腱延长术。如果桡骨头骨折并继发骨不连或整体扩大所致的旋前、旋后或屈曲障碍，应该在桡骨头 - 颈交界处切除桡骨头，并同时注意保护环状韧带。如果患者术前出现尺神经症状或在完成神经松解后直视下神经张力过高时，应行尺神经松解前移术。

（三）肌腱损伤

病例 8-8

50岁男性，因3d前搬沙发时突然感觉到优势上肢撕裂样疼痛，遂到诊所就诊。患者感觉肘关节前方疼痛和轻度水肿。他注意到第2天肘关节周围淤血和上肢出现包块。检查发现患侧肘窝前方和上方瘀斑。肘关节旋前明显无力，屈曲轻度无力。Hook试验阳性。3d后对其行手术治疗修复肌腱。3个月后其肌力恢复接近80%，5个月后患者完全恢复并且其患肢可以做所有活动。

171. 肱二头肌远端撕裂的损伤机制是什么？哪类人群最易受累？

损伤机制通常是在肘关节屈曲90°时，突然予以一个巨大的伸直应力。该应力常伴随肱二头肌离心收缩，最终导致肘窝前方撕裂样感觉。肱二头肌腱远端常从桡骨粗隆处撕脱。40～60岁的男性最常受累，常见表现为肘窝前方瘀斑和肌肉无力（最常见的是旋后力量）。

172. 在肘关节处，症状是否常先于急性肱二头肌撕裂出现？

是的。运动员常表现为先前存在慢性肌腱炎。肌腱退行性改变可能
会使其在创伤情况下更易受伤。

173. 肱二头肌远端撕裂常见的体征有哪些？

可能表现为肱二头肌正常外形丧失和明显畸形。值得注意的是，完
整的肱二头肌腱膜可能连接撕裂的肌腱，从而预防其向近端收缩，最
终使得畸形变得隐匿。肱二头肌 Squeeze 试验可能阳性。如果肌腱完整
时，做该试验挤压肱二头肌时会诱发前臂旋后。Hook 试验在肌腱完全
断裂时常表现为阳性，做该检查时，肘关节屈曲90°，将手指放在肱二
头肌外侧缘下方、肱肌和肱二头肌之间，在横跨肘窝前方的条索样结构
下勾住手指。旋后力量下降最常见，这是由于肱二头肌腱主要的作用是
前臂旋后，其次是肘关节屈曲。

174. 肱二头肌远端撕裂有哪些影像学表现？

肘关节X线片可能显示桡骨粗隆处肥大和不规则或是其本身撕脱。
MRI可以有助于确诊，并区分完全撕裂和部分撕裂，显示肌腱回缩的程
度及肌腱的质量。但MRI并不是诊断所必需的（图8-17）。

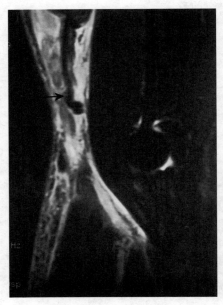

**图8-17　肱二头肌远端撕裂。肘关节
矢状位磁共振显示肱二头肌远端撕裂。
肌腱近端（箭头所指）已经回缩几厘
米，肱肌前方软组织水肿明显**（引自：
Canale ST, Beaty JH [eds], Campbell's
Operative Orthopaedics, 11th ed, p.150.
Copyright © 2t008, Mosby Elsevier Inc.）

175. 肱二头肌撕裂的治疗方法有哪些?

非手术治疗适用于不要求恢复全部肘关节的屈曲和旋后肌力的患者。队列研究显示非手术治疗常用于功能需求低的老年患者。非手术治疗也适用于不能接受手术的患者。其方法包括制动、疼痛控制和物理治疗。

手术治疗适用于活动需求高并要求恢复力量的患者,或是部分撕裂且非手术治疗失败的患者。有很多外科固定技术可用于治疗,包括通过单一和双切口行解剖型修复(桡骨粗隆修复)和采用锚钉缝合、骨道重建、交叉螺钉、皮质纽扣或其他骨性固定方法行非解剖型修复(修复肱肌)。值得注意的是,肌腱牵拉或肌腱质量下降所致的慢性撕裂可能需要肌腱移植或肌腱固定术(固定于肱肌)。

176. 哪些人群存在肱三头肌撕裂的风险?

肱三头肌撕裂很少见,有时见于体弱患者或健美运动员。之前因尺骨鹰嘴滑囊炎做过局部注射的患者、合并炎症性关节病的患者,以及使用合成代谢类固醇患者均是高危人群。

177. 常见的损伤机制是什么?

常见的损伤机制是肱三头肌收缩过程中出现的离心应力所致。撕裂常发生于三头肌附着点,很少见于肌腹和腱腹交接处。

178. 肱三头肌撕裂患者查体时常见的发现有哪些?

在急性期,瘀斑、水肿和疼痛是典型的表现。可发现伸肘肌力下降和上肢后方明显凹陷。和肱二头肌撕裂相似,MRI并不是诊断所必需的,但是可以有助于区分完全撕裂和部分撕裂,显示肌腱回缩的程度及肌腱的质量。

179. 肱三头肌撕裂的治疗方式有哪些?

和肱二头肌撕裂相似,非手术治疗适用于不要求恢复肘关节伸直肌力的患者,也适用于因内科合并症而不能接受手术的患者。手术治疗可考虑用于要求恢复肌力的患者。修复术常涉及缝合肱三头肌腱,然后通过骨道固定于鹰嘴。

180. 什么是网球肘? 其常见的病因有哪些?

网球肘又称肱骨外上髁炎,是一种过度使用综合征,是由肱骨外上髁腕伸肌起点处反复过度张力负荷所致。该病常见于球拍运动员和高尔夫运动员。腕关节背伸和旋后运动过多,如使用锤子和螺丝刀的人群,也是常见病因。

181. **网球运动员合并网球肘的危险因素有哪些?**

肱骨外上髁炎的危险因素包括不正确的握拍大小、高强度的伸缩活动、摆动技巧差和球拍过重。

182. **发生网球肘时哪些肌腱最常受累?**

桡侧腕短伸肌最常受累,持续的腕背伸、手指伸直、抓持及肱骨外上髁下方轻柔触诊都会增加疼痛。指总伸肌也可受累。肌腱附着点的组织病理学改变是血管纤维母细胞变性。

183. **影像学检查对于诊断的必要性如何?**

影像学检查常用于排除其他疾病可能。尽管如此,X线片常常显示为正常,而MRI可能显示信号强度增高和ECRB肌腱附着点处退变。

184. **非手术治疗方式有哪些?**

作为骨科非手术治疗中的经典方法,休息、活动方式改变、NSAID、支具固定和皮质激素注射是有益的。应将物理治疗纳入治疗计划中,包括伸肌牵伸锻炼和强度训练。通常使用网球肘带来固定,该支具用于前臂至肱骨外上髁。一般认为作用于ECRB附着点的压力能够降低经过肌肉肌腱联合体处的炎症。

185. **手术治疗的指征是什么?手术方式有哪些?**

手术只适用于依从性好非手术治疗失败的患者(常超过6个月)。大部分学者描述的外科技术涉及ECRB肌腱退变部分的清理。健康的肌腱仍需要修复。可以通过关节镜进行ECRB的清理或松解。

186. **什么是高尔夫球肘?**

高尔夫球肘又称肱骨内上髁炎,是一种过度使用综合征,是由肱骨内上髁旋前伸直肌肉起点处反复过度张力负荷所致。反复抓持活动、前臂持续的旋前或腕部伸直常会导致该病。

187. **高尔夫球肘患者常见的症状和体征有哪些?**

运动员主诉前臂近端内侧疼痛由反复腕部伸直或前臂旋前加重。通过持续性的腕部伸直和前臂旋前产生疼痛可以诊断该病。

188. **发生高尔夫球肘时最常受累的肌腱有哪些?**

旋前圆肌和桡侧腕伸肌最常受累。

189. **高尔夫球肘的治疗方式有哪些?**

网球肘和高尔夫球肘的治疗方式相似。治疗的主要方式包括物理治疗、活动方式改变、支具和NSAID。手术并不适合非手术治疗中依从性差的患者。但是,如果患者非手术治疗失败,则他们应该接受手术治疗来切除伸直旋前肌肉中的退变部分，并将健康的肌腱重新固定在原来的附着点。由于高尔夫球肘的发病位置接近尺神经区域，因此尺神经有时会受压或被激惹。

（张　伟　译）

第9章 脊柱

Andrew H. Milby, Jonathan B. Slaughter and Nader M. Hebela

一、解剖和检查

1. 人体共有多少节椎体?

人体总共有33节椎体。

2. 不同脊柱区域的名字是什么?

脊柱分为5个区域。从上至下依次为：颈椎、胸椎、腰椎、骶椎和尾椎（图9-1）。

3. 颈椎由多少节椎体构成?

颈椎是由第1～第7节椎体构成的。

4. 胸椎由多少节椎体构成?

胸椎有12节椎体。

5. 腰椎由多少节椎体构成?

腰椎有5节椎体。

6. 骶椎由多少节椎体构成?

骶椎有5节椎体，且它们是融合在一起的。

7. 尾椎由多少节椎体构成?

尾椎是由最后4节椎体构成，它们也是融合在一起的。

8. 脊柱正常的生理弯曲有哪些?

脊柱正常有4个生理弯曲：颈椎前凸，胸椎后凸，腰椎前凸和骶椎后凸。胸椎和骶椎后凸是原始的曲线，是椎体正常的骨性结构所致。颈椎前凸是由后方棘突旁肌肉、韧带和肌腱的张力所致。腰椎前凸是由椎间盘的解剖结构所致，这是因为椎间盘前方的高度大于后方（图9-1）。

9. 头部两个椎体的名称是什么?

寰椎（C_1）和枢椎（C_2）。

10. 既没有椎体也没有棘突的颈椎是哪一个?

寰椎（C_1）。

11. 颈椎的哪些结构负责其运动?

负责颈椎运动最主要的结构是椎间盘和小关节。每一个结构都会参与运动的程度和类型，如屈伸和旋转。

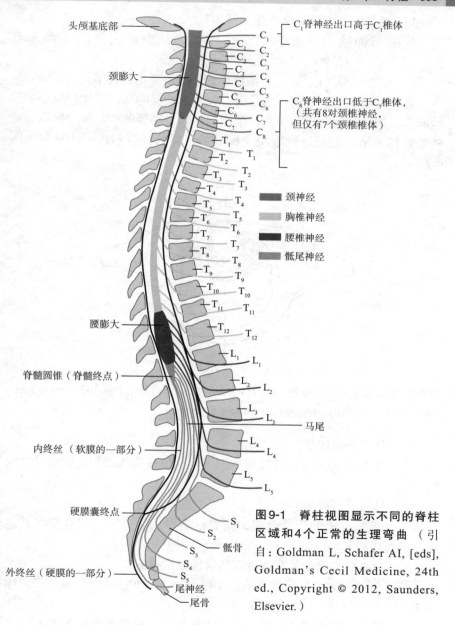

头颅基底部

颈膨大

腰膨大

脊髓圆锥（脊髓终点）

内终丝（软膜的一部分）

硬膜囊终点

外终丝（硬膜的一部分）

C_1脊神经出口高于C_1椎体

C_1
C_1
C_2
C_2
C_3
C_3
C_4
C_4
C_5
C_5
C_6
C_6
C_7
C_7
C_8

C_8脊神经出口低于C_7椎体，
（共有8对颈椎神经，
但仅有7个颈椎椎体）

T_1　T_1
T_2　T_2
T_3　T_3
T_4　T_4
T_5　T_5
T_6　T_6
T_7　T_7
T_8　T_8
T_9　T_9
T_{10}　T_{10}
T_{11}　T_{11}
T_{12}　T_{12}

■ 颈神经
■ 胸椎神经
■ 腰椎神经
■ 骶尾神经

L_1　L_1
L_2　L_2
L_3　L_3 ——马尾
L_4　L_4
L_5　L_5

S_1
S_2
S_3 ——骶骨
S_4
S_5
尾神经
尾骨

图9-1　脊柱视图显示不同的脊柱区域和4个正常的生理弯曲（引自：Goldman L, Schafer AI, [eds], Goldman's Cecil Medicine, 24th ed., Copyright © 2012, Saunders, Elsevier.）

12. 哪一个平面为颈椎提供主要的旋转功能？

$C_1 \sim C_2$（寰枢关节）能提供50%的颈椎旋转功能。

13. 哪些椎体负责颈椎的屈伸活动?

颈椎屈伸活动主要取决于$C_3 \sim C_7$,其中最主要的运动来自$C_2 \sim C_3$、$C_3 \sim C_4$和$C_4 \sim C_5$椎间隙。

14. 寰枢关节($C_1 \sim C_2$)是稳定的还是不稳定的关节?

寰枢关节是不稳定的,这是因为关节面相反的凸面结构和较小的接触面积。这一结构对于关节在各个方向运动是必要的:屈伸、侧屈和旋转。寰枢关节间的稳定性取决于横韧带、翼状韧带和齿突尖韧带(图9-2)。

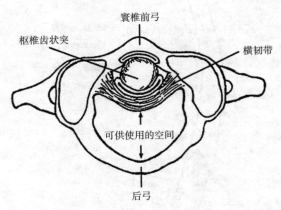

图9-2　寰枢关节的轴位解剖 (引自:Atlee JL, et al., [eds], Complications in Anesthesia, 2nd ed., Copyright © 2007, Saunders, Elsevier.)

15. 什么是横韧带?

强壮而肥厚的韧带,连接寰椎的两侧,维持齿状突和寰椎前弓之间的接触。

16. 什么是齿状突?

它是枢椎向上的骨性凸起,与寰椎前弓构成关节。横韧带将其包绕,并提供稳定性。

17. 颈椎后弓间的关节是由哪些结构来维持的?

颈椎后弓间的关节维持结构:①棘上韧带,在颈椎部位延伸形成项韧带;②棘间韧带;③黄韧带;④小关节的滑膜。

18. 哪个动脉和颈椎关系密切,并且是颈髓和颈椎的主要血供?

椎动脉是颈髓和颈椎主要的血供。椎动脉弓起自两侧的锁骨下动脉,并且常常是锁骨下动脉第1个且最大的分支。椎动脉经过$C_1 \sim C_6$

的横突孔，但不通过 C_7 的。

19. 评估背痛的第一步是什么？

完整的病史和体格检查。

20. 局部疼痛提示什么？

肿瘤、感染或骨折。

21. 机械性疼痛提示什么？

不稳定、椎间盘退变性疾病或关节炎。

22. 放射性疼痛提示什么？

椎间盘的突出、椎管狭窄或其他由神经受压所导致的症状。

23. 夜间痛提示什么？

肿瘤或强直性脊柱炎。

24. 全身性症状（发热、体重下降）提示什么？

感染或肿瘤。

25. 体检包括哪些？

体检应包括脊柱的视诊（包括脊柱的外形和步态评估）、触诊（包括活动范围、激惹试验、全面的神经系统检查评估肌力、轻触觉和反射）。

26. 颈椎病变的激惹试验包括哪些？

包括 Hoffman 征、反射亢进、Babinski 征、Spurling 试验、Lhermitte 征。

27. 什么是 Spurling 试验？

当患者颈部侧屈偏向患侧时，向头部施加一个轴向压力会诱发出患者的症状（图9-3）。放射性疼痛可能提示神经根受压。

28. 什么是 Lhermitte 征？

当极度屈曲或后伸颈部时，患者的上肢或下肢会出现电击样感觉，这可能是由脊髓受压或牵拉所致。该体征常见于多发性硬化症患者，但并不是特异性体征。

29. 什么是 Hoffman 征？

当患者中指的掌指关节伸直时，检查者轻弹同一手指的远节指间关节。Hoffman 征阳性表现为示指近节、远节指间关节和拇指的指间关节不自主屈曲，强烈提示上运动神经元疾病（图9-4）。

30. 什么是牵拉试验？

当向上牵拉颈椎时，患者感受到症状有所缓解，这提示椎间孔的神经根受压。

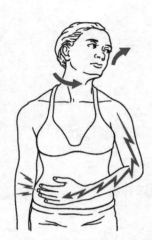

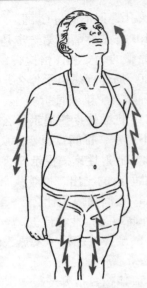

图9-3 Spurling试验及其所引起的症状 （引自：Vaccaro AR [ed], Core Knowledge in Orthopaedics: Spine, 1st ed., Copyright © 2005, Mosby, Elsevier.）

图9-4 Lhermitte征及其所引起的症状 （引自：Vaccaro AR [ed], Core Knowledge in Orthopaedics-Spine, 1st ed., Copyright © 2005, Mosby, Elsevier.）

31. 什么是肩关节外展缓解试验?

当患侧上肢外展时，患者症状得到缓解，这提示神经根受压。

32. 腰椎病变的激惹试验有哪些?

有Lasegue征（直腿抬高试验）、对侧直腿抬高试验、弓弦试验、股骨牵伸试验和坐位神经根激惹试验（Flip征）。

33. 什么是Lasegue征?

即直腿抬高试验。患者取仰卧位，髋关节屈曲，同时膝关节伸直和足背伸位（图9-5）。如果患者出现膝关节以下放射性疼痛，这提示神经根受压。

34. 什么是对侧直腿抬高试验?

被动屈曲对侧髋关节导致患侧下肢出现疼痛（图9-6）。该试验对诊断椎间盘突出有较好的敏感性和特异性。

35. 什么是弓弦试验?

患者取俯卧位，在膝关节屈曲20°时屈曲髋关节，并在腘窝处加压，出现疼痛提示坐骨神经病变。

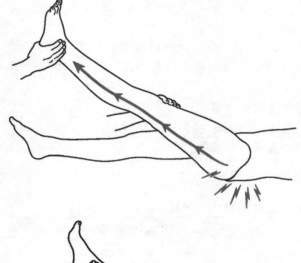

图9-5 直腿抬高试验阳性及其所引起的症状（引自：Vaccaro AR [ed], Core Knowledge in Orthopaedics-Spine, 1st ed., Copyright © 2005, Mosby, Elsevier.）

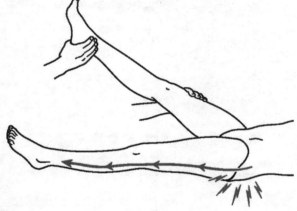

图9-6 对侧直腿抬高试验阳性及其所引起的症状（引自：Vaccaro AR [ed], Core Knowledge in Orthopaedics-Spine, 1st ed., Copyright © 2005, Mosby, Elsevier.）

36. 什么是股骨牵伸试验？

患者取俯卧位，伸直髋关节。如果大腿前方（$L_2 \sim L_3$）或大腿内侧（L_4）疼痛，这提示该平面椎间盘突出。

37. 哪两个试验可用于诊断骶髂关节炎？

Gaenslen 试验和 FABER 试验。

38. 什么是 Gaenslen 试验？

患者取仰卧位，一侧下肢自然下垂于桌边，当髋关节伸直时看见对侧髋关节同时屈曲，该反射见于骶髂关节，疼痛提示骶髂关节炎。

39. 什么是 FABER 试验？

髋关节屈曲外展外旋。患者取仰卧位，将一侧膝关节屈曲放松后将足部放在对侧膝关节上。缓慢对屈曲的膝关节施压从而使髋关节外旋。

同时，对对侧的髂棘施压。骶髂关节区疼痛提示骶髂关节炎。

40. 什么是Waddell征？

过度反应，轻触时疼痛，非解剖分布区疼痛或麻木，Flip征阴性而直腿抬高试验阳性，挤压头部时背部疼痛。这些都高度提示非器质性病变或疼痛。

41. 神经系统检查应包括哪些内容？

包括肌力、感觉、步态、平衡性、协调性、反射和激惹试验。

42. 常用的感觉平面检查部位有哪些？

见表9-1和图9-7。

表9-1　感觉节段和相应的解剖标志

平面	对应解剖区域
C_5	锁骨
C_5，C_6，C_7	上肢外侧
C_8，T_1	上肢内侧
C_6	拇指
C_6，C_7，C_8	手
C_8	环指和小指
T_4	乳头
T_{10}	脐
L_1	腹股沟区
L_1，L_2，L_3，L_4	下肢的前方和内侧
L_4，L_5，S_1	足
L_4	足内侧
L_5	足第1、第2跖趾间隙
S_1	足外侧
L_5，S_1，S_2	下肢后方和外侧
S_2，S_3，S_4	会阴

43. 当颈椎神经根受压时，请列出每一个椎间盘平面中心性突出时所累及的神经根，以及所影响的运动、感觉和反射。

见表9-2。

44. 哪个颈椎平面的神经根最常受压？

C_5～C_6的C_6神经根常受压。

45. 当腰骶椎神经根受压时，请列出每一个椎间盘平面中心性突出时所累及的神经根，以及所影响的运动、感觉和反射。

见表9-3。

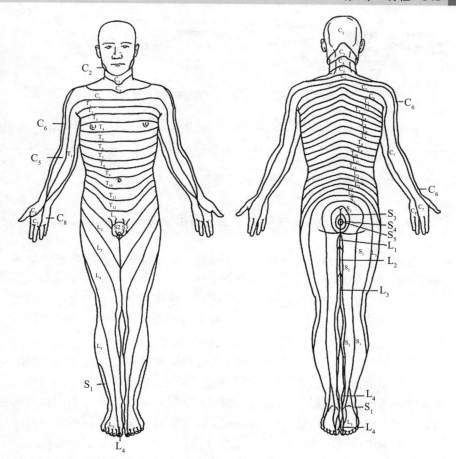

图9-7 显示感觉节段 （引自：Leventhal MR: Fractures, Dislocations, and Fracture-dislocations of Spine. In: Canale ST, Beaty JH [eds], Campbell's Operative Orthopaedics, 10th ed., Philadelphia: Mosby; 2003.）

表9-2 颈椎神经根性疾病不同椎间盘平面的症状和受累的神经根

椎间盘平面	神经根	受累肌肉	感觉丧失	反射
$C_3 \sim C_4$	C_4	肩胛部位的肌肉和膈肌	颈部外侧，肩关节	无
$C_4 \sim C_5$	C_5	三角肌和肱二头肌	肩关节外侧和上臂	肱二头肌反射
$C_5 \sim C_6$	C_6	伸腕和肱二/三头肌	前臂桡侧和拇指	肱桡肌反射
$C_6 \sim C_7$	C_7	肱三头肌，屈腕	前臂后方和中指	肱三头肌反射
$C_7 \sim T_1$	C_8	屈指，骨间肌	前臂尺侧和手	无
$T_1 \sim T_2$	T_1	骨间肌	前臂尺侧	无

表9-3　腰椎神经根性疾病的不同椎间盘平面的症状和受累的神经根

椎间盘平面	神经根	受累肌肉	感觉丧失	反射
$L_1 \sim L_2$	L_2	髂腰肌	大腿前上方	无
$L_2 \sim L_3$	L_3	股四头肌	大腿前内侧	无
$L_3 \sim L_4$	L_4	胫骨前肌	小腿内侧，踝，足	髌腱反射
$L_4 \sim L_5$	L_5	拇长伸肌	足背，第1、第2跖趾间隙	无
$L_5 \sim S_1$	S_1	腓肠肌、比目鱼肌	足外侧和小腿后方	跟腱反射
$S_2 \sim S_5$	$S_2 \sim S_4$	肛门/膀胱括约肌	肛周	提睾反射

46. 哪个腰椎平面的神经根最常受压？

$L_4 \sim L_5$ 的 L_5 神经根常受压。

47. 椎间盘突出发生在哪个平面？根据临床表现如何对它们进行区分？

椎间盘突出可以发生在任意4个解剖平面，特定平面的神经根受累会有那些对应的特征。

中心性后方突出会压迫椎管中央区域。这可能会导致椎管中心性狭窄，根据压迫平面不同，可能会引起颈椎脊髓病变或腰椎管狭窄。腰骶椎区域急性后方突出也可能引起马尾神经综合征。

侧方脱出会导致小关节下区域（也称侧隐窝）受压。这是间盘突出最常的受累部位，因为该区域后纵韧带较薄且纤维环相对薄弱。在颈椎，该部位的突出会导致相应平面出口处神经根受压（如 $C_4 \sim C_5$ 椎间盘突出引起 C_5 神经根病）。相对应的是，腰椎侧方突出会导致穿行的神经根在更低平面穿出前受压（如 $L_4 \sim L_5$ 椎间盘侧方突出会导致 L_5 神经根病）。

椎间孔型的间盘突出并不常见，但由于直接压迫出口处神经根和背根神经节，可能会非常疼痛。

椎间孔外或远外侧椎间盘突出更少见，根据准确的受压部位有相应的不同的临床表现。椎间孔外型突出甚至可能会压迫上一平面的神经根和神经节（如 $L_4 \sim L_5$ 椎间孔外型突出会导致 L_4 神经根病）（图9-8）。

48. 用于评估脊髓的影像学方法和诊断试验有哪些（包括椎体、椎间盘、脊髓和椎管、神经根和神经）？

X线片、CT、MRI、核医学骨扫描和肌电图（EMG）。

49. 什么是X线检查？何时使用最为有效？

X线是一种成像方式，它是通过收集通过人体的X线束后在影像探测仪上成像。不透过X线的物质（金属或骨）越多，放射线的吸收越

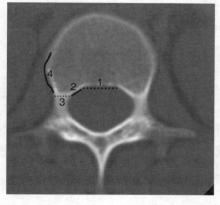

图9-8 椎间盘突出的解剖区域（1.中央型椎管区域；2.小关节下区域或侧隐窝；3.椎间孔或椎弓根区域；4.椎间孔外或远外侧区域）（引自：Wiltse LL, Berger PE, McCulloch JA: A system for reporting the size and location of lesions in the spine. Spine 1997;22:1534-1537.）

多，从而表现为白色。X线获取迅速且相对不贵，因此它是医学成像手段中最常用的。X线能够详细显示骨的结构，有益于评估骨折、退行性改变或关节病变、对线不良、脊柱侧凸、腰椎滑脱和腰椎峡部裂。X线对于软组织的成像并不好，这是由于该组织对X线的吸收相对较差。

50. 什么是脊髓造影术?

脊髓造影术包括在脊髓硬膜囊内注入造影剂，然后进行一系列X线、CT和MRI成像检查。水溶性造影剂是最常用的造影剂，因为它可以随时间被人体吸收。检查指征包括怀疑脊髓内损伤或其他检查的临床结果存在矛盾使得疾病的诊断存在疑问。该检查对先前做过手术和椎管狭窄的患者有价值。因为该检查是有创性检查，可能会出现以下反应，包括头痛、局部疼痛、恶心、呕吐、脑膜炎和局部感染。目前该检查大部分情况下已被MRI替代。

51. 什么是CT ?

CT通过使用X线束对检查对象产生断层图像（切片）。这些影像通过处理后可以产生3D图像。相对脊髓造影术，CT能更好地显示侧方的损伤（如椎间孔狭窄和椎间盘外侧突出）、更低的放射量且没有不良反应。CT通常能够区分神经受压是由软组织还是由骨性结构造成的。CT对外侧或椎间孔型腰椎间盘突出的诊断非常有用。相比X线和MRI，CT的缺点包括放射量过高、成像中金属干扰、肥胖患者体型太大以至于不能做该检查及不能详细显示神经解剖结构。在MRI应用出现之前，CT脊髓造影术还可以间接成像评估椎管内的内容物。

52. 什么是MRI ?

MRI没有放射性，通过强大的磁场发射和接受无线电频率信号。这些信号使得所有质子排列成队，然后再放松回到原来的位置。探测仪接受由质子放松产生的微弱信号并形成3D影像。相比CT，MRI的优点包括能够显示脊髓内肿瘤、检查整个脊髓和辨别退变性椎间盘。相比CT，详细的神经解剖结构显示更好，但是MRI对骨结构的显示不如CT。MRI的相对禁忌证包括有起搏器、除颤器和金属内植物的患者。

53. 什么是核医学骨扫描？

骨扫描通过给患者注入放射性示踪剂作为生物活性的标记。该放射性示踪剂能够被最高生物活性的区域收集。当医师怀疑除椎间盘疾病或椎管狭窄之外的疾病，可以考虑使用骨扫描。它可以用于诊断脊柱的肿瘤、感染、创伤或其他关节疾病。

54. 什么是EMG？

EMG可用于评价由骨骼肌肉产生的电生理活动。该检查是将针状电极插入骨骼肌肉中，从而记录其电生理活动。它常应用于评估由神经受压所致的失神经支配性疾病（间盘滑脱和椎管狭窄）。如果肌肉失去其正常的神经支配，将能检测到自发性电活动。

55. 肌电图对于椎间盘疾病患者是否有用？

肌电图很常用，它有助于区分神经根症状是由外周神经疾病还是上运动神经元损伤所致，并且可以判断是否存在全身性的肌病。

56. 哪种影像学检查对于诊断椎管狭窄症是非常重要的？

MRI可用于评估椎管狭窄症。CT脊髓造影术常作为存在MRI检查禁忌证或体内存在不锈钢金属内植物患者的一种补充替代检查。真正的椎管狭窄症是指其矢状位绝对直径在$10 \sim 12mm$。两种检查都能够现实椎间孔、小关节、黄韧带和任何椎管内受压。也可以用于判断其他异常，包括创伤后畸形、脊髓融合后过度生长、Paget病、椎体韧带肥厚和脊髓内占位。

57. 如果你担心患者存在颈椎骨折，应首先做哪种影像学检查？

应进行颈椎侧位像X线检查，以评估颅底至T_1上段的颈椎。

58. 在评估颈椎骨折或脱位时，还有哪些检查是有益的？

应进行颈椎四位像检查，以评估骨折和脊柱序列情况，包括前后位、侧位、斜位和齿状突位。斜位片对于评估小关节非常必要，它能够显示小关节单侧或双侧脱位。同样该检查也有利于评估齿状突骨折。

59. 哪些影像学检查参数对于诊断隐匿性骨折可能是有帮助的？

椎体软组织水肿常伴发颈椎骨折。如果颈椎X线片上没有明显的骨折证据，则应该评估椎体前软组织的厚度。椎体前软组织在不同阶段相应的正常范围：$C_3 = 3.5mm$；$C_4 = 5.0mm$；$C_5 \sim C_7 = 15 \sim 20mm$，向远端逐渐增加。如果颈椎前方任何区域出现异常增宽，应怀疑骨折。

60. 如果怀疑患者存在颈椎不稳，应进行哪种类型的影像学检查？

屈伸位X线检查。

61. 常规影像学检查对于评估腰椎疾病是否有帮助？

该检查的价值有限。对20～50岁合并腰背部疼痛的患者行脊柱X线检查，只有1%～2%有阳性发现。大部分研究发现，在该年龄组存在一些椎间隙狭窄或骨赘形成。X线检查也可能发现腰椎滑脱和腰椎峡部裂，并在受累节段伴随一些椎间隙狭窄。然而，存在这些发现的患者却不伴有腰背部疼痛和明显的临床表现。

62. MRI在脊髓损伤的患者中可能会有哪些发现？

脊髓软化和水肿表现为脊髓内梭形膨大并伴T2加权像信号增高。急性期血肿表现为T2像上信号增高，并且周围常被T2像水肿高信号环所包绕。骨性组织、椎间盘组织、软组织或液体等髓外压迫也可能存在，伴有或不伴有脊髓内信号改变。明显的软组织水肿也很常见，特别是当颈椎过度屈曲创伤后其后方张力组织破裂时。

63. 对于颈部或腰背部疼痛患者，其病史或评估过程中有哪些危险信号？

孤立性的颈部或腰背部疼痛有很多潜在的病因。对大多数病例，疼痛有自限性，通过生活方式改变和镇痛治疗4～6周后可以改善症状。对这些病例进一步的诊断评估常价值不大；但是，也存在这种可能性，一些腰背部或颈部疼痛的特定严重的病因可能会因为无差异的检查手段而被忽视。健康政策和研究中心（AHCPR）制定出指南来辨别危险信号，该信号可能是指某种已存在的情况，它可以导致永久性损伤甚至死亡。这些情况包括恶性肿瘤、感染、骨折和马尾神经综合征，需要额外的检查和（或）进一步的干预措施，必须在诊断初期予以排除。对于肿瘤或感染的危险信号包括：癌症病史、不能解释的体重下降、免疫抑制、尿路感染、静脉药物使用史、长期糖皮质激素使用史、背部疼痛但休息后不能缓解和年龄超过50岁。

当脊柱骨折时，危险信号包括：明显的创伤病史（如高处坠落、摩托车事故，或对年轻人背部直接撞击，对于潜在骨质疏松或老年患者存在轻微跌倒或举重物史）、皮质激素长期使用和年龄超过70岁。

对于马尾神经综合征或严重神经受累疾病，危险信号包括：药物史、查体发现急性尿潴留或充盈性尿失禁、肛门括约肌功能障碍或大便失禁、鞍区感觉障碍（包括肛门、腹股沟区和生殖区），以及下肢完全性或进行性运动障碍。

64. 哪种类型的感染可能发生于脊柱？

脊柱感染广义上分为化脓性感染（如细菌）和非化脓性感染（如分枝杆菌和真菌）。

化脓性感染在儿童或存在上述危险因素的患者中可以是自发性的，也可能发生在术后。最常见的病原菌是金黄色葡萄球菌。临床表现可能为椎间盘炎［椎间隙感染和（或）椎体］、硬膜外脓肿或脑膜炎。治疗的目标是清除感染，维持脊柱稳定性和防止神经系统恶化。如果不治疗，可能会发生危及生命的败血症，治疗成功常需要行抗菌治疗联合外科清创术。治疗过程常常由于现有的手段和控制感染的需要而显得十分复杂，最终可能导致融合。

非化脓性感染最常见的是脊柱分枝杆菌感染。脊柱结核或Pott病可能是一个缓慢的过程，在发展中国家，特别是HIV流行的区域该病是导致脊柱畸形的一个重要原因。其他的病原菌，如布氏菌、曲霉属真菌、念珠菌和隐球菌，也可能在流行区域或免疫抑制宿主中发病导致非化脓性感染。该感染很少在体质较好的宿主中导致全身感染，但是完全清除却存在挑战。药物治疗该感染时需要特定的疗程，但存在药物毒性反应。影像学引导下或开放活检对于准确的诊断和药物敏感试验常常是必需的。手术治疗可能需要根据畸形和患者需要重建的程度来分级治疗。

65. 哪种类型的肿瘤可能发生在脊柱？

见表9-4和表9-5。

表9-4　根据年龄的诊断

10 ～ 30岁	30 ～ 50岁	超过50岁
动脉瘤样骨囊肿	软骨肉瘤	转移癌
尤因肉瘤	脊索瘤	骨髓瘤
骨巨细胞瘤	霍奇金淋巴瘤	
组织细胞增多症 X	血管瘤	
成骨细胞瘤		
骨样骨瘤		
骨软骨瘤		
骨肉瘤		

表9-5 不同部位的病变

椎体病变	后方附件病变	邻近椎体病变	多椎体病变
脊索瘤	动脉瘤样骨囊肿	动脉瘤样骨囊肿	转移性病变
骨巨细胞瘤	成骨细胞瘤	软骨肉瘤	淋巴瘤
血管瘤	骨样骨瘤	脊索瘤	组织细胞增多症X
组织细胞增多症X	骨软骨瘤		
转移性病变			
骨髓瘤			

（From Charbot JNC, et al. Spine tumors: Patient evaluation. Semin Spine Surg 1995;7:260.）

66. 脊柱转移性病变最常见的类型有哪些？

目前为止，转移性肿瘤是最常见的发生在骨组织的恶性病变，是所有其他原发性累及骨组织肿瘤的40倍。易于转移至骨组织的肿瘤类型包括乳腺癌、肺癌、前列腺癌、肾癌、甲状腺癌、淋巴瘤和多发性骨髓瘤。因为肿瘤生存率持续提高，脊柱转移癌的治疗逐渐变得重要，并最终会改善患者的生活质量。转移癌患者脊柱受累的病例占50%～80%，其中最常受累的是腰椎椎体，其次是胸椎、颈椎和骶椎。可以根据影像学检查，特别是骨扫描、MRI或PET/CT进行诊断。治疗高度依赖于症状、患者特异性因素、神经系统受累、肿瘤类型和整体预后，治疗上应行联合治疗，根据整体临床表现选择化疗、放疗，并且在稳定性基础上联合（或不联合）手术切除。

二、颈椎

病例9-1

17岁男患儿到当地急诊就诊，主诉在做后空翻表演时失败，头颈部屈曲着地导致颈部疼痛。除了严重的颈部疼痛，患儿没有失去意识且没有发现其他损伤。神经系统检查显示没有局部运动、感觉和脑神经异常。其颈椎X线检查见图9-9。

67. 该患儿的诊断是什么？

患儿为齿状突骨折伴前后位侧方移位。

68. 什么是齿状突骨折？

齿状突骨折是指齿状突的骨折。齿状突是C_2（枢椎）向上垂直的小的凸起。齿状突和C_1的前面构成关节，从而允许C_1～C_2旋转，它是颈椎水平面上的主要稳定结构。

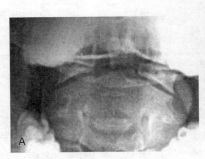
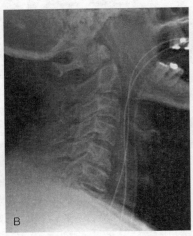

图9-9　颈椎张口前后位和侧位片　（引自：Marx JA, et al., [eds], Rosen's Emergency Medicine, 7th ed., Copyright © 2010, Mosby, Elsevier Inc.）

69. 齿状突骨折的机制是什么？

齿状突骨折主要是由屈曲负荷引起的，这会导致齿状突向前移位。其少见的损伤机制是由前额收到向后的应力所致（伸直负荷），这会导致齿状突向后移位。

70. 神经系统受累的发生率是多少？

发生率为5%～10%，包括Brown-Sequard综合征、偏瘫和四肢瘫。

71. 齿状突骨折应如何诊断？

该骨折常通过X线片诊断，但可能由于骨性重叠导致漏诊。CT对于诊断齿状突骨折最敏感。

72. 齿状突骨折如何分型？

（1）Ⅰ型：齿状突尖端的骨折。该型骨折少见，常由连接齿状突和枕后方的翼状韧带撕脱引起。

（2）Ⅱ型：经齿状突颈部的骨折（连接齿状突和C_2椎体体部）。该型为最常见的骨折类型，并且有较高的不愈合率。

（3）Ⅲ型：经C_2椎体体部的骨折。该型骨折不稳定，这是因为C_1椎体和枕骨作为一个整体同时移动（图9-10）。

73. Ⅱ型齿状突骨折可能的潜在并发症有哪些？

Ⅱ型骨折有较高的不愈合率（约40%）。这是因为血供受累，并且在齿状突的尖端缺乏骨松质和骨膜。

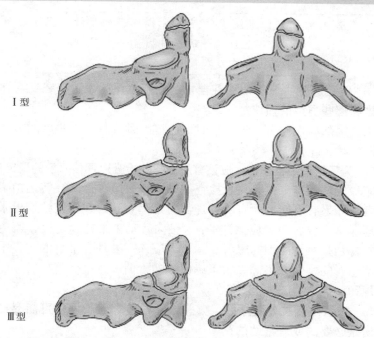

I 型

II 型

III 型

图9-10　齿状突骨折的分型 （引自：Benzel EC [ed], Spine Surgery, 3rd ed., Copyright
© 2012, Saunders, Elsevier Inc.）

74. II型骨折不愈合的危险因素有哪些？

危险因素包括年龄＞50岁、移位＞5mm和向后移位、骨折超过2周。

75. 齿状突骨折应如何治疗？

治疗取决于骨折类型。I型骨折是稳定的，如果是单独存在，可以
采用颈托制动。II型骨折治疗方式较多，但是由于较高的骨折不愈合
率，外科手术治疗已经变得越来越常用。非手术治疗可以采用Halo外
架固定。手术治疗包括齿状突前方螺钉固定或后路$C_1 \sim C_2$融合术。III
型骨折采用Halo外架固定且愈合率较高。

病例9-2

一名34岁男性，在一场机动车交通事故后被转送至创伤室。患者
没有系安全带，通过挡风玻璃被甩出车外。现场发现患者没有意识，但
是能够自主呼吸。转送至创伤室后该患者依然可以自主呼吸，查体心率
86次/分，血压108/70mmHg。其前额有7cm长的裂伤，同时其右眼和

面颊部有多处擦伤，但是没有明显的骨损伤。初步评估显示其气道完整，自主呼吸，心搏规律且伴肢体远端脉搏良好。现场即予以颈托固定。四肢没有任何自主活动，没有反射引出，同时也没有球海绵体反射。

76. 对于遭受明显的前额钝挫伤后没有意识的患者，在二次评估时必须排除哪些类型的损伤？

明显头部创伤伴有意识丧失时，应排除颈椎骨折。最好的方法是行颈椎侧位片X线检查。

77. 为了评估颈椎损伤，应该首先做哪些检查以评估颈椎的稳定性？

应最先行颈椎侧位X线片检查，该检查更适合仍然在转运担架床上的患者。如果有可能，所有的处理都应延迟直到X线检查结果出来。如果处理非常必要，患者应该被4个人轴向移动来维持稳定性，避免颈髓受伤，特别是对无意识的患者。一个人应该在处理和翻身的过程中小心的稳定患者的颈部和头部。为了确保诊断价值，颈椎侧位片必须能够显示出颈胸交界处（$C_7 \sim T_1$关节）。

78. 在获得侧位X线片后，哪些影像学检查对于评估可能存在的脊髓损伤是必要的或有帮助的？

一套完整的颈椎四位片，包括前后位、侧位、斜位和齿状突位，用来评估骨折和脊柱序列。但是，很多情况下不能行X线检查，可用CT检查替代。颈椎CT可详细显示骨性结构、椎管内是否有骨性结构嵌入及颈椎稳定性。矢状位和冠状位重建有利于评价横行或轴向损伤、椎板骨折和小关节损伤。MRI可以更准确的显示椎管内情况、脊髓、椎间盘、韧带潜在的损伤和硬膜外血肿。

病例9-2　续

患者颈椎侧位片和CT检查完成，见图9-11。

79. 从该检查中可以看到什么？

C_4屈曲泪滴样骨折。

80. 什么是泪滴样骨折？

屈曲泪滴样骨折是指椎体前柱和中柱骨折伴后纵韧带撕裂伤；骨折块可能移位一定程度上突入椎管，常常损伤脊髓。该型骨折不稳定，并且常常伴有明显的神经损伤。

81. 颈椎爆裂性骨折的损伤机制是什么？

颈椎中立或屈曲位轴向受压。

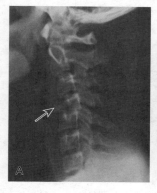
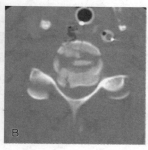

图9-11 颈椎侧位X线片和CT轴位像显示C_4屈曲泪珠样骨折 （引自：Torg JS [ed]: Athletic Injuries to the Head, Neck and Face. Philadelphia, Lea & Febiger, 1982.）

82. 屈曲泪滴样骨折应如何治疗?

一旦确诊损伤应该立即制动。因为该型骨折不稳定，三柱损伤，常需要行手术减压和融合术。

83. 对于患者反射消失最可能的病因是什么?

脊髓损伤相关性的脊髓休克。

84. 什么是脊髓休克?

脊髓休克是指脊髓神经组织功能丧失，常是功能性丧失而非结构性损伤。其常发生于脊髓损伤后。它是以运动感觉丧失（弛缓性瘫痪且没有反射存在）为特征的。脊髓休克常在48h恢复。

85. 脊髓休克结束的体征是什么?

球海绵体反射出现是脊髓休克结束的信号。

86. 什么是球海绵体反射?

球海绵体反射受S_1、S_2、S_3神经根支配，是脊髓内的反射弧。它对于评估脊髓损伤状态和检测脊髓休克是非常有用的信息。该反射通过挤压男性的龟头或女性的阴蒂（或是提拉体内的导尿管）来同时观察肛门括约肌是否收缩。该反射的恢复是脊髓休克结束的标志。但是如果脊髓损伤在脊髓圆锥或马尾神经甚至更低的平面时，该反射可能永久消失。

病例9-2 续

患者开始接受牵引治疗。当血流动力学稳定后，患者被推入手术室接受神经减压和前中柱融合手术。在住院数天后，患者意识恢复，并且可以活动肩关节和屈肘，但是不能伸腕或活动手指。同样他的躯干和下肢没有感觉运动存在。

87. 该患者存在的是完全还是不完全的脊髓损伤？

患者存在完全性脊髓损伤。

88. 什么是完全性脊髓损伤？

完全性脊髓损伤是指损伤平面以远的运动感觉完全丧失（在最低位的骶段没有感觉运动保留）。该损失在脊髓休克结束前不能诊断。当球海绵体反射出现后可以诊断。如果该反射阳性但骶段没有感觉运动功能恢复，该瘫痪为完全性，并且在绝大多数患者中永久存在。

89. 什么是骶段保留？

骶段保留的证据包括肛周感觉、直肠运动功能和第1足趾屈曲功能。骶段保留意味着不完全性脊髓损伤，至少是白质长束中部分结构连续性存在，并且肢体功能有部分恢复的可能。

90. 什么是不完全性脊髓损伤？

不完全性脊髓损伤是指损伤平面以远部分运动或感觉功能存在。几种类型不完全性脊髓损伤综合征包括：Brown-Sequard综合征、前脊索综合征、后脊索综合征和中央脊索综合征。

91. 什么是Brown-Sequard综合征？

Brown-Sequard综合征是指脊髓半切断，即任何一半脊髓的损伤。该病最常发生于穿刺伤，也可以有椎板或椎弓根骨折所致。该综合征包括运动和位置觉丧失，为同一侧的损伤（同侧肢体瘫痪），对侧疼痛丧失和温度觉过敏。预后恢复良好，神经系统恢复常较明显。

92. 什么是前脊索综合征？

前脊索综合征是指损伤平面以下运动、痛觉和温度觉丧失。深触觉和振动觉存在。它常由过度屈曲损伤所致，骨性结构压迫前脊髓动脉和脊索。预后恢复差。

93. 什么是后脊索综合征？

后脊索综合征是指脊髓背侧受压，其特征是本体感受振动觉丧失，而运动和其他感觉存在，该病极少见。

94. 什么是中央脊索综合征？

中央脊索综合征是指脊髓中央区域破坏。它常是以上肢受累程度重于下肢为特征。中心区域的上肢支配区受影响最严重，而下肢支配区受累相对较轻。感觉常常存在，但是在上肢远端会出现严重烧灼感和神经病理性疼痛。该病常多发于存在椎管狭窄的老年患者的过伸损伤和年轻患者的屈曲损伤。

95. 哪种类型的不完全性脊髓损伤最常见?

中央脊索综合征。

96. 哪种类型的不完全性脊髓损伤的预后最好?

Brown-Sequard综合征。

97. 什么是脊柱的三柱理论?

脊髓三柱理论是由Denis提出的,为观察到的不同脊髓损伤机制提供生物力学理论基础。前柱包括前纵韧带、纤维环的前半部分和一半的椎体。中柱包括后纵韧带、纤维环的后半部分和椎体的后半部分。后柱包括椎弓根、小关节、椎板和后方韧带复合体(包括棘间韧带、黄韧带和小关节囊)。在这4种基本的损伤机制下,这3个柱的结构可能单独或多个受损:①轴向压力;②牵张;③旋转;④剪切应力。这些暴力会导致绝大多数类型的脊柱骨折。

98. 颈椎脊髓损伤最常见的机制是什么?

机动车事故约占50%。其他常见的机制包括跌倒、运动损伤和暴力行为。

99. 皮质激素在急性脊髓损伤中有何价值?

对急性脊髓损伤使用皮质激素仍然是一个很有争议的话题。如果损伤8h内使用甲泼尼龙治疗,能够改善神经的恢复。Bracken等研究发现,损伤8h内按30mg/kg给药,然后在余下的23h按5.4mg/kg给药,能够提高神经系统的恢复。系统评价发现,如果甲泼尼龙治疗延长24h(总共48h)时,能够增加运动神经恢复和改善神经功能。8h内的首次治疗和感觉的恢复相关,但是这些发现存在争议。使用大剂量甲泼尼龙治疗同样也存在风险,该药的使用必须充分考虑患者其他损伤和合并症的情况。

100. C_4平面的四肢瘫,损伤发生于$C_4 \sim C_5$椎体,在运动功能、感觉功能和上肢反射方面预计会出现哪些改变?

(1)运动:C_4平面的四肢瘫,你希望患者能够自主呼吸,因为C_4支配膈肌。患者肩关节功能受限,手腕肘屈伸功能丧失。患者四肢完全性瘫痪。

(2)感觉:胸壁前上方感觉存在,但是上肢感觉消失。

(3)反射:在损伤急性期反射可能减弱或消失。脊髓休克恢复后,由于反射弧失去中枢神经的抑制,导致反射亢进。

101. C_5平面的四肢瘫,在运动功能、感觉功能和上肢反射方面预计会出现哪些改变?

(1)运动:C_5平面的四肢瘫,三角肌和部分的肱二头肌功能存在。

患者肩关节外展和屈伸功能存在，肘关节部分屈曲功能存在，但是这些功能都很弱。

（2）感觉：胸壁前方上部分感觉正常，上肢外侧从肩关节至肘关节处感觉减退。

（3）反射：急性期，肱二头肌和肱桡肌腱反射可能正常或轻度减退。急性期恢复后，远端反射将会亢进，这也包括肱桡肌腱反射。

102. C_6平面的四肢瘫，在运动功能、感觉功能和上肢反射方面预计会出现哪些改变？

（1）运动：肱二头肌和肩袖肌肉功能存在。患者的肩关节功能基本完整，患者可以完全屈肘和前臂旋前运动，部分前臂旋后运动和伸腕运动。伸腕肌力通常正常。患者可以通过伸腕被动抓持东西，但是抓持力弱。

（2）感觉：整个上肢外侧、拇指、示指和一半的中指感觉正常。

（3）反射：急性期，肱二头肌和肱桡肌腱反射应该正常，而肱三头肌腱反射正常或轻度减弱。急性期恢复后，损伤平面以远包括肱三头肌腱反射亢进。

103. C_7平面的四肢瘫，在运动功能、感觉功能和上肢反射方面预计会出现哪些改变？

（1）运动：C_7平面的四肢瘫常累及$C_7 \sim T_1$水平。C_7神经根完整，肱三头肌、伸腕肌、拇长伸肌功能正常。患者能够握住东西，但是握力非常弱。尽管患者只能使用轮椅，但是由于其肱三头肌功能可能保留，从而使得患者可能能够使用平行杠杆和支具进行全面功能锻炼。

（2）感觉：C_7在上肢没有单独感觉支配区。没有任何精确区域代表C_7的感觉支配区。

（3）反射：肱二头肌、肱桡肌和肱三头肌腱反射正常。

104. 哪种类型的损伤（屈曲、伸直或是轴向加压）是导致颈椎骨折（从$C_2 \sim C_7$）的主要原因？

颈椎过度受压是导致颈椎骨折（从$C_2 \sim C_7$）的主要原因。该种加压可能发生于跳水、美式足球、蹦床、机动车事故和紧急飞行器弹出（弹出式座椅损伤）。加压暴力是导致非致命行颈椎骨折的主要原因。

105. 什么是神经源性休克？

神经源性休克是指由于脊髓损伤所致的血管性低血压伴心动过缓。该休克是由于创伤所致的交感神经抑制和无对抗的迷走神经紧张。可见大范围的血管舒张，应使用血管升压药物治疗。

106. 神经源性休克如何与低血容量性休克相鉴别？

神经源性休克是指低血压伴心动过缓（交感神经功能丧失）。低血容量性休克是指低血压伴心动过速（交感神经兴奋）。

107. 什么是屈曲-牵张性损伤？

屈曲-牵张损伤也称Chance骨折，是指损伤发生贯穿骨性结构，常见于机动车损伤时受害者只系了安全带。该骨折累及前柱、中柱和后柱或后方韧带。伴随真正的屈曲牵张损伤，神经系统受累最常发生于脱位瞬间。

108. 什么是骨折脱位？

骨折脱位常累及所有的三柱结构，并合并牵张旋转过程中的前方结构受压。前后位X线片可见明显的脱位。骨折高度不稳定，常伴随明显的神经功能缺失、硬膜撕裂和腹腔内脏损伤。

109. 什么是单侧小关节脱位？

单侧小关节脱位发生时，上方小关节向上向前移位到下方小关节的尖端，从而使上方小关节置于椎间孔上。该脱位发生时会出现轴向旋转运动合并屈曲牵张运动。棘间韧带、一定数量黄韧带的撕裂，以及一侧小关节囊的撕裂会导致小关节脱位。

110. 单侧小关节脱位如何治疗？

如果是不完全性脱位，可以使用Philadelphia颈托固定6周，同时密切随访确保半脱位不再加重。对于完全性脱位，应尝试颅骨牵引透视下闭合复位。如果闭合复位成功，采用Halo外架固定3个月。如果闭合复位失败或是3个月后颈椎仍然不稳定，则应手术治疗。

111. 什么是Halo外架？

Halo外架是一种外固定装置，它可以环绕头部，提供牵引和外固定支撑，并对颈椎制动（图9-12）。

112. 什么是Philadelphia颈托？

它是一种坚硬的颈托，限制颈椎的屈伸活动，但允许小范围旋转和侧屈。它是由前托和后托两部分构成，它们通过自粘带连接。它常用于颈椎融合术后、颈椎牵拉伤后，以及一些不存在高度不稳定的颈椎骨折（图9-13）。

113. 什么是颈胸支具？

颈椎支具连接两片胸椎支具。它可用于颈椎术后限制颈椎和上胸椎

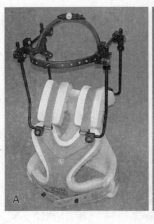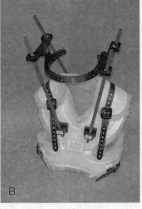

图9-12 Halo外架 （引自: Browner BD, et al. [eds], Skeletal Trauma, 4th ed., Copyright © 2009, Saunders, Elsevier Inc. ）

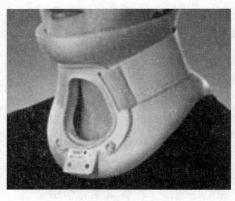

图9-13 Philadelphia颈托 （引自: Courtesy of Philadelphia Cervical Collar Company, Thorofare, NJ. In: Roberts JR: Clinical Procedures in Emergency Medicine, 5th edn., Saunders. ）

的运动，以及一些轻度不稳定的骨折损伤（图9-14）。

114. 哪种矫形器对于控制屈曲伸直、旋转和侧方压缩性损伤最有效?

Halo外架或石膏对于控制屈曲伸直、旋转和侧方压缩性损伤最有效；其次最有效的是坚硬的颈胸椎支具；然后是四柱支具；最差的是柔软的颈托。

115. 哪种颈部矫形器建议用于颈部牵拉伤?

Philadelphia颈托。

116. 对于大多数颈椎骨折，哪种矫形器最常被推荐使用?

Halo外架或石膏可被应用于大多数颈椎骨折。颈胸椎支具可用于稳定性骨折。

117. C_1椎体骨折又称什么?

又称为Jefferson骨折。轴向负荷直接作用于C_1环形结构，从而导

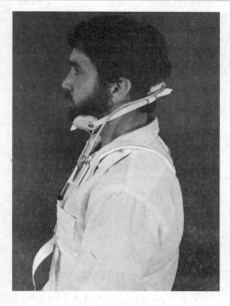

图9-14 颈胸支具（胸骨枕骨下颌骨制动型支具）（引自：Hsu JD, et al. [eds], AAOS Atlas of Orthoses and Assistive Devices, 4th ed., Copyright © 2008, Mosby, Elsevier Inc.）

致该环形结构的多发骨折，且骨折常呈分散分布。

118. 如何治疗Jefferson骨折？

如果骨折稳定（横韧带完整），可使用颈部矫形器固定。如果骨折不稳定（横韧带破裂），可以使用Halo支架固定或$C_1 \sim C_3$融合术。

119. C_2骨折又称什么？

又称为Hangman骨折。更科学的说法是创伤性的枢椎滑脱。椎体间最脆弱的连接便是C_2的关节连接部分，在上下小关节间存在一个狭窄的连接。该损失常发生于机动车事故快速减速过程中，受伤者被甩向前方以至于头部撞击。该事故常发生于一辆机动车和另一辆机动车或固定物体正面相撞。

120. Hangman骨折最常见的信号和症状是什么？

最常见的症状是频繁的易激惹。患者常感到明显的恐惧，并且是主观上对颈椎不稳定的恐惧。疼痛常沿枕大神经（C_2）放射，所以又称枕大神经痛，该疼痛频繁发作并导致明显颈部活动受限。另一个常见的信号是头部前额上方直接创伤。

121. 儿童颈椎外伤最常见的部位是哪里？

儿童颈椎外伤很罕见。尽管如此，其最常发生于枕骨至C_3之间。寰枢关节损伤在年龄＜15岁的儿童中占70%，而在成人中占16%。

122. 运动员颈椎损伤伴有四肢瘫常见的损伤机制是什么?

运动员颈椎损伤伴有四肢瘫最常见的损伤机制是轴向负荷,包括足球撞击伤(当一个运动员和对手用其头部争顶球时)、在浅水区跳水致头部直接撞击池底,或曲棍球运动员被推倒头部撞击护栏。脆弱的颈椎在头部快速减速和躯体持续冲击之间受压。

123. 什么是SCIWORA?

该缩写是指无骨折脱位的脊髓损伤,该病最常见于婴幼儿脊髓损伤。婴幼儿的脊柱相对弹性大,允许足够的伸长以至于在没有明显脊柱骨性结构损伤的基础上发生神经系统损伤。

124. 什么是游离齿状突?

游离齿状突是指齿状突先天发育畸形。齿状突可以完全缺失,或者发育不全,或与C_2椎体融合不完全。大多数情况下,患者没有症状,只是意外中发现该病。患者可能在创伤或明确的脊髓疾病后才在临床上表现出颈椎局部症状和短暂性感觉异常。临床表现仅限于颈部疼痛和斜颈畸形;根据严重程度,可能出现明显的脑干异常症状(图9-15)。

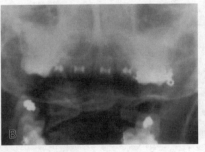

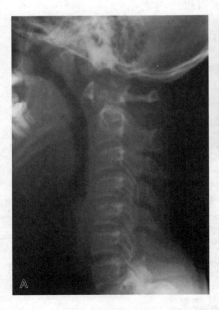

图9-15　X线片显示非融合性的游离齿状突
(引自: Canale ST, Beaty JH [eds], Campbell's Operative Orthopaedics, 11th ed., p. 1881. Copyright © 2008, Mosby Elsevier Inc.)

125. 当患者表现为短暂的脊髓病变时,游离性齿状突应如何治疗?

对于相对稳定的游离齿状突不合并脊髓受累的患者,非手术治疗是足够的。但是对于明显不稳定的病例应采用$C_1 \sim C_2$椎体融合术。

126. 什么是脊髓病变中的Klippel-Feil综合征?

颈椎节段发育形成失败,它是以任意7节颈椎先天性融合为特征(图9-16)。

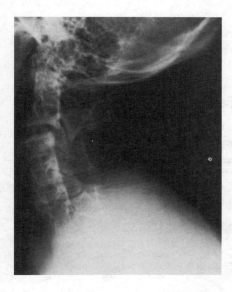

图9-16　颈椎侧位X线片显示Klippel-Feil综合征,可见多节段先天性颈椎融合(引自:Torg JS, Glasgow SG: Criteria for return to contact activities following cervical spine injuries. Clin J Sport Med 1:12-27, 1991.)

127. Klippel-Feil综合征最常见的临床表现有哪些?

经典的临床表现为三联征,即短颈、头部后方低发际和颈椎活动受限。但是只有不到50%的患者同时存在这个三联征。

128. Klippel-Feil综合征最常见的影像学表现有哪些?

最常见的表现是$C_2 \sim C_7$椎体先天性融合。这种融合可能是多节段的,也可能是单节段的。

129. Klippel-Feil综合征的患者会有听力异常吗?

会有。耳聋是一种潜在的听力异常,其发生率接近30%。

130. 哪些脊柱畸形最常合并Klippel-Feil综合征?

脊柱侧凸是最常合并Klippel-Feil综合征的脊柱畸形。约50%的脊柱侧凸患者单独或合并驼背畸形。

131. 如何治疗Klippel-Feil综合征?

主要的治疗方式是非手术治疗。当患者存在脊髓病变后与不稳定相关的慢性疼痛时,可以考虑手术治疗。所有的儿童应避免对抗性运动。

病例 9-3

35 岁女性，颈部右侧、肩部和上肢疼痛 4 个月。患者自诉疼痛沿前臂桡侧放射至拇指。患者否认创伤史。最近患者接受脊柱按摩治疗，但症状改善不明显。查体发现患者左上肢肌力正常，但是肱二头肌腱反射减弱，拇指针刺感觉减退。

132. 该患者最可能的诊断是什么？

由颈椎间盘突出引起的颈神经根病。

133. 什么是颈神经根病？

颈神经根病是指颈椎神经根功能障碍。在年轻人群中椎间盘突出是最常见的原因。在老年人群中退变引起的椎间孔狭窄（如骨赘形成、椎体钩突增生肥厚、椎间隙狭窄）是最常见病因。

134. 颈椎间盘突出症最常见的疼痛类型是什么？

颈椎间盘突出症最常见的疼痛类型是颈部疼痛伴肩胛区疼痛，放射向下沿上臂外侧至前臂和手。疼痛常伴有感觉异常、麻木和无力。颈椎过伸和偏向椎间盘突出方向侧屈都可以加重症状。Valsalva 试验也可以加重症状。

135. 哪个年龄阶段最常见椎间盘突出？

30 ~ 50 岁。

136. 颈神经根病最常受累的节段有哪些？

C_7（C_6 ~ C_7 椎间盘突出）是最常受累的神经根，其次是 C_6（C_5 ~ C_6 椎间盘突出）。

137. 上述病例中患者最可能受累的节段有哪些？

由 C_5 ~ C_6 椎间盘突出导致 C_6 神经根病。

138. C_5 ~ C_6 椎间盘突出预计可能的异常发现有哪些？

预计的发现包括拇指和示指的感觉减退，伴有肱二头肌、肱三头肌和伸腕肌肌力减弱，以及肱桡肌腱反射消失。

139. C_7 神经根病预计可能的异常发现有哪些（如 C_6 ~ C_7 椎间盘突出）？

预计的发现包括中指麻木、示指也有可能麻木、肱三头肌肌力减弱、肱三头肌腱反射消失。

140. C₈神经根病预计可能的异常发现有哪些（如 $C_7 \sim T_1$ 椎间盘突出）?

预计的发现包括小指、环指尺神经支配区麻木、爪形手畸形、肱三头肌肌力减弱、肱三头肌腱反射消失。伸拇指和腕关节尺偏肌力下降（通过竖拇指对抗试验检查）。

141. 椎间盘突出有哪些不同的类型?

最常见的类型是椎间孔内型，这主要会引起感觉变化。其他两种类型分别是：①后外侧型，主要引起运动改变；②中央型，可以通过压迫脊髓和神经根引起颈髓病变。

142. 什么是颈髓病变?

颈髓病变是指脊髓本身病变。

143. 如何诊断椎间盘突出?

椎间盘突出可以通过查体做疑似诊断，通过影像学检查（通常是MRI）来确诊。

144. 查体过程中哪些试验提示颈神经根病?

包括肩关节外展缓解试验、牵拉试验和Spurling 试验（详见之前的段落）。

145. 哪种影像学检查对于确诊颈椎间盘突出最有价值?

MRI是诊断颈椎间盘突出主要的手段。MRI可以对脊髓、神经根和椎间盘进行良好成像，MRI也是一个无创检查。曾经的"金标准"是结合CT扫描的脊髓造影术，该检查是有创性过程，需要通过腰椎穿刺注入染色物质，因此它不是诊断椎间盘突出的主要手段。单独使用CT扫描，而不结合脊髓造影，对诊断椎间盘突出帮助不大（图9-17）。

146. 椎间盘突出最常用的非手术治疗方法有哪些?

治疗颈椎间盘突出最常用的方法包括颈椎牵引理疗、颈托固定、硬膜外激素封闭、NSAID和时间。

147. 颈椎间盘突出非手术治疗的成功率是多少?

颈椎间盘突出非手术治疗的成功率较高，为50% ~ 60%。在考虑手术治疗前应至少行3个月的非手术治疗观察。

148. 对颈椎间盘突出最常用的手术治疗方法有哪些?

最常用的手术治疗可以选择经前路椎间盘切除、同种异体骨或自体髂骨移植椎体融合术（ACDF），也可以选择经后路偏侧椎板切除术、内侧椎体关节面切除术和突出的椎间盘切除术。经前路手术指征是中央

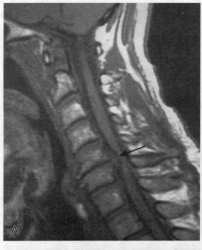
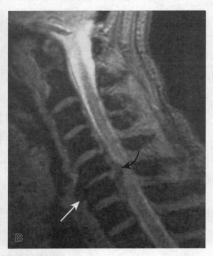

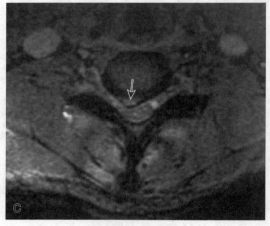

图9-17　MRI显示C$_5$～C$_6$椎间盘突出（引自：Canale ST, Beaty JH [eds], Campbell's Operative Orthopaedics, 11th ed., p.144. Copyright © 2008, Mosby Elsevier Inc.）

型或中央周围型椎间盘突出。经后路手术是相对较小的手术，并且前方稳定或融合并不必要。

病例9-4

64岁男性，颈部疼痛缓慢进行性疼痛加重2年，疼痛向下由左上肢放射至左手桡侧3根手指。患者否认颈部创伤史。他开始在其家庭医师处就诊，予以NSAID治疗和理疗。通过治疗疼痛有所改善，但是在停药后疼痛再次恶化加重。最近患者发现左手握咖啡杯出现困难。查体发现左手伸腕肌力下降，左手桡侧3根手指感觉减退，左手抓持力相对右手减弱。

149. 最常见的诊断是什么？

由颈椎病引起的颈神经根病。

150. 什么是颈椎病？

颈椎病是指颈椎间盘退行性病变（DDD）和骨赘形成（骨刺），这是颈椎的关节炎。最常发生于超过55岁的人群，其中男性更常见。随着时间的推移，这些关节改变可以压迫一个或更多的神经根，从而导致神经根病。对于严重的病例，脊髓也可以受累导致脊髓病变。

151. 颈椎病的危险因素有哪些？

危险因素包括年龄（超过60岁，X线片显示大多是人群存在颈椎病的表现）、男性、颈椎先前存在创伤史、颈椎间盘突出、重度关节炎、反复的牵引或扭转、肥胖并且不锻炼，以及吸烟。

152. 颈椎病的症状有哪些？

症状常常是渐进性的，但是会突然加重。症状通常不会出现，直到颈椎病进展至引起神经根病和（或）脊髓病变。疼痛或受累平面感觉异常首先出现。它还可以是某些肌肉肌力下降，但是在早期常不明显。

153. 颈椎病最常累及的节段有哪些？

$C_5 \sim C_6$ 和 $C_6 \sim C_7$。

154. 如何诊断颈椎病？

和椎间盘突出一样，通过物理检查怀疑颈椎病，通过影像学检查确诊该病。

155. 哪些物理检查试验可提示颈椎病引起的神经根病？

试验包括肩关节外展缓解试验、牵拉试验和 Spurling 试验（详见之前的段落）。

156. 对颈椎病应进行哪些影像学检查？

脊柱或颈椎X线检查可以显示关节病变。

157. X线片可见哪些关节改变？

可见椎间盘高度丢失常伴发颈椎曲度丧失、骨赘和不稳定（过伸过屈位半脱位）。侧位片显示后方骨赘形成。斜位片显示椎体钩突关节肥厚可能存在（图9-18）。

158. 还有哪些诊断手段可用于颈椎病？

颈椎MRI平扫也可以显示关节改变，但通常不使用，除非患者出现严重的颈部和上肢疼痛并且非手术治疗不能改善。如果患者出现上肢和手部的肌力下降或麻木，也可以行MRI检查。MRI通过对脊髓信号的显

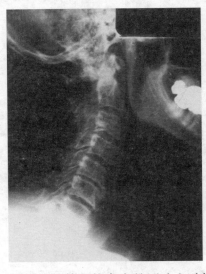

图 9-18 颈椎侧位片显示椎间盘高度丢失，前方骨赘形成和颈椎曲度丧失 （经许可重印：Rosenbaum RB, Campbell SM, Rosenbaum JT, 1996. Clinical Neurology of Rheumatic Disease. Butterworth-Heinemann, Boston.）

示从而评估可能存在的压迫和破坏。也可以行 EMG 检查神经功能。EMG 有较高的假阴性率，但可用于区分是中枢神经根病变还是外周神经病变。

159. 如何治疗颈椎病？

主要的治疗方式是非手术治疗。包括理疗、NSAID、激素注射、按摩、颈椎牵引，以及在急性损伤期行冷敷或热敷。

160. 何时采取手术治疗颈椎病？

当非手术治疗失败时考虑行手术治疗，患者存在顽固性疼痛、出现进行性神经功能缺失（感觉或运动），或者存在脊髓病变。

161. 颈椎病手术治疗的方式有哪些？

颈椎病可以通过前路手术并对椎体融合，也可经后路手术。经前路手术涉及骨赘清除、椎间盘切除、椎体间植骨和前置钢板。经后路手术涉及完全性减压（椎板切除或椎板成形术，以及是否融合和固定）。手术方式的选择可能取决于受累平面，存在的任何矢状位的变形和患者相关因素。

三、胸椎

病例 9-5

78 岁健康女性，到急诊科就诊，主诉跌倒后背部疼痛。患者自诉下楼时不慎滑倒并迈空台阶，骶部直接着地。疼痛为持续性钝痛。患者否认本次受伤前存在背痛史。

162. 该病的鉴别诊断有哪些？

该病例描述的是一个跌倒后加压暴力作用于脊柱末端所致的急性背痛。背痛的鉴别诊断范围很广，从退行性关节炎到感染和肿瘤，但是该病例急性发作的疼痛提示肌肉韧带结构损伤，或是压缩骨折。评估神经受累情况或是其他先前存在的易导致该损伤的疾病危险因素是非常重要的。另外一点也很重要的是评估是否合并头颅外伤，特别是对服用抗凝药物的患者。

病例9-5　续

根据上述疑问，发现患者没有合并放射性疼痛，肌力下降，麻木，双下肢的刺痛感，或是大小便失禁。没有头部外伤，患者没有服用阿司匹林、华法林和其他抗凝药物。患者否认有骨折史，但声明其有待行骨密度检查，且没有服用钙剂和维生素D补充剂。

163. 该患者最可能的诊断是什么？

缺乏全身症状支持跌倒后胸椎压缩性骨折的诊断。患者没有行骨密度评估，在证明存在其他疾病之前应怀疑骨质量减少。骨量减少或骨质疏松很大程度上增加了低能量外伤下发生压缩性骨折的风险。

164. 查体应评估哪些方面？

在背部和四肢直接检查之前，非常重要的一点是评估患者的精神状态、平衡性和协调性，以便排除一些容易导致跌倒的共济失调性疾病。如果存在心悸或晕厥症状应该进一步评估心脏。患者应接受完整的神经系统检查，包括脑神经、运动、感觉和反射，从而评价任何可能的缺失和特征性表现。应视诊或触诊整个脊柱以便评价落空感、棘突和棘突旁肌肉张力。如果患者病史或查体发现任何和脊髓、下肢相关性体征，必须做肛门指检以评价骶神经反射。

病例9-5　续

查体发现患者清醒，警觉，人物地点时间定位良好，并有正常的情感反应。神经系统检查显示肌力、肌张力、感觉和反射均正常。患者由于背痛无法耐受步态检查，但是脑神经检查显示正常，协调性良好。上腰椎触诊时没有落空感，并且棘旁肌肉张力正常柔软。

165. 下一步应做哪些试验或检查？

如果存在任何的症状或体征提示精神状态改变，或是其他潜在的导致失调的内科疾病，可进行实验室检查排除代谢性疾病、电解质紊乱或消化道中毒。对于该病例影像学检查应行胸椎前后位、侧位和斜位X线片，对脊柱其他部位的摄片检查应根据体征和查体时的发现。

病例9-5　续

实验室检查未见异常。胸椎X线检查见图9-19。

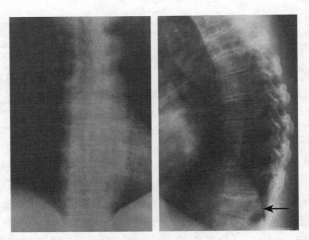

图9-19　胸椎前后位和侧位X线片显示广泛的骨量减少，同时T$_{11}$椎体前缘楔形变，但是没有明显的证据显示存在移位或椎管狭窄（引自：Courtesy of Kent R. Theilen, MD, Assistant Professor of Radiology, Mayo Clinic, Rochester, Minn. In: Frontera WR, et al., [eds], Essentials of Physical Medicine and Rehabilitation, 2nd ed., Copyrgith © 2008, Saunders, Elsevier Inc. ）

166. 还有哪些影像学检查可用？

对于任何压缩骨折合并神经系统受损的症状或体征时，必须行MRI评价对椎管和神经根的冲击情况。对于一些怀疑骨块向后突入椎管的病例或是做术前计划时，也可以行CT检查。如果在疑似恶性肿瘤的患者中发现病理性骨折，也可以使用这些检查手段。DEXA扫描并不用于急性期，但是对于评估骨密度非常重要，有利于对老年性骨折进行长效管理和筛查。

167. 有效的治疗方式有哪些？

压缩骨折的疼痛可以非常剧烈，对于患者和医师可能都是巨大挑战。对于合并相应临床症状和体征，但不伴神经系统受累的骨质疏松性脊柱压缩骨折时，治疗主要包括镇痛、活动方式改变，直至愈合。中等证据支持建议对活动需求量高的患者，伤后 1～4 周每日注射降钙素（200U）。双膦酸盐对于继发的压缩骨折的长效管理也可能是有益的。对于 L_3、L_4 骨折，有建议使用 L_2 神经根阻滞，但是只能提供短暂的疼痛缓解。对活动方式改变、锻炼、电刺激、替代治疗或支具治疗尚无统一意见，这些治疗手段对特定的个体可能是有益的。

168. 什么是椎体成形术和椎体后凸成形术？它们在治疗骨质疏松性脊柱压缩骨折中价值如何？

椎体成形术是指通过背部软组织插入细针至受累椎体，随后在椎体内注入聚甲基丙烯酸甲酯，从而稳定骨折。目前指南并不支持使用该手术，因为在其和安慰剂组对照研究中显示，该手术有效性不足。椎体后凸成形术也是一种相似的技术，但是它额外使用了可充气气囊，先扩张骨折的椎体来恢复椎体的高度和脊柱的序列。虽然椎体后凸成形术对于某些患者可能有益，但对其使用仍存在争议，该手术的并发症风险和非手术治疗之间必须小心衡量评估。

病例 9-6

47 岁男性，建筑工人，从 10 英尺（约 3m）高的脚手架上跌落后被送到创伤室，主诉下腰痛伴有双下肢无力。气道、呼吸和循环正常，Glasgow 昏迷评分 15 分，双上肢功能正常。随后发现患者双侧足趾背伸无力和大腿内侧感觉减退。肛检显示直肠张力下降。

169. 该病的鉴别诊断有哪些？

该病例描述了一个急性发作的下腰痛伴双下肢无力、鞍区减退患者，应该考虑腰丛神经压迫下损伤，也称马尾神经综合征。对于急性病例，它可能是突入椎管的椎间盘或骨折块所致，而感染或肿瘤患者可能是亚急性表现。

170. 马尾神经综合征的病理生理特征有哪些？

马尾神经是指脊髓圆锥以远脊髓终末端硬膜囊内的神经根丛。该综合征常发生在 L_1 水平。在该水平或其以远发生的重大损伤可能会引起一些或全部与马尾神经综合征相关的表现，这些表现取决于其准确的位置和任何先前存在椎管狭窄情况。如果显示直肠和膀胱功能障碍，则骶丛双侧神经根必须都受压。

171. 马尾神经综合征还有哪些其他表现?

其他的症状和体征包括双下肢疼痛、双下肢腱反射消失、大小便失禁（继发于尿潴留的充盈性尿失禁）、性功能障碍、会阴区感觉丧失。这些症状表现多种多样。如果不治疗，该综合征会导致永久性神经系统损伤，包括下肢功能障碍和大小便失禁。

病例9-6　续

患者脊柱X线片和胸腹盆腔CT检查没有发现骨折脱位。

172. 下一步合理的诊断流程是什么?

如果没有明显的骨损伤，应明确患者的神经系统受累原因。应行MRI检查寻找是否存在椎间盘突出、血肿或脓肿，这些在X线片或CT上可能无法发现（图9-20）。

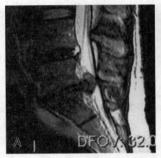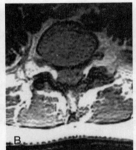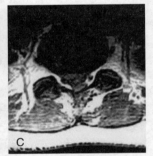

图9-20　A.T2加权正中矢状位MRI。B.轴位MRI显示L₅～S₁平面椎管完全闭塞，显示S₁神经根移位和骶丛神经根中央受压。C.轴位MRI显示马尾受压最大的区域　（引自：Benzel EC [ed], Spine Surgery, 3rd ed., Copyright © 2012, Saunders, Elsevier Inc.）

173. 合适的治疗手段有哪些?

急性发作的马尾神经综合征需要48h内急诊手术减压，以获得最理想的神经恢复。根据病因不同，其手术入路选择也可不同，其中最常用的是经后路椎板切除术，从而对神经根进行减压，并同时切除突出的椎间盘或骨折块。如果合并不稳定的骨折，该手术可能还需要额外的内固定或融合术。

病例9-7

14岁女孩，在常规的学校筛查后为评估其脊柱情况就诊。此时患儿感觉良好且没有其他不适。其母亲发现患儿右侧肩关节明显突出，但是不能明确该情况已经出现多久和是否加重。查体显示患儿年龄发育正常，神经系统检查正常。站立位时肩关节和骨盆平行，且肩关节相对骨盆居中。脊柱侧凸，棘突在胸椎区域偏向右侧，在腰椎区域偏向左侧。脊柱向前弯曲时显示右侧胸壁突出明显。

174. 该病的鉴别诊断有哪些？

脊柱畸形可以由特异性损伤、肿瘤，或神经肌肉功能紊乱造成，但是在青少年，最常见的是特发性脊柱侧凸。青少年特发性脊柱侧凸（AIS）常合并冠状位和旋转畸形。脊柱后凸是指在矢状位上的失衡，且合并冠状位和旋转畸形。

175. 青少年特发性脊柱侧凸的特征有哪些？

AIS典型的表现为胸椎向右侧弯，而腰椎向左侧弯。当侧弯情况和该类型不符时，应进一步评价是否存在其他相关的功能紊乱，这些情况可能会改变畸形的评价、治疗和预后。

176. 脊柱侧凸可能合并哪些功能紊乱？

合并多发性神经纤维瘤病、创伤包括脊髓损伤、结缔组织病（马方综合征、Ehlers-Danlos综合征）、神经功能紊乱（脑卒中、脊柱性肌肉萎缩）、代谢功能紊乱、肿瘤和骨软骨营养不良（侏儒症）。

177. 什么情况下可能只发生脊柱向外侧侧凸（冠状位）而不合并旋转（如假性脊柱侧凸）？

脊柱向外侧侧弯（冠状位）而不合并旋转可见于肢体不等长、脊柱后方结构的肿瘤（如骨样骨瘤和骨母细胞瘤）、精神性疾病（如躁狂性脊柱侧凸）。

178. 特发性脊柱侧凸的发生率是多少？

特发性脊柱侧凸的发生率据报道在3%～5%，女性发生率较高。

179. 用于监测脊柱畸形的指标有哪些？

最常用的评价脊柱旋转的临床工具是脊柱侧凸测量器，当患者躬身且膝关节伸直、双上肢下垂时，该工具可以在患者的棘突上进行绘图。应该对每一个脊柱水平测量记录其旋转度数。另一个重要的参数是Cobb角，它可以通过站立位X线片来计算。

180. 什么是Cobb角？如何对其测量？

Cobb角是指对每一个侧弯节段（胸椎、腰椎）其第一个和最后一个椎体所构成的角度。应行距离3英尺（约91cm）的全脊柱站立位前后像X线片，如果要包括髂棘，应距离6英尺（约183cm）拍片。应确定每个弯曲的上、下端椎。向侧弯凹面做上下端椎表面的横线。上端椎椎体的上缘和下端椎椎体的下缘横线的垂线交叉。由这两条线构成的夹角即是侧弯的大小。Cobb角正常的变异的上限是10°。

181. 根据脊柱侧凸的X线片应如何估计骨骼成熟度？

骨骼成熟度的Risser分型是基于髂棘骨骺的钙化程度。钙化常从髂棘前上方开始向后上方延伸。

根据骨化的程度分为4期（图9-21）。

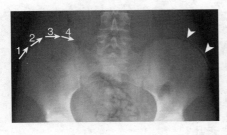

图9-21　X线片显示根据Risser分型的髂棘骨化中心。该患儿是Risser 2期（引自：Manaster BJ, et al., [eds] Musculoskeletal Imaging-The Requisites, 3rd ed., Copyright © 2007, Mosby, Elsevier Inc.）

（1）Risser 1期：25%骨化。

（2）Risser 2期：50%骨化。

（3）Risser 3期：75%骨化。

（4）Risser 4期：100%骨化。

（5）Risser 5期：骨骺和髂骨融合，提示脊柱生长发育结束。

182. 当诊断为脊柱侧凸时，在冠状面上向一侧弯曲的最小度数是多少？

在冠状面上向一侧弯曲小于10°时一般不诊断脊柱侧凸。

病例9-7　续

进一步的检查显示没有咖啡牛奶斑和骶骨凹陷，腹壁反射正常，没有高弓内翻足畸形。脊柱侧凸测量器测得胸椎最大旋转畸形是7°，胸椎Cobb角为40°（图9-22）。

183. 当患者的脊柱旋转角度是多大时应该找骨科医师急诊，而不是找学校护士或初级护理治疗师？

根据脊柱侧凸研究学会的指南，脊柱旋转超过7°～8°时应该找骨

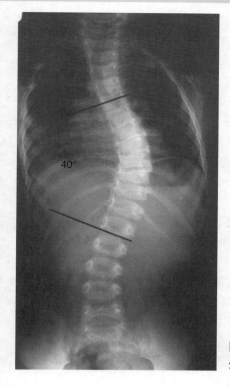

图9-22 站立时前后位脊柱侧凸X线片显示胸椎向右侧弯的Cobb角度为40°

科医师就诊。这个程度的旋转常对应接近X线片上20°冠状位侧弯。而5°的旋转，脊柱侧凸的假阳性率（侧弯＜10°）是36%。

184. 青少年特发性脊柱侧凸角度加重的危险因素有哪些?

疾病加重的危险因素包括弯曲度大小（弯曲度越大，风险越大），患者潜在的生长能力（潜在的生长能力越大，危险越大）和侧弯的类型（双弯曲的风险更大）。女患儿并没有被证明在风险增加方面有统计学意义，因为报道男患儿的系列研究较少。

185. 对于青少年特发性脊柱侧凸，应何时选择非手术治疗?

通常对于侧弯小于20°的青少年不需要接受治疗。非手术治疗结合支具适用于侧弯角度在20°～45°的骨骼不成熟患儿。

186. 对于青少年特发性脊柱侧凸，哪些非手术治疗方法能够改变疾病的自然病程?

对于青少年特发性脊柱侧凸，唯一的能够改变疾病的自然病程的非手术治疗方法是脊柱矫形器。它适用于骨骼不成熟患儿（Risser分期

≤3期）且侧弯角度在20°～45°，或是侧弯角度＜25°但存在加重趋势的患儿。电刺激、锻炼、手法治疗好生物反馈治疗不能改变自然病程。

187. 哪3种类型最常用的支具可用于青少年特发性脊柱侧弯？它们如何使用最有效？

最常用的3种类型支具分别是Milwaukee（T_8椎体以上）、TLSO或Boston（T_8椎体以下）和Charleston可弯曲支具（仅夜间使用）。

188. 青少年特发性脊柱侧凸的手术指征是什么？

对于侧弯角度＞40°～45°的骨骼不成熟患儿，或尽管使用支具但侧弯仍然加重，或侧弯度数＞50°～60°的骨骼成熟患儿，推荐使用手术治疗。

189. 脊柱畸形手术治疗的目标是什么？

一般来说，外科干预用于控制畸形进展加重，如果可能，应纠正已存在的畸形。

190. 对于骨骼成熟的脊柱畸形患儿，哪些类型的手术可用于治疗？

对于骨骼成熟的脊柱畸形患儿，对受累节段的融合术对于预防侧弯进一步加重是一种有效的方式。该手术常和畸形矫正联合使用，在尽可能多的矫正畸形地同时要保证手术安全。根据受累节段和畸形类型，可能要通过后路、前路、开胸或腹膜后入路，其中经后路固定融合是最常用的方式。

191. 脊柱畸形手术可发生的并发症有哪些？

脊柱畸形矫正术是一种创伤很大的外科手术，就手术本身而言，它可以造成大量失血及随手术延长而出现的凝血功能障碍。感染也是脊柱内固定手术的一种严重并发症，一旦融合完成，可能需要广泛抗生素治疗或去除内置物。神经系统并发症包括脊髓损伤，特别是在颈椎和胸椎平面置入内置物。由缺血性的视神经病变所致的失明罕见，却是灾难性的并发症，它被认为和长时间俯卧位所致的低血压有关。长期的并发症，融合失败伴有或不伴有内置物失败也可能发生，并导致疼痛、畸形加重或需要再次手术治疗。

192. 什么是曲轴现象？如何才能避免其发生？

曲轴现象是指尽管脊柱后方融合坚强固定，脊柱弯曲仍然进行性加重。这可能由脊柱前方持续性生长发育对抗后方固定所致。该并发症可以通过前后柱融合来避免，或是使用保留生长的内固定器直至骨骼发育成熟后（图9-23）。

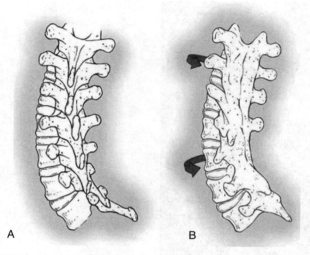

图9-23 曲轴现象。对于骨骼发育不成熟的患儿，尽管脊柱后方融合坚强固定，脊柱前方持续生长导致畸形进行性加重 （引自：Warner WC: Juvenile Idiopathic Scoliosis. In: Weinstein SL: Pediatric Spine, Philadelphia, 1994, Raven.）

193. 对于骨骼发育不成熟的脊柱畸形患儿，哪些手术方式是有效的？

对于已行脊柱融合术的患儿，为了避免和持续性骨骼生长相关的并发症发生，一系列可延长的后路钉棒内置物和应用于婴幼儿的垂直可延长的肋骨内置物已经开始应用，用于对抗由于没有融合所致的脊柱变形应力。这些内置物要求患儿随着其生长发育定期调整延长程序或更换内置物，直至其骨骼成熟后行最终的融合手术。

194. 什么是脊柱后凸？

脊柱后凸是一种脊柱畸形，它是以矢状位上后凸角度增加为特征。采用Cobb测量方法，正常胸椎后凸角为20°～40°。

195. 什么是Scheuermann脊柱后凸症？

Scheuermann脊柱后凸症是一种软骨内成骨功能紊乱所致的疾病，它会影响椎体终板和纤维环突出，导致椎间盘突出，连续性椎体前缘楔形变（连续3个邻近的胸椎＞5°），以及胸腰椎后凸骨性融合。其准确的病因不清楚。理论上存在家族遗传倾向。高度增加和反复的应力刺激可能是诱因（图9-24）。

196. Scheuermann脊柱后凸症的流行病学特征有哪些？

其人群中的发生率估计在0.4%～8%，主要影响贫困地区的青少年。

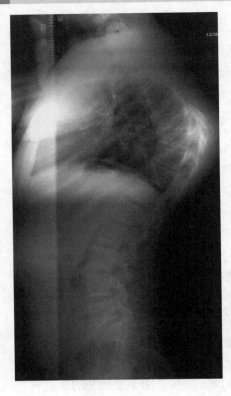

图9-24　15岁男患儿其站立位脊柱全长侧位片显示脊柱驼背后凸症伴有胸椎前缘的楔形变　（引自：Herkowitz HN, et al., [eds], Rothman-Simeone The Spine, 6th ed., Copyright © 2011, Saunders, Elsevier Inc.）

197. Scheuermann脊柱后凸症最常见的临床表现有哪些？

最常见的临床表现是脊柱畸形和畸形顶端疼痛，长时间的坐姿、站姿和运动会使症状加重。在儿童中，该病占所有背痛患者的1/3。

198. Scheuermann脊柱后凸症的初始治疗方法有哪些？

初始的治疗是非手术治疗，包括胸椎牵伸、腹部肌肉训练并避免举重物。症状通常会随生长结束而消失。

199. 对于Scheuermann脊柱后凸症，应何时推荐使用支具？

对于骨骼不成熟患儿向后成角＞60°是推荐使用支具。对于胸椎病变的患儿推荐使用Milwaukee支具，而对于不典型的腰椎病变患儿可以使用TLSO。根据最近的关于自然病程的研究，非手术治疗的患儿成年后后凸顶端处疼痛可能更重，但是整体生活质量不受影响。

200. 对于Scheuermann脊柱后凸症，应何时推荐使用手术？

对于骨骼不成熟患儿向后成角大于75°时推荐使用手术，手术治疗也适用于后凸成角超过50°～55°伴随疼痛或后凸进行加重且非手术治疗效果不好的患儿。如果后凸超过100°，患儿可能出现限制性肺病或神经系统受累，但是这些并不常见，而且不是典型的手术适应证。

病例9-8

20岁男性，足球运动员，主诉下腰部进行性疼痛1个月伴间断双侧大腿后方的放射痛。患者自述当铲球或久坐时疼痛加重。患者不能回忆起疼痛发作的具体时间，以及明确的外伤史。其父母发现患者步态改变，步长缩短。患者否认全身症状和大小便失禁。

201. 该病的鉴别诊断有哪些？

下腰痛常见于儿童、青少年和成人，大多数病例是特发性和自限性的。持续性疼痛、夜间痛及伴随神经系统或全身症状时应做进一步检查。

病例9-8　续

查体发现患者发育良好，站立位肩关节平行，相对于骨盆中轴线两侧。腰椎前屈严重受限，腰椎过伸时可引起疼痛。腰椎棘旁肌肉触诊柔软。神经系统检查显示双侧踇指背伸肌力4级，但其他正常。腰椎侧位片见图9-25。

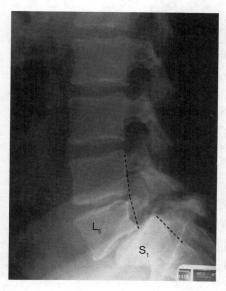

图9-25　X线侧位片显示L_5相对S_1向前移位接近椎体长度的1/3，并伴有部分关节间结构缺损。这些发现整理后考虑诊断$L_5 \sim S_1$腰椎滑脱（引自：Mettler FA, [ed], Essentials of Radiology, 2nd ed., Copyright © 2005, Saunders, Elsevier Inc.）

202. 什么是峡部裂?

峡部裂是指上下关节突关节缺失，常发生于腰椎。

203. 什么是脊柱滑脱?

脊柱滑脱是指上位椎体相对于下位椎体向前滑移，部分由于同一水平双侧峡部裂所致。

204. 脊柱滑脱如何分型?

脊柱滑脱最常用的分型系统是Meyerding设计的。上位椎体相对于下位椎体没有向前滑移为0级；1% ～ 25%滑移为Ⅰ度；26% ～ 50%的滑移为Ⅱ度；51% ～ 75%的滑移为Ⅲ度；76% ～ 100%的滑移为Ⅳ度。上位椎体相对于下位椎体完全脱位称为脊柱前移。

205. 脊柱滑脱最常见的5种类型是什么?

5种类型是椎弓根型、退变型、发育不良型、创伤型和病理型。

206. 什么是"苏格兰犬"项圈征?

"苏格兰犬"项圈征是指在椎弓根型脊柱滑脱的斜位片上发现上下关节突关节缺失的影像学表现。实际的缺损像挂在苏格兰犬脖子上的项圈（图9-26）。

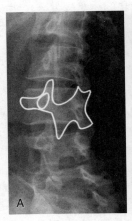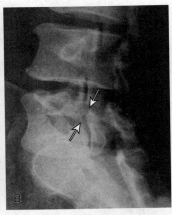

图9-26 A.在腰椎斜位片上可见的"苏格兰犬"（外形）；B.上下关节突区域骨折，"苏格兰犬"的"项圈"（引自：Pretorius ES, [ed], Radiology Secrets Plus, 3rd ed., Copyright © 2011, Mosby, Elsevier Inc.）

207. 人群中脊柱滑脱的发生率是多少?

人群中脊柱滑脱的发生率是5%。高加索成年人群男性的发生率为5% ～ 6%，女性为2% ～ 3%。因纽特人中，报道其发生率为50%，但比非洲裔美国人少3%。其发生率随年龄增长会增加，到20岁后保持稳定。该病在年龄＜5岁的儿童中罕见。

208. 哪些青少年的脊柱病变常合并脊柱峡部裂?

脊柱峡部裂常见于 Scheuermann 脊柱后凸症,过度的腰椎前凸增加了 $L_5 \sim S_1$ 关节面的剪切力。Scheuermann 脊柱后凸症的患者中该病的发病率为 50%,如果 Scheuermann 脊柱后凸症患者出现下腰痛,应该行脊柱斜位 X 线片检查。

209. 哪些重复运动被假定为脊柱峡部裂的诱因?

反复过伸运动会增加椎体后方小关节的剪切力,这被认为和症状性脊柱滑脱相关。当患者过伸时,L_4 下关节面撞击 L_5 的关节间隙,这也被认为是脊柱滑脱的另一病因。运动员反复的屈伸活动和椎弓根型脊柱滑脱正相关。据报道跳水、举重、摔跤和体操运动也会增加发病率。

210. 哪些影像学特征可能提示将要发生峡部裂?

应激反应是指在实质上骨缺损出现前提前诱发腰椎滑脱。影像学上,应激反应可能和小关节的硬化和延长相关。常可见对侧的峡部裂。

211. 在下腰痛发病之后多长时间内锝骨扫描可显示峡部裂水平的摄取增加?

在下腰痛发病之后 $5 \sim 7d$ 锝骨扫描可显示急性病变。

212. 当有症状的患者 X 线检查和骨扫描显示正常时,哪种检查对于诊断脊柱峡部裂最好?

单光子发射计算机化断层显像(SPECT)对有症状但 X 线检查和骨扫描显示正常的患者的诊断被证明是有效的。该试验对于诊断应激反应是最有效的,可以在进展成确定的峡部裂之前进行早期诊断和治疗。

213. 哪个脊柱节段最可能发生脊柱峡部裂和滑脱?

最常见的脊柱滑脱平面是 $L_5 \sim S_1$,其次是 $L_4 \sim L_5$,然后是 $L_3 \sim L_4$。高于 L_5 平面的滑脱常见于青年,而不是儿童和青少年。

214. 脊柱峡部裂和 I 度滑脱有哪些治疗方法可以选择?

脊柱峡部裂和 I 度滑脱常伴随近期的外伤史和短期的症状,其治疗选择包括限制过度活动,并制订背部腹部肌力训练计划。通过解决背部疼痛和肌肉痉挛也可能恢复。如果症状不能改善,且骨扫描显示小关节部位摄取增加,休息、NSAID 和 TLSO 的使用或带有一侧短裤腿的支具等一系列治疗常能缓解症状。支具的裤腿部分在疼痛缓解后可以去掉。如果症状持续存在,尽管制动和骨扫描显示为"冷区",对于年龄 < 25 岁的患者,采用内固定和植骨治疗小的缺损(< 2mm)对于 $L_1 \sim L_4$ 缺损是成功有效的。

215. 滑移的百分比和角度是如何确定的?

滑移百分比是测量L$_5$椎体后缘和S$_1$椎体后缘之间的距离占S$_1$椎体前后径的百分比。滑移角度是测量沿骶骨后缘延长线和平行于L$_5$下方终板的直线之间的夹角。两条线的交角即是滑移角度（图9-27）。

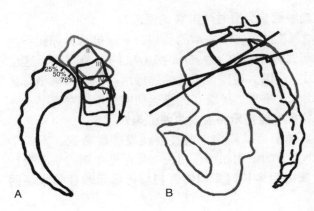

图9-27　A.滑移百分比；B.滑移角度（引自：Drummond DS, Scott AR: Pediatric Spondylolisthesis. In: Vaccaro AR, et al. [eds], Principles and Practice of Spine Surgery, Philadelphia: Mosby; 2003.）

216. 什么是Gill手术? 其在治疗脊柱峡部裂/滑脱中的价值是什么?

Gill手术是指完全去除松动的椎板碎片和纤维软骨组织,该手术不能治疗脊柱滑脱,反而会进一步加重脊柱不稳定。对于年轻患者,该手术一定要和关节融合术联合使用,避免不稳定加重。

217. 融合手术应何时用于脊柱峡部裂和滑脱?

有明显腰背部疼痛伴有或不伴有下肢放射性疼痛的患者适合行减压手术,如果其症状通过正确的非手术治疗不能缓解,则可能需行融合术。腰椎峡部裂不伴有滑脱的患者可单独行减压术,或同时行融合术。对脊柱峡部裂伴滑脱的患者常同时行减压和融合术。对椎管狭窄和退变性脊柱滑脱的患者常同时行减压和融合术。对稳定性峡部裂的治疗仍存在争议。尽管一些研究已经显示减压和融合术治疗后能够改善患者预后,但是其他一些研究也发现单纯减压术可以获得相似的结局。

218. 对于脊柱滑脱25% ～ 50%的患者, 其治疗选择是什么?

对无症状的Ⅱ度滑脱患者,应对其随访,每4 ～ 6个月行腰骶椎标准的侧位片X线检查,直至生长发育结束。目前后外侧融合术仍然是对进展性滑脱、持续性腰背部疼痛或神经受损患者治疗的"金标准"。

219. 对于脊柱滑脱50% ～ 75%的患者，其治疗选择是什么？

对Ⅲ度滑脱病例，目前治疗的选择是后外侧融合术。横突间融合术是另一种方式，可以通过正中入路切口和筋膜下椎旁入路，或是经皮双侧椎旁入路行该手术。经前路椎间融合术也可以作为后外侧融合术的一种合适替代手术。

220. 目前对于脊柱滑脱的复位指征是什么？

脊柱滑脱的患者常存在功能性不稳，或外形上不能接受，或神经功能障碍，特别是当存在神经功能障碍时需行椎板切除减压术，这可能会影响融合手术的效果，因此对脊柱滑脱，目前其复位术适用于严重滑脱（Ⅲ和Ⅳ度）伴有矢状位不稳的患者。复位过程中存在较高的神经损伤风险，因此，神经根的充分减压必须先于任何复位的尝试。

221. 目前有哪些方法可用于滑移复位？

目前，对滑移复位的方法包括用或不用Halo皮牵引装置下对骨盆逐步牵引的闭合复位，然后经后路内固定术和后外侧植骨融合术。前柱支撑的使用（经前路或后路的椎间融合术）可以保留已矫正的滑移角。

222. 在脊柱滑脱复位过程中最常见的神经系统损伤是什么？

一些针对严重腰椎滑脱复位的研究发现L_5神经根损伤。在人的尸体研究中，在后半阶段的复位过程中，应变增量会快速增加。因此，对严重滑脱的患者部分复位相比完全复位要更安全，只要滑移角能够改善即可。

病例9-9

79岁男性，因长期站立后出现下腰痛、臀部和大腿后方疼痛就诊。患者自诉目前他只能走1 ～ 2个街区，便会感到下肢沉重，必须坐下休息。通过助行器或手推购物车可以走得更远，使用斜靠式自行车时没有任何不适。当患者在你的诊室时，他没有表现出任何不适，并且检查和神经系统检查没有发现明显异常。

223. 该病的鉴别诊断是什么？

成年的下腰痛很常见，并且有着非常多的差别。该病例中，患者主诉部分运动相关性的大腿后方疼痛更加提示为间歇性跛行，这可能是血管源性或神经源性疾病。结合下腰痛的症状，对该患者症状最可能的解释是腰椎峡部裂伴椎管狭窄。尽管大部分的椎管狭窄是退变所致，但是排除其他获得性椎管狭窄，如骨折、肿瘤或感染，也是非常重要的。

224. 神经源性和血管源性间歇性跛行应如何鉴别？

两种病因的间歇性跛行都会导致活动依赖性的疼痛或无力，从而可能限制活动。神经源性间歇性跛行是由于椎管和椎间孔狭窄导致在特定的姿势下反复运动引起神经根受压。这可能会导致特定神经根支配区的疼痛或无力，同时非特异性感觉异常或感觉沉重会妨碍正常活动。在腰椎前屈、上山和坐下休息时，这些症状会很快缓解。相反，血管源性间歇性跛行是由外周血管病变引起肢体远端缺血所致的疼痛。它更加和运动相关，且没有姿势依赖性。患者更容易患有其他形式的血管病，如高血压、慢性肾病和冠状动脉病。外周血管疾病常伴有缺血相关性脉搏减弱和皮肤改变，如果临床高度怀疑，可能需要采用臂-踝指数和脉搏-容量计数来进一步评估。

225. 在对该患者进行诊断时，下一步正确的措施是什么？

CT和MRI能够显示由腰椎峡部裂伴小关节突肥厚或骨赘所致腰椎管狭窄。由于MRI能够显示脊髓、神经根及黄韧带肥厚等软组织所致的椎管狭窄，因此应用最广泛（图9-28）。

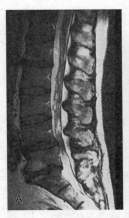
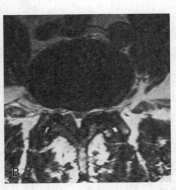

图9-28　矢状位（A）和轴位（B）腰椎MRI的T2加权像显示L$_4$～L$_5$严重的椎管狭窄、马尾神经受压，在受压的硬膜囊部位CSF信号中断，一些硬脊膜内的神经根大量卷曲　（引自：Adam A, et al., [eds], Grainger & Allison's Diagnostic Radiology: A Textbook of Medical Imaging, 5th ed., Copyright © 2008, Elsevier Ltd.）

226. 导致退变性椎管狭窄的病因有哪些?

腰椎管狭窄涉及小关节突和椎间盘构成的三关节复合体。椎间盘常存在明显的退行性改变。进一步的退变会导致椎间盘萎缩和小关节突关节炎，这些都会加重神经管腔的狭窄。椎管狭窄可能是由前方椎间盘的突入或后方黄韧带和小关节肥厚所致。从机械力学角度来看，相比腰椎屈曲位，腰椎伸直位时椎间孔更狭窄。受压部位既可能位于椎管中央，也可能更靠外侧在侧隐窝或椎间孔处。

227. 哪些疾病可能伴发椎管狭窄?

软骨发育不全症由于先天性的短椎弓根畸形，常伴发椎管狭窄。其他继发性病因包括腰椎滑脱、Paget病、强直性脊柱炎和弥漫性间质骨肥大症。

228. 椎管狭窄的流行病学特征有哪些?

发病年龄变化很大，但是50岁和60岁最常见。软骨发育不全的患者其常见的发病年龄是40多岁。退变性脊柱滑脱并不常见，其发病年龄小于50岁。男女之间发病率没有差异。退变性椎管狭窄在重体力工人中更常见。

229. 椎管狭窄的初始治疗方式有哪些?

非手术治疗包括强化改变姿势的物理治疗方案、牵伸训练、腰背肌和下肢的肌肉训练。生物反馈疗法可能有效。经皮电刺激治疗对缓解急性疼痛有时可能有效。硬膜外皮质激素注射存在争议。NSAID，特别是阿司匹林，可以减轻下肢和背部疼痛。支具可用于减少腰椎前凸。

230. 椎管狭窄的手术指征是什么?

手术适用于严重的椎管狭窄伴顽固性疼痛且非手术治疗失败的患者。其他一些继发性疼痛的病因应排除。手术是可以选择，除非出现罕见的大小便失禁。

231. 椎管狭窄的手术治疗方式有哪些?

经典的手术治疗包括椎板切除术和椎管减压术，去除椎板、黄韧带、棘突、内侧小关节突和侧隐窝的骨赘。应尝试完整保留部分小关节突关节。如果脊柱失稳或明显的脊柱滑脱或退变性脊柱侧凸存在时，应行单节段或多节段融合术，以便控制畸形进一步加重。

232. 对椎管狭窄行神经减压术后常见的并发症有哪些?

椎板切除和椎管减压术可能会导致脊柱后凸不稳、硬脊膜撕裂、蛛网膜炎症、神经根受损和硬膜外瘢痕（会导致椎管狭窄复发）。

病例 9-10

61 岁女性，办公室经理，在转身提起重箱子时突发严重的下腰痛和右下肢痛，遂到急诊室就诊检查。予以抗炎药物和肌肉松弛药治疗，其症状在过去的几天里有所缓解。患者自述疼痛部分缓解，但是有几次相似的、疼痛程度较轻的发病，这几次发作导致患者几天不能上班。目前，患者主诉疼痛从背部放射至右腿外侧和第 1 足趾。站立位和平躺时疼痛能部分缓解。

233. 该病的鉴别诊断是什么？

腰背部和下肢疼痛再次指向腰椎病变，并导致神经根病。对该病例，急性发作、间断出现的疼痛不太像腰椎管狭窄，因为这是一个典型的慢性发病过程。患者更像是在经历一个复发性的腰椎髓核脱出，伴有一处或多处从脊髓上发出神经根受压或被激惹。

234. 在椎间盘疾病中哪些是重要的查体要素？

应在站立位、坐位和卧位时对患者进行检查。当患者行走时可见跛行。应检查脊柱的活动范围。椎间盘突出的患者常主诉腰椎前屈时下肢疼痛，而腰椎管狭窄的患者常主诉背伸时下肢疼痛。在评估活动范围时应鉴别是肌肉萎缩还是痉挛。也需要判断肌力是否下降。完整的神经系统检查是必要的，包括肌力、反射和感觉。对怀疑存在腰椎间盘突出的患者出现紧张反应是最常见的发现。评估还应包括对髋关节和膝关节病变的检查。

235. 在腰椎间盘突出症中，什么是紧张反应？

紧张反应是指人为造成坐骨神经紧张，从而使受突出椎间盘刺激的炎症性神经根进一步受压。当然还需要关于解剖和体检的其他详细细节。

236. 什么原因会导致椎间盘突出患者出现跛行？

突出的椎间盘位于神经根外侧时，会产生一系列神经根刺激症状。而突出的椎间盘位于神经根内侧（又称腋位）时，也会产生一系列神经根刺激症状。当突出的椎间盘位于外侧时，患者需向患侧侧屈使得神经根试图远离突出的椎间盘组织。当突出的椎间盘位于腋位时，患者需向健侧侧屈使得神经根试图远离突出的椎间盘组织。

237. $L_3 \sim L_4$ 单侧偏心性椎间盘突出患者有哪些查体发现？

$L_3 \sim L_4$ 单侧偏心性椎间盘突出常压迫横行的 L_4 神经根。在大腿后外侧、膝前和小腿内侧可能出现感觉缺失。运动无力常累及股四头肌和髋内收肌。髌腱反射变化也比较明显。

238. L₄～L₅单侧偏心性椎间盘突出患者有哪些查体发现?

L_4～L_5单侧偏心性椎间盘突出常压迫横行的L_5神经根。感觉缺失常发生于小腿前外侧、足背和第1足趾。运动无力累及踇长伸肌、臀中肌、趾长伸短肌。通常腱反射没有变化。

239. L₅～S₁单侧偏心性椎间盘突出患者有哪些查体发现?

L_5～S_1单侧偏心性椎间盘突出常压迫横行的L_5神经根。感觉缺失常发生于足踝关节外侧、足跟和第4～5足趾。运动无力累及腓骨长、短肌,腓肠肌-比目鱼肌复合体和臀大肌。通常跟腱反射消失。

240. 还有哪些检查可用于评估椎间盘疾病?

如果没有外周循环情况的评估,脊柱的体检是不完整的。应检查胫后和足背动脉搏动。血管源性跛行是下肢疼痛的一个重要原因,也可和腰椎间盘疾病混淆。也应评估髋膝关节。髋关节活动受限,特别是旋转功能受累,并伴随腹股沟区疼痛,这些提示髋关节病变。外旋时梨状肌的张力可能提示梨状肌综合征。当怀疑马尾神经综合征时应检查肛门。

241. X线片在评价椎间盘疾病时是否有意义?

对于20～50岁的下腰痛患者,只有1%～2%X线片有阳性发现。在该年龄组人群中,大部分检查的发现是一些椎间隙的狭窄或骨赘形成。腰椎峡部裂和滑脱也可见于X线片,常伴有受累平面椎间隙的狭窄。尽管如此,这些发现也可见于不伴有腰背部疼痛和明显临床症状的患者。

242. 哪些影像学检查可用于评估疑似椎间盘疾病患者?

MRI:主要的优点是能显示脊髓、神经根、椎间盘及其他软组织结构(如液体或肿瘤)。而CT对骨性结构的显示更好,但在评价椎间盘和神经方面作用有限(图9-29)。

243. 对于腰椎间盘疾病患者,肌电图是否有用?

肌电图常用于鉴别神经根症状是来自外周神经还是上运动神经元损伤,并用于判断是否存在肌病。

244. 由急性椎间盘突出所导致的下腰痛伴有神经根病变,其初始治疗方式有哪些?

约10%有症状和体征的患者最终需要手术治疗。因此,医师希望对腰椎间盘疾病患者的非手术治疗缓解率能够达到90%。治疗的目

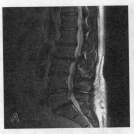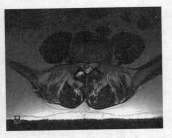

图9-29　61岁患者，伴有L₅神经根病。A.MRI T2加权矢状位显示脱出的L₄椎间盘结构；B.T2轴位像显示L₅椎弓根之间脱出椎间盘结构（引自：Canale ST, Beaty JH [eds], Campbell's Operative Orthopaedics, 12th ed., Copyright © 2013, Mosby Elsevier Inc.）

的主要是缓解症状，包括卧床休息、NSAID、麻醉性镇痛药、口服或硬膜外使用皮质激素、理疗、支具、牵引、按摩和电刺激治疗等。硬膜外使用皮质激素可能有益于减轻急性疼痛，但是对缓解慢性疼痛有限。

245. 用于治疗腰椎间盘疾病的手术方法有哪些？

椎间盘切除术是指切除任何压迫或激惹神经根的突出的椎间盘。传统上需要经正中入路在病变椎间盘水平行半椎板或全椎板切除。该手术渐渐被定义为一种扩大的手术方式，能够获得更好的手术视野，并使切除的范围最小化。目前，椎间盘切除可通过正中或棘旁入路完成，经棘旁肌肉使用牵拉器或管道扩张器获得手术通路。在同侧椎板处通过毛刺或Kerrison钻孔开窗，从而可以显露椎间盘和受累的神经根。确定突出的椎间盘，并将其去除同时小心保护神经根。在可耐受的程度内鼓励患者早期功能锻炼。该手术对神经根性症状的缓解要优于对腰背部疼痛的缓解，腰背部疼痛可能在术后持续存在。

246. 什么是腰椎间盘微创切除术？

腰椎间盘微创切除术是指通过微创入路使用手术显微镜，有限切除椎间盘和椎板，从而最大程度减少术后疼痛，并使患者早期活动。手术结局和切开椎间盘切除术相似，但是该手术需要专业培训，并且有限的手术视野可能增加并发症发生的风险。

247. 腰椎间盘切除术可能发生的并发症有哪些？

并发症包括硬膜撕裂、神经根损伤、椎间盘炎、血管损伤和腹腔脏器损伤。

248. 对于腰椎间盘突出症患者，非手术治疗和手术治疗的现状是什么？

总的来说，对于由腰椎间盘突出所致神经根病变的患者，无论采用任何治疗方式，随着时间的流逝，患者在症状上都将会有明显的改善。这一发现已经被脊柱患者预后研究试验（SPORT）所证实，该试验通过比较非手术治疗和手术治疗两组患者后，发现两组长期随访结果都有相同程度的改善。对于选择手术治疗的患者，必须充分考虑其在疾病严重程度和活动需要方面的巨大差别。在非手术治疗和手术治疗组间交叉的病例研究结果中，对接受腰椎间盘切除术的短期和长期手术治疗效果做了后续治疗分析。然而，在SPORT研究中，椎间盘切除术的有效程度在其他疾病情况下明显下降：退变性腰椎滑脱和腰椎管狭窄。相比椎间盘突出，这些疾病自然病程更严重，如果不采取手术很难完全解决患者的病痛。

249. 对于复发性腰椎间盘突出症患者，应何时采用融合术？

复发性腰椎间盘突出症发生率在10%～15%。对于首次复发的患者通常不需要行融合术。然而，在二次复发后，特别是二次复发刚刚发生在初次椎间盘突出后，常推荐使用融合术。

病例9-11

51岁患者，以前曾是建筑工人，主诉工作相关性损伤后出现慢性下腰痛2年。疼痛中心位于下腰部，并且向双侧臀部放射。腰背部前屈和捡重物时疼痛加重。患者经历了长时间的非手术治疗，包括生活方式改变、理疗和局部注射，但是症状缓解不明显并需要长效麻醉性镇痛药物治疗来维持日常生活。患者感到明显不适，并且其体型肥胖，但是体检没有明显发现。患者要求手术治疗。

250. 该病的鉴别诊断是什么？

慢性孤立性下腰痛很常见，常由许多创伤、手术或重复劳作或重力劳动后加重的脊柱强直所引起，患者最后临床表现相似。对大多数患者不能孤立的认为是单纯解剖原因所致的慢性腰背部疼痛。潜在的病因还包括退变性的椎间盘或小关节病变、压缩性骨折、硬膜外纤维化，以及慢性韧带损伤或肌肉牵拉伤。但是很难区分这些临床表现是症状还是偶发的。

病例9-11 续

为了进一步鉴别患者腰背部疼痛潜在的病因，行腰椎MRI检查（图9-30）。

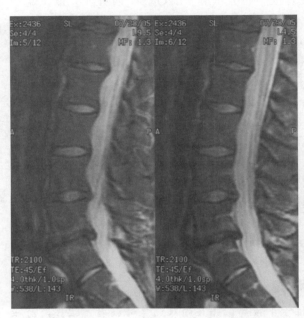

图9-30 MRI显示$L_4 \sim L_5$严重的椎间盘变性，椎间盘脱水明显，椎间隙变窄和前方骨赘形成（引自：Canale ST, Beaty JH [eds], Campbell's Operative Orthopaedics, 12th ed., Copyright © 2013, Mosby Elsevier Inc.）

251. 什么是Modic改变？

进展性椎间盘退变性疾病在MRI的特征是邻近退变性椎间盘的椎体内存在一种信号异常。它在1988年首先由Modic描述，这些改变常与腰背部疼痛相关，其病因学发现详细描述如下。

（1）Ⅰ型：T1低信号，T2高信号。由于骨髓水肿，常见于急性期。病理学检查发现邻近椎体骨髓内终板和血管纤维组织撕裂。

（2）Ⅱ型：（最常见）T1高信号，T2等信号或轻度高信号。软骨下骨骨髓内脂肪退变，常见于慢性期。邻近椎体被黄骨髓替代。

（3）Ⅲ型：T1、T2低信号。椎体上可见终板硬化，该表现常可见于X线片。

252. 椎间盘造影术在评价椎间盘退变性疾病中的价值如何？

椎间盘造影术是一种诊断方法，是将细针穿入椎间盘内，并注射不透明的对比剂，从而通过X线检查对比剂溢出的类型。在注射前和注射期间也可以监测椎间盘内的压力。在注射过程中椎间盘的压力会升高，从而加重了患者症状，这就是椎间盘造影术中的激惹反应。由于是有创检查，所以该检查存在争议，它有可能会进一步破坏椎间盘，加速其退变过程。

病例9-11 续

对患者行椎间盘造影术，结果显示纤维环撕裂，在MRI检查发现的退变平面行椎间盘内注射同时会诱发疼痛。

253. 对该病例的治疗选择有哪些方式？

退变性椎间盘疾病仍然难以理解，并且临床上存在争议。尽管通过手术将作为潜在疼痛诱因的椎间盘去除后，患者的症状得到明显改善，但是通过对连续的病史、体检和影像学检查发现分析后似乎仍然难以预测哪些患者会对手术反应良好。因此，在考虑任何手术治疗前，必须使用各种非手术治疗，包括口服镇痛药、改变生活方式、理疗、局部注射和减轻体重。由于对工人这部分人群观察中发现预后相对较差，因此在选择潜在的手术对象时也应考虑潜在的诉讼可能和工人赔偿金。对于由退变性椎间盘病变所致的腰背部疼痛，手术治疗的主流方式是节段性融合术。当可能行后外侧融合术后，无论是否使用后方内固定物，椎体间融合变得越来越普遍，这样可以最大限度维持前柱的稳定性。

254. 腰椎融合术的手术指征是什么？

腰椎融合术适用于不稳定性骨折、腰椎滑脱伴恶化或神经受累症状、复发性椎间盘突出症和难治性退变性椎间病疾病。如不稳定性腰椎骨折包括爆裂骨折并压迫椎管超过60%，明显的楔形骨折（超过40°），或屈曲牵张性损伤。

255. 腰椎融合术有哪些不同的有效的手术技术？

经后路可行腰椎融合术，同时置入或不置入内固定物。而后外侧融合术期间，应在去皮质横突、外侧的小关节和髂骨翼部（如果需要）处植骨。在行后方腰椎椎体间融合术（PLIF）时，可经后路在椎间隙内植骨。脊柱内固定装置可以提高融合率，特别是当不稳定或腰椎滑脱存在时。后路内固定物置入常使用椎弓根螺钉和连接它们的棒装置。也可以经前路（经腹腔或腹膜后）行腰椎融合术。当行经前路腰椎椎体融合术（ALIF）时，应经椎体前方在椎间隙内植骨，并同时常行经后路固定术。一些内置物已经可以将钛和其他惰性材料用于提高结构支撑和协助在椎间隙内植骨（又称钛笼）。它们可以从前路、后路或椎间孔入路安置于椎间隙（分别是ALIF、PLIF、TLIF）。根据术者对脊柱稳定性的判断，同时可能行或不行椎弓根螺钉固定。

256. 未来哪些技术可以替代椎间融合术？

当有效去除退变性椎间盘或腰椎峡部裂后方结构等导致机械性疼痛的因素后，融合术常会导致脊柱活动范围减少。在腰椎，对1个或2个节段行融合术时，这种减少在临床表现上常不明显，但是当行更长节段的融合术时活动范围受影响就会很明显。同时，对更长节段融合后值得担心的是，该手术可能会导致邻近运动节段退变撕裂加速，从而引起这些节段的退变性疾病恶化。这些结论还没完全被临床研究所证实。为了解决这些担心，其他关节置换术的技术和材料已经应用于治疗椎间盘疾病，最终推动了金属和聚乙烯全椎间盘置换术的发展。这些内置物通过前路置入，可以不破坏脊柱后方的结构，它并不依赖于椎体的融合术来防止内固定失败。该技术目前存在争议，并且其手术指征仍仅限于颈椎和腰椎。此外，用于椎间盘退变性疾病的可注射的组织工程可溶剂也在实验室研究中，这可能会导致新的治疗手段出现，这种尝试可以保留运动节段的自然状态和力学环境。

（张　伟　译）

第10章 运动医学

Hassan Alosh, Kevin McHale, Laura Wiegand, Surena Namdari and Fotios P. Tjoumakaris

一、膝关节

（一）半月板损伤

病例10-1

一名20岁的大学生足球运动员，因为1周前训练时扭伤膝盖到医院就诊。他的膝盖在损伤后肿胀了一夜，不得不终止训练。他可以负重并且可以活动，但是感到膝关节绞锁，在类似爬楼梯这样的深蹲活动中症状加重。他还反映当他膝关节绞锁发作时疼痛加重。在检查中，他爬了一段缓坡，膝关节中度渗液，肌力正常，没有韧带不稳定，在后正中关节线位置有一些压痛点。McMurray试验和Apley研磨试验阳性。

1. 创伤后急性关节疼痛和积液的鉴别诊断有哪些？

（1）韧带损伤。

（2）半月板损伤。

（3）骨软骨骨折。

（4）髌骨脱位。

（5）关节囊撕裂。

2. 膝关节损伤的受伤史评估，在病史中最重要的一方面有哪些？

（1）受伤机制：受伤时膝关节位置、关节负荷、内翻还是外翻、直接还是间接暴力。

（2）可闻及"砰"的一声间接暴力：前交叉韧带（ACL）相关损伤。

（3）可闻及"砰"的一声直接暴力：可能是侧副韧带损伤、半月板撕裂或者骨折。

（4）肿胀：损伤后2h内关节肿胀或者积液提示关节内积血，然而隔夜后发生的肿胀可能提示急性创伤性滑膜炎。

（5）疼痛：位置、程度、类型。

（6）稳定：是否存在负重情况下膝关节脱位、反曲或者畸形的感觉。

（7）既往史：陈旧损伤或者新鲜损伤之前的问题。

3. 什么损伤是最常见的手术指征？

半月板损伤。

4. 请描述内外侧半月板的形状。

内侧半月板呈半月形，前后径大于宽度。占据了大概胫骨平台2/3的关节面，在外侧是厚凸面逐渐向内侧递减成薄边，其横截面成类三角形；相反，外侧半月板在外形上比内侧的更圆润，其前后径和宽度基本一致，其比内侧半月板覆盖更多的胫骨表面，帮助而不独立形成膝关节外侧间室的关节凹面。

5. 请描述内外侧半月板胫骨的附件。

半月板长入骨头的部分称为起止点，提示非钙化的纤维软骨向钙化的纤维软骨转变。它们常被称为半月板的根部。这些附件常常位于半月板的角部，常常被认为是半月板附件的根部，板股韧带加强了半月板后方和股骨远端的稳定结合，从而增强半月板的支撑结构。

（1）内侧半月板：冠状韧带包绕着内侧半月板的整体边缘，也构成了内侧副韧带的一部分，导致了内侧半月板没有外侧半月板稳定。

（2）外侧半月板：外侧半月板也有囊状附着，但是不像内侧半月板那样条理清楚。而且和外侧副韧带没有交集。

6. 请描述半月板微观结构及相关损伤。

半月板由密集牢固的网状胶原纤维组成，具有高弹性和耐磨性。半月板胶原纤维的主要排列方向呈圆周型，也存在放射状和贯穿样的纤维排列。胶原纤维的排列方式一定程度上决定了半月板损伤的特性类型。胶原纤维功能主要是沿纤维的方向对抗张力。半月板正常的张应力在纵轴上。因为主导纤维类型都在这个平面上，损伤也不是罕见的。一小部分周围放射状的胶原束当压力特别大时不足以对抗纵轴的损伤。同样，由于缺乏垂直样的纤维从而容易发生水平状撕裂。

7. 请描述半月板的组成。

胶原构成了半月板净重的60%～70%。胶原纤维的90%是Ⅰ型胶原，其他的是Ⅱ、Ⅲ、Ⅳ、Ⅴ和Ⅵ型胶原。

8. 请描述蛋白聚糖在半月板中的作用。

含有大量的糖类，可以锁住约50倍体重的水，这个特点决定了半月板的物理性质。

9. 半月板的血供有哪些?

内外侧膝动脉的上下支交通形成了膝前血管网,10% ～ 30%的内侧半月板周围和10% ～ 25%的外侧半月板会在成人后血管化。另外,膝中血管会分支支配半月板的角部。

10. 请描述半月板3个血管的区域。

(1)红-红区:存在于半月板外侧或者周围的1/3,是血管化的区域。

(2)红-白区:中间1/3存在于半月板血管化和非血管化的之间。

(3)白-白区:半月板内部1/3位置,在成人完全是没有血管的(图10-1)。

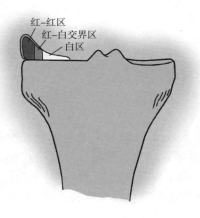

红-红区
红-白交界区
白区

图10-1 半月板分区 (重新绘制,引自: Miller MD, Warner JJP, Harner CD: Meniscal Repair. In: Fu FH, Harner CD, Vince KG, eds: Knee Surgery, Baltimore, 1994, Williams & Wilkins.)

11. 半月板切除后压力如何传导和缓冲?

在膝盖伸直时半月板传导了约50%的负重,而在屈曲90°则高达85%。在切除内侧半月板后股骨接触面减少了50% ～ 70%,接触压力增加了100%,外侧半月板切除后,接触压力可以增加到正常的200% ～ 300%。

12. 半月板撕裂的正常损伤机制是什么?

半月板超负荷负重时会造成损伤,在膝关节屈伸时经常有旋转力作用在半月板上,创性的撕裂常发生在年轻人,特别是急性暴力,然而退变性的撕裂则常见于60岁以上的老年人,而且可以是无症状的。

13. 哪里是半月板撕裂的好发部位?

内侧半月板后角是最常见的损伤部位,部分原因可能是因为内外侧半月板的活动轨迹的不同。内侧半月板平均滑移距离为5mm,而外侧为11mm。然而近期的研究发现,内外侧半月板撕裂发生率几乎相同。

14. 和撕裂的半月板相关的"机械症状"有哪些?

有疼痛、肿胀、卡压、锁定、弹响和打软腿。

15. 半月板撕裂需要手术治疗的患者有哪些?

(1)急性半月板撕裂的年轻患者。

(2)撕裂导致机械症状。

(3)合并半月板撕裂的老年患者,且是非手术治疗无效的。

16. 请描述半月板撕裂的常见体征。

(1)关节线的触痛。

(2)膝关节积液。

(3)半月板回旋挤压(McMurray)试验。

(4)Apley研磨试验。

17. 什么是半月板回旋挤压试验?

为检查内侧半月板,患者仰卧屈曲膝关节,触诊内侧的关节,慢慢的旋转和伸直小腿,股骨将划过撕裂面导致弹响或弹跳。外侧半月板检查时触诊关节的外侧缘,尽可能内旋小腿,缓慢的伸直膝关节同时注意和感觉弹跳。半月板回旋挤压试验阴性不代表完全没有撕裂(图10-2)。

18. 什么是Apley研磨试验?

患者俯卧,将大腿前方紧贴在检查床上,向上牵引足和小腿使关节膝关节松弛,接下来下压足和小腿并且旋转,同时膝关节缓慢屈伸,如果半月板有撕裂,在关节线可发现弹响和疼痛(图10-3)。

19. 什么是Thessaly试验?

检查者抓住患者外展的手,当患者赤足站在地上时,检查者支持患者。患者旋转膝盖和身体,内外侧分别3次,保持膝盖微微的弯曲(5°),在膝关节屈曲20°时重复同样的操作。如果患者怀疑半月板撕裂则会在内外侧关节线感到不适,可能有关节绞锁和卡压的感觉。这个试验常常在健侧先预演以教会患者如何保持5°和20°的弯曲,以及如何在患侧去感觉可能的阳性结果。

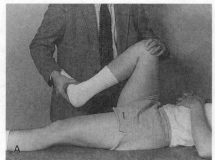

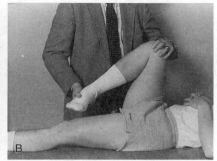

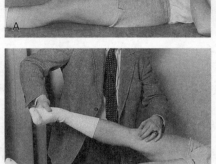

图10-2 McMurray试验。A.内侧半月板检查的起始位置，快速屈曲膝关节，同时外旋足和胫骨；B.外侧半月板检查的起始位置，快速屈曲膝关节，同时内旋足和胫骨；C.外侧半月板检查终束位置，使膝关节伸直同时维持内旋。内侧半月板的终末位置相同，但膝关节的远端是外旋的。如果诱发疼痛或"弹响"，则认为试验结果为阳性 （经许可重印：Mellion MB. Office Sports Medicine, 2nd ed. Philadelphia, Hanley & Belfus, 1996, p. 28.）

病例10-1 续

你可以用MRI检查去确认半月板损伤的诊断，MRI（图10-4）展示了内侧半月板后角损伤。考虑到手术和非手术治疗方案，由于患者存在持久的疼痛、高水平的运动功能和希望继续运动生涯，他决定接受膝关节镜-半月板部分切除而不是修补术。你告诉患者你的意见是修补或部分切除，这取决于术中情况、半月板损伤的类型、累及半月板的面积和位置。

20. 请描述MRI上关于半月板的表现。

在T1和T2像上是一个均匀的低信号结构。

21. 哪种类型的急性半月板撕裂可以行非手术治疗？

不完全的半月板撕裂或者小的、稳定的没有合并其他病理情况的边缘撕裂，如前交叉韧带撕裂，可以行非手术治疗，而且预后较好。引起偶发的和较小症状的半月板损伤可以通过康复训练和一段时间的限制活动得到恢复。大多数患者在行前叉韧带重建时发现合并有小的、稳定的

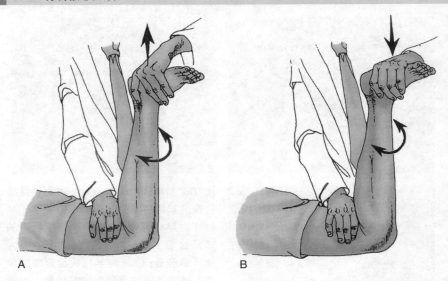

图 10-3　A、B. Apley研磨试验用于半月板损伤　（引自：Tria AJ Jr: Clinical Examination of the Knee. In: Scott WN, ed: Insall & Scott Surgery of the Knee, 4th ed. Philadelphia, 2006, Churchill Livingstone.）

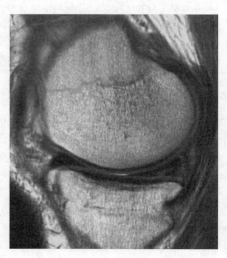

图 10-4　T1加权MRI示半月板后角撕裂 [引自：Beynnon BD, Johnson RJ, Brown L, Knee: DeLee JC (ed), DeLee and Drez's Orthopaedic Sports Medicine, 3rd ed. Saunders, 2010.]

垂直方向的半月板撕裂，这种撕裂非手术治疗的成功率极高。

　　22. **半月板撕裂如何进行手术治疗?**

　　部分半月板切除常被用来修整撕裂部分或者修剪半月板的边缘，可以解决半月板撕裂带来的机械症状。

发生在半月板外侧1/3（所谓的红区）的半月板撕裂，应该通过缝合修补，原因是此区域有充分的血供和较大的愈合概率。"红白交界区"的撕裂可以行缝合修补或者用纤维蛋白胶促进愈合。

23. 在内侧半月板修补中，哪种结构最常损伤？

隐神经及其分支最常损伤。

24. 请描述膝关节内侧入路修补半月板损伤。

屈膝90°，在内侧副韧带后方做一个3～4cm的切口，仔细修剪筋膜，注意保护隐静脉和隐神经，这些结构会随后收缩从而在缝匠肌和筋膜间形成一个平面。深部拉钩置入保护膝关节后正中的结构。

25. 在外侧半月板修补术中，哪种结构最容易损伤？

除了腘动静脉和胫神经外，腓总神经也存在很高的损伤风险。

26. 请描述半月板修补术的膝关节外侧入路。

膝关节屈曲90°，放松股二头肌和腓总神经，在外侧副韧带后方做一个3～4cm的切口。分离扩大股二头肌和髂胫束之间的间隙，向后牵拉股二头肌肌腱保护腓总神经，腓肠肌外侧头必须在肉眼下从关节囊上分离，之后再腓肠肌外侧头和关节囊之间放置深部拉钩保护血管、神经束。

27. 请描述半月板修补的缝合部位。

2～3mm等间距的纵褥式缝合强度远大于水平缝合。缝合可采用传统的"内-外"法（缝线从关节内到关节外，线结打在关节囊上）、"外-内"法（缝线从关节囊到关节内，线结打在关节内）或者"全内"法，利用新的固定器械实现关节囊固定而不需要传统的打结。

28. 哪些临床因素可能对半月板修复有积极影响？

和前叉韧带手术有关的修复，边缘撕裂不超过3mm，急性撕裂和外侧半月板损伤。

29. 哪些患者是半月板同种异体移植的潜在人群？

患者曾经接受过半月板切除或者次全切手术，现在关节线疼痛，早期或者轻度的关节软骨改变，肢体立线正常，膝关节韧带稳定。这种情况临床上通常称为"超负荷性疼痛"。

30. 什么是半月板囊肿？

半月板中退变性囊肿常合并外侧半月板横裂。这种情况常常需要部分半月板切除和囊肿抽吸减压（图10-5）。

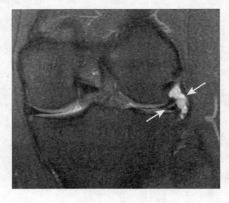

图 10-5　半月板囊肿　（引自：Miller TT: Magnetic Resonance Imaging of the Knee. In: Scott WN, ed: Insall & Scott Surgery of the Knee, 4th ed. Philadelphia, 2006, Churchill Livingstone.）

31. 什么是 Baker 囊肿？

半月板病变或关节退变造成了关节液的聚集，在膝关节后方形成的可触及的包块也被称为是腘窝囊肿。常见于半膜肌和腓肠肌内侧头之间。

32. 什么是盘状半月板？

一种少见的半月板解剖变异，由于"盘状"半月板较少显露下方的胫骨，容易造成类似弹跳、弹响和绞锁样的症状。外侧半月板常见，且大多没有症状。Watanabe 定义了它的 3 个常见变异：Ⅰ，完全变异，半月板像厚盘子一样而不是月牙状；Ⅱ，部分变异；Ⅲ，Wrisberg 变异（和板股韧带相连）。增厚的半月板常常在 MRI 上连续 3 个矢状面都能看到可以做出诊断。如果有症状或者在关节镜检查中无意发现可以进行半月板的"盘状成形术"（图 10-6）。

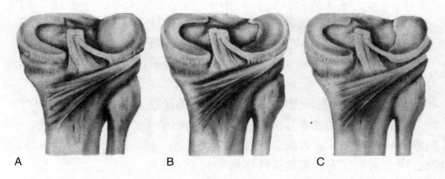

图 10-6　盘状半月板的变异（从左到右）。A. 完全；B. 部分；C.Wrisberg, 半月板稳定结构是起自 Wrisberg 韧带的附件　（引自：Kocher MS, Klingele K, Rassman SO: Meniscal disorders: Normal, discoid, and cysts. Orthop Clin North Am 34:329-340, 2003.）

（二）ACL 损伤

病例 10-2

一名 21 岁大学生篮球运动员，在进行跳投后单腿落地时感到"砰"的一声，她的膝关节马上肿了起来，不能继续比赛，1 周后她的膝关节出现剧痛且合并大量积液。

33. 请描述前交叉韧带的功能和解剖。

成人的前交叉韧带平均长度是 33mm，平均宽度是 11mm，包括两束，即前内侧束-屈曲位紧张和后外侧束-伸直位紧张。前交叉韧带的90% 是 I 型胶原，血供来自膝正中动脉，基本功能是限制胫骨前移，其次是限制膝关节内外翻的压力。

34. 请描述在非接触性的运动中前交叉韧带损伤的机制。

减速性损伤合并持续增加的四头肌收缩：四头肌突然大幅收缩可造成胫骨近端前方的暴力，这样的损伤常见于突然加速变向的篮球和足球运动员中。

过伸：非接触性的前交叉韧带损伤也可见于篮球运动员的伸张过度性损伤（如在二次跳起时），也常见于鞍马的体操运动员。

滑雪损伤：下山的滑雪者中常见的膝关节损伤原因是滑雪板的内侧边缘被雪地卡住，造成他向前跌倒，膝关节受到外旋和外翻的压力。其次的损伤机制是向后跌倒导致的所谓"滑雪靴"损伤。由于滑雪者的重心在靴子的后方，靴子后部对胫骨形成了一个向前的压力，当合并明显的四头肌收缩时（滑雪者试图调整自己重心，站直），前交叉韧带不能耐受压力，导致损伤。

35. 前交叉韧带损伤在膝关节急性损伤和积血的患者中所占的百分比是多少？

70%。

36. 什么是膝关节"恐怖三联征"？

三联征包括外侧半月板损伤、前交叉韧带断裂、内侧副韧带损伤。其由于膝关节承受过度的外翻暴力造成。

37. 什么类型的半月板损伤会同时合并前交叉韧带损伤？

在急性前交叉韧带损伤时常见急性的外侧半月板损伤，内侧半月板撕裂常合并慢性前交叉韧带损伤。

38. 请描述膝关节怀疑韧带损伤患者的体格检查。

为了比较，应先检查评估健侧的膝关节。在评估膝关节稳定性时要考虑一些患者可能有过度的运动或全身多发性关节松弛症。检查膝关节的瘀斑、肿胀、积液或触痛的范围，评估运动范围，损伤后大量的积液导致屈伸活动受限。测试韧带稳定试验应该包括少量的Lachman试验和通过度盘测试前抽屉、轴移、后抽屉、外旋，以及内外翻稳定试验。

39. 什么样的体格检查意味着确定了前交叉韧带损伤?

Lachman试验：膝关节大概屈曲30°时做Lachman试验，检查者用手固定股骨，另一只手在胫骨后方实施向前的推力，检查者观察胫骨位移的同时和对侧相比较。终末点被评估为硬的、边缘的或者柔软的。Lachman试验可以被分为阴性，1^+（3～5mm位移），2^+（5～10mm位移），3^+（＞10mm位移）。相比健侧过度的向前位移，特别是合并边缘的或者柔软的终末点，常常提示前交叉韧带撕裂。

前抽屉试验：常常在膝关节屈曲90°、肌肉放松的情况下实施。髋关节屈曲45°，在胫骨的后部轻柔的持续施加向前的力量，在阳性试验中，在股骨髁和胫骨平台之间形成向前的台阶。

轴移试验：常用来形容外侧胫骨平台在股骨髁上的前脱位。患者仰卧放松，膝关节完全伸直，胫骨内旋，一只手抓住足部，另外一只手在膝关节水平实施轻柔的外翻压力，之后膝关节屈曲大概20°～30°，可以在胫骨近端前外侧突然感到痉挛。患者同时也能感到向前的半脱位，并且在膝关节急性损伤时或者慢性患者持续损伤时都有这种感觉。痉挛或者"砰"的响声常常由于伸直，胫骨向前半脱位，膝关节屈曲时股胫关节向后复位造成。结果可以被分为0（不存在），1^+（轻度），2^+（中度），或者3^+（严重）（图10-7）。

40. 什么样的物理检查试验对前交叉韧带损伤最敏感?

Lachman试验。

41. 什么样的体格检查最能准确评估前交叉韧带重建术的预后?

轴移试验。

42. 什么是Segund骨折?

也称外侧关节囊征，在前交叉韧带撕裂时，胫骨向前移位，胫骨平台外侧有撕裂的碎片，同时伴有关节囊撕裂（图10-8）。

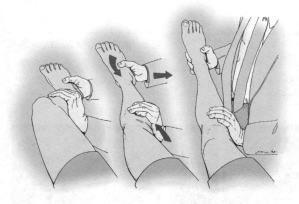

图10-7 轴移试验。检查时完全伸直膝关节,在膝关节屈曲时施加外翻内旋的力量 [引自:JC Hughston, MD, redrawn. In: Miller III RH, Azar FM, Knee Injuries: Canale ST, Beaty JH (eds), Campbell's Operative Orthopaedics, 11th ed. Mosby, 2008.]

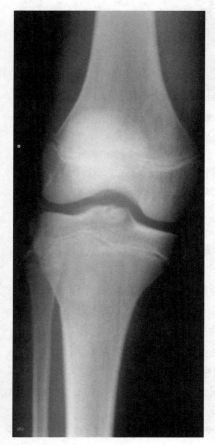

图10-8 Segund骨折合并前交叉韧带损伤 [引自: Miller III RH, Azar FM, Knee injuries: Canale ST, Beaty JH (eds), Campbell's Operative Orthopaedics, 11th ed. Mosby, 2008.]

病例 10-2　续

你检查患者的膝关节，发现局部有积液。Lachman 试验阳性，你在办公室不能去有效地检查轴移试验，因为在检查中患者肌肉紧张。预约 MRI 检查发现前交叉韧带撕裂（图10-9），向患者交代韧带重建的手术。

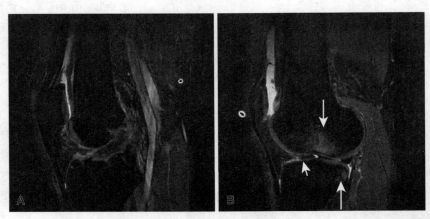

图10-9　前交叉韧带损伤合并骨挫伤及外侧半月板撕裂　A.矢状位上 T2 加权抑脂像 MRI 显示前交叉韧带完全撕裂。B.更多的外侧影像显示沿着股骨外侧髁及胫骨平台后缘（箭头）负荷方向典型的轴移性骨挫伤。也有一个体部和外侧半月板后角的桶柄样撕裂，还有一个翻转的碎片在外侧半月板前角前方（小箭头）［引自：Clement J, Basic Imaging Techniques: DeLee JC (ed), DeLee and Drez's Orthopaedic Sports Medicine, 3rd ed. Saunders, 2010.］

43. 对于前交叉韧带撕裂最有诊断意义的检查是什么？

磁共振检查是最有诊断意义的检查，MRI 的优点包括非有创性检查，可行任何平面的检查尤其是非骨性损伤，如韧带、半月板或软骨的损伤。完全撕裂在 T1 和 T2 加权像上都可以发现韧带不连续，缺损区被液体填充，骨外侧的挫伤对于有疑问的患者有提示作用，MRI 也可以帮助诊断骨折、内外侧副韧带损伤、后交叉韧带损伤和半月板损伤。

44. 哪些重建物在前交叉韧带重建中有效？

（1）腘绳肌腱自体移植：膝关节屈曲力量有减弱的风险，潜在的隐神经髌下支的医源性损伤。

（2）骨-髌腱-骨自体移植：骨槽愈合更快，但是髌前痛发生率较高，股四头肌恢复较慢，伸直功能丢失。

（3）股四头肌腱自体移植：很少使用，强度比骨-髌腱-骨移植弱，股四头肌伸直力量减弱风险大。

（4）同种异体移植：常用于年龄较大的患者（30岁以上）。年轻患者中再断的概率较高，同时疾病传播风险较大（HIV感染率小于1：1亿）。

45. 请描述中间1/3髌腱自体移植重建前交叉韧带的手术过程。

（1）关节镜诊断性检查。

（2）半月板修补或切除。

（3）前交叉韧带残端修整。

（4）外上方髁间窝成形术。

（5）取移植物和准备工作（一些术者喜欢将这一步放在手术开始时）。

（6）在后交叉韧带前方准备一个直径约为7mm的胫骨隧道，终点常常在外侧半月板的前角或者稍微偏后一点。

（7）在"过顶位（over-the top）"前方（在左膝的两点钟方向）准备一个直径为6～7mm的股骨隧道，同时行髁间窝成形。分叉的分水岭帮助确定前交叉韧带天然的穿入点，也可用作确定前内侧和后外侧束的解剖分界点。

（8）在骨隧道中固定移植物，界面螺钉固定，也可选择其他的悬吊固定方法。

（9）小心评估移植物固定情况，稳定性和非负重的活动范围。

（10）放置引流后常规关闭伤口。

46. 是否所有的前交叉韧带损伤都需要重建?

不是的，特别是年龄超过40岁的单纯前叉韧带损伤患者及老年患者，其运动功能要求较低，仅从事少量扭动和位移性的娱乐运动，前交叉韧带损伤可采用非手术治疗，通过锻炼四头肌和腘绳肌的力量去增加膝关节的稳定性。

47. 在前交叉韧带重建早期康复中需要强调哪种运动?

闭链（closed chain exercise）运动，特别是膝关节活动度训练，在早期康复中非常重要。在早期康复中应避免开放性锻炼，足部不固定从而导致新的移植物承受太大的压力，导致重建失败。

48. 前交叉韧带重建的并发症有哪些?

常见的问题包括伸直和屈曲的丢失、髌股关节并发症（如髌骨软化和骨折）、移植物排斥和移植失败。

49. 交叉韧带术后伸直丢失的原因是什么？

（1）术前不能完全伸直，在重建术前患者应该获得足够的伸直度，可以通过康复锻炼和关节镜切除阻碍伸直的机械物。

（2）移植物胫骨隧道位置导致髁间窝限制。

（3）独眼征（cyclops lesion）：这个结节富含显微组织，位于移植物胫骨侧前方和前髁间窝接触处，可能是由髁顶部撞击造成。

（4）髌下挛缩综合征。

50. 什么是膝关节纤维化？

此综合征包括髌下脂肪垫和髌韧带挛缩。患者表现为严重的术后疼痛，髌骨活动度减小和屈伸功能不能恢复，最好的治疗是积极的物理治疗。

（三）后交叉韧带损伤

病例 10-3

一名33岁的男性患者，在2周前的车祸后来到诊所，他是乘客，膝关节磕在仪表盘上，他说事故发生时膝关节发出"噗噗"的声音，流出约30ml的淤血，但是X线片上并没有发现骨折。

51. 后交叉韧带损伤的常见机制是什么？

也称"仪表盘损伤"，膝关节屈曲时胫骨前方受力后常导致后交叉韧带损伤，也常见于足跖曲时落地。

52. 请描述后交叉韧带的解剖。

后交叉韧带长38mm，宽13mm，它也包括前外侧束和后内侧束。有些板股韧带起自外侧半月板附着于后交叉韧带（Humphrey韧带和Wrisberg韧带），是限制胫骨后移主要结构。

53. 如何检查后交叉韧带损伤？

90°时后抽屉试验最敏感，患者仰卧，髋关节屈曲45°，膝关节屈曲90°，在胫骨近端施加向后的力，前后过度的移动证实试验阳性，提示后交叉韧带损伤。Ⅰ度表示后移5mm，在最大限度的后脱位中，胫骨髁间嵴仍然位于股骨髁前方。Ⅱ度后移表示后脱位在5～10mm，胫骨髁间嵴为股骨髁所覆盖。Ⅲ度后移表示超过10mm的后脱位，此时胫骨髁间嵴位于股骨髁后方，常常合并后外侧角或前交叉韧带损伤。

54. 什么是后陷试验?

后陷试验类似于后抽屉试验,基本上是观察当髋关节和膝关节屈曲90°时后脱位的程度。和对侧相比,后交叉韧带损伤的膝关节胫骨髁相对于股骨髁明显后陷,试验阳性表明后交叉韧带的缺失。

55. 对于Ⅰ、Ⅱ度后交叉韧带损伤治疗方法有哪些?

非手术性的物理治疗主要应加强股四头肌力量的练习,在损伤早期避免早期过强的力量损伤腘绳肌(避免主动屈膝时后交叉韧带的二次损伤)。一些专家认为早期的伸直位固定在开始锻炼前给韧带提供了愈合的机会。

56. 后交叉韧带骨性撕脱预后较好的因素是什么?

早期修复对于后交叉韧带骨性撕脱的患者来说预后较好。

57. 单纯的后交叉韧带功能不全是否应重建?

有些临床医师相信急性膝关节损伤合并Ⅲ度的后脱位应该立即重建。然而,大多数推荐非手术治疗。如果非手术治疗失败,导致长期的疼痛或功能不稳定,还是推荐性外科手术重建(图10-10)。

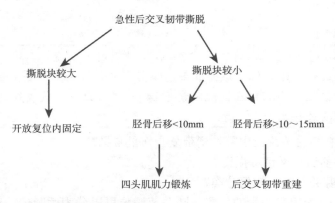

图10-10 后交叉韧带撕裂的治疗程序 (引自: Veltri DM, Warren RF: Isolated and combined posterior cruciate ligament injuries, J Am Acad Orthop Surg 1:67, 1993.)

58. 重建后交叉韧带的两种方法是什么?

经胫骨隧道技术或胫骨侧内移植。胫骨侧内移植能避免移植物走形区出现锐角,即所谓的"杀手转弯(killer turn)",减小了移植物的压力,尽管应用此项技术的螺钉距离腘动脉不到20mm(图10-11)。

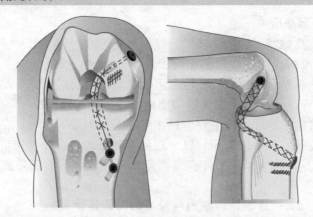

图10-11　经胫骨隧道的后叉韧带双束重建,应当注意这种方法中移植肌腱走行区出现的锐角,如杀手扭转("the killer turn")［引自: Beynnon BD, Johnson RJ, Brown L, Knee: DeLee JC (ed), DeLee and Drez's Orthopaedic Sports Medicine, 3rd ed. Saunders, 2010.］

（四）膝关节多发韧带损伤：后交叉韧带，内侧副韧带，外侧副韧带

病例 10-4

　　一名40岁的男性患者，到诊室就诊，1周前他在建筑工地上跌落造成膝关节脱位。他说他的膝关节在急诊室复位后用支具固定，随后为防止血管神经迟发型损伤在医院观察了24h，然后出院，被告知到门诊复查是否需要进一步手术治疗。

59. 在膝关节脱位中哪种韧带复合伤最常见？

合并前后交叉韧带损伤。

60. 膝关节脱位如何分类？

基于胫骨相对股骨的位置，膝关节脱位可以分为后脱位、前脱位、内侧脱位和外侧脱位。

61. 膝关节脱位的急性期处理方法是什么？

闭合复位后应行进一步的血管检查，明确血管是否损伤，包括静脉造影或CT血管造影重建。韧带重建常常在损伤2周后进行，避免软组织肿胀、迟发型筋膜室综合征或其他的血管损伤（图10-12）。

62. 哪种损伤常常与Ⅲ度后交叉韧带损伤相关？

后外侧角损伤。

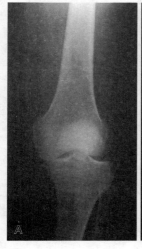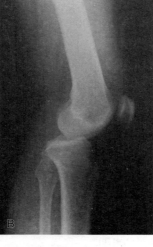

图10-12 膝关节后脱位〔引自: Miller III RH, Azar FM, Knee Injuries: Canale ST, Beaty JH (eds), Campbell's Operative Orthopaedics, 11th ed. Mosby, 2008.〕

63. 哪些结构构成了后外侧角?

（1）股二头肌。

（2）髂胫束。

（3）腘肌。

（4）腘腓韧带。

（5）外侧关节囊。

（6）弓状韧带。

（7）豆腓韧带。

64. 膝关节后外侧角的功能是什么?

稳定功能，防止胫骨外旋。

65. 什么是膝关节的外旋反屈试验?

外旋反屈试验可以反映后外侧旋转的不稳定，患者仰卧，抓住踇趾将足抬离检查床，如果膝关节过伸、外旋、内翻，试验就是阳性。

66. 什么是反轴移试验?

可以反映后外侧角损伤，患者取仰卧位，膝关节屈曲开始伸直时同时胫骨外旋，并在膝关节上施加外翻的力量，如果有弹响提示后外侧角损伤。

67. 如何测试胫骨外旋? 为什么这样的试验非常重要?

患者俯卧在检查床上，髋关节和膝关节完全放松地放在床上，膝关节屈曲30°，足外旋，如果患侧外旋超过健侧10°以上，则为试验阳性。

阳性的试验常常提示后外侧角的损伤，这是检查后外侧旋转不稳定最特效的检查，如果刻度显示在30°和90°为阳性，提示合并后交叉韧带和后外侧角损伤。

68. 后交叉韧带损伤合并后外侧角旋转不稳定的治疗方法是什么?

一般需要外科手术和重建，如果未接受治疗的话，患者经常有明显的症状、疼痛和不稳定，内侧间室骨关节炎明显。

如果患者有内翻膝或走路时有内翻步态，应首先考虑胫骨外翻位高位截骨，一些患者术后症状明显改善不再需要韧带的重建。大多数情况下，后交叉韧带和后外侧角必须重建。后外侧角要么通过韧带解剖修复，要么通过后外侧角重建来实现恢复。膝关节多韧带损伤目前有多种修复方法，且长期预后较好。

69. 膝关节的外侧结构有哪些?

（1）第1层：髂胫束，二头肌。

（2）第2层：髌骨支持带，髌股韧带。

（3）第3层：弓状韧带，豆腓韧带，关节囊，外侧副韧带。

70. 如何检查膝关节的内翻不稳定? 为什么这样的检查很重要?

患者放松仰卧在检查床上，用手固定股骨远端。另外一只手抓住小腿，在膝关节施加内翻的力量，应在膝关节屈曲0°、30°、60°、90°分别测试。

单独在30°时内翻不稳定，提示单纯的外侧副韧带损伤，单纯的外侧副韧带损伤比较少见，而且常常不需要外科手术干预；当合并后外侧角损伤时，内翻位的松弛常常是中度至严重的。

71. 膝关节的内侧结构有哪些?

（1）第1层：缝匠肌及筋膜。

（2）第2层：内侧副韧带浅层，半膜肌，腘斜韧带。

（3）第3层：内侧副韧带深层，关节囊。

72. 如何用一项检查明确膝关节是否外翻不稳定?

和检查内翻不稳定一样，患者膝关节屈曲30°，外翻打开膝关节内侧间室，足部外旋同样的角度，进行测试，检查中如果胫骨外移可以观察到不稳定。在屈曲30°时发现内侧不稳定，试验就是阳性。

73. 内侧副韧带撕裂如何治疗?

很多研究显示，单纯的支具治疗效果很好，对于合并前交叉韧带和内侧副韧带损伤的患者，前交叉韧带重建术后铰链式的支具固定依然很有效。如果在胫骨侧损伤的病例非手术治疗无效应考虑修复或重建手术。

74. 哪种内侧副韧带损伤有极大的不愈合风险？
远端的内侧副韧带损伤常常难以痊愈。

75. 什么是Pellegrini-Stieda综合征？
是指股骨内侧髁止点或者附近钙化灶，提示内侧副韧带的慢性损伤。

（五）骨软骨损伤

病例10-5

一名12岁的网球运动员，自述右膝持续弹响，否认任何特殊损伤或创伤病史，膝关节经常肿胀合并持续的疼痛，韧带检查中未发现关节线触痛及有固定痛点。MRI显示内侧髁骨软骨下骨水肿，并与其上的软骨分层。

---

76. 什么是剥脱性骨软骨炎（osteochondritis dessicans）？
软骨下骨损伤合并相关软骨分离。原因未知，但可能多与隐性损伤有关。

77. 剥脱性骨软骨炎损伤常见的位置是哪里？
股骨内侧髁的外侧面。

78. 剥脱性骨软骨炎的治疗方法有哪些？
骺板未闭的儿童预后较好，而且仅仅在观察的情况下症状也能改善。无移位的损伤可以通过微骨折和逆行打孔进行治疗。移位性的损伤常常需要清理和下面将要讨论到的重建技术。

79. 微骨折的临床效果是什么？
在平均小于$4cm^2$的小缺损，患者的临床有效率达到80%。缺损的软骨被纤维素凝块取代，最终变成纤维软骨组织（图10-13）。

80. 什么是自体软骨移植？
程序包括收集膝关节非负重区的自体软骨细胞，随后在无菌条件下体外扩增。软骨细胞悬液回植于缺损区，表面以骨膜或猪皮覆盖。之后的12个月内软骨细胞附着于软骨下骨产生细胞外基质。

81. 什么是骨软骨填充材料移植？
骨软骨填充材料移植常常在自体骨软骨镶嵌成形术或自体骨软骨移植技术（OATS）中应用。这些技术最基本的不同就是镶嵌移植物的大

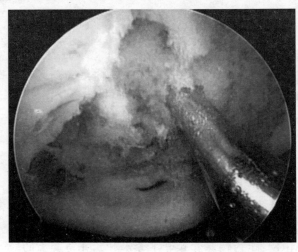

图10-13 软骨缺损区的微骨折技术 （引自：Canale ST, Azar FM: Osteochondritis Dissecans. In: Jackson DW: Master Techniques in Orthopaedic Surgery: Reconstructive Knee Surgery, 3rd ed. Philadelphia, 2007, Lippincott Williams & Wilkins.）

小，OATS移植物更大。这项技术包括切除所有损伤的骨软骨组织，在缺损底部造成不同大小的圆柱样的孔洞，之后用自体软骨柱填充在这些孔洞中，比较适合小至中度的局限性缺损。其限制因素主要是在不过度损害供体的情况下所取的自体移植物数量。这些技术适合于缺损在3cm²左右的病例（表10-1）。

表10-1 软骨缺损的手术治疗策略

损伤面积	手术方法
≤1cm	观察，磨损软骨成形术，微骨折，自体骨软骨移植
1～2cm	磨损软骨成形术，微骨折，自体骨软骨移植
2～3.5cm	新鲜的异体骨软骨，自体软骨细胞移植
3.5～10cm	自体软骨细胞移植
多发（2或3处）	自体软骨细胞移植

（引自：Canale ST, Beaty JH. Campbell's Operative Orthopaedics, 11th ed. Philadelphia, Mosby, Elsevier, 2008.）

82. 同种异体移植物的缺点是什么？

（1）软骨细胞活力减退。

（2）有限的供体。

（3）疾病传播的风险。

（六）髌股关节病

病例10-6

一名21岁大学生，在3周前的一次长跑后感到不适到门诊就诊。双侧膝关节均有疼痛，并且主要是在前方，患者注意到在深蹲或者开始爬楼梯时出现双膝疼痛，否认严重的膝关节外伤史。在膝关节伸直过程中髌骨外移，同时腘绳肌紧张。

83. 膝关节前方疼痛的原因有哪些？

（1）髌股综合征（也称髌骨软化）。

（2）四头肌腱或髌腱炎。

（3）四头肌或髌韧带断裂。

（4）髌骨剥脱性骨软骨炎。

（5）髌骨不稳定/半脱位。

（6）滑膜皱襞综合征。

84. 哪些是四头肌腱和髌韧带撕裂的常见发病人群？

四头肌腱撕裂常见于年龄大于40岁的患者，髌韧带撕裂常见于年轻患者。

85. 什么是髌腱炎？

常被称为跳高膝，常见于需要不停跳跃的人，如篮球运动员。对于大多髌股关节紊乱的患者，治疗方法包括非甾体抗炎药、支具、避免剧烈的运动方式，或直接物理治疗。

86. 什么是女佣膝？

髌前滑囊的一种炎症，也称髌前滑囊炎，常见于需要跪的运动（如摔跤）或常跪的职业（如家庭主妇、建筑工人）。其标准治疗方式是非手术治疗。

87. 什么是外侧髌骨压力综合征？

膝关节外侧结构过度紧张造成髌骨外移，在膝关节屈伸时容易引起疼痛。

其常常通过非甾体抗炎药和直接物理治疗加强股内侧斜肌的力量来矫正。有些报道指出支具和食疗同样有效。

对于非手术治疗不能纠正外侧紧张结构的病例可以通过膝关节镜松解外侧结构，以获得良好的髌股轨迹。

88. 什么是髌骨脱位或不稳定的一线治疗方法？

非手术治疗包括支具和直接物理治疗，对于一些疗效不明显的病例可以选择远端结构重排及胫骨结节的滑移截骨。内侧髌股韧带（MPFL）重建也可以作为一种手术方法。

89. 髌骨脱位最常见的软骨损伤是什么？

内侧髌骨面的损伤。

90. 什么样的动作可以复位髌骨脱位？

膝关节伸直。

91. 什么样的解剖因素可以导致髌骨脱位？

较大的 Q 角，在髂前上棘和髌骨之间画线，在髌骨和胫骨结节间画线，两条线的夹角就 Q 角，较大的 Q 角可以导致髌骨过度使用、髌股综合征或髌骨不稳定。在一些未成年人中，股骨前倾和足部旋前，都容易导致髌骨脱位。在髌骨脱位患者中髌股滑车较浅或滑车发育异常也比较常见。

二、髋关节

（一）髋关节撞击症

病例 10-7

一名 16 岁的体操运动员，自述在训练中有持续加重的腹股沟疼痛。疼痛区域固定在腹股沟区不向下肢放射。否认后背痛，活动髋关节的过程中可以听到弹响，在过去 6 个月中髋关节活动范围减小，导致患儿比较忧虑。

92. 该名运动员腹股沟疼痛的鉴别诊断有哪些？

（1）运动疝。

（2）腹股沟疝。

（3）股骨颈应力性骨折。

（4）髋关节内游离体。

（5）髋关节盂唇撕裂。

（6）髋关节撞击症。

（7）弹响髋综合征。

（8）耻骨炎。

（9）髂腰肌或坐骨滑囊炎。

93. 什么是髋关节（髋臼-股骨）撞击综合征?

股骨近端和髋臼的撞击导致软骨损伤和疼痛，常由于髋关节发育异常导致。

94. 髋关节撞击综合征的类型有哪些?

（1）凸轮型撞击：股骨头或颈部异常，股骨头球形减小和股骨颈偏心距减小。常见于年轻的男性患者，髋臼不能容纳异常的股骨头导致撞击。在屈曲位是撞击更加明显。撞击导致盂唇和软骨表面负荷增加，在髋臼前上方常见损伤形成。在撞击过程中因为杠杆作用，暴力向后传导也可以引起对冲性损伤和髋关节后方疼痛。

（2）蟹钳型撞击：髋臼发育异常，中年女性运动员中常见，合并髋臼内陷或髋臼前倾角过小。病理机制是股骨头的过度覆盖，导致屈髋时髋臼前方对股骨颈造成过度冲击。

（3）混合型：合并有凸轮和钳夹样撞击。是髋臼撞击最常见的类型（图10-14和图10-15）。

95. 继发性FAI的原因是什么?

陈旧性股骨头骨骺滑脱，骨折导致的股骨近端后倾，因为陈旧骨

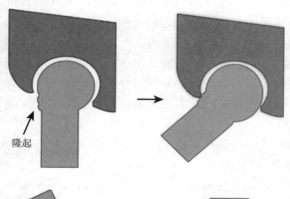

图10-14 髋关节（髋臼-股骨）撞击综合征的股骨凸轮型 ［引自：Shah A, Buschoni B, Hip, Pelvis, and Thigh: DeLee JC (ed), DeLee and Drez's Orthopaedic Sports Medicine, 3rd ed. Saunders, 2010. ］

隆起

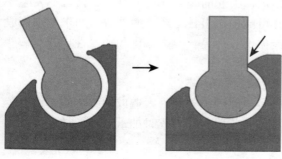

图10-15 髋股撞击综合征的髋臼侧蟹钳型 ［引自：Shah A, Buschoni B, Hip, Pelvis, and Thigh: DeLee JC (ed), DeLee and Drez's Orthopaedic Sports Medicine, 3rd ed. Saunders, 2010. ］

折、Perthes病导致的股骨头径比例减小。

96. FAI的发生率是多少？

最近的一项调查显示，在无症状的志愿者中行MRI检查，发现接近15%的患者有此病，其中80%是男性。

97. 什么样的物理检查结果和FAI相关？

（1）髋关节活动时疼痛，特别是在腹股沟位置。

（2）前方撞击试验在髋关节屈曲、内旋和内收时检查，如果患者症状再出现可确认诊断。

（3）后方撞击试验相反，在髋关节伸展和外旋时进行检查。

98. 什么是凸轮型损伤的影像学证据？

股骨头扁平或股骨近端枪柄样畸形。

99. 蟹钳型损伤的影像学信号是什么？

在髋关节正位上的"交叉状"信号就是证据，髋臼前壁自外上与后壁自内下相交的影像。

100. FAI的外科治疗方法有哪些？

关节镜治疗包括关节镜下冲洗和撞击损伤的清理。髋关节镜可在仰卧和侧卧下完成，但需要透视和牵引。70°的关节镜常用，关节镜下切除股骨头或者股骨颈的凸轮状撞击点或髋臼的钳夹损伤部，在手术过程中可能会损伤髋关节周围的盂唇，如果损伤应切除。

Ganz曾介绍了一种髋关节开放脱位的方法，髋关节暴露良好，钳夹样损伤切除完整，可以修复盂唇撕裂，如果髋臼存在后倾还可以行截骨矫正术。术中有损伤外旋肌血管神经或者股内侧结构的风险，有报道称，损伤概率约为1：1000。

合并晚期关节炎的病例建议行关节置换术。

101. 髋关节镜的并发症有哪些？

并发症与牵引或关节镜器械引起的医源性损伤有关，据报道发生率为0.5%～5%，后方穿刺孔可能损伤坐骨神经，前外侧入路可能损伤股外侧皮神经，前方入路可能损伤股神经。异位骨化和缺血性坏死在一些病例中也可能发生。

102. 什么是弹响髋综合征？

弹响髋综合征存在两种实际原因。外部因素造成的弹响髋是由髂胫束和大转子摩擦造成的，在髋关节屈曲、内收时加重。在斜坡上跑步时可以加重症状。

另外一种弹响髋的原因是内部因素弹响髋综合征，相对少见，当髋关节囊和髂腰肌撞击时发生，从髋关节外旋的位置伸展和内旋髋关节引起弹响后可以明确诊断。

103. 弹响髋综合征的治疗方法有哪些？

主要治疗方法是非手术治疗。物理治疗，NSAID药物治疗和各种形式的如超声或超声下的穿刺注药都是有效的方法，极少数情况下，对于反复的效果不明显的病例可以行手术松解。

104. 什么是转子滑囊炎？

转子滑囊炎是大转子上方滑囊的无菌性炎症，任何年龄段皆可发病，但在年轻的女性运动员中更为常见。

105. 什么样的物理检查结果和转子滑囊炎一致？

患者经常自述大转子部位的疼痛，深部的触诊可以诱发患者的疼痛。

106. 转子滑囊炎如何治疗？

活动方式的改善，NSAID药物应用，定向物理治疗加强和伸展髋关节外展肌群和髂胫束，少数情况下复发的患者可行局部封闭，但注意反复的封闭可能导致外展肌群的萎缩。

（二）应力骨折

病例 10-8

一名15岁的高中田径运动员，自诉自赛季开始以来存在持续加重的右腹股沟疼痛，既往史中有明确的厌食症。疼痛日益加重以致现在行走时都痛，否认髋关节机械症状，无创伤史。

107. 长期过度运动的运动员隐匿性起病的腹股沟疼痛首先应该要排除什么疾病？

排除股骨颈应力骨折。

108. 运动员中下肢常见的其他类型的应力骨折有哪些？

（1）胫骨干应力骨折。

（2）股骨干应力骨折。

109. 什么是"恐怖黑线"？

在胫骨应力骨折的X线片上可以发现"恐怖黑线"，提示胫骨的应力骨折，常常需要手术干预。"恐怖黑线"如果在胫骨上持续超过6个月，往往需要髓内钉固定胫骨才能愈合。

110. 什么样的物理检查结果应高度怀疑股骨颈骨折？

髋关节被动活动无疼痛，直腿抬高困难，外展无力或Trendelenberg步态，单足跳跃时疼痛应高度怀疑股骨颈应力性骨折。

111. 应用哪些影像学检查可以明确股骨颈应力骨折的诊断？

X线片、CT扫描和MRI对于诊断股骨颈应力性骨折都有意义。MRI是最敏感的诊断。

112. 股骨颈应力骨折两个广义的范畴是什么？

（1）分离型：股骨颈上外侧横行骨折线。

（2）压缩型：股骨颈下内侧骨折线。

113. 分离型股骨颈疲劳性骨折的治疗方法有哪些？

常见于成人，一般都在股骨颈的压力侧。因为存在移位的风险，建议早期手术固定，常用3枚空心钉固定，术后保护性负重。

114. 压力型股骨颈疲劳性骨折的治疗方法有哪些？

常见于年轻的运动员，可通过非手术治疗、保护性负重直到影像学检查和临床证实骨折愈合（图10-16）。

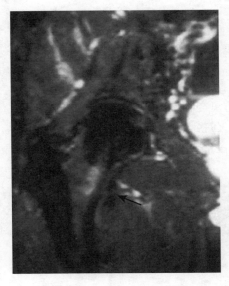

图10-16 股骨颈疲劳性骨折的压力侧 MRI〔引自：Shah A, Buschoni B, Hip, Pelvis, and Thigh: DeLee JC (ed), DeLee and Drez's Orthopaedic Sports Medicine, 3rd ed. Saunders, 2010.〕

115. 在股骨颈疲劳性骨折的情况下还要考虑哪些其他的检查？

营养不良也可能引起疲劳性骨折，临床可能有所表现。营养检查包括血钙、维生素 D、白蛋白，都可能有用。骨密度扫描亦应考虑，以排除骨质疏松。

（三）骨盆挫伤和劳损

病例 10-9

一名高中跨栏选手，自诉腹股沟疼痛和下腹痛，当被迫弯腰或训练中跨栏时疼痛最重。体格检查中并未发现任何腹股沟疝的证据，在过去 4 周，患者曾经集中大强度地进行腹部肌力的训练。

116. 运动员骨盆周围最易劳损的肌肉有哪些?

（1）股直肌劳损：髋关节屈曲时诱发疼痛。

（2）腘绳肌劳损：膝关节屈曲时诱发，与暴发性活动有关。

（3）小转子撕脱骨折。

（4）运动员疝。

117. 什么是运动员疝?

也称运动疝，常为腹壁肌肉劳损或者内收肌劳损，表现为腹股沟或下腹痛，但体格检查可以排除腹股沟疝。

118. 运动疝是什么样的疝气?

运动疝并不是真正意义的疝气，其名字是由于和腹股沟疝有类似症状、体征得来的。

119. 运动疝的发病率是多少?

职业运动员中调查发现，在一些活动中如踢足球发病率高达20%。

120. 什么样的运动和活动与运动疝相关?

足球和曲棍球运动员运动疝的发病率明显高于其他专业运动员。跨栏运动要求运动员过度伸直腹部和强力外展下肢，导致腹直肌和外展肌小的撕裂。

121. 运动疝中包括的解剖结构有哪些?

腹内斜肌腱膜、腹直肌和长收肌在运动疝的发病机制中均有一定的作用，弱化的腹横筋膜和联合腱也有一定作用。

122. 什么样的病史和物理检查结果和运动疝相关?

隐匿起病，随运动加重比较常见，疼痛类似神经痛，可放射到周围的结构包括会阴、内收肌和睾丸。突然的运动可以加重症状，如咳嗽、急跳或卷腹。

体格检查常无特殊症状，但可见腹股沟管、联合腱或耻骨结节深部触痛点，卷腹会引起疼痛，或被动内收髋关节会诱发症状。

123. 影像学检查在运动疝中的作用是什么？

尽管影像学检查对于运动疝敏感性和特异性都较差，但是核素扫描、超声和MRI检查也用来评估此病。骨扫描可发现下腹部和内收肌起点放射性浓聚。MRI可用来排除其他原因引起的腹股沟痛，明显的疲劳性骨折，也可表现为耻骨联合增宽，在T2相权像上高信号。

124. 运动疝如何治疗？

非手术治疗是治疗的首选。改变运动方式、休息和物理治疗都应尝试，理疗和强调平衡增肌锻炼的治疗非常有效。

非手术治疗无效，可能需要手术修补加强腹部前方的肌肉。这是终极治疗，应在排除其他原因引起腹股沟或腹痛，且非手术治疗无效的情况下采用。普外科论著中建议腹腔镜下或切开手术。开放手术包括斜肌腱膜加强、内收肌切断。

三、肩关节不稳定

病例 10-10

一名19岁的大学生足球运动员，滑倒后右上肢外旋、外展位扭转，"砰"的一声后右肩立刻剧痛，一起训练的组员看到他倒地后认为是肩关节脱位，队医马上复位肩关节，然后悬吊固定。

125. 什么是肩关节初级稳定结构？

肩关节稳定包括静态和动态稳定，静态稳定结构包括盂唇、关节盂和肱骨关节，以及关节内负压、关节囊和旋转间隔、关节囊韧带结构；动态稳定结构包括回旋肌运动同时关节凹面压迫稳定肱骨头在关节窝内，回旋肌直接附着在关节囊上的附件产生持续的关节囊内压力，肩胛骨稳定结构和本体感觉。

126. 什么是肩关节主要的关节囊韧带？肩关节活动时直接稳定结构是什么？

当肩关节外展（45°～90°）时，盂肱下韧带（IGHL）复合体限制肩关节向下、向后和向前脱位，内旋时限制后移，外旋时限制前移；盂肱中韧带限制内收的肱骨外旋，肱骨外旋内收时限制下移，上肢外旋和部分外展（45°）限制肱骨头前后移位。盂肱上韧带在上肢中立位限制向下移位，在小幅度的外展时限制外旋；喙肱韧带限制肱骨头向后下方移位。盂肱上韧带和喙肱韧带是旋转时的加强结构（图10-17）。

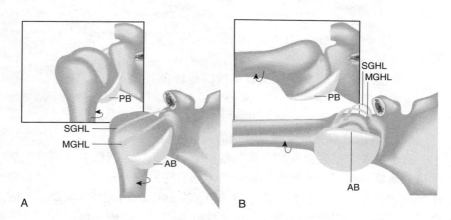

图10-17 盂肱韧带的功能。盂肱关节囊为增厚的韧带部分所加强，保证了不同功能位的静态稳定（A），肩关节内收时，盂肱上韧带（SGHL）和盂肱中韧带（MGHL）紧张，盂肱下韧带（IGHL）松弛（B）。外展外旋时，盂肱下韧带前部（AB）和后部（PB）紧张 ［引自：Warner JP; Boardman ND III: Anatomy, Biomechanics, and Pathophysiology of Glenohumeral Instability. In: Warren RF, Craig EV, Altcheck DW (eds): The Unstable Shoulder. Philadelphia, Lippincott-Raven, 1999, pp. 51-76. ］

127. 在活动范围的中段，哪些因素保证了盂肱关节的稳定？

在活动范围的中间过程中，关节囊韧带是松弛的，肩关节的回旋肌群和二头肌在肩关节周围形成了负压作用，保证了其稳定性。回旋肌群将肱骨头和谐地压进关节盂内，这是个动态稳定作用。损伤可以影响这种和谐，如关节盂边缘骨折或盂唇分离，最终导致正常负压作用丧失。

128. 肩关节是匹配的还是不匹配的关节？

肩关节的关节面是匹配的，尽管肱骨头表面积明显大于关节盂。关节盂的软骨下骨弧度小于肱骨头，但是关节盂的关节软骨是整个关节中最厚的。厚厚的关节软骨和盂唇，加深了关节盂的软骨部分，增加了关节的稳定。

129. 松弛度和不稳定之间的区别是什么？

松弛是临床检查或自己能感到肱骨头在关节盂中移动的能力。肩关节正常的功能要求有相当程度的松弛度，但会被年龄、性别、活动和生物学特征影响。在特定的运动中，如投掷和游泳，肩关节一定程度的松弛不是件坏事。

不稳定是一种病理状态，往往与疼痛、肩关节过度活动有关。由于正常范围较为宽泛，所以如果临床检查发现松弛度合并症状往往预示存在不稳定。肩关节有过大的活动范围，有发生不稳定的风险，是全身最容易发生脱位的关节。

130. 发生肩关节前脱位的常见机制是什么？

前脱位在所有的脱位中高达95%。在肩关节已经外展接近90°时，外旋和（或）过度伸直的暴力可造成前脱位。

131. 请描述肩关节前脱位首选的一些复位方法。

这些肩关节前脱位复位方法包括：①患肢长轴缓慢牵引，同时在腋窝进行对抗，缓慢的进行内外旋活动，之后完成肩关节复位。②患者取俯卧位，患肢下垂于检查床旁，腕部悬吊重物以达到对上肢前牵引，肩胛冈上施加压力以便使肩胛骨相对于肱骨头旋转，完成复位。

132. 如何从体格检查中完成肩关节不稳定的诊断？

完整的病史和体格检查对于诊断肩关节不稳定是很必要的。患者可能回忆起特定的创伤性不稳定事件或者很多不完全稳定的事件，或者自诉两个肩关节都松弛，肩关节不稳定的类型（半脱位或脱位）、损伤的类型（直接暴力或间接暴力）、原发或者继发不稳定可以通过体格检查确定。肩关节前脱位的急性期表现为在肩关节前方或者肱骨头前方可触及的包块，另外还有三角肌下肩关节外形消失。上肢一般限制在内收和内旋位，外展在90°以内。

在损伤的和无症状的肩关节中应该评估主动和被动活动范围（ROM），确保复位和评估回旋肌群的功能。在复位前和所有的复位尝试之后都应行血管神经检查，对于桡神经和腋神经要行特殊检查。另外，韧带松弛可能与肩关节不稳有关，常常需要治疗。

133. 体格检查中不稳定类型的特殊检查有哪些？

特殊的检查包括前加载移位试验、沟槽征（Sulcus征）、再复位恐惧试验，可使检查者明确肩关节前方不稳定（图10-18～图10-20）。

134. 什么是创伤性肩关节脱位的"实质性损伤"？

Bankart损伤在创伤性肩关节前脱位中最常见，是盂唇前下方自骨性关节盂边缘分离。也代表关节盂附件由盂肱上韧带上撕脱。在关节盂

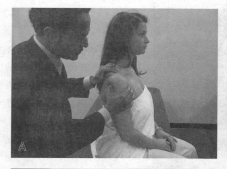

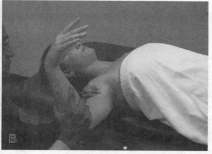

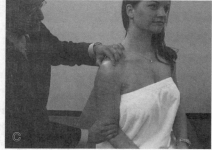

图10-18 A和B.加载移位试验用来评估盂肱关节内收时不同水平位移的度数，检查时患者可以采用坐位或者仰卧位；C.在肱骨上施加纵行向下的牵引力，评估肱骨到肩峰的距离，测量松弛的程度可用来评价肱骨相对于肩峰下缘的脱位情况，此试验也常被用来检查盂肱上韧带和喙锁韧带［引自：DeLee JC, Drez D, Miller MD: Shoulder. In: DeLee, JC (ed), DeLee and Drez's Orthopaedic Sports Medicine, 3rd ed. Saunders, 2010.］

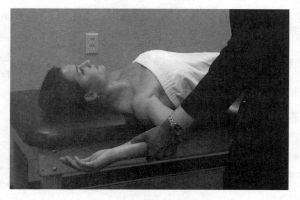

图10-19 恐惧试验是一种激发试验，在韧带结构的最大张力位置，理论上确定终端不稳定。对于典型的恐惧试验，肩关节外展外旋位，伸展，也称激发位检查盂肱上韧带。患者合并前方不稳定，导致肱骨头异常的向前移位，因此产生前脱位的感觉［引自：DeLee JC, Drez D, Miller MD: Shoulder. In: DeLee JC (ed), DeLee and Drez's Orthopaedic Sports Medicine, 3rd ed. Saunders, 2010.］

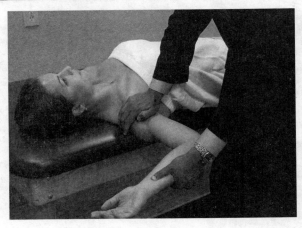

图10-20　再复位试验是指进行恐惧试验时,在肱骨头后方施加压力。如果后方压力减轻松弛的症状,认为试验时阳性,提示前方不稳定〔引自:DeLee JC, Drez D, Miller MD. Shoulder. In: DeLee JC (ed), DeLee and Drez's Orthopaedic Sports Medicine, 3rd ed. Saunders, 2010.〕

复位困难前可发现,盂肱下韧带有相当程度的弹性应变(塑形变形),并导致继发的关节囊松弛,常常伴随Bankart损伤。不同的类型包括骨或骨性的Bankart损伤(关节盂边缘骨折相关),无移位的盂唇撕裂合并肩胛骨内侧骨膜完整,前下盂唇撕裂连同相应局部骨膜袖套样撕裂(ALPSA),反式Bankart损伤(后下方盂唇撕裂合并后方不稳定),或者盂唇撕裂累及关节盂的关节软骨。

变异包括骨或骨性的Bankart损伤(关节盂边缘骨折合并基底部盂唇分离)、Perthes损伤(无移位的盂唇撕裂,肩胛骨内侧骨膜完整)、前下盂唇撕裂连同相应局部骨膜袖套样撕裂(ALPSA或内侧Bankart损伤:关节盂内侧的前下方撕裂脱位但是内侧骨膜完整)、反式Bankart损伤(后下方盂唇撕裂)和关节盂唇破裂(盂唇撕裂累及关节盂的关节软骨)。

135. 还有其他的损伤与肩关节前脱位有关吗?

肩袖撕裂在年龄大于40岁的患者中常见,大结节、关节盂和肱骨头骨折在中年以上的患者中常见。腋血管是损伤的主要血管,特别在动脉粥样硬化的患者中已有报道,臂丛神经损伤主要是腋神经损伤,不常见但可以发生。

136. 哪些肩袖损伤与慢性肩关节不稳定有关?

创伤性或非创伤性的回旋肌肌腱炎和肩袖深层部分撕裂在慢性肩关节半脱位中常见。考虑是因为肱骨头异常活动增加了肩袖冲击的可能,为了试图维持肱骨头复位位置肩袖超负荷工作。肩关节半脱位常常代表了冲击综合征，在年轻的"过顶运动员"（如网球运动员、投掷运动员和游泳者），或有创伤性不稳定病史体征中，表现为冲击性疼痛的患者中都要考虑到。

病例10-10 续

一名足球运动员被送到急诊，经X线检查证实肩关节活动中心性减小。没有骨折的证据，但是注意到肱骨头后外侧扁平，患者预约了肩部MRI检查并且预约了骨外科医师。

137. 哪种影像学检查在评价肩关节脱位中有意义？

首先普通的X线检查以评价脱位或确认复位。前后位的影像学检查要求：真正的前后位（可以显示下方关节盂边缘）和腋位或肩胛骨侧位。如果怀疑关节盂下方边缘骨折可行西点位（图10-21）。

MRI检查对于诊断Bankart损伤和肩关节盂肱下韧带损伤非常有帮助。如果损伤后立即检查，关节内的积血可以像对比剂一样改善关节盂成像。Hill-Sachs损伤局部骨挫伤也有助于诊断，CT扫描只在怀疑骨缺

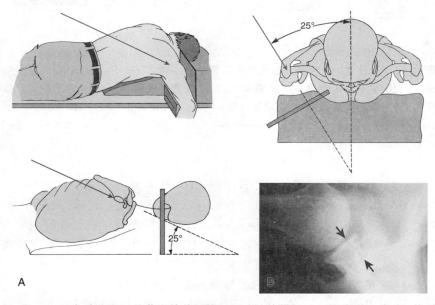

图10-21 西点腋位显示关节盂的前下缘以明确边缘骨折。A.影像学评价；B.前脱位后前下缘骨折（箭头）〔引自：Browner BD, et al. (eds), Skeletal Trauma, 4th ed, p.1633. Copyright © Saunders, 2008.〕

损，一期修复失败或较大程度的骨性Bankart损伤中应用。

138. 什么是Hill-Sachs损伤？它如何导致复发性肩关节不稳定？

脱位的肱骨头嵌入关节盂的边缘，造成肱骨头后方的骨软骨性凹陷，即Hill-Sachs损伤。损伤大到减小肱骨头在静态稳定中的作用时，导致肩关节复发性不稳定。据报道需要压缩约30%的关节软骨面（图10-22）。

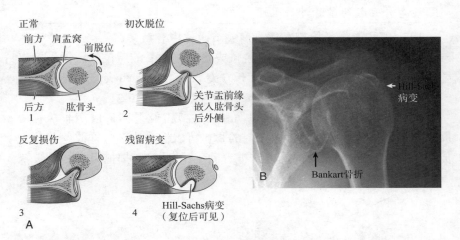

图10-22　1.正常的。由于反复的肩关节前脱位，形成了Hill-Sachs损伤；2.在脱位中，锋利的关节盂前缘损伤了肱骨头；3.由于反复的脱位、损伤，也称"战斧"状信号出现；4.复位过程中，损伤明显存在　（引自：Horn AE, Ufberg JW. Roberts and Hedges' Clinical Procedures in Emergency Medicine, 6th ed., pp. 954-998. Saunders, Elsevier Inc.）

139. 什么是盂肱韧带的肱骨撕脱（HAGL）损伤？

HAGL损伤一般在上肢过度外展时发生，也和创伤性的脱位有关。由于此类损伤可能合并进行性不稳定，破坏了静态稳定机制，解剖学辨认和重建就非常重要。由于位置靠下，HAGL损伤在过去常需要切开修复，但是现在已经采用关节镜技术（图10-23）。

140. 肩关节前脱位后的患者复发的概率是多少？

研究表明，肩关节前脱位后的复发率与患者年龄和运动水平有关。Hovelius等报道了227例患者（229个肩），肩关节前脱位并行非手术治疗，发现在30岁（27%）以上的患者中脱位复发率比年轻患者

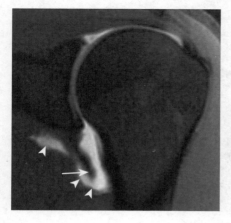

图10-23 在磁共振上盂肱韧带的肱骨部分撕脱（HAGL）（指针），造影剂（箭头）由关节内渗透到周围的软组织中 ［引自：DeLee JC, Drez D, Miller MD: Shoulder. In: DeLee JC (ed), DeLee and Drez's Orthopaedic Sports Medicine, 3rd ed. Saunders, 2010. ］

［年龄小于23岁（72%）］要低。同样，其他报道也是年轻人中复发率较高（87% ～ 92%）。重要的是，复发率会与治疗的类型和相关损伤有关。

141. 脱位复发会导致盂肱关节炎的发生风险增加吗？

这是个研究领域需要更多的数据，然而，Hovelius 和 Saeboe 发现肩关节炎在复发性不稳定的患者中发生率高达40%，而且脱位复发的次数和骨关节炎的病情发展相关，这些研究都显示复发性脱位和盂肱关节炎有相关性。

142. 什么是MDI ?

尽管标准化的诊断还不统一，MDI 也是多方向不稳定的缩写，包括了不同不稳定类型。大多数患者隐匿起病，无特异性，活动相关性疼痛在20 ～ 30岁时开始出现。也有肌力下降和运动功能减退表现的报道。MDI 在反复抬举的运动者中常见，特别是打排球、游泳或体操运动。胶原蛋白疾病也可以导致此病，所以对于MDI 一定要考虑到，如果病因是这种情况，手术治疗有可能会失败。

缩写 TUBS（创伤，单侧的，Bankart 损伤，手术）和 AMBRI（多向的非创伤性，两侧的，康复和如果手术需要，下方关节囊转位）是用来描述肩关节不稳定的病因学术语。不幸的是，肩关节不稳定常常比这些缩写更复杂，原因更多。更全面的说，Gerber 和 Nyffeler 考虑到单向或多向和（或）不合并松弛将不稳定分类（表10-2）。

表10-2　肩关节动态不稳定的Gerber和Nyffeler分类

分类	说明
单向不稳	在单一方向症状可以被引出
没有松弛	经常伴有创伤性关节囊盂唇复合体损伤
单向不稳	单一方向症状被引出
合并松弛	经常伴有拉伸的关节囊组织
	可能很少存在关节囊盂唇复合体损伤
多向不稳	在两个或多个方向症状被引出
没有松弛	常常合并关节囊盂唇复合体前后方损伤
多向不稳	在两个或多个方向症状被引出
合并松弛	经常伴有拉伸的关节囊组织
	常常伴有多发松弛信号
	常常复发不全脱位

143. 肩关节不稳定的患者是否应该手术治疗?

很多自发半脱位或者脱位的患者同时都合并有精神问题,这些是骨科医师无法提供帮助的。自发性脱位的患者手术效果较差,任何合并多发松弛、肩胛胸壁不稳定或轨迹不佳的患者,都应在接受任何治疗前进行至少6~12个月积极的康复锻炼。

还有一些患者被认为是姿势性的脱位,这些患者可以将肩放在某个位置时自动脱位,但是多不愿意做这个动作。他们在日常生活中常常避免这些姿势以免发生脱位。这些患者是很好的手术对象,手术效果较好。

病例10-10　续

一名患者的MRI检查上发现有Bankart和Hill-Sachs损伤。2周后患者自觉症状明显改善,肩关节活动范围完全恢复,但是仍然有一些活动受限和酸痛,你考虑手术和非手术治疗的策略。患者希望进行非手术治疗,所以你制订了物理治疗的方法,他将在这个赛季重返赛场。

144. 肩关节脱位后重返赛场的标准是什么?

赛季内重返赛场的标准是急性肩关节不稳治疗后肩关节活动无疼痛和肌力正常,可做一些特殊的动作,主观和客观不稳定都消失。一般来讲,非手术治疗包括短期的肩关节固定(约1周),早期康复以不受限的活动范围内活动无疼痛为宜。一旦运动员返回运动场,常常需要活动限制性支具限制肩关节过度外展、伸展和外旋。这些支具限制肩关节过顶运动，对于投掷运动选手来说限制较大。

145. 请描述首次肩关节创伤性前脱位的典型性非手术治疗方法。

对于首次脱位的肩关节非手术治疗包括制动、物理治疗和支具及延迟活动。制动固定的位置和制动时间是有争议的，一些研究证实，外旋位制动优于解剖位，更接近撕裂的盂唇，减少复发风险；然而，其他的研究发现，内外旋位固定没有区别。同样，脱位后长期固定（3～4周）和术后立即活动复发率不相上下。实际上，年龄和运动水平比位置和固定时间对再脱位的影响要大的多。

康复目标：①恢复无痛的不受限的活动范围；②6周内避免"激发"位置；③增强肩袖和肩胸肌肉力量，患者由等长训练开始逐渐过渡高等张运动训练。肩胛骨稳定作用的加强提供了肱骨旋转的稳定基础，保证关节盂在位同时最大程度的和谐。45岁以上的患者应在可忍受的范围内尽早恢复活动，因为他们僵硬的发生率较高，同时再脱位的风险较低。

病例10-10 续

患者在第1次肩关节脱位后4周重返足球运动场，他戴着支具防止上肢处于"危险"的位置。在第1场比赛中，肩关节再次脱位。复位后再行影像学检查，你建议他行手术治疗，经过长时间的讨论手术利弊及手术预期，患者同意接受关节镜下Bankart损伤修复。

146. 请列出手术治疗创伤性肩关节不稳定的适应证。

（1）复位失败或者闭合复位后不稳定。

（2）被肩袖、关节囊或二头肌腱等软组织嵌顿。

（3）大结节骨折，复位后移位＞0.5cm。

（4）较大的关节盂边缘骨折。

147. 请论述肩关节脱位后骨缺损的发生率。

骨缺损在肩关节复发性脱位或半脱位中常见，可以发生在关节盂、肱骨头或两者都有。肱骨头的这种缺损如果足够大，可以在上肢外旋的时候掉到关节盂边缘下方，或与关节盂一起由关节内脱位。作者发现有7%～14%的患者复发不稳定是由Hill-Sachs损伤，关节盂前后边缘骨折可以降低负压的稳定效应，可能导致不稳定。还有学者认为解除了盂肱关节的负压作用，使盂唇在前方的卡压效应消失。研究表明，73%的关节盂骨缺损＞25%或关节盂呈倒置的梨形患者都容易使不稳定复发。

148. 肩关节稳定术（盂唇修复或关节囊皱缩）是应该切开还是在关节镜下进行？

这是个争议性的话题，它取决于特殊的病因、患者类型和术者对器械熟练程度。从传统意义上讲，开放手术和关节镜相比复发的概率较低，然而，最近一些研究报道关节镜治疗肩关节不稳定术后复发率与切开手术的复发率相当。另外，关节镜不会损伤肩胛下结构，在外旋时损伤更少。

149. 在肩关节稳定术中常见的术式有哪些？

最常见的肩关节前方重建有骨阻挡技术（Bristow，Latarjet）、肩胛下短缩技术（Putti-Platt，Magnuson-Stack）和关节囊修补术。Bankart修补和不同的修复术包括将分离的前下方盂唇缝合到关节盂上，间接修复盂肱韧带复合体。如果肩关节存在慢性不稳定，关节囊韧带由于间隙损伤可能失效，这种继发的关节囊松弛要求通过关节囊缝合或转位，或者直接修复损伤的盂唇恢复韧带强度，可通过内侧、下方或外侧关节囊基底转位来完成。关节囊技术如Bankart修补，直接修复关节囊盂唇结构，恢复正常的解剖。据报道，这项技术成功率较高，并发症较少，现在最常采用。

肩胛下短缩技术缩小了肩关节活动范围，因此不会诱发极限范围的松弛。这些技术的关注点和骨阻挡技术一样，即非解剖重建可以改变肩关节运动机制，增加关节反应力，减小关节疾病。

150. 什么是骨阻挡技术（Bristow 或 Latarjet）？

关节盂前方骨缺损（由骨性的Bankart损伤或反复的脱位造成）时考虑做这类手术。手术包括喙突连同附着的肌肉一起转位到关节盂前缘的薄弱区，替代了缺损的骨头，转位的肌肉作为附加的悬吊肌肉阻止将来脱位。更明确的是，这种方法被认为在以下3个方面更有意义：①骨阻挡增加或恢复了关节盂的接触面；②上肢外展、外旋时，联合腱稳定关节，通过修补加强肩胛下的和前下方的关节囊实现；③修补关节囊减小了有效的关节腔。这是非解剖型重建，可能合并增加关节退变性疾病的风险。

151. 什么是填充物？

Remplissage在法语中是植入的意思，包括用冈下肌腱和后方的关节囊填充Hill-Sachs缺损，填充物技术被报道在关节镜修复Bankart损伤时，在减少肩关节前方不稳的复发率上非常有效。这项技术可以在关节镜下应用，适用于Hill-Sachs损伤特别大，使得前方关节盂几乎不能完成过顶的动作。这项技术将Hill-Sachs损伤变成关节外损伤，因此，将前关节盂的边缘和缺损区的联系切断。使用填充物的结果是否会造成临床上活动的明显丢失是争论的焦点。

152. 什么是关节囊的热皱缩技术？

利用热能皱缩和收紧肩关节的过程就是热皱缩。热皱缩技术最初短期效果较好，因而这项技术得到广泛的推广。然而，更多近来的长期的随访显示失败率明显提高。同时，很多并发症包括腋神经损伤和软骨溶解也有报道，所以不认为这项技术是治疗不稳定的有效方法。

153. 肩关节后脱位最常见的机制是什么？

当肩关节屈曲、内收和内旋时，上肢受到直接暴力容易导致后脱位。暴力常常是沿上肢轴向方向的直接暴力。这个位置常见于患者从高处摔下或在机动车事故中抓住方向盘。后方脱位常常与癫痫发作、触电、电击有关。在大多数患者中竞赛类运动员往往是由于过劳或单纯的创伤导致后方半脱位或脱位（图10-24）。

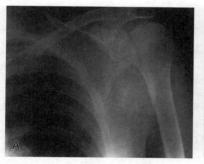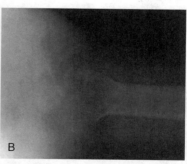

图10-24 肩关节后脱位。A.前后位的X线片仅能显示明显的异常；B.腋位片显示肱骨头后脱位,关节盂的后缘造成肱骨头的缺损 ［引自: Canale ST, Beaty JH（eds）, Campbell's Operative Orthopaedics, 11th ed. Copyright © 2008, Mosby Elsevier Inc.］

154. 后方不稳定的解剖限制是什么？

静态稳定由关节软骨表面、盂唇、关节囊韧带和关节内的负压共同构成。当关节盂边缘被部分切除后，盂肱关节的稳定在切线位的压力下明显受到影响。关节盂转位和肱骨反转可以增加稳定。最重要的阻止后方移位的结构是后方关节囊，在二头肌腱关节内部分和盂肱下韧带复合体之间。后方关节囊、盂肱下韧带的后部和后方的盂唇提供了后方的支持。在这些结构中任何一个单纯的损伤常常导致后方间接的不稳定。后方移位常常为肩胛下结构动力性制止。跨关节的肩袖收缩将肱骨头压向关节盂的窝内增加了关节的稳定（图10-25）。

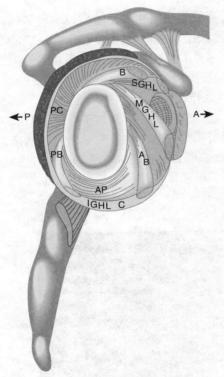

图10-25　肩关节囊简图显示盂肱韧带，加粗部分是盂肱下韧带。A.前方；AB.前方复合体；AP.腋窝；B.二头肌腱；IGHL C.IGHL复合体；P.后方；PB.后方复合体；PC.后方关节囊；SGHL.盂肱上韧带；MGHL.盂肱中韧带　（引自：O'Brien SJ, Neves MC, Arnoczky SP, et al.: The anatomy and histology of the inferior glenohumeral ligament complex of the shoulder. Am J Sports Med 18[5]:449-456, 1990.）

155. 哪些运动员最容易造成后方不稳定？

上肢过顶投掷类运动员：排球、足球和网球、游泳和举重运动员是所有运动员中发生后方不稳定的高发人群。足球中的前锋和后腰也有这样的风险。

156. 哪三种物理检查方式常被用来评价后方不稳定？

（1）后抽屉试验：检查者一只手稳定肩关节，另一只手抓住肱骨头，检查者向内侧关节盂中心压迫肱骨头检查关节中立位。施加向后的压力，测量被动移位的程度。

（2）Kim试验测试后下方不稳：上肢外展90°，患者取坐位，检查者在上臂向后下方施加压力的同时被动将上肢抬起45°，对肘关节形成轴向的压力，后方半脱位合并疼痛者试验阳性。

（3）Jerk试验：检查者一手抓住肩胛冈和锁骨，一首抓住肘关节。上肢屈曲90°，内旋同时肘关节屈曲90°，一只手前推肩胛带，另一只手后压肘关节，诱发肱骨头的后方半脱位。之后在后方保持推力的情况下上肢外展，如果患者有突然肱骨头回位的疼痛反射，认为试验为阳性结果。

157. 什么样的物理检查结果代表不能复位的后方不稳定?

上肢常常位于不能屈曲或外旋肩关节的位置，肩关节前方扁平，喙突明显突出，患者可能意识到肩关节后方肿胀，肱骨头卡在关节盂后方。这种类型的脱位常常漏诊，往往是由于体格检查和影像学检查不完善。

158. 后方不稳定的治疗方法有哪些?

对有症状的复发性的后方不稳定常选择非手术治疗，包括肩关节力量型训练，避免激发位置的动作。训练步骤集中在通过对抗外旋的运动加强肩袖和关节囊稳定结构的力量。肩关节单独损伤后引发的不稳定非手术治疗成功率较低。如果延长专业型的物理治疗后患者症状仍然存在，就应考虑手术。外科治疗包括关节镜和开放的软组织、骨性手术。常见的软组织手术包括后方盂唇的修补和（或）后方关节囊的加强（开放的关节囊后下方转位或关节镜下关节囊皱缩术）。后方关节囊松弛是最常见的病理损害。骨性手术包括后方骨阻挡、关节盂颈部后方开放楔形截骨、后方关节盂同种异体骨软骨移植或McLaughlin术。

159. 什么是McLaughlin技术?

此技术包括将肩胛下肌腱从小结节转位到Hill-Sachs损伤背侧。改良术式包括将小粗隆沿肩胛下转位。这种术式基本上类似填充物式和将反式Hill-Sachs损伤变成关节外的术式（图10-26）。

四、投掷类运动员的损伤

病例10-11

一名25岁的小职业联盟的投手，因为优势侧肩关节疼痛2周就诊。他说投速减小了每小时5～10km，感觉上肢像"死了"一样。他已经通过抗炎药物治疗同时克服疼痛进行投掷，但结果无效。

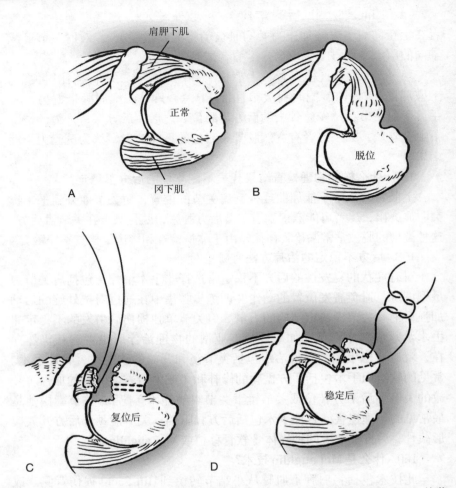

图 10-26　肩关节后脱位的 McLaughlin 技术。A.肩关节横切面的顶面观；B.关节盂后方边缘和肱骨头前方缺损的连接部和后脱位畸形；C.脱位已经复位但是残留不稳定，内旋、屈曲、内收时再脱位；D.肩胛下肌向内侧移位嵌入缺损区达到稳定　（引自：McLaughlin HL: Posterior dislocation of the shoulder, J Bone Joint Surg 34A:584, 1952.）

160. 为什么投掷类运动员会经常损伤肩关节？

肩关节是全身活动范围最大的关节，投掷时肩关节承受的压力明显大于肩关节肌肉收缩产生的压力，所以关节的压力使关节对急慢性炎症非常敏感。

161. 请描述投掷时的5种状态。

（1）绕臂挥舞：当球离开非投掷手套时结束。

（2）早期举起：肩关节外展和外旋阶段，开始于球离开非优势手，终止于接触地上的前足。

（3）晚期举起：一直到肩关节获得最大的外旋。

（4）加速：开始于肱骨内旋结束于球离手的加速阶段。

（5）送球：开始于球离手，所有动作完成后结束（图10-27）。

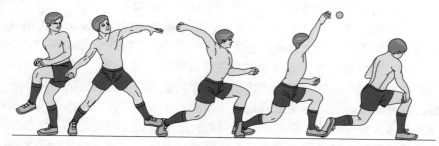

图10-27　过顶投掷过程简图　［引自：DeLee JC, Drez D, Miller MD: Shoulder. In: DeLee JC (ed), DeLee and Drez's Orthopaedic Sports Medicine, 3rd ed. Saunders, 2010.］

162. 动力链的概念是什么？投掷运动员投掷动作如何导致肩关节损伤发生？

动力链是机体部分激活、运动和稳定以产生动力性活动的协调性程序。主要的球推进力产生源于肢体和躯干形成漏斗形后通过肩胛肱骨复合体传导过来。之后传递给上肢（排球），球拍（网球），或者球棍头部（高尔夫）。一个有效地运动性动力链有3种特征性成分：①完美的解剖（强度、灵活度和力量）；②充分发育的、有效的任务特性，肌肉激活的运动模式；③连续产生的力量适当的分布在运动中，维持所需的运动功能。

一般来讲，肩关节损伤会是两种方式中的一种。在绕臂挥舞和举起阶段不恰当的活动机制更需要肩关节肌肉去产生驱动目标的能力，因此导致肩关节肌肉的疲劳。当所投掷目标投出后，投掷侧上肢残留的能量需要通过逆启动过程来消散，如用下肢和背部的大肌群吸收能量。不合适的送球动作导致肩关节软组织承受过度的能量，随后导致软组织损伤。

163. 肩胛回旋肌的功能有哪些？

肩胛回旋肌群包括斜方肌、前锯肌和菱形肌。在投掷运动员中主要功能是在投掷时将关节盂放在最佳的位置，以帮助实现盂肱关节的稳定。

164. 在投掷运动员中发生的损伤是哪种类型？

急性过劳性损伤，如回旋肌腱炎和二头肌腱炎，比较常见。慢性损伤包括冲击症候群、肩袖撕裂、盂唇撕裂和肩关节不稳定。反复的压力造成的炎症可能损伤肩锁关节和胸锁关节。少见的投掷运动员疼痛原因包括四边孔综合征、肩胛上神经卡压、腋动脉闭塞、腋静脉血栓、后关节囊松弛和关节盂骨刺。

165. 合并肩关节疼痛的运动员常见的症状有哪些？

运动员一般自诉肩关节前方疼痛，增加投掷速度后疼痛加重，而且在训练或比赛中不能达到最大速度，偶尔关节后方疼痛也可以存在。

166. 如何评价投掷运动员的肩关节症状？

临床医师应该鉴别初始症状，并将症状和投掷活动特定的时期相联系，对观察投掷者的运动机制是有帮助的。任何投掷路线中的改变，包括速度或者准度的改变都应明确。另外，还应探查不稳定的信号。如果不稳定，投掷者可能注意到自己的"濒死状上肢"的感觉或实际上半脱位的感觉，常常与晚期举起或早期加速过程相关。

病例 10-11　续

在体格检查时，患侧肩关节达到90°，外旋对侧是70°。和对侧相比肩关节内收时内旋减小了25°，患者O'Brien试验阳性、Mayo剪切试验阳性（测试者握着站立患者的肩膀到最大程度地外旋，将上肢从120°运动到80°，以引出肩关节疼痛），肩袖肌力正常。

167. 体格检查的重要方面是什么？

在体格检查中，应自肩胛带开始检查。大部分投掷者在投掷侧肌肉肥大，冈下窝萎缩常常提示神经压迫。肩关节活动度也应评价，特别是经常增加外旋活动的肩关节，伴随内旋幅度减小。后方关节囊紧缩，明显的内旋减小，是投掷者明显的特征，常常提示肩关节存在损伤。另外，肩关节应该检查是否有冲击信号，激发方案帮助描述盂唇、二头肌腱、肩锁关节或肩袖病理学。

168. 什么是O'Brien试验？

O'Brien试验：上肢屈曲90°，肘关节伸直，内收10° ～ 15°，最大程度地旋后，之后外旋到最大程度地旋前。AC关节在做任何动作的情况下或前臂旋后位出现症状，提示AC关节紊乱，反之在最大程度的旋前位，肩关节前方出现症状提示关节盂上方的功能紊乱（图10-28）。

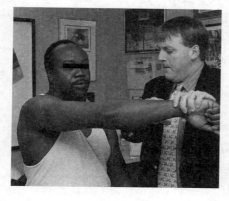

图 10-28 O'Brien 试验,上肢旋前。在最大程度地旋后时,上肢的疼痛减轻 〔引自:DeLee JC, Drez D, Miller MD: Elbow and Forearm. In: DeLee JC (ed), DeLee and Drez's Orthopaedic Sports Medicine, 3rd ed. Saunders, 2010.〕

169. 影像学检查在诊断肩关节疼痛中是否有帮助?

有帮助。普通的X线检查应该用来排除骨性病理状态，如骨折和骨关节病。特殊的X线体位如腋位和西点位可以证实不稳定（骨刺形成或者前方关节盂侵蚀或Hill-Sachs损伤）。

170. 在诊断肩关节疼痛中哪种影像学检查最有效?

近来的研究表明，MRI评价肩关节疼痛上优于超声和CT检查，尤其是肩袖撕裂、肩峰下撞击、喙肩弓形狭窄、盂肱关节或肩锁关节的骨关节炎。肩关节MRI是最好的评价关节盂的检查。

171. 请描述投掷运动员中前方不稳定的病情进展。

肩关节不稳定的病理解剖学包括：不正常的切应力作用在投掷过程中盂肱关节旋转中心，造成微小不稳定和导致病理解剖学结果。大能量的创伤可能造成前方不稳定，但是在投掷运动员中，由于疲劳损伤这种情况也比较常见。慢性过劳导致肩关节静止的稳定结构伸展，因此造成轻度不稳定。这样的不稳定导致肩胛回旋肌和肩袖的不协调启动，在肩袖上压力增大以保证肱骨头在关节盂旋转中心。如果肩部回旋肌群因为过度负荷而减弱，上肢外展、外旋时肱骨头容易向前半脱位。前方半脱位可造成肩袖肩峰侧和喙肩韧带的继发性撞击。目前主流的肩关节不稳定理论，一个投掷运动员的肩关节不稳定可能是多因素的，不大可能是肩关节前方结构单纯损伤造成的。

172. 请描述原发不稳定和继发撞击的治疗方法。

投掷运动员肩关节不稳定的治疗包括非手术治疗，重点在肩袖动力增强和肩胛稳定训练。在短期的休息后，禁止过顶和投掷活动，选择性应用NSAID药物缓解疼痛。在肌群和关节囊结构有明显的紧缩感时，伸展性动作要小心。重点进行在肩袖和肩胛回旋肌的增力训练。运动员应缓慢地恢复投掷运动，从长球投掷过程到更高级的投掷。如果在足够的休息后仍无改善和投掷运动的进展，就需要进一步检查运动员的症状。

病例10-11　续

患者停止投掷，接受康复训练，以期强化后关节囊和加强肩袖及肩胛回旋肌。随后他进行了逐级的投掷训练。不幸的是，在参加一次表演赛后症状复发。MRI检查显示Ⅱ型SLAP损伤。随后接受了肩关节镜手术，关节边缘清创修补了盂唇及明显的肩袖损伤。

173. 手术是否为必需？

手术有必要。如果投掷运动员的不稳定经过6～12个月完整的积极的康复治疗，仍然由于疼痛无法进行训练，就应考虑前关节囊和盂唇的手术。运动员合并明显的肩袖损伤、盂唇损伤或游离体应修复或切除这些损伤。这些决策应以完整的患者病史、物理检查、影像学检查、非手术治疗无效和恢复的预期为基础。

174. 什么是SLAP损伤？

SLAP损伤最早由Snyderz在1990年描述和分类。SLAP（上盂唇自前向后损伤）包括上方盂唇、二头肌止点和一部分盂肱韧带附着。一些学者提出SLAP损伤是由于"脱皮"现象，当外展、外旋上肢时，导致二头肌止点后旋，二头肌腱在上方盂唇的附着点上脱落。尽管这样，SLAP撕裂可由急性创伤或反复的微小创伤造成（图10-29）。

175. 请描述SLAP损伤的4种常见类型。

SLAP损伤被Snyder分为4种类型。

（1）Ⅰ型：SLAP损伤包括退变性弹响和盂唇自上方附着部撕裂，常见于退变或骨关节炎的肩关节。

（2）Ⅱ型：这种类型的SLAP损伤最常见，包括二头肌止点。止点前方不稳定，在后方10：00至2：00方向的位置也不稳定。这些损伤常通过修复来治疗。而Ⅰ型损伤常常通过清创治疗。

（3）Ⅲ型：此型SLAP损伤包括盂唇的桶柄样撕裂，常见于磨玻璃样的盂唇，二头肌止点常常稳定，通过切除桶柄样撕裂部分治疗。

（4）Ⅳ型：此型SLAP损伤包括盂唇的桶柄样撕裂合并纵行延伸到

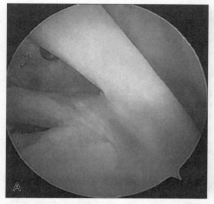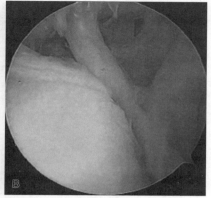

图10-29 动态的脱皮试验（A和B）。上肢由休息位抬至90°外展（A）和90°外旋（B），二头肌上方盂唇复合体越过关节盂的边缘向内侧移位，证实后方的SLAP损伤 （引自：Burkhart SS, Morgan CD, Kibler WB: The disabled throwing shoulder: spectrum of pathology, part II: evaluation and treatment of SLAP lesions in throwers, Arthroscopy 19:531, 2003.）

二头肌腱的撕裂。此类损伤的治疗是有争议的，取决于二头肌腱止点是否稳定。

176. 这些撕裂在MRI关节成像上的表现是什么？

见图10-30。

177. 什么是内部撞击？内部撞击的治疗策略是什么？

内部撞击是肩关节在保持最大程度地外展和内旋时引起大结节和盂唇后上部之间的肩袖撞击。症状可能源于重复的微创伤造成肩袖关节部分的病理状态。后方关节囊紧缩和内部撞击有关（图10-31）。

内部撞击的治疗集中在休息、抗炎药物、正常范围的活动和伸展。应制订改变技巧，加强核心强化和后方关节囊伸展的投掷计划。但当非手术治疗失败时，手术治疗应切除撕裂的肩袖和修复可能累及的盂唇上方。

178. 什么是GIRD？治疗策略是什么？

GIRD是盂肱内侧旋转缺陷和后方关节囊挛缩的结果。后方关节囊挛缩导致肱骨头被迫向后上移位。这些患者经常表现肩关节外旋角度增加和内旋角度减小。有学者认为这改变了肩关节的生物力学（后方关节囊挛缩，前方关节囊松弛，外旋增加，肱骨头后上移位），导致GIRD-投手面临SLAP撕裂和内侧撞击的风险。投掷侧相对于非投掷侧内旋缺失≥

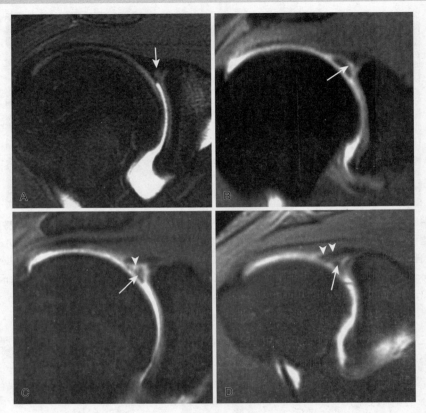

图 10-30　上盂唇自前向后（SLAP）撕裂伤，磁共振关节造影。斜冠状位 T1 加权像显示不同类型的 SLAP 病变。A. Ⅰ 型 SLAP 撕裂。注意沿上盂唇下缘的异常信号（箭头），表示退变性撕裂，不伴移位或不稳定的碎片。B. Ⅱ 型 SLAP 撕裂。造影剂异常聚集（箭头），延伸至上盂唇内，提示部分撕脱。C. Ⅲ 型 SLAP 撕裂。可见延伸自上盂唇下表面的桶柄样移位碎片（箭头）、造影剂（三角箭头）。完全包绕撕脱的桶柄样碎片。D. Ⅳ 型 SLAP 撕裂。桶柄样碎片（箭头）自上盂唇延伸，累及二头肌止点（三角箭头）〔引自：DeLee JC, Drez D, Miller MD: Shoulder. In: DeLee JC (ed), DeLee and Drez's Orthopaedic Sports Medicine, 3rd ed. Saunders, 2010.〕

25°，总活动弧＜180°，认为是明显的盂肱关节内旋缺陷。

　　物理治疗是最初级的治疗，同时改变饮食习惯，集中伸展后方挛缩的关节囊。一旦症状缓解，运动员应继续进行伸展训练以防复发。如果非手术治疗无效，在有些患者中关节镜下关节囊松解后上方的盂肱韧带可能是一种合理的选择（图 10-32）。

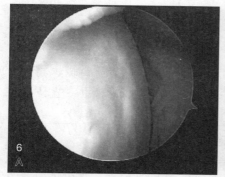

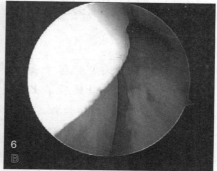

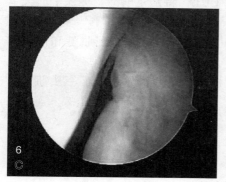

图10-31 A.肩关节后入路的关节镜影像,肱骨头和袖口插入点在关节盂边缘的后上方;B.上肢逐渐外旋和外展将肩袖的插入点靠近关节盂的边缘和盂唇;C.上肢继续外展和外旋可见肩袖插入点和关节盂边缘逐渐紧张,当肩关节受到重复的、超生理的压力时(类似投手),这种正常的接触会发展成为内部撞击 [引自: DeLee JC, Drez D, Miller MD. Shoulder. In: DeLee JC (eds), DeLee and Drez's Orthopaedic Sports Medicine, 3rd ed. Saunders, 2010.]

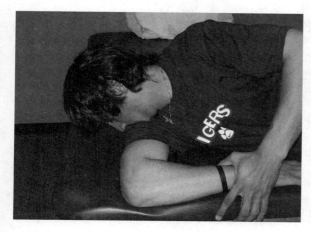

图10-32 "睡眠者"伸展,伸展后方关节囊 [引自: DeLee JC, Drez D, Miller MD. Shoulder. In: DeLee JC (eds), DeLee and Drez's Orthopaedic Sports Medicine, 3rd ed. Saunders, 2010.]

五、肘关节的运动损伤

病例 10-12

一名22岁的右侧优势手女性排球运动员，自诉右肘内侧疼痛，打球时加重。她发现当她后举上肢时开始疼痛，送球过程中一直持续存在。这些症状已经持续数月，否认外伤史。

179. 什么是肘关节的静态和动态稳定结构?

（1）初级静态稳定：①骨性的=尺肱关节。②韧带性的=尺侧副韧带前束，尺侧副韧带（UCL）侧束：UCL，特别是前部，提供了肘关节的大部分静态稳定，对抗外翻应力。

（2）次级静态稳定：关节囊，桡肱关节，共同的屈肌腱和伸肌腱起点。

（3）动态稳定：跨越肘关节施加压力的肌肉（肘肌、三头肌、肱肌）（图10-33）。

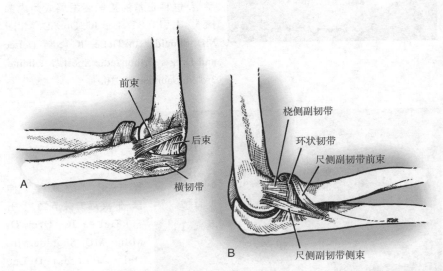

图10-33　肘关节的侧副韧带。A.经典的内侧副韧带复合体由前方和后方的斜束和横束构成；B.典型的桡侧副韧带复合体是可变的，由肱骨指向尺骨，被Morrey称为尺侧副韧带　（引自：Morrey BF, ed: The Elbow and Its Disorders, 2nd ed. Philadelphia, 2000, Saunders.）

180. 投掷肘的损伤机制是什么?

参加高速度过顶运动（投掷、排球、标枪运动员等）在投掷或强化运动时产生了高扭矩的力量。肢体位置的改变使肘关节承受了外翻的压力。损伤常常是内侧副韧带前束在后期举起的过程中不断的微创伤引起的。随时间增加，反复创伤可以引起韧带的伸展和衰减导致外翻不稳定。一旦尺侧副韧带减弱，增加的压力可被转移到肘关节的外侧（桡侧）（图10-34）。

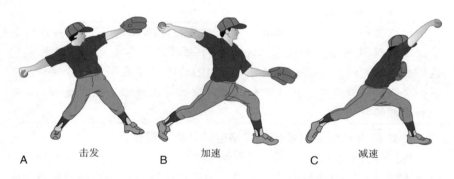

A　击发　　　B　加速　　　C　减速

图10-34　投掷运动员肘关节外翻的压应力常发生在后期举起阶段（A）和早期加速阶段（B）。上肢减速（C）（引自：Miller MD, Cooper DE, Warner JJP: Review of Sports Medicine and Arthroscopy, p.123. Philadelphia, WB Saunders, 1995.）

181. 诊断肘关节损伤的第一步是什么?

和其他损伤一样，评价首先应从完整的病史开始。包括受伤机制、疼痛部位、加重或减轻症状的活动，以及损伤史和治疗史。

182. 投掷者有肘关节疼痛应如何进行体格检查?

检查应从观察皮肤变化、肿块、形状和成角开始。与对侧对比主动和被动屈伸、旋前和旋后的范围，检查肌力。在肘关节前、后、内、外触诊，疼痛、捻发音或畸形对于确定病因非常重要。最终，用脉搏检查仪检查肢体的血管神经状态，以及远端肢体的感觉/运动神经功能。

提醒患者注意肘关节尺侧疼痛经常代表尺神经症状，像上述提过的评价投掷肩、动力链的概念很重要。核心肌肉系统和下肢的状态是一个整体，可在投掷过程中将能量从下肢传递到上肢。因此，下肢肌肉的紧张度、髋外展肌萎缩和躯干稳定，以及影响脊柱序列和活动度的状态均应评估。同样，肩关节应仔细评估是否存在肩胛运动障碍和GIRD。

任何动力链的紊乱都能反映在肘关节的病理状态中。

183. 请列出运动员肘关节内侧疼痛的鉴别诊断。

（1）内上髁炎/屈肌-旋前肌劳损（见肩和肘关节一章）。

（2）尺侧副韧带扭伤/撕裂。

（3）内上髁骨折（见儿童骨科一章）。

（4）肘管综合征。

（5）小联盟投手肘（见儿童骨科一章）。

病例 10-12　续

体格检查中，与对侧相比，患者盂肱关节内旋减小了25°；在肘关节，高耸结节触痛，肘关节外翻和挤牛奶时尺侧疼痛。检查结果不明显。普通的X线检查未见明显异常，MRI检查提示在高耸结节处的尺侧副韧带轻度部分撕裂。患者开始治疗，暂时停止排球活动，使用抗炎药物和物理治疗。

184. 患者尺侧副韧带损伤体格检查可以发现什么？

疼痛经常定位于内侧髁到高耸结节之间。外翻不稳定在物理检查中可能不明显，因为这是个动态现象，包括浅屈肌和尺侧腕屈肌起点。应在患者旋后、上肢外展和外旋的情况下（限制肩胛的活动）测试外翻稳定性。肘关节屈曲20°，实施外翻压力，UCL部位疼痛或软性终点的渐进性松弛可能提示UCL紊乱。通过挤奶的动作完成对前束的后半部分的检查，即前臂旋后，大拇指牵拉，肩关节伸展，肘关节屈曲超过90°。这个动作在屈曲的肘关节上产生了外翻的压力，主观感觉害怕和不稳定，此外还有肘关节内侧局部的疼痛（图10-35）。

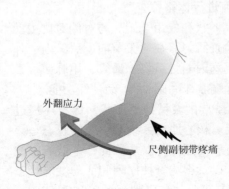

外翻应力

尺侧副韧带疼痛

图10-35　肘关节上施加外翻的压力，引起内侧关节线疼痛提示尺侧副韧带损伤（引自：Morrey BF: The Elbow and Its Disorders. Philadelphia, WB Saunders, 1985.）

185. 为评价投掷肘应获得什么样的影像学检查结果?

首先应进行普通的X线检查,它可能显示慢性不稳定(韧带的钙化或骨化、异位骨化等)。应力(外翻)位X线检查显示内侧关节线张开>3mm,可确认不稳定。MRI对于评价韧带撕裂、部分韧带损伤、中间部分的撕裂和周围软组织的情况均非常有意义(图10-36)。

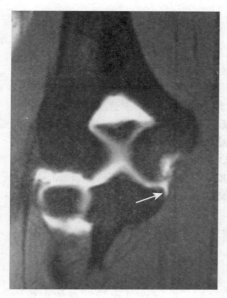

图10-36 肘关节MRI显示尺侧副韧带部分撕裂,冠状位上脂肪抑制,T1加权像提示对比尺侧副韧带尺骨部附着(箭头)〔引自: Canale ST, Beaty JH(eds), Campbell's Operative Orthopaedics, 11th ed. Copyright © 2008, Mosby Elsevier Inc.〕

186. 尺侧韧带损伤患者的非手术治疗策略是什么?

短期的制动休息(2～4周)、抗炎药物和物理治疗是一种有效的治疗选择。物理治疗应集中在伸展和屈肌-旋前肌的力量训练上,因为这些肌肉对稳定肘关节起到次要作用。另外,肩关节相关疾病如GIRD,以及动力链其他部位的萎缩或挛缩也应考虑到,特殊的运动训练应在有序和无痛的情况下进行。

187. 何时推荐外科手术? 具体的手术细节是什么?

外科手术适合急性UCL全层撕裂或不稳定合并慢性症状的,以及经过3～6个月非手术治疗无明显改善的竞技类运动员。

手术治疗包括修补或重建UCL。重建包括用同种异体移植或自体移植肌腱去替代萎缩或撕裂的UCL。韧带重建对这些慢性的自然损伤是很常见的手段。可根据患者术前症状配合尺神经转位。研究显示,

75% ~ 80%的运动员重建1年后重返赛场可恢复到原来或者更好的水平。

188. 还有哪些其他的损伤与UCL不稳定相关?

由于UCL不断拉长,后内侧的骨性结构在投掷运动时在肘关节稳定中起到越来越重要的作用,可以导致外翻负荷过度。投掷肘典型的疾病也包括尺神经炎和尺神经半脱位、肱桡关节损伤,甚至是尺骨鹰嘴的压力性骨折(图10-37)。

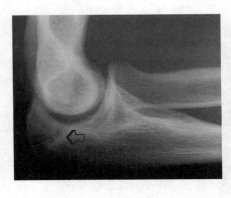

图10-37 肘关节后方疼痛投掷运动员的肘关节普通X线检查,箭头显示鹰嘴近端透亮带提示疲劳性骨折。典型的症状是,当肘关节快速伸展时这些类型的损伤会引起疼痛,尤其是投掷者。同时疲劳性骨折处也会出现压痛 〔引自:DeLee JC, Drez D, Miller MD: Elbow and Forearm. In: DeLee JC (ed), DeLee and Drez's Orthopaedic Sports Medicine, 3rd ed. Saunders, 2010.〕

189. 什么样的肘关节内侧问题可以引起前臂不确定的疼痛和第4~5指的麻木?

这样的症状提示肘管综合征,一种在肘关节或四周的尺神经卡压性神经病变。可以是肘外翻畸形引起的,但是在运动员比较常见的主要原因为创伤(尺神经挫伤或半脱位)、肌肉肥大(特别是过度屈曲的尺侧腕屈肌),或邻近组织损伤引起的炎症(UCL挫伤)。

190. 请列出提示肘管综合征的症状。

(1)肘管部位Tinel征阳性。

(2)前臂和手部尺侧感觉减退。

(3)肘关节被动屈曲时疼痛和麻木感严重。

(4)背侧第1骨间肌减退或萎缩(对抗示指外展)。

(5)握力减退。

191. 其他应被考虑到的情况是什么?每一项查体的试验名字是什么?

(1)颈部神经根性病变:椎间孔挤压试验(Spurling征)。

(2)胸廓出口综合征(Adson征)。

(3)腕部尺神经卡压(尺管综合征的Tinel征阳性)。

192. 什么样的诊断试验可以确认肘管综合征?

肌电图(EMG)和神经传导速度(NCV)测定可以显示肘关节部神经传导减慢。

193. 手术减压是否为必需?

进行性神经失营养或者非手术治疗无效可能必须通过手术解除压迫。早期治疗应包括休息、抗炎药物、保护性护垫、避免过度屈曲。如果症状较急,急性发作可通过白天固定屈曲30°~45°,晚上放松来治疗。

194. 请列出运动员表现为肘关节后方疼痛的鉴别诊断。

(1)三头肌腱炎。

(2)三头肌撕裂(或鹰嘴骨折)(见肩和肘关节一章)。

(3)鹰嘴撞击。

(4)鹰嘴滑囊炎。

195. 运动员三头肌腱炎常见的症状是什么?

(1)肘关节后方疼痛。

(2)三头肌附着点或肌腱远端触痛。

(3)对抗肘关节伸直引起持续的疼痛。

196. 是否应进行影像学检查?

是的。因退变性钙化或牵拉性骨刺可能出现,更重要的是应排除疲劳性骨折。

197. 肘关节过度外翻伸展综合征的定义是什么?

也称鹰嘴撞击综合征、后内侧撞击综合征,或拳击肘。这是由于肘关节反复过度外翻伸展,造成一种过劳症状。在投掷运动中比较常见,造成鹰嘴滑车撞击鹰嘴窝的内侧壁。运动员经常主诉在投掷伸展过程中疼痛,在伸直或接近伸直情况下卡住或绞锁。

198. 如何检查肘关节外翻伸展超负荷?

典型的发现包括后方触痛或肿胀,伸展受限。在肘关节反复过伸时施加外翻的力量进行外翻伸展超负荷的检查。这个试验试图再现投掷过程中跨过肘关节的暴力。肘关节后内侧疼痛被认为是试验阳性,提示在疼痛部位有骨性或软组织撞击。

199. 影像学检查可发现什么?

前后位、侧位和轴位的影像学检查可能提示骨刺或冠突骨折、游离体或者鹰嘴肥大增生。

200. 创伤性或慢性鹰嘴滑囊炎的鉴别诊断有哪些？哪些应该被排除？

鹰嘴脓毒血症性滑囊炎更加疼痛，检查中更加明显，但是在非脓毒血症的早期可能难以辨别。通过抽吸囊液，在无菌性视野下观察革兰染色和细菌培养可以排除。

201. 这两种类型的滑囊炎治疗方法有什么不同？

反复的创伤或滑囊的刺激引起的慢性滑囊炎，可通过保护性护垫和NSAID药物治疗。急慢性滑囊炎都可以通过穿刺抽液、加压包扎和短期固定来减压。脓血血症性鹰嘴滑囊炎应通过手术切除，切开引流和抗菌药物治疗。

202. 请列出表现为运动员外侧肘关节疼痛的鉴别诊断。

（1）肱骨外上髁炎（见肩和肘关节一章）。

（2）桡骨头骨折（见创伤一章）。

（3）肱桡关节软骨软化/骨软骨剥脱型疾病。

（4）后骨间神经压迫综合征。

（5）外侧皱襞。

（6）后外侧不稳定（见肩和肘关节一章）。

203. 一名正在治疗UCL损伤的投手主诉肘关节外侧疼痛，你还应怀疑肘关节其他什么问题？为什么？

在投掷和球类运动中，内侧结构张力超负荷常常伴随肱桡关节外侧的压力超负荷。反复的压力可以引起关节损伤扩散（软骨软化）或更多的特殊损伤，如剥脱性骨软骨炎、骨软骨骨折或游离体。

204. 预期结果是什么？

受累的运动员经常不能完成伸展，肱桡关节触痛，旋前和旋后时有捻发音。普通X线检查应用于评估变窄的肱桡关节腔、关节骨刺形成、桡骨头或肱骨头失踪或不规则、游离体。这样的损伤需要计算机断层扫描、MRI或关节镜检查以全面评估。

205. 如果运动员主诉当上肢伸展和前臂旋后时有外侧疼痛和弹响、挛缩或绞锁，应考虑什么诊断？

后外侧不稳定和滑膜皱襞综合征都可以引起这些症状，旋转压力试验可以确认轻微的后外侧松弛，外侧沟明显的挛缩带提示纤维变性挛缩的皱襞。

206. 请列出运动员表现为肘前痛的鉴别诊断。

（1）二头肌腱炎。

（2）前方关节囊皱缩或撕裂。

（3）二头肌腱断裂（见肩和肘关节一章）。

（4）内侧神经卡压综合征。

207. 当怀疑二头肌腱炎或撕裂时，应考虑哪种特殊的肘关节运动检查？

二头肌是屈肘肌和前臂旋后肌。任何对抗肘关节屈曲和旋后的情况都可能引起疼痛和萎缩。

208. 如何鉴别前方关节囊损伤和二头肌腱损伤？

前方关节囊挛缩经常对抗屈曲 - 旋后而过度伸展有关。可能存在瘀斑和深部触痛，但是触痛常常很分散而不是围绕在二头肌腱周围。

209. 当怀疑前方关节囊挛缩时，应排除哪些明显损伤？

由于过度伸展的机制，也应考虑自发复位的肘关节脱位可能性。

210. 肘关节过伸性损伤是否应行X线检查？

是的。应排除骨折和（或）脱位。由于前方挛缩，在关节囊边缘可见骨性撕脱的的斑点。后期的检查中可能会在前方组织中发现异位骨化。

211. 损伤应该固定或制动多长时间？为什么？

如果为了舒适，固定应有限度（可能是1d）。固定时间延长大大增加了肘关节屈曲挛缩的概率。早期全程活动对于重获活动范围非常重要。

212. 肘关节内侧神经卡压的另外一个名称是什么？

旋前圆肌综合征。

213. 旋前圆肌综合征的症状不同于其他引起肘关节前部疼痛的地方有哪些？

疼痛常常远离肘关节，在前臂的近端，可能引起前臂掌侧或手内侧分部区的麻木，在对抗旋前活动时加重。

214. 请列出旋前圆肌综合征相关的4个结构。

（1）Struthers韧带/髁上突。

（2）腱膜。

（3）旋前圆肌。

（4）指浅屈肌（FDS）的腱弓。

215. 什么样的激发试验可以帮助确认与哪些结构有关？

以下动作可以诱发疼痛或麻木。

（1）髁上突：肘关节屈曲120°～135°。

（2）腱膜：对抗前臂旋后。

（3）旋前圆肌：对抗前臂旋前。

（4）FDS腱弓：对抗中指屈曲。

216. 旋前圆肌综合征如何治疗？

大多数病例对于改变运动方式和伸展、强化训练的物理治疗方式有效。对于顽固的病例需要行外科手术减压。

六、运动员中的多种复杂情况

（一）颈椎棘突/头部创伤

病例10-13

一名高中足球运动员，因为拦截摔人导致摔倒后站不起来。对裁判口令没有反应，不能移动四肢，可以闻及呼吸音和脉搏波动。

217. 对于没有反应的运动员初级处置是什么？

（1）和急救的原则一样，应首先进行ABC复苏。

（2）通畅气道。

（3）呼吸。

（4）循环。

218. 在上述原则中患者应如何处理？

不像在医院有标准的创伤紧急处理，患者不能全部脱去防护外衣，如果需要应去除面罩保证气道的安全，稳定头部，头盔/垫肩不应去除防止颈椎棘突进一步损伤。直板应放在后部稳定颈椎，患者应被转运到最近的急救中心。

219. 什么是拦截摔人脊柱？

经常在对抗性的运动如橄榄球和足球中出现，尤其是摔人。与颈椎管狭窄和颈椎前凸减小有关。

220. 允许重返对抗性运动的禁忌证是什么？

先天性畸形包括齿状突发育不良、拦截摔人脊柱、屈曲/伸展不稳定、严重的椎管狭窄均应让运动员远离对抗性运动。

221. 哪些运动可使腰段脊柱最容易受累？

使运动员腰部过度伸展的运动，使脊柱前移和椎体分离，如足球和体操。

222. 脑震荡的后遗症有哪些?

头痛、头晕、头部钝器伤后精神难以集中。

223. 头部钝器伤后何时应进行头颅CT检查?

最初损伤后5min内脑震荡的症状不缓解。

224. 头部钝器伤后允许重返赛场的NCAA原则是什么?

（1）脑震荡后应休息1周至1个月，并避免赛事。

（2）二次震荡后应整个赛季都离开赛场。

（二）心血管/内科

病例 10-14

一名20岁的大学生田径运动员，在训练中突然倒地，基本的检查均无反应，没有脉搏，立刻进行心肺复苏，持续急诊抢救及复苏，通知家属时，他妈妈说他有个叔叔年轻时踢足球过程中突然呼吸、心搏骤停而死。

225. 35岁以下运动员心源性猝死的最常见原因是什么?

肥厚型心肌病。

226. 35岁以上运动员心源性猝死的最常见原因是什么?

冠心病。

227. 肥厚型心肌病的患病率是多少?

在500个成人中有1人是常染色体显性遗传。

228. 什么样的筛选法可以查出这种情况?

EKG在筛查这种情况时有约50%的敏感度。

229. 运动员心源性猝死的其他原因有哪些?

（1）心震荡：胸部直接暴力导致心脏挫伤，最好立即除颤。

（2）致心律失常性右心室心肌病。

（3）先天性冠状动脉异常。

230. 诊断感染性单核细胞增多症后6周内应避免什么运动? 为什么?

诊断明确后应避免对抗性运动，因为在对抗性运动中受伤存在脾破裂的风险。

（聂少波　张　浩　译）

第11章 创伤骨科

John A. Scolaro and Ryan M. Taylor

一、生物力学

1. 什么是绝对稳定？什么是相对稳定？

（1）绝对稳定是骨折对位和加压导致在生理负荷下没有微动，最终形成一期骨愈合。

（2）相对稳定是指骨折断端存在一定程度的微动，这是可逆的（弹性的），可以对骨折愈合提供机械刺激。相对稳定导致骨折愈合是二期愈合。

2. 接骨板的5种不同的功能是什么？

每一块接骨板应用在骨头上术者都要明确它的功能。下列是接骨板的不同功能。

（1）加压：加压接骨板利用接骨板上倾斜的钉孔螺钉偏心固定对骨折端产生加压，希望达到一期骨愈合（如肱骨横断骨折）。

（2）中和：中和接骨板用来保护螺钉固定或构建另外一种绝对稳定，在很多情况下单纯的螺钉固定不能提供足够的稳定，所以需要辅助接骨板来进行早期活动（如腓骨远端的斜形骨折）。

（3）支撑：支撑接骨板对接触的骨头提供一种稳定负荷对抗剪切力。这些接骨板常常见于围关节骨折，完成骨折的一期愈合（如简单的胫骨平台外侧劈裂骨折）。

（4）张力带：张力带接骨板由于特殊位置将张应力转变成压应力。在骨折端产生加压完成一期愈合（如尺骨近端横形骨折）。

（5）桥接：桥接接骨板用来跨越粉碎区域，构建相对稳定，总长度、排列和骨的旋转都需要纠正（如粉碎性股骨干骨折）（图11-1）。

3. "弹性模量"是什么意思？

弹性模量是指在一定程度的力作用下，某种物质的变形程度。是压力应变曲线的斜率。

坚硬的物质（不锈钢）有更高的弹性模量，柔软的物质（钛）弹性模量较低。弹性模量在骨科内植物中是个重要的概念，要足够强以对抗变形，也要够软，在理想的环境中，允许微动和刺激骨折愈合。

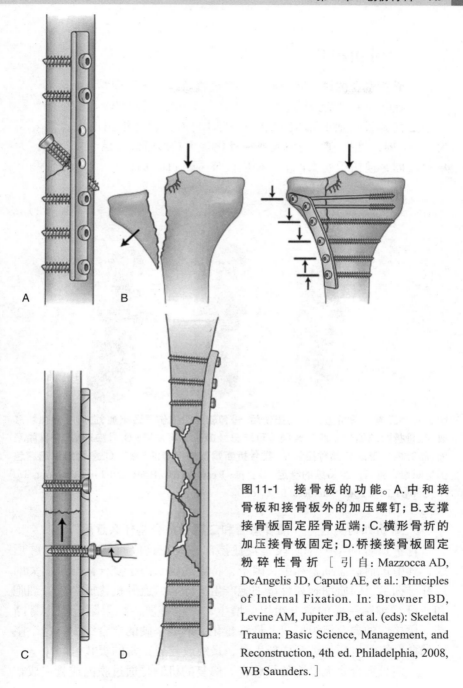

图11-1　接骨板的功能。A.中和接骨板和接骨板外的加压螺钉；B.支撑接骨板固定胫骨近端；C.横形骨折的加压接骨板固定；D.桥接接骨板固定粉碎性骨折〔引自：Mazzocca AD, DeAngelis JD, Caputo AE, et al.: Principles of Internal Fixation. In: Browner BD, Levine AM, Jupiter JB, et al. (eds): Skeletal Trauma: Basic Science, Management, and Reconstruction, 4th ed. Philadelphia, 2008, WB Saunders.〕

二、骨折愈合

4. 骨折愈合的过程有哪些？这些过程持续多长时间？

骨折愈合中包括3个过程：炎症、修复和重塑期。炎症渗出期从最开始受伤到骨折血肿形成2周，这段时间内，愈合组织增生。修复期为2～4周，骨折愈合组织成熟和骨化。重塑形阶段开始于修复期，为4～12周，损伤后编织骨被骨松质代替（图11-2）。

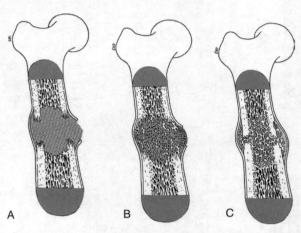

图11-2　正常的骨折愈合。A.损伤后,骨和软组织损伤导致出血,血肿之后血块形成,在骨折断端的骨髓腔和骨膜（可能已经撕裂）下发展；B.骨痂形成,在骨膜表面,髓腔内部形成外部桥接骨痂,在骨折断端形成初步的骨痂；C.愈合组织迅速包围骨断端,骨折产生持续的稳定　（引自：Resnick DL: Bone and Joint Imaging, 3rd ed, Copyright © 2005 Saunders, Elsevier.）

5. 骨折如何愈合？一期骨愈合和二期骨愈合是什么意思？

骨折愈合的第一个阶段是炎症渗出期，在这段时间，骨折血肿形成，其中包括造血细胞和生长因子，特定的生长因子复合体导致相关的成纤维细胞、间质细胞和骨母细胞产生。随后，血肿机化成像成骨细胞和成纤维细胞一样的愈合组织，增生，产生基质。如果附近没有骨断端，桥接性的愈合组织形成，最终骨化，形成坚硬的愈合组织。这个坚硬的愈合组织也叫作编织样新生骨，最终改建成正常的板状骨。

一期骨愈合是无骨痂的骨愈合。修复的机制是通过膜内成骨完成初步的骨皮质愈合，这种类型的愈合是在绝对稳定的情况下产生的，类似正常的骨重塑。

二期骨愈合是骨膜桥接愈合的软骨内骨化。这种类型的愈合是非硬质重建，骨折越稳定，形成骨痂越少。

6. 在累及和不累及关节面的骨折中哪种愈合类型更受期待？

累及关节面的骨折中一期骨愈合更受期待，关节内骨折复位固定后，关节面复位的质量决定了预后。因此，绝对稳定和骨折一期愈合更能减少关节碎块移位。非关节骨折，解剖复位的要求不是很高，畸形容忍度比关节骨折高，因此，二期愈合、骨痂形成，在关节外骨折中是可以被接受的。

三、筋膜室综合征

病例 11-1

一名37岁的女性，在一次高速度的车祸中导致胫骨骨折，到手术室行髓内钉固定，约2h后虽然静脉给药镇痛但是疼痛无明显缓解，焦虑。

7. 什么是筋膜室综合征？

筋膜室综合征是肿胀、水肿或出血在肌间隔的质硬筋膜包绕成封闭的腔室内持续增加造成压力过大，这种进行性增加的压力导致静脉闭塞，低压力的毛细血管静脉丛萎缩，因此通过毛细血管网的血流量减少，如果没有合理的处理将导致严重的后果包括截肢，甚至死亡。

8. 筋膜室综合征的主要原因有哪些？

急性筋膜室综合征的主要原因是骨折或者肢体再灌注损伤相关的严重损伤。其他的原因包括被止血带、敷料或患者自身体重长时间压迫。烧伤、静脉内液体或混合物质外渗，也可以引起筋膜室综合征。运动导致的骨筋膜室综合征有同样的病理生理学，但一般都能在停止运动后恢复，不像肢体创伤或再灌注损伤那样引起肢体坏死。

9. 如何诊断骨筋膜室综合征？

在任何高能量损伤的环境中，都应高度怀疑筋膜室综合征的存在。在清醒的配合患者中，诊断主要基于物理检查。最初的发现主要是持续增加的疼痛，疼痛经常和检查结果不相符，而且药物治疗无效。另外，常常出现远端肢体的被动牵拉痛，其他特征包括感觉异常、皮肤苍白、麻痹、无脉和异形体温，即皮肤触觉冰凉。后者常较晚发现，当病程到此程度，肢体将发生不可逆性损伤。

10. 如何测量筋膜室综合征？

肌间隔内的压力可以通过连接针头的压力计测量，这是一种经济、不需太多仪器、在任何环境中都可以使用的手提式装置，另外，可以防止裂隙尿管或者双腔尿管做持续的压力测量（图11-3）。

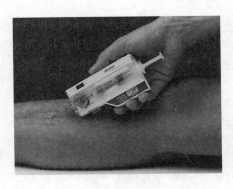

图11-3 手持的筋膜室内压力监测系统 （Courtesy of Stryker Instruments, Kalamazoo, Michigan.）

11. 什么样的压力下会存在急性筋膜室综合征？

当绝对压力超过30mmHg或压力在舒张压的30mmHg以内，即可认为筋膜室综合征存在。应注意一些因素如全身麻醉可以影响筋膜室压力的读数。

12. 哪种间隔在胫骨急性骨筋膜室综合征中最常受累？

后方深肌间隔和前方肌间隔在胫骨骨折中最常受累。这和这些间隔离胫骨较近有关。外侧和后方前部间隔也常累及，在筋膜室减压时应一并切开。

13. 在开放骨折中筋膜室综合征可能存在吗？

是的。开放骨折并不能排除筋膜室综合征，开放损伤可能使一个间室得到减压，但是其他的间室仍可能被累及。

14. 筋膜室综合征可以发生在上肢吗？

是的。急性筋膜室综合征可以发生在手部、腕管、前臂，上臂比较少见。

15. 急性筋膜室综合征的治疗方法是什么？

急性筋膜室综合征一旦确认或怀疑，唯一的治疗就是手术切开肢体所有的筋膜室减压，在下肢可以通过单切口或双切口切开筋膜室。皮肤切口在治疗结束前要持续开放或晚期行皮肤移植。

16. 骨筋膜室综合征患者术后护理的重点是什么？

如果筋膜室综合征导致局部肌肉缺血和（或）坏死，将产生肌红蛋白尿。应水化和监测肾功能（BUN和肌酐），并查出和记录每个异常结果。

17. 未治疗的急性骨筋膜室综合征的并发症有哪些？

漏诊或者未治疗的急性筋膜室综合征最终导致死亡和受累间室的神经肌肉结构功能的丧失。在上肢一旦坏死组织被瘢痕所取代将发生Volkmann挛缩、麻痹，感觉缺失将成为最终结果。在下肢，踝关节跖屈挛缩导致感觉丧失和运动功能受限。在足部，足趾的爪状挛缩是典型的未治疗或漏诊的筋膜室综合征的后遗症。

18. 对于一名肢体怀疑筋膜室综合征的敏感患者，什么才是合适的初级治疗方法？

一开始应放松或去除所有紧缩的衣服，如果有管型石膏，应分成两瓣，石膏绷带垫应劈开或松开。如果高度怀疑进行性筋膜室综合征，肢体应进行全面的血管神经检查，特别是上述提到的症状和体征。如果诊断需要压力检查，应立即执行。因为筋膜室综合征漏诊对肢体造成的后果是灾难性的，很多学者主张一旦临床怀疑诊断，就应进行筋膜室切开。

19. 下肢的间室有哪些？

4个肌间室分别为前、外、后深和后浅间室（图11-4）。

20. 前臂的间室有哪些？

前臂的3个肌间室是掌侧和背侧肌间室、移动层叠间室。

21. 手部的肌间室有哪些？

手部有10个肌间隔：4个骨间背侧肌间室，3个骨间掌侧肌间室，拇指肌间隔，大鱼际肌间隔和小鱼际肌间室。

22. 足部的肌间室有哪些？

足部肌间室的具体数目仍在争议中（有些学者认为是9个），但是大多数学者认为是4个独立的间室：固有的、内侧的、中心的、外侧的间室。

四、多发性损伤

23. 如何对创伤性患者进行初步的评估？

所有的创伤患者都应用标准的进展性创伤生命支持程序来评估，包括初步的评估ABCDE：气道、呼吸、循环、功能（神经评估）和暴露（脱去患者的外衣）。之后接受二级评估确认非威胁生命的损伤。

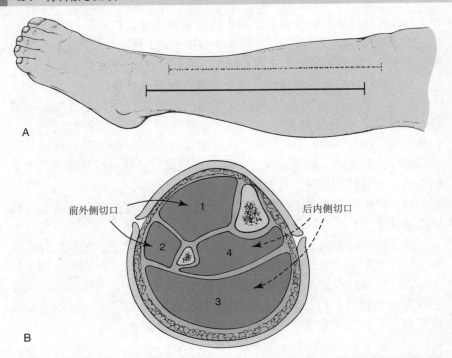

图11-4 A.下肢双切口进行室筋膜室切开减压的技术；B.下肢截面显示前外侧和后内侧切口，可分别对前方和外侧间室（1和2）及后浅和后深间室（3和4）进行减压（A、B经许可修改，引自：A, B, Modified with permission from AAOS Instructional Course Lectures, Vol. 32. St Louis, CV Mosby, 1983, p. 110.）

24. "创伤系列"的标准影像学检查体位是什么？

"创伤系列"的检查体位包括胸部正位、骨盆正位、颈椎侧位（包括上胸椎）。

25. 损伤严重程度如何评分？应如何确定？

损伤严重程度评分针对多发伤患者是一种量化的、以解剖为基础的评分系统。6个身体部位（头/颈、脸、胸部、腹部、四肢和皮肤表面）分别给予一个分数，取3个最高分数平方之后得到最终的评分，分数一般从1～75，＞15分的患者被定为多发患者。

26. 什么样的临床特征可用来诊断多发伤患者的损伤严重程度？

血清中乳酸盐可能是最好的评估初期损伤和后期复苏的指标，其他可用指标包括心率、血压、尿量和Glasgow昏迷等级。近来有些研究表明，其他的血清指标如IL-1、IL-6，在评估创伤患者中也有重要的作用。

27. 治疗创伤患者的"黄金时间"意味着什么?

受伤后立即给予创伤患者救护可以避免死亡或降低死亡率。这段时间强调迅速的重要性和严重患者进行有创性操作,要充分认识到,医疗急救成员应首先开始治疗。

28. 什么是骨科的损伤控制?

骨科的损伤控制包括骨折的临时固定。在很多患者中推荐进行临时固定,因为对患者来说,是否能耐受骨折手术的生理压力比创伤的初期打击更重要。例如,长骨干骨折或骨盆环劈裂合并闭合的头部损伤或肺部损伤的患者应用临时外固定架固定就是骨科损伤控制的例子。在这些情况下当患者生理上能耐受手术时进行骨折的二期治疗。

五、锁骨

病例11-2

一名21岁的男性患者,因为从自行车上摔下送到了急诊室,自述右肩疼痛,在肩内侧有压痛点,怀疑锁骨骨折,简单的X线检查明确骨折。

---

29. 在影像学上如何能最好地检查锁骨骨折?

锁骨骨折可在常规的胸部正位上发现,但是单纯的锁骨位是最好的显示锁骨的检查,可用卷起的毛巾将对侧肩胛骨垫起,患侧平行于底片,投射束头倾20°。Zanca位、肩锁关节的前后位,15°头倾,对于锁骨远端骨折显示较好。锁骨内侧骨折在Serendipity位〔40°头倾,光束集中在胸锁关节(SC)〕或CT上显示更好(图11-5)。

30. 锁骨的重要解剖关系有哪些?

锁骨是一个内侧连接胸骨、外侧连接肩胛骨的"S"形骨。位于臂丛神经和腋动脉之上,在中轴骨和上肢带之间作为连接体,是很多大块肌肉包括胸大肌和斜方肌的起点和附着点。

31. 锁骨骨折如何分类?

锁骨骨折的分类方法有很多,但是常用的是将骨折分为以下3组。

(1)Ⅰ组:中间1/3骨折,最常见的类型。

(2)Ⅱ组:外侧1/3骨折,是第2常见的类型,又被分为5种亚型。

①Ⅰ型:喙锁韧带完整。

②Ⅱ型:喙锁韧带断裂,斜方韧带完整附着于远端骨块。

③Ⅲ型:骨折累及肩锁关节。

（3）Ⅲ组：内侧1/3骨折（图11-6）。

32. 大多数的锁骨骨折应如何处理？

大多数闭合锁骨骨折，没有皮肤和血管神经损伤的，都可以用"8"字绷带或肩部悬吊固定处理。随着骨折的愈合逐渐增加活动范围。

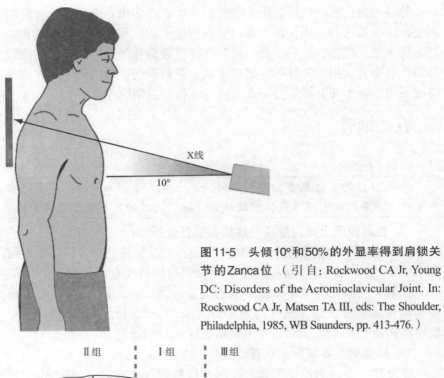

X线

10°

图11-5　头倾10°和50%的外显率得到肩锁关节的Zanca位（引自：Rockwood CA Jr, Young DC: Disorders of the Acromioclavicular Joint. In: Rockwood CA Jr, Matsen TA III, eds: The Shoulder, Philadelphia, 1985, WB Saunders, pp. 413-476.）

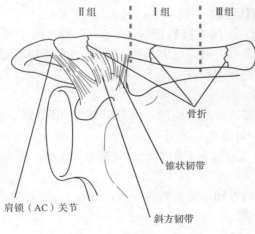

Ⅱ组　　Ⅰ组　　Ⅲ组

骨折

锥状韧带

肩锁（AC）关节

斜方韧带

图11-6　根据锁骨骨折解剖位置的Allman分类：中间（Ⅰ组）、远端（Ⅱ组）或近端（Ⅲ组）〔引自：Barei DP, et al., Fractures About the Shoulder: Trumble TE, et al., (eds), Core Knowledge in Orthopaedics-Hand, Elbow, and Shoulder, 1st ed. Copyright © 2006, Mosby, Elsevier.〕

33. 锁骨骨折应何时进行手术治疗?

锁骨骨折切开复位内固定的手术适应证仍在完善。开放骨折或皮肤存在风险的,以及合并血管神经损伤的经常需要手术治疗。另外,一些远端1/3的骨折也需要手术治疗。

34. 锁骨骨折应如何固定? 潜在的并发症有哪些?

锁骨骨折固定可用接骨板螺钉、髓内内植物如髓内针、螺钉或弹性髓内针,或在一些病例中缝合或软组织修复。固定潜在的并发症包括固定过程中邻近血管神经的医源性损伤、主要的内固定或创伤愈合问题、内固定移位和不愈合,以及畸形愈合和再骨折。

六、肩胛骨/肩胛盂

35. 请描述肩胛骨骨折的具体情况。

尽管肩胛骨骨折有很多分类系统,但是大多数还是根据解剖位置来分。包括体部、嵴部、肩胛盂颈部、肩胛盂(关节内)、喙突或肩峰,其中体部和颈部骨折最常见。

病例 11-3

一名40岁女性患者,在一次机动车事故中受多发性损伤。她被甩出车外撞上1根杆子。在送往医院的过程中因为呼吸困难而被插管。初步的胸部正位片X线检查发现严重的肺部浑浊区和双侧肋骨骨折,之后在CT扫描上发现肩胛骨粉碎性骨折,你被请去会诊,决定患者是否手术治疗(图11-7)。

36. 肩胛骨骨折常合并哪些损伤?

肩胛骨骨折常由于高能量损伤导致,超过95%的患者合并其他损伤。肋骨、肺部和躯干经常发现损伤,而且发病率常高于肩胛骨骨折。

37. 肩胛骨骨折和肩胛盂骨折最好的检查方法是什么?

肩胛盂和肩胛颈部在正位的肩关节前后位上可以显示得非常好。腋部侧位、Stryker切迹位或西点位也可用来评价肩胛盂和盂边缘。对肩胛骨来说,肩胛体的侧位像有很多用途,计算机断层扫描,包括三维重建,也经常用来评估这些骨折。这些影像学检查可用来评估骨折移位程度和关节内骨折的范围。

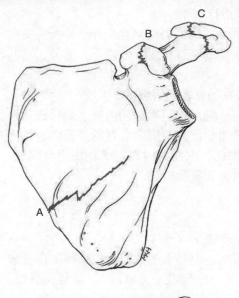
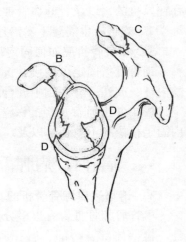
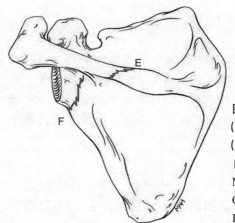

图11-7 肩胛骨骨折的部位,有体部（A）、喙突（B）、肩峰（C）、关节窝（D）、脊部（E）和盂颈部（F）（引自：Eiff MP, Hatch R, [eds], Fracture Management for Primary Care, 3rd ed, Copyright © 2012, Saunders, Elsevier Inc.）

38. 肩胛骨和肩胛盂骨折的手术适应证有哪些?

大多数肩胛骨和肩胛盂骨折都可行非手术治疗,肩胛骨关节外骨折的手术适应证包括盂颈部骨折移位>1cm或成角>40°。另外,如果肩峰骨折在肩峰下形成撞击或体部骨折在胸廓形成撞击,应考虑手术治疗。肩胛盂的关节内骨折如果造成肩关节不稳定（>25%的关节面累及）、窝内>5mm的移位,或者边缘>10mm的移位都应考虑手术治疗。

39. 肩胛骨和肩胛盂的手术入路是什么？

在后方，肩胛骨体部和盂颈部的前后方可通过改良的Judet入路，在冈下肌和小圆肌之间显露，翻转覆盖在上面的三角肌增加暴露和通道。对于肩胛盂的前缘骨折或后方入路难以达到的骨折，可采用胸三角肌入路取下（部分或全部）或劈开肩胛下肌。

40. 什么是肩胛胸壁分离和"漂浮肩"？

肩胛胸壁分离是指超高能量损伤造成的肩胛骨侧方移位，离开后胸壁，常常合并锁骨骨折或者肩锁关节或者胸锁关节分离。可能严重损伤肩关节周围的附着肌肉，腋血管牵拉上或臂丛神经牵拉伤也应考虑到。"漂浮肩"是涉及肩胛骨损伤合并锁骨骨折（或肩锁关节分离）或肱骨近端骨折的一种损伤。在这种状态下，常常手术治疗一种损伤就能稳定肩关节。

七、肱骨

（一）肱骨近端骨折

病例11-4

一名45岁女性患者，因为从油漆梯子上掉下来造成左肩疼痛被送到急诊室。她自诉上臂外侧麻木和针刺感，上肢不能抬举。影像学检查显示肱骨近端的移位性骨折脱位。患者表现出来的神经症状是由哪个神经支配的？

41. 在评价患者盂肱关节病变方面哪些影像学检查是必需的？

肩部两个成直角的位置检查是必需的，包括前后位和腋位X线片。如果患者不能耐受腋窝摄片，可以选择Velpeau位。必须评估肱骨头像对于关节盂的位置以免漏诊脱位（前脱位或后脱位）。除了X线检查外，必要时可以补充CT检查评估关节盂和肱骨近端情况（图11-8）。

42. 肩关节周围有哪些重要的肌肉附着？

冈上肌和冈下肌附着于肱骨大结节，肩胛下肌附着于肱骨小结节。大圆肌、胸大肌和背阔肌附着于肱骨近端骨干。肱二头肌的长头自关节盂上方，向下走行在位于大小结节之间的肱二头肌间沟中。

43. 肱骨近端的血供情况如何？

肱骨头血供来源于旋肱前动脉。旋肱前动脉的升支走行于肱二头肌

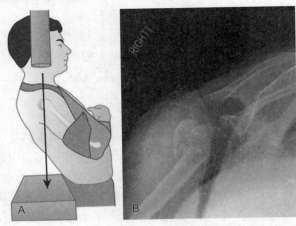

图11-8　A.韦尔波（Velpeau）腋窝位，这需要患者将上肢固定于绷带中，患者身体后倾于感光板上方位置直到射线可以从上至下穿过；B.韦尔波（Velpeau）腋窝位摄片显示肱骨近端骨折，可以看到肱骨头的位置及肱骨大结节向后方移位〔引自：Cuomo F, Zuckerman JD: Proximal Humerus Fracture. In: Browner BD (ed): Techniques in Orthopaedics, vol 9. New York, Raven Press, 1994, p. 143.〕

沟外侧，发出弓状动脉进入骨质供应绝大部分肱骨头营养。旋肱后动脉也参与肱骨近端的血供，并且它的作用比我们的传统认识更为重要。

44. 肩部骨折通常容易合并哪些神经损伤？

腋神经，自臂丛神经后索发出后与旋肱后动脉伴行穿过肩关节四边孔，因此，肩关节脱位和肱骨近端骨折容易造成腋神经损伤。腋神经支配三角肌、小圆肌和肱三头肌长头，其皮支支配肩关节外侧皮肤区域感觉。肌皮神经也极易受影响，尤其是近喙突部位的肱骨近端移位骨折或关节脱位。

45. 肱骨近端骨折如何分类？

Codman首次将肱骨近端骨折进行4部分划分法：肱骨头、小结节、大结节和肱骨干骨折。Neer分类系统则在此基础上使分型更精细，并将"部分"定义为移位＞1cm，或成角＞45°的骨块（图11-9）。

46. 肱骨近端骨折如何治疗？

肱骨近端骨折治疗方法有非手术治疗、闭合复位、经皮穿针、切开复位内固定或关节置换术。选择什么样的治疗方案取决于患者年龄、骨质状况、骨折类型及移位程度，以及功能要求。大部分肱骨近端骨折可以通过非手术治疗，早期渐进性功能锻炼得以恢复。

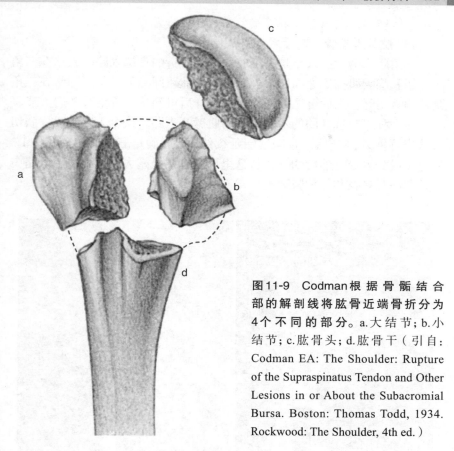

图11-9 Codman根据骨骺结合部的解剖线将肱骨近端骨折分为4个不同的部分。a.大结节；b.小结节；c.肱骨头；d.肱骨干（引自：Codman EA: The Shoulder: Rupture of the Supraspinatus Tendon and Other Lesions in or About the Subacromial Bursa. Boston: Thomas Todd, 1934. Rockwood: The Shoulder, 4th ed.）

47. 什么样的肱骨近端骨折手术治疗会优于非手术治疗？

任何不能复位的肱骨近端骨折脱位都是手术适应证。另外，因移位的骨折碎片导致上肢血管损伤也需要手术治疗。

对于移位的肱骨近端骨折年轻的患者通常选择比较积极的治疗手段。另外，两部分骨折，单纯的大结节移位（＞5mm）可能造成肩峰下二次撞击或功能丧失，也应选择手术治疗。此外，移位的小结节骨折，造成的肩胛下肌功能障碍或关节不稳定的情况也可以选择手术治疗。

患者的骨质情况和骨折的严重程度也是决定治疗方式的重要因素。对于严重骨质疏松的患者行固定术手术难度大而且容易发生术后并发症及骨不连。对于较严重的3处或4处骨折，尤其是肱骨头颈分离的骨折，需要行半肩关节置换术或反肩假体置入术。由于这种骨折中，肱骨头的血供已经破坏，内固定效果较差（图11-10）。

48. 肱骨近端骨折的手术入路是什么？

三角肌、胸大肌入路是治疗肱骨近端骨折的首选入路。入路在三角肌外侧和胸大肌内侧之间。头静脉走行于此肌间隙的浅层，通常在三角肌外侧缘切开，之后可见胸锁筋膜，切开后可到达肱骨结节及肩关节。

另一种时常选择的的术式是三角肌劈开入路。这个入路中，皮肤切口从肩峰前外侧开始一直向远端延续约5cm。确定三角肌的前和中1/3的脊（或分界处）然后切开，从这里可以直接显露大结节，这个入路中尤其要注意寻找和保护腋神经。

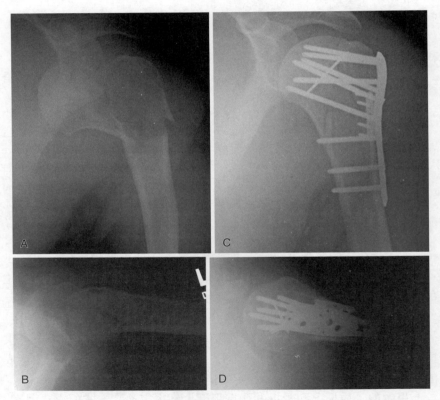

图11-10　A和B.正位和侧位X线片显示肱骨近端的3个部分骨折和脱位；C和D.术后正位和侧位X线片显示应用外侧锁定接骨板实现了满意的复位和稳定的接骨板螺钉固定 （引自：Trumble TE: Core Knowledge in Orthopaedics-Hand, Elbow, and Shoulder, 1st ed, p. 618. Copyright © 2006, Mosby.）

（二）肱骨干

49. 肱骨干骨折最容易损伤的神经是哪个？

桡神经走行于肱骨后方的桡神经沟内，因此在骨折或手术时均易造成损伤。Holstein-Lewis骨折，一种特殊类型的肱骨干骨折，是肱骨远端1/3的大螺旋形骨折，与桡神经损伤密切相关。

50. 肱骨干骨折后桡神经麻痹是手术探查和（或）手术固定的绝对适应证吗？

不是。肱骨干骨折时桡神经常常被牵拉或挫伤，通过观察可以慢慢恢复。如果开放性骨折或者其他原因而将进行切开手术，那么在手术期间应进行桡神经的探查。如果肱骨干骨折闭合复位后导致桡神经麻痹，则可能提示神经被卡在骨折块之间，尽管存在争议，但还是建议行神经切开探查。

51. 如何实施肱骨干骨折的固定和非手术治疗？

最初，大部分肱骨干骨折是采用石膏做成的结合夹板（或者"糖夹子"）固定，实施方法是石膏从腋窝开始沿上臂内侧向远端绕过肘关节，之后沿上臂外侧向上止于肩峰。短期固定后夹板可换成功能性支架。支架是一个塑料壳，可以拆卸，通常用尼龙带固定，可以允许肩、肘关节依赖肱骨周围的肌肉群的活动，提供和维持骨正常序列。

其他非手术治疗包括上臂悬挂石膏、长臂石膏、肩关节人字石膏及尺骨鹰嘴牵引等。每一种方法都有其不足之处，不如功能性支架应用广泛（图11-11）。

52. 肱骨干骨折手术指征有哪些？

不能闭合复位的肱骨干骨折及缩短＞3cm，旋转＞30°，前后轴成角＞20°，或者肘内外翻成角＞30°通常需要手术治疗。并且，部分或严重粉碎性骨折包括病理性损害，或者累及关节的远近端骨折均需要手术治疗。

53. 哪些肱骨干骨折患者不适合行非手术治疗？

因皮肤或体质因素不能耐受夹板或支架固定的患者需要手术治疗。双侧肱骨干骨折、同侧上肢损伤、多发伤，以及不能适应非手术治疗的患者需要外科手术固定。

54. 肱骨干骨折手术如何实施？

治疗肱骨干骨折最常用的两个术式是接骨板固定术和髓内钉固定

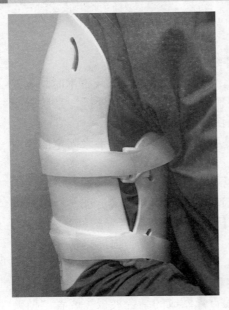

图11-11　功能性肱骨支架（Sarmiento 肱骨骨折支架）

术。髓内钉可以分别从肱骨大结节近端或鹰嘴窝远端插入。不论哪种术式均需要注意避免造成桡神经的医源性损伤（图11-12）。

（三）肱骨远端

病例11-5

30岁男性，右利手，从摩托车上摔落后导致肱骨远端关节内骨折。他接受了切开复位内固定术和简单的术后教育。他在术后2周随访时伤口愈合良好，但在开始术后运动时他感觉关节僵硬。之后他未遵嘱进行后两次随访，但在他术后3个月再次就诊时，他的肘关节已经不能再自由活动了。

55. 肱骨远端骨折如何分类？

肱骨远端骨折大体可分为关节外、部分关节内或完全关节内3种（类似AO分类系统）。当骨折包括关节内骨块，其处理方法和手术入路与那些没有累及关节的骨折不同。Jupiter分类系统也比较常用，这个分类系统主要依据是骨折的形态及肘关节的稳定性。

56. 什么样的影像学检查适用于评价肱骨远端骨折？

除了标准的肘关节正侧位（包括骨折上下关节的相关摄片）外，还

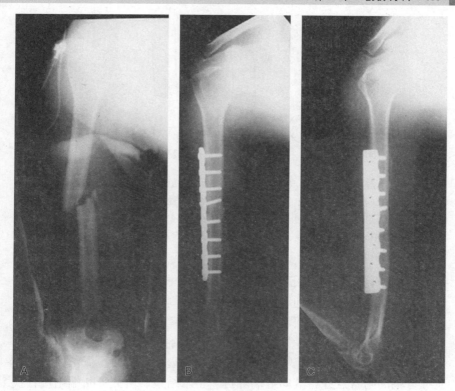

图11-12 A.多发伤患者移位的肱骨干骨折；B和C.正侧位X线片显示利用有限接触动力加压接骨板实施切开复位内固定术 ［引自：Browner BD, et al. (eds), Skeletal Trauma, 4th ed, p. 1608. Copyright © 2009, Saunders, Elsevier Inc.］

可以选择牵引下前后位摄片。牵引前后位摄片和传统前后位摄片一样，只是稳定肱骨邻近骨块，从前臂和腕关节远端牵引。这种摄片方式尤其适用于严重的粉碎性骨折和关节内骨折。目前，CT尤其是三维重建的CT影像对于评价这些骨折也是很有价值的。

57. 什么是单纯的关节面骨折？

在某些情况下，骨折可以通过肱骨远端的关节面，尤其是肱骨小头，这种情况分为以下几种类型。Ⅰ型（Hahn-Steinthal）骨折：由于关节外髁受力造成肱骨小头表面和部分滑车骨折。Ⅱ型（Kocher-Lorenz）骨折：骨折的关节面参差不齐，残留很小的软骨下骨附着其上。Ⅲ型骨折：粉碎性骨折（图11-13）。

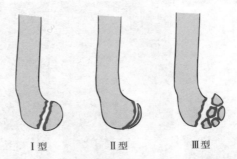

Ⅰ型　　　　Ⅱ型　　　　Ⅲ型

图11-13　肱骨小头骨折分成Ⅰ型（Hahn-Steinthal）完全性肱骨小头骨折；Ⅱ型（Kocher-Lorenz）肱骨小头冠状位骨折；Ⅲ型肱骨小头粉碎性骨折（引自：Browner BD, et al. [eds], Skeletal Trauma, 4th ed, p. 1577. Copyright © 2009, Type I Type II Type III Saunders, Elsevier Inc.）

58. 肱骨远端骨折的固定原则是什么？

关节面重建必须达到解剖和稳定。内外侧柱必须用平行或直角接骨板固定。所有的重建必须足够稳定以保证患者术后早期活动。

59. 什么样的外科技术可以增加肱骨远端关节面的可视性？

我们通常利用尺骨鹰嘴截骨术显露肱骨远端关节面。保留三头肌在鹰嘴近端的附着点并将其向近端翻折。手术结束后所截骨断端用接骨板或张力带重建固定。

60. 肱骨远端骨折的常见并发症有哪些？

因骨折的类型和治疗方案的不同会有一些特殊的并发症，但最常见的还是关节僵直及关节活动范围减小。异位骨化是关节活动范围减小的一个原因，并使关节周围的骨折复杂化。

肘关节周围有限的软组织袖套使创伤愈合及内固定凸起成为另外的主要问题。此外，由于瘢痕组织或内固定位置的影响造成的尺神经刺激，也是每一位患者都应慎重考虑的问题（图11-14）。

61. 全肘关节置换术在肱骨远端骨折治疗中的作用是什么？

肱骨远端骨折一期行全肘关节置换术的适应证是很有限的，主要适用于年龄大、要求低、肱骨远端严重粉碎的患者。这些患者通常合并其他基础病（如阿尔茨海默病、风湿性关节炎），使骨折的重建复杂化并很难达到理想的效果。但全肘关节置换术后对承重的限制制约了它的应用，不管什么年龄，活动较多的患者均不适宜选用。

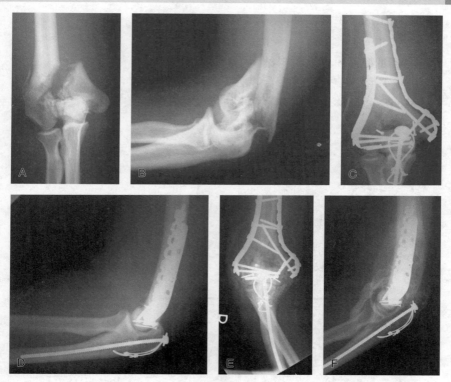

图11-14 A和B.正侧位X线片显示肱骨远端关节内骨折；C和D.尺骨鹰嘴截骨的切开复位内固定术后X线片；E和F.随访X线片显示骨折愈合和复位良好,肘关节周围大量的异位骨化导致关节僵直 （引自：Wolfe SW, et al. [eds]: Green's Operative Hand Surgery, 6th ed, p. 779. Copyright © 2011, Churchill Livingstone, Elsevier Inc.）

八、肘关节

（一）桡骨近端骨折

62. 桡骨头骨折常见的损伤机制是什么？

最常见的损伤机制是在前臂伸展时摔倒。轴向的暴力传导导致桡骨小头撞向肱骨小头，从桡骨远端到肱骨近端，在此暴力传导的路径上任何部位均可能发生相关损伤。

63. 桡骨头骨折最常用的分类方法是什么？

Mason分类法（Morrey改良）是最常应用的分类系统。

（1）Ⅰ型：无移位骨折。

（2）Ⅱ型：移位骨折，部分关节内骨折。

（3）Ⅲ型：粉碎性或明显移位的桡骨头骨折。

（4）Ⅳ型：桡骨头骨折合并肘关节脱位。

　Morrey将"移位"定义为骨折块累及＞30%的关节面或移位＞2mm（图11-15）。

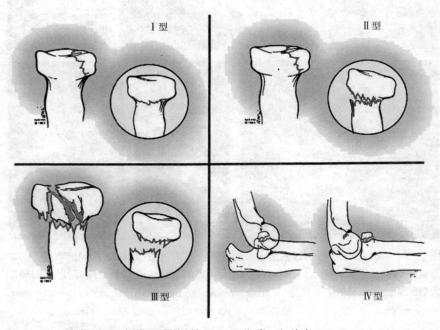

图11-15 桡骨头和桡骨颈骨折的Mason分类 （引自：By permission of Mayo Foundation for Medical Education and Research. All rights reserved.）

64. 桡骨头骨折的治疗方法是什么？

（1）Ⅰ型骨折短期固定后慢慢活动。

（2）Ⅱ型骨折的治疗在某些情况下类似Ⅰ型处理方案。如果伴有前臂旋转障碍或移位＞2mm，但不伴有旋转障碍，则是手术相对适应证。

（3）Ⅲ型骨折可行桡骨小头置换或切除术，这一类型骨折是不能重建的。

65. 桡骨近端的"安全区域"是哪里？

桡骨近端的安全区域（Caputo所描述）在桡骨头体表区，在这个区域放置内固定无须考虑撞击。这个区域位于桡骨茎突和Lister's结节之间（图11-16）。

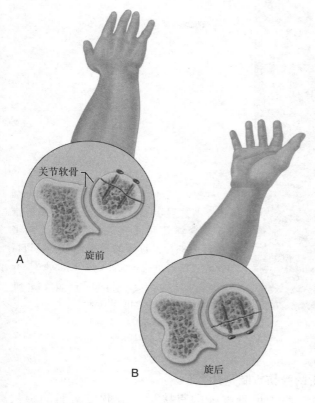

图11-16 内固定"安全区"（桡骨头与尺骨不形成关节的区域）［引自：Perez EA, Fractures of the Shoulder, Arm, and Forearm: Canale ST, Beaty JH (eds), Campbell's Operative Orthopaedics, 12th ed. Mosby, 2013.］

66. 什么是Essex-Lopresti损伤？

Essex-Lopresti损伤是指桡骨头的粉碎性骨折合并前臂骨间膜和远端尺桡关节的损伤。这种情况下切除桡骨头可造成灾难性后果，因为这样会造成桡骨向近端移位。应选择桡骨小头切开复位内固定或远端尺桡关节复位内固定后桡骨小头置换（图11-17）。

67. 什么情况下应行桡骨头置换术？什么情况下应选择切除术？

当桡骨头骨折无法重建时选择金属桡骨头置换。对于功能要求不高的老年患者，或者未合并其他不稳定而是愈合欠佳的疼痛性桡骨头骨折患者，桡骨头切除是一种不错的选择。但在以下3种情况不宜选择桡骨头切除术：急性期，尺桡关节不稳定，内侧副韧带损伤（MCL）。

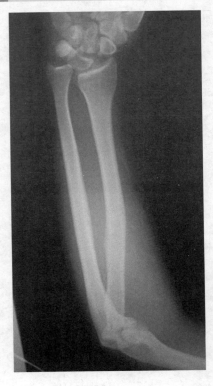

图 11-17　正侧位 X 线片显示 Essex-Lopresti 损伤。图片显示桡骨头骨折合并三角纤维软骨复合体及骨间韧带的损伤。此患者合并有手舟骨、月骨的骨折脱位 ［引自: Trumble TE, et al., （eds）, Core Knowledge in Orthopaedics-Hand, Elbow, and Shoulder, 1st ed. Copyright © 2006, Mosby, Elsevier.］

（二）尺骨近端骨折

68. 尺骨鹰嘴骨折的受伤机制是什么?

尺骨鹰嘴骨折多数源于尺骨鹰嘴的直接暴力或肱三头肌的突然牵拉。

69. 尺骨鹰嘴骨折的分类有哪些?

尺骨鹰嘴骨折分类有很多种,最常用的 Mayo 分类将其分为 3 个主要类型:①Ⅰ型,无移位;②Ⅱ型,移位但肱尺关节稳定;③Ⅲ型,肱尺关节不稳定。在每种类型中,"A"代表无粉碎性骨折,"B"代表粉碎性骨折(图 11-18)。

70. 尺骨鹰嘴骨折的处理原则是什么?

对于Ⅰ型骨折建议肘关节屈曲 90° 位,短期夹板或石膏固定。

Ⅱ型和Ⅲ型骨折需要切开复位内固定。常用的是两种技术:张力带重建或接骨板固定。对于非粉碎性横形骨折推荐用纵行克氏针或螺钉联

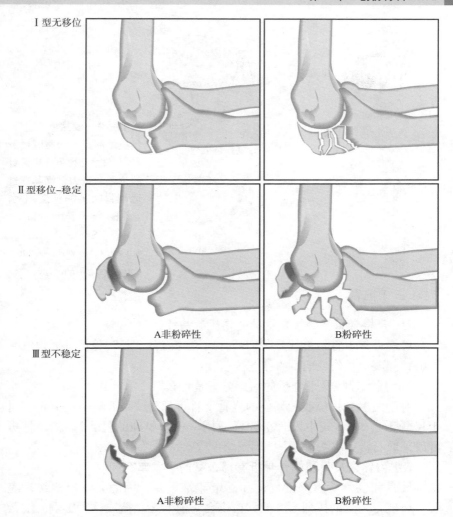

Ⅰ型无移位

Ⅱ型移位–稳定

A非粉碎性　　　　　　　　　B粉碎性

Ⅲ型不稳定

A非粉碎性　　　　　　　　　B粉碎性

图11-18　Mayo分类根据移位,粉碎和半脱位-脱位情况对尺骨鹰嘴骨折进行分类[引自: Morrey BF, Elbow and forearm: DeLee JC (ed), DeLee and Drez's Orthopaedic Sports Medicine, 3rd ed. Saunders, 2010.]

合 "8" 字形钢丝的张力带来重建。接骨板固定也可用于非粉碎性横形骨折。接骨板固定更适合于滑车切迹中点远端的斜形骨折或粉碎性骨折。

对于功能要求较低或骨质疏松的患者,当骨折碎片累及少于50%的关节面时,可以考虑切除邻近的碎片、肱三头肌腱转位和修补(图11-19和图11-20)。

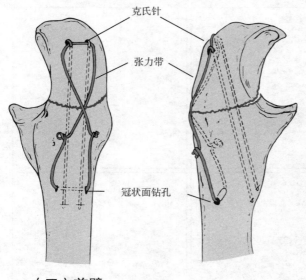

克氏针

张力带

冠状面钻孔

图 11-19　应用张力带钢丝技术固定尺骨鹰嘴横形骨折，注意2枚平行克氏针的位置和张力带钢丝穿过远端骨块上的孔道〔引自：Browner BD, et al. (eds), Skeletal Trauma, 4th ed, Copyright © 2009, Saunders, Elsevier Inc.〕

（三）前臂

71. 尺桡骨骨干骨折常见的受伤机制是什么？

尺桡骨骨干骨折也就是我们通常所说的前臂"双"骨折，通常发生于前臂伸展位受伤或前臂直接暴力打击。

72. 成人尺桡骨干骨折的治疗方案是什么？

对于大多数移位或无移位的桡骨干骨折都建议切开复位内固定，对于尺骨干近端1/3或中段骨折同样适用。一些单纯的尺骨远端1/3骨折可以采取石膏或夹板固定的非手术治疗。

73. 为什么尺骨和桡骨骨折有那么高的手术率？

尺骨和桡骨骨折解剖复位和固定非常重要，因为大量尸检结果表明，尺桡骨细微的排列不齐或移位都会对前臂运动造成巨大影响。前臂骨协调运动，桡骨弓以尺骨为轴进行前臂旋前及旋后运动。两者发生10°的错位会造成前臂旋前、旋后20°的受限。桡骨弓的恢复尤其重要。

74. 桡骨干骨折常见的手术入路是什么？

前方入路（Henry）需要暴露整个桡骨的前方并且可以向远近端延伸。这种术式适用于桡骨远端2/3的骨折。最先要通过的间隙是在肱桡肌和桡侧腕屈肌之间。进去之后，分离旋后肌暴露桡骨近端1/3，暴露桡骨干远端2/3则需要分离旋前圆肌、拇长屈肌和旋前方肌。

后方入路（Thompson）要求暴露桡骨背侧。此术式适用于桡骨中

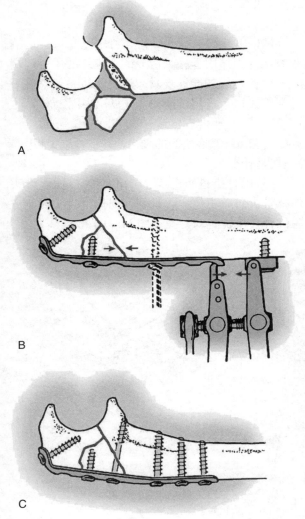

图11-20 A.粉碎性的尺骨鹰嘴骨折；B.远端骨折块的固定和利用紧张器实现骨折块之间的加压；C.最终的重建固定实现了解剖复位和坚强固定 （引自：Heim U, Pfeiffer KM: Internal Fixation of Small Fractures, 3rd ed, Berlin, 1988, Springer-Verlag. ）

间1/3骨折。通过分离桡侧腕短伸肌与指短伸肌之间的间隙进入，之后分离拇短伸肌和拇长伸肌，并将其游离方可接近桡骨背段。

75. 尺桡骨干骨折如何固定？

虽然有很多种固定方式可以选择，接骨板固定仍是首选的。特别是加压接骨板适合普通骨折，中和接骨板适合解剖复位和固定的骨折，桥接接骨板适合严重粉碎性骨折，根据骨折的形态可以用一块简单的接骨板和螺钉通过不同的方法实现重建。

76. 什么是警棍骨折?

警棍(night-stick)骨折是指单纯的尺骨干骨折,特别是在尺骨远端1/3。通常这种骨折是由于直接外力作用于尺骨造成的。单纯的尺骨远端1/3骨折的非手术治疗包括石膏固定或功能性支具。这类骨折一般移位不超过50%,成角＜10°。如果超过这个指标,推荐切开复位内固定。

77. 什么是孟氏骨折?

孟氏骨折是指尺骨近端1/3和鹰嘴基底之间的骨折合并桡骨小头脱位。

78. 孟氏骨折的4种类型是什么?

Bado依据桡骨头方向将孟氏骨折进行分类:①Ⅰ型,损伤桡骨头向前脱位;②Ⅱ型,损伤桡骨头向后脱位;③Ⅲ型,损伤桡骨头向侧方脱位;④Ⅳ型,桡骨头脱位合并尺桡骨双骨折(图11-21)。

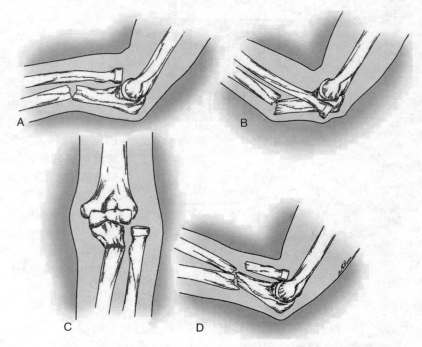

图11-21　孟氏骨折-脱位的分类。A.Ⅰ型,桡骨头前脱位;B.Ⅱ型,桡骨头后脱位;C.Ⅲ型,桡骨头侧方脱位;D.Ⅳ型,尺桡骨近端双骨折　(引自:Crenshaw AH: Adult Fractures and Complex Joint Injuries of the Elbow. In: Stanley D, Kay NRM, eds: Surgery of the Elbow: Practical and Scientific Aspects, London, 1998, Arnold.)

79. 什么是盖氏骨折?

盖氏骨折是指桡骨骨折合并下尺桡关节脱位。可以通过腕关节正侧位X线片显示有无尺骨茎突骨折、桡骨远端缩短或尺骨远端移位来确定是否为盖氏骨折。

80. 什么情况下前臂骨折会发生筋膜室综合征?

筋膜室综合征在受伤后或术后的任何时间都可能会出现,由于骨折或手术打击造成组织肿胀及出血而造成。此骨科急症必须严密观察否则会引起灾难性后果。

(四)桡骨远端

病例11-6

一名70岁左利手的女性患者,在户外左手伸展位时摔伤。就诊时腕关节明显挫伤及肿胀。X线片显示桡骨远端关节处骨折伴有背侧移位。

81. 桡骨远端的重要关节有哪些?

桡骨远端有3个承重关节面分别是舟骨关节面、月骨关节面和乙状切迹。分别和手舟骨、月骨及尺骨远端形成关节(图11-22)。

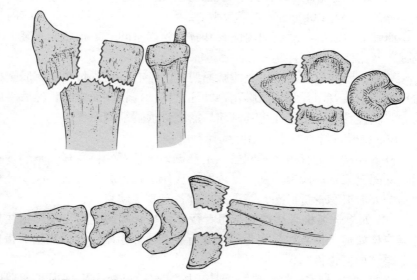

图11-22 桡骨远端关节面 〔引自: McMurtry RY, Jupiter JB: Fractures of the distal radius. In: Browner BD, Jupiter JB, Levine AM, et al.(eds): Skeletal Trauma: Fractures, Dislocations, Ligamentous Injuries. Philadelphia, WB Saunders, 1992, p. 1070.〕

82. 什么是腕关节的三柱理论？为什么此理论在处理桡骨远端骨折时非常重要？

腕关节"三柱"，即桡侧柱、中间柱、尺侧柱。桡侧柱包含桡骨茎突和舟骨关节面。它主要由相对致密的骨质构成，在接骨板固定时应获得足够的支撑，并作为螺钉的把持方向。

中间柱包含月骨关节面和乙状切迹。这部分结构非常重要，如果不能维持关节面的稳定和复位，将改变桡腕关节之间的力学传导，尤其是经过月骨的力。

尺侧柱由尺骨远端和尺骨茎突组成（附着软组织及韧带）。

83. 桡骨远端骨折必须达到什么样的影像学参数才进行非手术治疗？

掌倾角：正常的掌倾角约11°，复位后不超过中立位是可以接受的。

桡骨茎突高度：桡骨茎突的高度有个体差异，但比对侧（健侧）缩短不能超过2～3mm，否则容易造成抓持无力和疼痛。

桡倾角：常规桡骨倾角约为22°。如果倾角丢失＞5°会造成预后不良。

关节面移位程度：如果关节移位＞2mm也会造成预后不良。

84. 什么是桡骨远端骨折的背侧入路？什么是掌侧入路？

背侧入路是以Lister's结节为中心，切开伸肌支持带并提起向内侧牵拉拇长伸肌肌腱，然后向内侧牵开背侧第四室间隔（指总伸肌腱）的肌腱，暴露桡骨远端背侧面。

掌侧入路的皮肤切口以尺侧腕屈肌腱为中心，切开腱鞘并将肌腱拉向尺侧，紧接着切开背侧肌腱鞘，并注意保护桡骨侧面血管，然后将旋前方肌从桡骨起点切断并将其掀起暴露桡骨远端掌侧面。

85. 桡骨远端骨折手术治疗选择有哪些？

桡骨远端骨折有很多不同的固定器械，包括背侧接骨板、掌侧接骨板、外固定架、克氏针、髓内针或联合应用。选择哪种方法取决于外科医师个人习惯和骨折形态，每种方案都各有其优缺点。

86. 如果一名桡骨远端骨折患者行掌侧接骨板固定后出现拇指屈指障碍应该如何诊治？如果桡骨远端骨折患者行非手术治疗后出现拇指伸指障碍该如何诊治？

桡骨远端骨折患者行掌侧接骨板固定术后可能会出现拇长屈肌断裂。在非手术处理桡骨远端轻微移位骨折时可能出现拇长伸肌的断裂。

87. 什么是Chauffeur骨折?

这个名词代表桡骨茎突骨折。

88. 什么是Colles骨折?

Colles骨折是指桡骨远端向背侧移位的关节外骨折。

89. 什么是Smith骨折?

Smith骨折是指向掌侧移位的桡骨远端的关节内或关节外骨折，也称反Colles骨折。

90. 什么是Barton骨折?

Barton骨折是指桡骨远端骨折脱位，可以向背侧或掌侧脱位，在某些病例中也称反Barton骨折。

91. 远端尺桡关节骨折或骨折脱位的情况下可损伤哪些结构?

三角软骨复合体（TFCC）可在远端尺骨或尺骨茎突损伤时受伤。这个复合体包括三角软骨和尺腕韧带，其基底部在桡骨的下切迹，顶部连接尺骨茎突。

92. 桡骨远端骨折非手术和手术治疗时最常见的神经系统并发症有哪些?

最初损伤后（特别是高能量损伤）复位、固定（特别是多次复位或腕关节固定于极度屈曲或者伸展位），或手术固定（如果术中不松解腕管）可能发生急性腕管综合征。患者应警惕正中神经压迫的信号和症状。

九、骨盆/髋臼/骶骨

病例11-7

　　一名27岁的男性患者，被送到急救中心，在机动车事故中他是未系安全带的乘客。患者有脏器损伤，前后位骨盆X线片显示骨盆环骨折，是原发伤之一。

---

93. 骨盆骨折的Young-Burgess分类是什么?

　　Young-Burgess分类系统描述了4种不同类型的骨盆骨折：侧方压力（LC），前后方压力（APC），垂直剪切力（VS）和混合机制。每种机制都可以再分为亚型。LC1是指骶骨前方压缩合并耻骨支骨折，LC2是指骶骨前方压缩合并髂骨后环骨折或骶髂韧带撕裂。LC3是指LC2合并对侧骨盆半环外旋。APC1是指耻骨分类<2.5cm或单纯的耻骨支骨折。APC2是指耻骨分离>2.5cm合并骶髂关节前方增宽。APC3是指耻骨分离＞2.5cm合并骶髂关节完全分离。垂直的剪切力损伤是指一侧骨盆的垂直方向移位，复合性损伤由不同的分级损伤类型构成（图11-23）。

94. 什么是骨盆骨折的Tile分型？

Tile分型将骨折分为A型（稳定）、B型（旋转不稳定）和C型（旋转和垂直方向不稳定）。A型骨折包括未累积骨盆环骨折，撕脱性骨折，髂骨环骨折和骶骨横断骨折。B型骨折有单纯的骨盆前环分离和骨盆前方分离合并骶髂关节韧带撕裂。C型骨折包括骨盆前方断裂合并前后方骶髂韧带撕裂或骶骨和髂骨后方骨折（图11-24）。

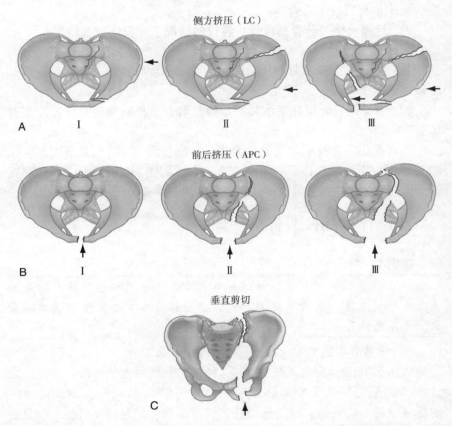

图11-23 Young-Burgess分型。A.侧方挤压：Ⅰ、Ⅱ、Ⅲ型；B.前后方（AP）挤压：Ⅰ、Ⅱ、Ⅲ型。箭头所指为挤压方向 （引自：Young JWR, Burgess AR: Radiologic Management of Pelvic Ring Fractures. Baltimore, Munich, Urban & Schwarzenberg, 1987.）

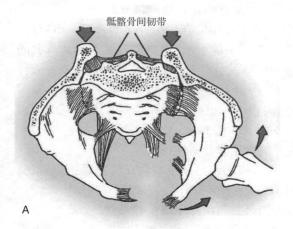

骶髂骨间韧带

A

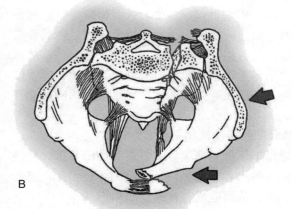

B

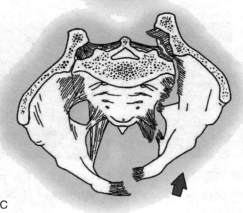

C

图11-24 基于暴力类型骨盆骨折的Tile分型。A.B1型:外旋或前后方压缩;B.B2-1型:外侧压缩(内旋)迫使半骨盆内聚;C.C型:剪切(传导)暴力撕裂耻骨联合,骨盆底和后方结构 (引自:Tile M: Acute pelvic fractures. I. Causation and classification, J Am Assoc Orthop Surg 4:143, 1996.)

95. 评价骨盆骨折还有哪些有效的影像学检查位置？

其他的有效评估骨盆骨折的影像学检查包括骨盆的入口、出口位。出口位为在X线线圈向平卧的患者头倾45°，出口位有助于确认骨盆的垂直方向移位。也可用来评价骶髂关节、骶骨无移位的骨折，或者骶骨小环的破裂。入口位在X线线圈尾倾60°获得。入口位有助于确认骶髂关节、骶骨或髂骨翼的前后向移位。也可用来评价骶骨闭合压缩型损伤，这在骨盆前后位上经常被漏诊（图11-25）。

96. 哪些是骨盆骨折合并的常见非骨科性损伤？

头部损伤、胸部创伤、腹部损伤和泌尿系损伤在骨盆骨折中常见。由于高能量损伤机制是多数骨盆环损伤的原因，因此合并损伤不奇怪。

97. 开放性骨折和低血压的患者初步稳定的步骤是什么？

骨盆的大量出血可以导致低血压、失血性休克和最终死亡。最常见的是Young-Burgess APC 2型、APC3型和LC3型。首要措施是立即减少骨盆的容积和暂时稳定骨盆。紧急的措施包括用床单绑住大粗隆或骨盆带。紧急外固定、应用C形夹或者切开复位内固定也是一种选择，然而以上所列的仅仅应作为暂时措施考虑。如果出血或低血压继续，即使已行骨盆固定，也应考虑另外一条输血通路和（或）血管造影明确可能存在的活动性出血点。

98. 骨盆和髋臼骨折最常见的损伤机制是什么？

无论是高能量还是低能量损伤机制都能导致骨盆和髋臼骨折。低能量损伤机制在高龄或骨质较差的患者中常见，常由跌倒导致。年轻患者则多为高能损伤如车祸伤导致，从而造成骨盆或髋臼损伤。

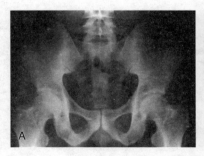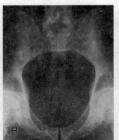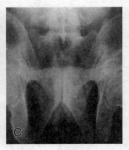

图11-25　正常的骨盆影像。A.骨盆的正位；B.出口位；C.入口位　［引自：Adam A, et al.,（eds），Grainger & Allison's Diagnostic Radiology: A Textbook of Medical Imaging, 5th ed, Copyright © 2008, Elsevier Ltd.］

病例11-7 续

通过仔细分析骨盆正位片后发现患者除了骨盆环骨折外还有髋臼骨折。

99. 在骨盆正位片上6条重要的线分别是什么?

在骨盆正位片上6条重要的影像学标线:①髂耻线,代表前柱;②髂坐线,代表后柱;③后壁,在髋臼壁的外侧;④前壁,在骨盆正位上位于髋臼壁的内侧;⑤髋臼的眉弓或负重区;⑥泪滴(图11-26)。

100. 最常用的髋臼骨折分类方法是什么?请在这个分类系统中命名不同类型的骨折。

Judet-Letournel分类系统是最常见的描述髋臼骨折分类的类型,髋臼骨折被分为两组:简单骨折和复杂骨折。简单的骨折类型是仅有一条骨折线,复杂的骨折有两条以上的骨折线。

101. 什么是Judet-Letournel简单的骨折类型?

简单的骨折类型有后壁、后柱、前壁和横行骨折(图11-27)。

102. 什么是Judet-Letournel复杂的骨折类型?

复杂的骨折类型包括T形、后柱伴后壁、横形伴后壁、前柱和后侧半横断、双柱骨折(图11-27)。

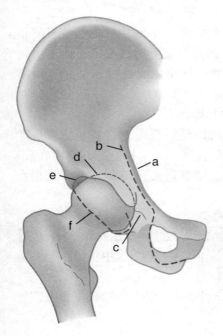

图11-26 骨盆正位片上可见影像学标线。 a.髂耻线;b.髂坐线;c.泪滴;d.髋臼顶;e.前壁;f.后壁(引自:Rogers LF, Novy SB, Harris NF: Occult central fractures of the acetabulum. AJR Am J Roentgenol 124:98, 1975.)

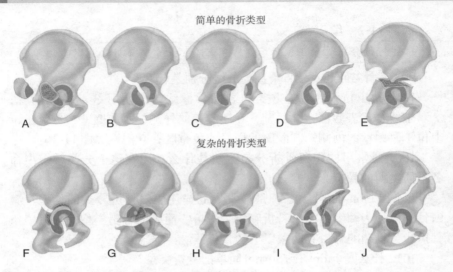

简单的骨折类型

复杂的骨折类型

图 11-27 髋臼骨折的 Letourel 和 Judet 分类。A. 后壁骨折;B. 后柱骨折;C. 前壁骨折;D. 前柱骨折;E. 横形骨折;F. 后柱和后壁骨折;G. 横形和后壁骨折;H.T 形骨折;I. 前柱和后半横形骨折;J. 双柱骨折 （引自：Letournel E, Judet R: Fractures of the Acetabulum, New York, 1981, Springer-Verlag.）

103. 还有什么样的 X 线片位置可以分析髋臼骨折?

Judet 位在评价髋臼骨折上很有价值，两个 Judet 位称为髂骨斜位和闭孔斜位。将患侧髋关节抬高 45°，X 线束直接穿过髋关节可获得闭孔斜位。髂骨斜位则是患侧放下，未损伤侧抬离床面 45°，X 线束直接穿过髋关节（图 11-28）。

104. CT 是否能够提高髋臼骨折的诊断率?

大多数髋臼骨折通过骨盆正位和 Judet 位可明确。CT 在确定骨折碎块的数量、骨折线的方向、骨折的移位程度、骨折移位的方向和旋转、边缘卡压或存在髋关节内骨折小碎块上很有意义。CT 对术前计划相当有用。

105. 髋臼骨折的远期并发症有哪些?

髋臼骨折远期并发症包括股骨头无菌性坏死、创伤性关节炎、异位骨化和持续疼痛。复位质量与结果相关，解剖学复位越好，患者预后越好。

106. 髋臼骨折手术固定的目的是什么?

髋臼骨折手术内固定的目的是稳定骨折块、关节面解剖复位及恢复稳定、同心的髋关节。

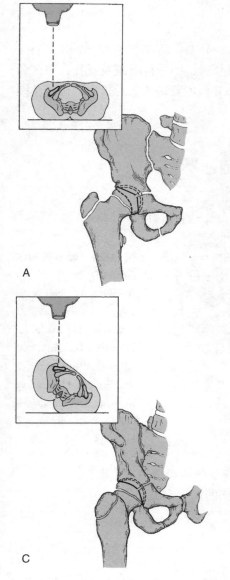

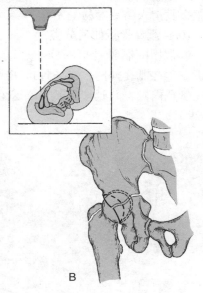

图11-28 评价髋臼骨折的3个平片位置。A.骨盆正位(或髋关节)可以评价髂耻线、髂骨、前后壁和耻骨;B.Judet的髂骨斜位可有效评价坐骨棘、后柱和后壁、髂窝;C.闭孔斜位可有效评价髂骨翼、前柱和前壁 [引自: Swiontkowski MF, Fractures and Dislocations About the Hip and Pelvis: Green NE, Swiontkowski MF (eds), Skeletal Trauma in Children, 4th ed, Saunders, 2009.]

107. 髋臼骨折固定中最容易损伤的神经是哪个?

骨折的类型和内固定手术的入路不同导致易损伤的神经也不同。在后路如Kocher-Langenbeck入路最容易损伤的神经是坐骨神经,坐骨神经的腓侧支比胫侧支更容易受累;股神经和大腿的股外侧皮神经在前路如髂腹股沟入路更容易受累。

108. 骶骨骨折如何分类?

最常用的骶骨骨折的分类是Denis分型,将骶骨分成3个区。一区骨折发生在骶孔外侧;二区骨折在骶孔区,即骨折线累及骶孔;三区骨折在骶孔内侧,并延伸到骶管。这个分型主要是基于骨折内部位置(图11-29)。

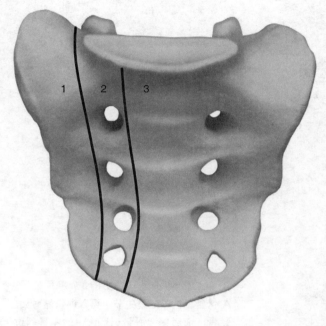

图11-29 骶骨骨折的Denis分型[引自:Bellabarba C, Schildhauer TA, Chapman JR. Management of Sacral Fractures. In: Quiñones-Hinojosa A (ed), Schmidek and Sweet Operative Neurosurgical Techniques, 6th ed. Philadelphia, WB Saunders.]

109. 什么样的骨折类型合并有较高的神经损伤发生率?

Denis三区骶骨骨折合并神经损伤的发生率最高。

十、髋关节脱位

病例11-8

一名28岁的女性患者,在机动车事故中被卡在前排,消防员营救并把她送到急诊室。由于不能行走被担架抬来。你发现她的右下肢比左下肢稍短,足内旋。患者自诉在事故中膝关节撞在方向盘上。

110. 最常见的髋关节脱位类型有哪些?

髋关节后脱位是最常见的类型,占90%,前脱位是第2常见的脱位类型。

111. 髋关节后脱位的损伤机制是什么?

髋关节后脱位常常由于屈曲的膝关节轴向暴力造成。常常由车祸中乘客膝盖撞在方向盘上导致。其他的常见损伤机制包括高空坠落伤、工业事故或摩托车事故。

112. 前脱位有哪些不同的类型? 损伤机制是什么?

前脱位可以再分为前下或闭孔脱位、前上或耻骨/髂骨脱位。髋关节屈曲、外展、外旋时导致前下脱位,髋关节伸展、外展、外旋时导致前上脱位。

113. 为什么髋关节脱位是骨科的急症?

髋关节脱位是骨科急症,因为脱位的时间和股骨头无菌性坏死的时间相关。损伤后复位时间越长,股骨头无菌性坏死发生率越高,在损伤后6h内应尽快复位。

114. 髋关节后脱位复位的动作是怎样的?

常用的后脱位复位方法是Allis法。复位者站在或跪在担架上,助手稳定骨盆,髋关节屈曲90°,轴向牵引患肢,患肢内旋和内收,以便股骨头绕过髋臼的后唇。股骨头复位进髋臼后都能听到"咔"的一声,因为髋关节不稳定,复位完成后患肢应外旋、外展避免再脱位(图11-30)。

115. 髋关节后脱位最容易损伤的神经是哪个?

髋关节后脱位最容易损伤的神经是坐骨神经,是后脱位的股骨头撞击神经造成的,在骨折脱位中比单纯脱位的常见。

116. 试图复位脱位的关节前应排除什么损伤?

在试图复位脱位的髋关节之前,应确认排除非移位性的股骨颈骨折,因为复位方法可能会造成骨折移位,增加股骨头缺血性坏死的风险。

117. 髋关节后脱位还应注意什么损伤?

大多数髋关节脱位由高能量创伤导致。完整的创伤检查除了其他的骨科损伤外,还应排除股骨头损伤,以及胸部、腹部和泌尿系统损伤。

118. 髋关节后脱位后你会发现患者腿在什么位置? 那么前脱位呢?

髋关节后脱位后,患肢短缩、内收和内旋。前脱位后患肢外展,外旋和屈曲(前下脱位)或伸展(前上脱位)。

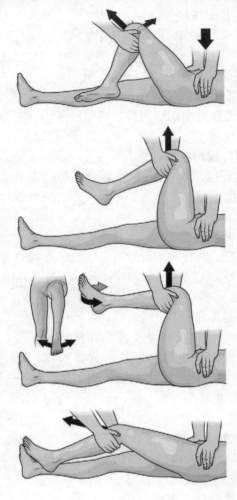

图11-30　髋关节后脱位的Allis复位方法 〔引自: DeLee JC: Fractures and Dislocations of the Hip. In: Rockwood CA, Green DP（eds）: Fractures in Adults, vol 2. Philadelphia, JB Lippincott, 1991, p. 1594. Reproduced by permission.〕

119. 什么是缺血性坏死?

缺血性坏死是指股骨头因为缺血造成骨和骨髓细胞的坏死。不同的进程包括创伤造成的机械损伤、高凝状态造成的血栓、空气或脂肪栓子造成的栓塞事件,最后共同的结局是股骨头灌注减少。其他的股骨头缺血坏死原因包括酗酒、全身化疗、潜水员病和激素。

120. 股骨头缺血性坏死如何分类?

股骨头缺血性坏死包括Ficat分型和Steinberg分型,Steinberg分型是Ficat分型的改良版。

Ficat分型如下。

0：正常X线表现，正常的MRI/骨扫描。

Ⅰ：正常X线表现，不正常的MRI/骨扫描。

Ⅱ：X线表现硬化但无塌陷。

Ⅲ：X线表现软骨下塌陷。

Ⅳ：X线表现股骨头扁平。

Ⅴ：X线表现关节间隙变窄。

Ⅵ：X线表现严重的退变。

Steinberg分型如下。

Ⅰ：正常X线表现，不正常的MRI/骨扫描。

Ⅱ：X线表现硬化但无塌陷。

Ⅲ：X线表现软骨下塌陷。

Ⅳ：X线表现股骨头扁平。

Steinberg Ⅰ～Ⅳ期和Ficat分型一致，但增加了限制。

A：累及股骨头范围＜15%。

B：累及股骨头范围在15%～30%。

C：累及股骨头范围＞30%。

Ⅴ期X线片表现为关节间隙变窄也有限制。

A：轻度关节腔狭窄合并或者无髋臼改变。

B：中度关节间隙狭窄合并或无髋臼的改变。

C：重度关节间隙狭窄合并或无髋臼的改变。

十一、股骨

（一）股骨近端

病例11-9

一名34岁男性患者，在擦玻璃时不慎从3层楼的脚手架上掉落。患者不能回忆是如何落地的，伤后随即不能活动，表面并没有明显的损伤，但是在体格检查中任何方向轻度活动时自诉右髋剧痛，右髋关节X线检查显示右侧股骨颈骨折。

121. 股骨头和股骨颈的血供有哪些？

股骨颈的血供由3根主要血管构成，即旋股内侧动脉和沿着骨骺外侧动脉供应上部大部分股骨头的血供，旋股外侧动脉供应部分前方和股骨头下方的血供。圆韧带供应一少部分股骨头血供，在股骨颈骨折脱位时不足以维持股骨头的血供。

122. 怀疑股骨颈骨折时，应进行哪些初步的影像学检查?

除了骨盆正位片外，还应进行患侧髋关节的正侧位片检查。骨盆正位片在评价髋关节形态和术前计划上很有意义，如果X线片上不明显，但仍高度怀疑骨折，患侧髋关节的CT扫描很有意义。即使在已有普通X线片和CT扫描的基础上，MRI也是有意义的，可以发现压力反应和无移位的应力性骨折。

123. 股骨颈骨折如何分型?

基于股骨颈骨折的位置、移位程度和骨折线角度有几种不同的骨折分型。

解剖学分型将股骨颈骨折分为头下型（邻近股骨头）、经颈型（穿过股骨颈的中间部分）和基底型（在股骨颈和转子间区域交点以远）。

Garden分型应基于骨折外翻移位的程度（图11-31）。

Ⅰ型：不全骨折合并外翻嵌插。

Ⅱ型：完全骨折但无移位。

Ⅲ型：完全骨折合并部分移位，股骨头和颈部的骨小梁在X线片上不连续。

Ⅳ型：完全骨折合并完全移位，股骨头的骨小梁和髋臼骨小梁平行。

Ⅰ型和Ⅱ型没有移位，Ⅲ型和Ⅳ型完全移位。

Pauwel分型应基于骨折线和地平线的角度。

Ⅰ型：30°。

Ⅱ型：50°。

Ⅲ型：70°。

124. 股骨颈骨折后常见的并发症有哪些?

股骨颈骨折后最常见的并发症是股骨头缺血性坏死，其他并发症包括内翻塌陷、不愈合、内固定失效。

125. 为什么青少年股骨颈骨折需要进行急诊手术?

青少年股骨颈骨折需要进行急诊手术的原因是为了减少股骨头缺血性坏死的风险。解剖复位，不管是否切开内固定都应尽快进行。骨折后等待时间越长，移位程度越大，缺血性坏死的风险也就越大。

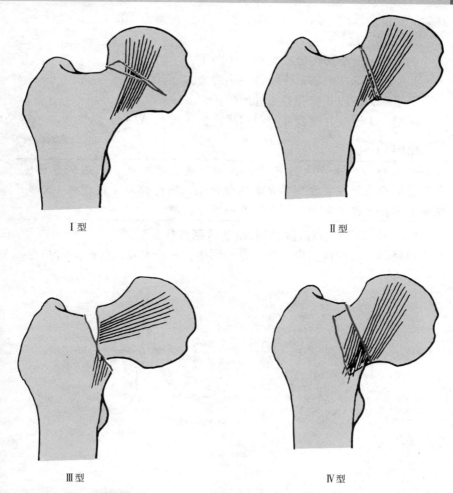

Ⅰ型

Ⅱ型

Ⅲ型

Ⅳ型

图 11-31 股骨颈骨折的 Garden 分型 ［引自：Browner BD, et al.（eds），Skeletal Trauma, 4th ed, p. 1855. Copyright © 2009, Saunders, Elsevier Inc.］

126. 股骨颈骨折最常用的手术方式是什么？

股骨颈骨折后有不同的固定方法，切开或闭合复位取决于骨折类型和移位程度。倒三角形螺钉固定、像动力髋螺钉和股骨的重建型髓内钉都是比较常用的方法。在老年人中，当骨折移位或者术前存在髋关节炎的情况下，半髋置换术或者全髋关节置换术也是不错的选择。

127. 股骨头骨折如何分型？

最常用的股骨头骨折分型是 Pipkin 分型。Pipkin 认为股骨头骨折是髋关节脱位造成的，因为股骨头骨折多半合并髋关节脱位。

Pipkin分型如下。

Ⅰ型：骨折在圆韧带或股骨头小凹下方。

Ⅱ型：骨折在圆韧带或股骨头小凹上方。

Ⅲ型：Ⅰ型或Ⅱ型合并股骨颈骨折。

Ⅳ型：Ⅰ型或Ⅱ型合并髋臼边缘骨折（图11-32）。

病例11-10

一名73岁的老年女性患者，因为傍晚在浴室跌倒被送到急诊室，自诉滑倒后直接撞在左侧，之后不能活动，同时伴有左髋剧痛。X线片显示左髋在大粗隆和小粗隆之间有一条骨折线。

128. 粗隆间骨折和经粗隆骨折的区别是什么？

粗隆间骨折和经粗隆骨折不是一回事，一个真正的粗隆间骨折在两

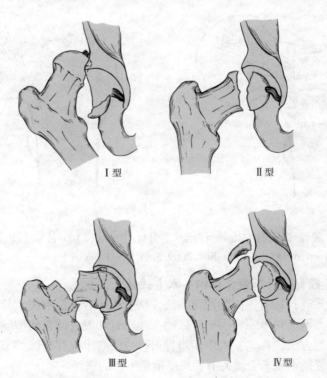

Ⅰ型   Ⅱ型

Ⅲ型   Ⅳ型

图11-32　股骨头骨折的Pipkin分型　〔引自：Browner BD, et al.（eds），Skeletal Trauma, 4th ed, Copyright © 2009, Saunders, Elsevier Inc.〕

个粗隆间有一条骨折线，即在小粗隆内上方到股外侧肌脊的下外侧。经粗隆骨折开始于大粗隆外侧的任何地方，骨折线在内侧皮质可邻近或远离小结节。

129. 什么是粗隆间骨折的Evan分型？

Evan分型将粗隆间骨折分为稳定和不稳定两种。在稳定型中，后中部皮质保持相对的完整，合并或不合并最小限度的粉碎。不稳定的类型在后内侧皮质有明显的粉碎，逆粗隆型骨折线，或者延伸到粗隆下区域。

130. 粗隆间骨折最常用的外科干预手法是什么？

粗隆间骨折最常见的稳定方法是动力髋螺钉或股骨近端髓内钉。稳定型骨折也应用动力髋螺钉或髓内钉固定，不稳定骨折存在逆粗隆的骨折线或累及粗隆下，最好用髓内钉固定。对于严重的骨折或内固定失败的病例，其他选择包括全髋关节置换术或股骨近端置换术。

131. 什么是尖顶距？

尖顶距是股骨头的顶点和髓内钉头钉的位置之间的距离在正侧位上的距离之和。为了减小螺钉切割的风险，距离之和应＜25mm（图11-33）。

132. 股骨粗隆间骨折内固定的常见并发症有哪些？

股骨粗隆间骨折内固定后常见的并发症之一是固定失效，主要合并

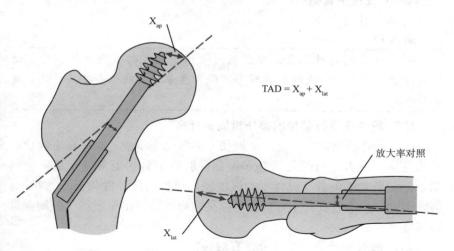

$$TAD = X_{ap} + X_{lat}$$

图 11-33 尖顶距的测量 （引自：Baumgaertner MR, Curtin SL, Lindskog DM, et al. J Bone Joint Surg Am 77:1058-1064, 1995.）

近端骨块的内翻塌陷，头钉从股骨头中切出。主要原因是螺钉位置不佳、复位后不稳定、过度的骨折塌陷，或者骨密度极低。其他并发症包括骨不连、旋转不良、头钉嵌入骨盆，以及在极少情况下出现的股骨头缺血性坏死。

病例 11-11

一名17岁的男孩，因为骑自行车时不慎被汽车撞伤被送到急诊室，患儿主诉左侧大腿剧痛，并且可见左侧大腿近端畸形。X线检查显示在小粗隆以远的股骨骨折移位。

133. 什么是股骨的粗隆下骨折？

股骨转子下骨折是指股骨的骨折线在小粗隆以远5cm以内。

134. 股骨粗隆下骨折近端骨折块的形变压力是什么？

股骨粗隆下骨折近端骨折块的形变压力导致畸形包括屈曲、外旋和外展。髂腰肌将近端骨折块屈曲、外旋，髋关节外展肌群将骨折块外展，短外旋肌群也促进了近端骨折的外旋。

135. 股骨粗隆下骨折最常见的治疗方法是什么？

股骨粗隆下骨折最常见的治疗方法是髓内钉，锁定接骨板有时也用，但不是很多。

（二）股骨干骨折

病例 11-12

一名25岁的男性患者，在医院附近横穿街道时被汽车撞伤后被送到急诊室。患者右侧大腿明显畸形肿胀，在未行X线检查之前，怀疑是股骨骨折。

136. 股骨干骨折常见的损伤机制是什么？

股骨干骨折最常见于高能量损伤，如机动车事故、摩托车事故、高处坠落伤，或者步行时被机动车撞伤。股骨干骨折也常见于站立位跌倒，特别是老年患者。股骨干的过度使用导致的疲劳性骨折不太常见，但确实也有。最后股骨干骨折也可能是病理性的，由原发的骨肿瘤或骨转移导致。

137. 股骨干骨折的常见分型有哪些？

股骨干骨折的Winquist-Hansen分型用骨折块的数量来定义骨折。

0型：没有骨折块。

Ⅰ型：骨折块很小。

Ⅱ型：蝶形骨块至少和皮质有50%的接触。

Ⅲ型：少于50%的皮质接触。

Ⅳ型：周围粉碎没有皮质接触。

更常见的是，股骨干骨折是由开放性或闭合性、骨折位置（近端、中间或远端1/3）、骨折类型（螺旋、横形或斜形）、皮质粉碎和成角确定的（图11-34）。

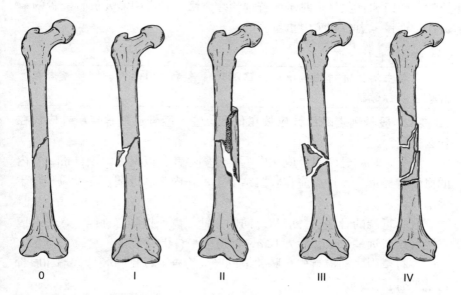

图11-34　股骨干粉碎性骨折的Winquist-Hansen分型　［引自：Browner BD, et al. (eds), Skeletal Trauma, 4th ed, Copyright © 2009, Saunders, Elsevier Inc.］

138. 股骨的压力侧和张力侧分别位于哪里？

股骨的内侧皮质承受压力，外侧皮质承受张力。

139. 股骨干骨折牵引之前必须排除哪种疾病？

和髋关节脱位闭合复位类似，在股骨干骨折牵引之前首先应排除股骨颈骨折。

140. 同侧股骨颈和股骨干骨折同时发生的概率是多少？

同侧同时发生股骨颈和股骨干骨折的概率为3%～10%，发生股骨颈骨折后应检查排除股骨干骨折，股骨颈骨折常常没有移位，且为垂直的骨折线。

141. 股骨干骨折复位时，应该用哪种不同类型的牵引？

不同的牵引包括皮牵引、Bucks牵引、Hare牵引和骨牵引。皮肤牵引不应超过10lb（约4.5kg），以避免发生软组织并发症；Bucks牵引在下肢应用了软板或敷料可耐受大重量，然而重量也不应该超过10lb（约4.5kg）；Hare牵引包括踝关节支具和坐骨结节杠杆，滑轮系统不断增加牵引重量，常用于急救时有效牵引夹板；骨牵引可承受更大的重量，是长骨、髋臼和骨盆骨折时术前首选治疗方法。骨牵引需要放置经骨的牵引针，连接牵引弓和牵引重量。

病例11-12　续

在与主治医师讨论病情后，住院医师给予牵引治疗，以便患者在术前尽量复位骨折。

---

142. 股骨远端牵引针应放在什么位置？胫骨近端骨牵引针应放在什么位置？

股骨远端的骨牵引针应从内侧向外侧穿针，以保护内侧Hunter管内的血管神经束。入针点应在收肌结节上，在内侧髁近端，穿针应平行于关节线。

胫骨近端的骨牵引针应从外向内穿针，以保护腓总神经。入针点应在胫骨结节远端2cm和后方1cm，针道应平行于关节线。

在打牵引之前应首先行膝关节的X线检查，以排除胫骨近端和股骨远端的骨折。

143. 股骨干骨折的手术选择有哪些？

手术选择包括髓内钉、外固定架和接骨板内固定。

144. 相对于接骨板来说，髓内钉的优点是什么？

髓内钉可以经皮固定，具有小切口、少暴露、低感染率的优点。髓内钉固定不破坏骨折局部的血肿，可以保持骨折部诱导骨生长的生物学因子。

145. 股骨髓内钉的不同类型有哪些？

股骨髓内钉可以是顺行，也可以是逆行的。顺行髓内钉根据入钉点又分为大粗隆和梨状肌髓内钉。

146. 逆行性髓内钉的适应证有哪些？

逆行性髓内钉固定（通过膝关节放置髓内钉）优点是很容易确定入钉点，缺点是干扰未受累的膝关节。逆行髓内钉相对适应证包括同侧股骨近端、胫骨或髋臼损伤，以及双侧股骨干骨折、肥胖的患者、全膝关节置换术后假体周围骨折。

（三）股骨远端

病例11-13

一名64岁的老年男性患者，从12级梯子上摔下被送到急诊室。自诉足部触地时剧痛，过去的几小时内患者膝关节逐渐肿胀，左下肢不能负重，膝关节X线片显示股骨远端粉碎性骨折。

147. 股骨远端骨折如何分型？

股骨远端骨折没有应用比较广泛的分型，大多数骨折根据位置（髁上、髁间和髁部）、类型（螺旋、斜形或横形）、粉碎、累及关节、移位和成角来分类。

148. 股骨髁上骨折常常发生在哪里？

股骨髁上骨折常常发生在股骨髁和股骨干及远端干骺端连接部之间。这个区域长10～15cm。

149. 什么是Hoffa骨折？

Hoffa骨折是指骨折线在冠状面上通过股骨髁。Hoffa骨折常常在普通X线片上被漏诊，是高能量受伤造成的。CT扫描对骨折类型的确定和术前计划相当有意义。

病例11-14

一名15岁的男孩，是足球运动员，因为傍晚踢足球时不慎损伤左下肢被送到急诊室。自诉当对方球员戴护具踢在他的小腿前方时，他的足部被卡在草地上。患儿膝关节看起来已畸形，胫骨比平时更后移了。急诊行X线检查显示膝关节后脱位。

150. 膝关节脱位最常见的类型是什么？

膝关节脱位最常见的类型是胫骨相对于股骨后脱位。除了外侧，内侧、后外侧脱位及前方脱位也可以发生（图11-35）。

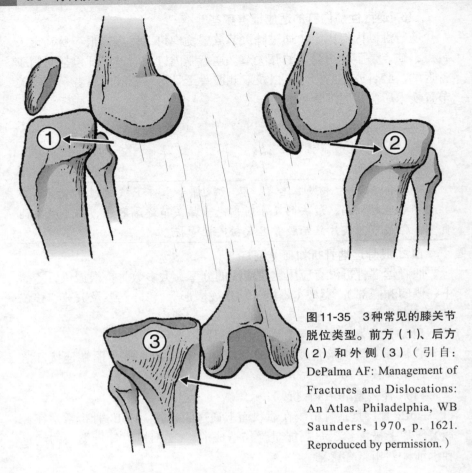

图 11-35　3种常见的膝关节脱位类型。前方（1）、后方（2）和外侧（3）（引自：DePalma AF: Management of Fractures and Dislocations: An Atlas. Philadelphia, WB Saunders, 1970, p. 1621. Reproduced by permission.）

151. 膝关节脱位的初步处理措施是什么?

膝关节脱位的初步处理措施应包括立即复位、膝关节固定器或外固定架稳定膝关节。

152. 膝关节脱位后的重要检查项目有哪些?

膝关节脱位后进行彻底的和一系列的血管检查非常必要。除了踝-臂指数检查外，还应有脉搏计数，ABI＜0.9时常被作为阈值去评价血管损伤。

如果伴随血管损伤的概率较大，应进行一系列的检查，包括血管造影、CT血管成像或MRI血管成像。初步损伤后24～72h可由于内膜损伤形成动脉栓塞。

十二、胫骨/踝关节

（一）胫骨近端/胫骨干

病例 11-15

一名37岁的女性患者，因骑自行车上班的路上被小汽车撞倒后被送到急诊室。自诉左膝疼痛，左下肢自受伤后不能活动，体格检查中当触诊外侧关节线时疼痛剧烈，左膝X线片提示胫骨平台骨折。

153. 胫骨平台骨折如何分型？

Schatzker分型是最常用的胫骨平台骨折分型。

Ⅰ型：外侧胫骨平台劈裂骨折。

Ⅱ型：外侧平台劈裂压缩性骨折。

Ⅲ型：外侧平台压缩性骨折。

Ⅳ型：内侧平台劈裂和（或）压缩性。

Ⅴ型：双侧胫骨平台骨折。

Ⅵ型：双侧胫骨平台骨折合并干骺端和骨干分离（图11-36）。

154. 哪种胫骨平台骨折类型是高能量损伤？哪种是低能量损伤？

Schatzker Ⅰ～Ⅲ型被认为是低能量损伤，Schatzker Ⅳ～Ⅵ型被认为是高能量损伤。

155. 除了常规的血管神经检查外，胫骨平台骨折还应考虑哪些重要诊断？

所有胫骨平台骨折的患者都应排除骨筋膜室综合征，评估除了骨筋膜室综合征外，还应包括一系列的血管神经检查。经典的筋膜室综合征的5P征包括：检查不成比例的疼痛、被动牵拉痛、苍白、无脉、压力增加、感觉异常或麻痹。比较重要的是，持续的疼痛主诉和下肢被动牵张痛是骨筋膜室综合征的早期警告性提示，应明确诊断而不应等待其他的P征出现。感觉迟钝或镇静的患者应用有创性的骨筋膜室压力测定明确诊断。

156. 急性骨筋膜室综合征的治疗措施是什么？

紧急行室筋膜室切开减压。

157. 严重的粉碎、短缩或畸形胫骨平台骨折的初步治疗措施是什么？

严重粉碎、短缩或畸形的胫骨平台骨折初步治疗措施是外固定架。

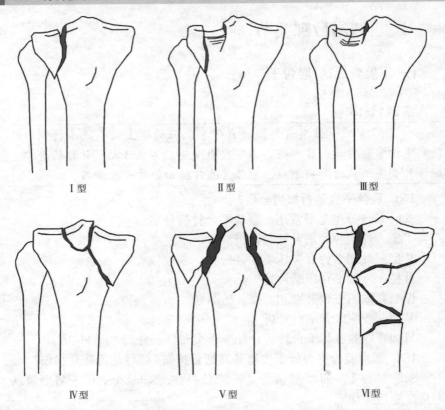

I 型   II 型   III 型

IV 型   V 型   VI 型

图 11-36   胫骨平台骨折的 Schatzker 分型 ［引自：Virkus WW, Helfet DL: Tibial Plateau Fractures. In: JN Insall, WN Scott（eds）: Surgery of the Knee, 3rd ed. New York, Churchill Livingstone, 2001, p. 1268. ］

复位长度后，可以更好地确定骨折类型，韧带在复位中也有所帮助。一些胫骨平台骨折一期开放复位和内固定常常会导致很多软组织问题，是应该避免的。

158. 胫骨平台骨折何时应进行CT扫描？

当怀疑胫骨平台骨折时首先应进行X线检查。当X线检查不能明确诊断，或者发现有点移位的骨折时，应立即行CT扫描，以指导治疗和术前规划。在严重粉碎、移位的胫骨平台骨折，外固定架应在CT扫描前应用。

159. 什么样的影像学信号提示胫骨平台骨折中合并韧带损伤？

腓骨头撕脱、Segond征（关节囊由胫骨近端外侧撕脱）和Pellegrini-

Stieda损伤（内侧副韧带内侧髁止点钙化）都是韧带损伤的信号。腓骨头撕脱提示后外侧角损伤，Segond征是前交叉韧带损伤，Pellegrini-Stieda损伤提示内侧副韧带损伤。

160. 胫骨平台骨折手术内固定的适应证有哪些？

胫骨平台骨折内固定适应证包括关节面移位＞2mm、伸膝失稳定＞10°、开放性骨折、骨折合并骨筋膜室综合征、骨折合并相关的血管损伤。

161. 胫骨平台骨折明确内固定后的指征有哪些？

当胫骨平台骨折内固定时首先应考虑局部皮肤条件。通过脆弱的软组织包膜进行手术可以导致伤口并发症、深部感染、骨髓炎。

162. 何时胫骨平台骨折可以进行非手术治疗？

胫骨平台骨折非手术治疗适应证为非移位或移位很小的严重骨质疏松，以及功能低下的骨折。

病例11-16

一名25岁的男性大学生，因左小腿剧痛被送到急诊室。患者自诉从8英尺（约2.4m）的房顶上跳下。体格检查中，患者左小腿明显畸形，胫骨前方的皮肤肿胀，从初步检查上来看，你判断是胫骨干骨折。

163. 胫骨干骨折最常见的损伤机制是什么？

胫骨骨折最常见于直接高能量损伤，如摩托车事故、机动车事故或被机动车撞伤的行人。其他的损伤机制包括像枪伤一样的贯通伤和类似踝关节扭伤样的扭转性损伤。高处坠落伤也可以导致胫骨干骨折。

164. 胫骨近端1/3骨折可见什么样的畸形？

胫骨近端1/3骨折可见内翻畸形，顶点向前成角。如果这些畸形不能完全纠正，骨折将畸形愈合。

165. 胫骨干骨折的治疗选择有哪些？

非手术治疗是所有骨折的一个选择方法，如果能等到获得稳定的复位，可用长腿石膏固定于膝关节轻度屈曲位，但不愈合率较高。手术干预包括髓内钉、外固定和接骨板内固定。

166. 在胫骨中远端螺旋形骨折中，手术干预前首先应考虑什么？

胫骨远端螺旋形骨折手术固定前首先应检查踝关节，并确保骨折线不通踝关节。如果骨折漏诊，髓内钉可能加重骨折移位，并造成复位不良。

167. 髓内钉固定最常见的术后并发症是什么？

髓内钉固定后膝关节疼痛是最常见的术后并发症。

168. 胫骨干骨折术前和术后都应排除的是什么？

类似于胫骨平台骨折，所有的胫骨干骨折患者都应排除筋膜室综合征。检查应包括一系列的血管神经检查，以及一系列的筋膜室综合征的评估。

（二）踝关节/胫骨远端

病例11-17

一名45岁的女性患者，在昨天晚上下楼时不慎扭伤左踝被送到急诊室。自诉听到并且感到踝关节"砰"的一声后立即出现肿胀。自损伤后开始使用以前的拐杖，因为左足无法负重。

169. 为了建立踝关节骨折的诊断，应进行哪些初步的影像学检查？踝穴位应如何获得？

应获得踝关节的前后位、侧位和踝穴位，踝穴位是在前后位的基础上足内旋15°～20°拍摄X线片。

170. 踝关节骨折的Lauge-Hansen分型是什么？

Lauge-Hansen分型是根据在损伤机制和受伤时足的位置进行分型。

旋后-内收型（SAD）：

Ⅰ型：腓骨远端横形撕脱骨折或距腓韧带撕裂。

Ⅱ型：内踝垂直骨折合并腓骨远端横形骨折和可能的内侧穹隆关节面的压缩。

旋后-外旋型（SER）：

Ⅰ型：前下方下胫腓联合损伤。

Ⅱ型：腓骨远端短斜形骨折（WeberB）。

Ⅲ型：Ⅱ型骨折合并后踝骨折或下胫腓联合后方损伤。

Ⅳ型：Ⅲ型骨折合并内踝骨折或内侧韧带损伤。

旋前-外旋型（PER）：

Ⅰ型：内踝骨折或内侧三角韧带损伤。

Ⅱ型：下胫腓联合前方损伤或Chaput结节骨折。

Ⅲ型：Ⅰ型骨折合并高位腓骨骨折（Weber C）。

Ⅳ型：Ⅱ型合并后踝骨折或下胫腓联合后方损伤。

旋前-外展型（PAB）：

Ⅰ型：内踝骨折或者内侧三角韧带损伤。

Ⅱ型：下胫腓联合前方损伤或Chaput骨折。

Ⅲ型：Ⅰ型骨折合并腓骨横形或粉碎性骨折。

171. 腓骨骨折的Danis-Weber分型是什么？

腓骨骨折的Danis-Weber分型系统基于骨折相对于下韧带联合的位置。腓骨骨折位置越靠近端，下胫腓联合损伤和不稳定的可能性越大。

A型：腓骨扭转骨折在下胫腓联合以下。

B型：下胫腓水平的斜形或螺旋形腓骨骨折。

C型：腓骨骨折在下胫腓联合以上（图11-37）。

172. 什么是Maisonneuve骨折？哪种类型最容易损伤？

Maisonneuve骨折是外旋性损伤时发生的腓骨近端斜形或螺旋形骨折。这种骨折常常合并内侧损伤，包括内踝骨折、三角韧带损伤和（或）后踝骨折。也有很高的胫腓联合损伤的发生概率。

173. 什么是内侧间隙？内侧间隙增宽如何定义？内侧间隙增宽的指征是什么？

内侧间隙是踝穴位上距骨和内踝之间的部分。内侧间隙＞4mm认

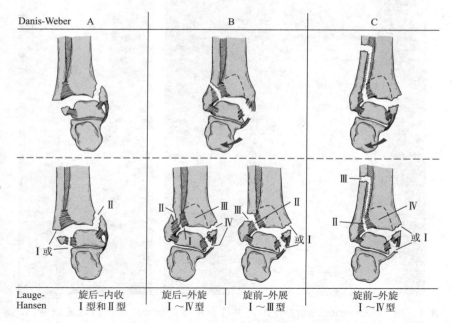

图11-37 踝关节的Danis-Weber（AO/ASIF）分型和Lauge-Hansen分型系统的相互关系 （引自：Browner BD, et al., eds: Skeletal Trauma, 3rd ed, Philadelphia, 2002, Elsevier.）

为是不正常的。增宽的内侧间隙提示内侧结构损伤后的距骨外移，最常见于三角韧带损伤（图11-38）。

174. 踝关节应力位片上能提示什么？

踝关节应力位片提示是否存在单纯的腓骨骨折和怀疑是否内侧结构累及，如Weber B型腓骨骨折。踝关节背屈和足外旋以获得应力位的检查，如果在应力位内侧间隙增宽，提示三角韧带撕裂。

病例11-18

一名48岁的建筑工人，他在走出房门时从10级台阶上摔下被送到急诊室。当时他仍然穿着他的工作靴和短袜，但是患者踝关节明显畸形，踝关节影像学检查显示胫骨远端累及关节面的粉碎性骨折。

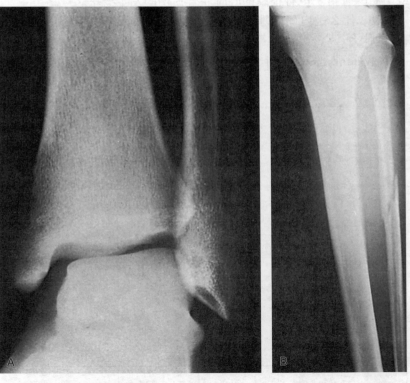

图11-38 Masionneuve骨折。A.正位片显示踝关节和内侧间隙轻度增宽；B.侧位片显示近腓骨干斜形骨折 ［引自：Nicholas JA, Hershman EB（eds）: The Lower Extremity and Spine in Sports Medicine, 2nd ed. St Louis, Mosby, 1994.］

175. 什么是Pilon骨折?

Pilon骨折或胫骨穹窿骨折是胫骨远端骨折合并关节内骨折。

176. Pilon骨折最常用的分型系统是什么?

Ruedi和Allgower分类系统是最常用的Pilon骨折分型，是根据关节粉碎的严重程度和关节面移位程度。预后不良和更高的分型相关。

（1）Ⅰ型：踝关节没有移位的劈裂性骨折。

（2）Ⅱ型：最小程度的压缩性或粉碎性骨折合并移位骨折。

（3）Ⅲ型：移位骨折合并明显的关节粉碎和干骺端压缩（图11-39）。

177. Pilon骨折最常见的损伤机制是什么?

Pilon骨折是由于扭转和内、外翻压力造成的轴向压力或剪切力造成的。轴向的压缩性损伤常见于机动车事故或高处坠落伤，剪切力损伤常见于滑雪损伤。

178. 常见的Pilon骨折合并的骨科损伤有哪些?

其他常见合并的骨科损伤包括跟骨骨折、胫骨平台骨折、骨盆骨折、脊柱骨折。

179. 为什么Pilon骨折最终固定常需要推迟进行?

踝关节的软组织包膜非常脆弱，尤其是高能量损伤之后。为防止术后发生并发症，常常需要等待肿胀、骨折水疱或其他软组织情况好转，以降低并发症发生率。在等待软组织肿胀消退时，常使用外固定架固定。

（三）距骨

病例11-19

一名34岁的男性，因为骑单人摩托车事故被送到创伤急诊。在接下来的检查中，患者自诉触诊时踝关节前方有剧烈疼痛，在踝关节试图背伸或者跖屈时疼痛加重，左足和踝关节X线检查显示距骨颈骨折。

180. 距骨颈骨折如何分型?

距骨颈骨折的Hawkins分型如下。

（1）Ⅰ型：无移位的距骨颈骨折。

（2）Ⅱ型：距骨颈骨折移位合并距下关节半脱位或脱位。

（3）Ⅲ型：距骨颈骨折移位合并距下和胫距关节脱位。

（4）Ⅳ型：距骨颈骨折移位合并距下、胫距和距舟脱位（图11-40）。

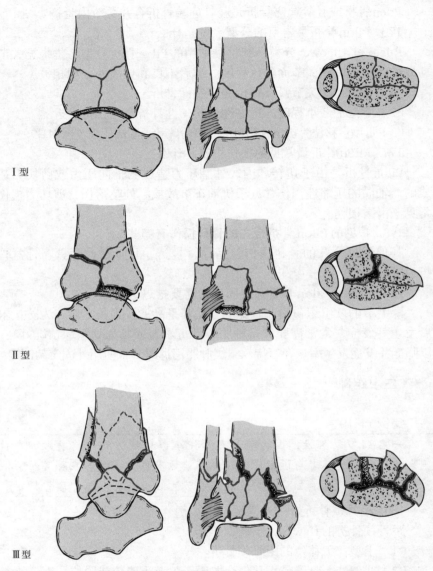

I 型

II 型

III 型

图11-39 Pilon骨折的Ruedi分型和Allgower分型 （引自：Ruedi TP; Allgower M. The operative treatment of intra-articular fractures of the lower end of the tibia. Clin Orthop 138:105-110, 1979.）

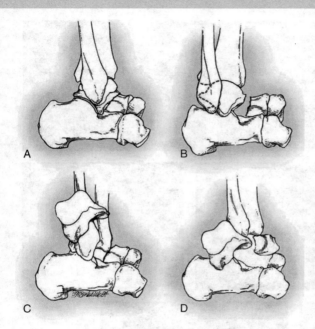

图 11-40　距骨颈骨折的 Hawkin 分型。A. I 型；B. II 型；C. III 型；D. IV 型（引自：Canale ST, Kelly FB Jr: Fractures of the neck of the talus: long-term evaluation of 71 cases, J Bone Joint Surg 60A:143, 1978.）

181. 距骨颈骨折的分型是否与缺血性坏死相关？

距骨缺血性坏死率随着分型的增高而增加，骨折脱位程度越重最终缺血性坏死的风险越大。I 型骨折合并 0 ～ 15% 的缺血坏死率，II 型骨折坏死率可达到 20% ～ 50%，III 型为 20% ～ 100%，IV 型为 100%。

182. 哪些影像学特征提示距骨体部血管再生形成？哪些影像学特征提示缺血性坏死？

Hawkins 征或距骨体部进行性骨质疏松，提示距骨的血管形成。通常在损伤后 6 ～ 8 周明显，距骨硬化提示缺血性坏死。缺血性坏死可在损伤后 3 ～ 6 个月发生，早期可在磁共振上显影（图 11-41）。

十三、足后跟/足部

（一）跟骨

病例 11-20

一名 54 岁的男性，在伤到左足后被他的妻子送到急诊室。当时这位男士正在浇他家窗台上的植物，之后决定跳下，他直接足部落地立刻

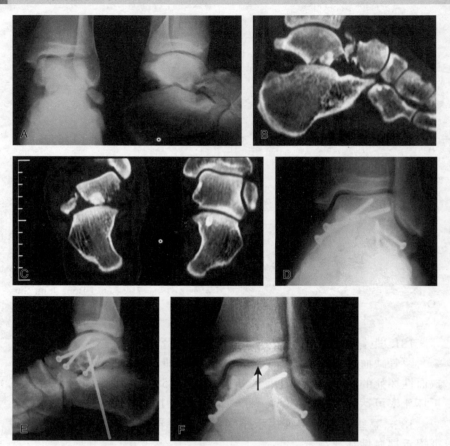

图11-41　A.距骨Ⅱ型移位性骨折；B和C.CT扫描显示距骨颈内侧粉碎性骨折合并外侧载距突骨折；D和E.通过前内侧和外侧的Ollier入路进行开放复位，用半螺纹的拉力钉固定，外侧载距突用小螺纹钉固定；F.术后6周Hawkins征　（引自：Rammelt S, Zwipp H: Talar neck and body fractures, Injury 40:120, 2009.）

感到左足剧痛，体格检查中发现患者足后跟内外侧肿胀和瘀斑，同时合并严重的触痛，你怀疑为跟骨骨折。

183. 为了评价可能潜在的跟骨骨折应进行哪些影像学检查?

所有怀疑跟骨骨折的患者都应进行足部的正侧位和斜位X线检查，足部的CT扫描也应执行。在冠状面和矢状面上轴移30°，以便更好地评价后方关节面。Harris位可能也有帮助，使足背伸，摄头向头侧成角45°，以获得Harris位，这个位置能帮助评价跟骨增宽、短缩及内翻畸形。

184. 常见的经典跟骨骨折畸形有哪些?

经典的跟骨骨折畸形包括跟骨增宽、外侧壁膨出、跟骨短缩、内翻成角及高度丢失。

185. 最常见的描述跟骨骨折的类型有哪些?

跟骨骨折有两种常用分型和Sanders分型。

Essex-Lopresti分型将跟骨骨折分成主要和次要的骨折线。主要骨折线常常从踝内侧到背外侧将跟骨分成前内侧支柱部分和后外侧结节部分(图11-42)。次要的骨折线包括那些通过结节后方的,形成了舌状骨折,以及那些在后关节面后方的,造成关节凹陷性骨折。

跟骨骨折的Sanders分型基于CT冠状位上后关节面。后关节面由标记成A、B、C的骨折线分成外侧、中间和内侧部分(图11-43)。

Ⅰ型:没有移位的骨折,无论几条骨折线。

Ⅱ型:2个部分骨折(亚型被分为ⅡA、ⅡB或ⅡC,取决于骨折线通过后关节面的位置)。

Ⅲ型:3个部分骨折(ⅢAB、ⅢAC和ⅢBC)。

Ⅳ型:4个部分骨折,粉碎性骨折。

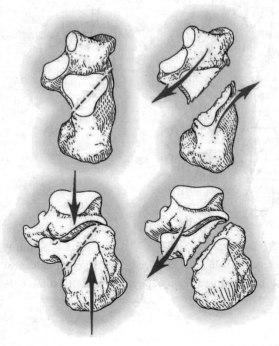

图11-42 **跟骨骨折的主要骨折线** (引自:Lowery RBW, Calhoun JH. Fractures of the calcaneus, I: anatomy, injury, mechanism, and classification, Foot Ankle 17:230, 1996.)

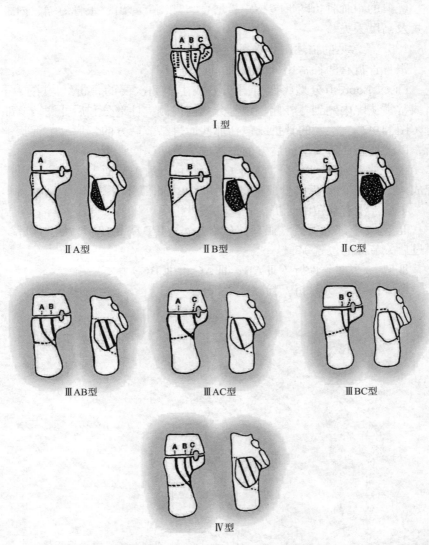

图11-43 跟骨关节内骨折的Sanders CT 分型 （引自：Sanders R, Fortin P, DiPasquale T, et al.: Operative treatment in 120 displaced intra-articular calcaneal fractures: results using a prognostic computed tomography scan classification. Clin Orthop Relat Res 290:87, 1993.）

186. **跟骨骨折切开复位内固定术术后功能较差的危险因素有哪些?**

跟骨骨折切开复位内固定术术后功能不好的危险因素包括年龄＞50岁、工人赔偿病例、吸烟、男性和手工劳动者。

187. **什么是跟骨舌状骨折?**

跟骨舌状骨折由Essex-Lopresti中存在于后外侧结节骨块和前内侧主体骨块之间的主要骨折线，以及存在于跟骨后方和下方的次要骨折线构成。舌状骨折是关节外骨折。

188. **什么是跟骨撕脱骨折?**

跟骨撕脱骨折是背伸暴力造成的通过跟骨结节的关节外骨折。最常见于骨量不好的老年人，也可见于直接暴力造成的年轻人骨折。外科手术适应证包括即将继发于皮肤肿胀的开放骨折和已发生的开放性骨折（图11-44）。

189. **什么是Bohler角?**

Bohler角是指从跟骨前突的最高点到后关节面的最高点画线，以及后关节面到跟骨结节最上缘画线之间的角度。角度常为20°～40°，角度减小常常提示跟骨后关节面存在压缩（图11-45A）。

190. **什么是Gissane角?**

Gissane角是指跟骨后关节外侧缘和跟骨前突之间的角度，角度常

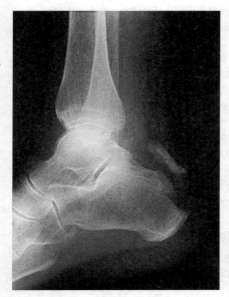

图11-44 跟骨撕脱骨折（引自：Eiff MP, Hatch R, [eds], Fracture Management for Primary Care, 3rd ed, Copyright © 2012, Saunders, Elsevier Inc.）

为95° ～ 105°，当角度增大时，提示后关节压缩和扁平（图11-45B）。

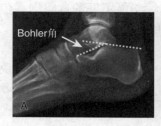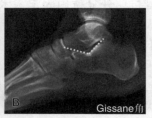

图11-45 Bohler角和Gissane角 （引自：Banerjee R, Nickisch F. Calcaneus fractures. In: DiGiovanni CW, Greisberg J, eds. Core Knowledge in Orthopaedics: Foot and Ankle, Elsevier, New York, 2007.）

（二）中足

病例11-21

一名23岁的大学生足球运动员，因左足疼痛到你的门诊就诊。患者自诉最近刚刚在当地诊所诊断为足扭伤。今天体格检查中发现触诊中足时有非常敏感的疼痛，以第1跖趾关节为中心，中足跖侧有瘀斑，你怀疑为Lisfranc损伤。

191. 什么是Lisfranc损伤？

Lisfranc损伤是指Lisfranc复合体损伤，包括跗跖、跖骨间和跗骨间关节损伤。Lisfranc损伤严重程度可以从轻度的软组织损伤到跖趾关节骨折脱位。

192. Lisfranc损伤的机制是什么？

损伤机制可能是中足直接暴力，也可能是轴向压力施加在跖曲的足上（图11-46）。

193. 哪些临床检查结果可以让你怀疑Lisfranc损伤？

合并有Lisfranc损伤的患者常常在中足有肿胀和触压痛，另外，有时还有跖侧的瘀斑，除了疼痛外，患者常常不能负重。

194. 对可疑的Lisfranc损伤，在进行影像学检查时应该采用哪种重要的技术？

所有可疑Lisfranc损伤的患者都应进行负重位的X线检查，检查第1 ～ 2跖骨间隙是否增宽。经常可见"斑点征"，提示Lisfranc韧带从第2跖骨止点撕脱（图11-47）。

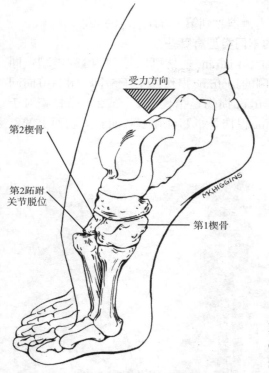

受力方向

第2楔骨

第2跖跗
关节脱位

第1楔骨

图11-46 常见的Lisfranc损伤机制 （引自：Eiff MP, Hatch R, [eds], Fracture Management for Primary Care, 3rd ed, Copyright © 2012, Saunders, Elsevier Inc.）

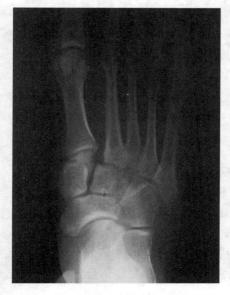

图11-47 斑点征是一种敏感的征象,提示累及Lisfranc关节的中足不稳定。在足的正位片上位于第1～2跖骨间,代表Lisfranc韧带由楔骨中点通过跖肌从第2跖骨基底撕脱骨折。即使影像学检查显示正常,患者也应接受应力位的检查,以排除隐匿性中足不稳定 ［引自：Banerjee R, et al., Foot Injuries: Browner BD, et al. (eds), Skeletal Trauma, 4th ed, Saunders, 2009.］

195. 什么是Lisfranc韧带？

Lisfranc韧带是指跖侧从内侧楔骨到第2跖骨基底的韧带。

196. Lisfranc骨折脱位的不同类型有哪些？

用Ouenu和Kuss分类系统，Lisfranc损伤可以被分为3种类型：同侧的、单侧的和交叉的。同侧的Lisfranc损伤发生于5个跖跗关节向同一方向发生脱位。单发的Lisfranc损伤是指仅有1个或2个跖骨相对于其他跖骨脱位。多向的Lisfranc损伤是指跖骨在冠状面和矢状面上的移位（图11-48）。

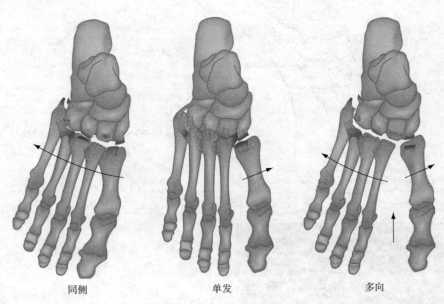

同侧   单发   多向

图11-48　Lisfranc损伤的分型　〔引自：Quenu E, Kuss G. Etude sur les luxation du metatarse (luxations metatarsotarsiennes) du diastasis entre le 2e metatarsien. Rev Chir 1909;39:281-336, 720-91, 1093-134.〕

197. Lisfranc损伤的患者应如何处理？

处理包括手术或非手术治疗。非手术治疗包括非负重支具固定8周。手术治疗包括切开复位内固定，以及一期第1、第2、第3跗跖关节固定，如果严重的话可行中足融合术。

198. Lisfranc损伤最常见的远期并发症是什么？

中足骨关节炎是Lisfranc损伤最常见的远期并发症，最常用的治疗方法是中足关节融合术。

十四、开放性骨折

病例11-22

一名25岁男性，因为攀岩时不慎从20英尺（约6.1m）高处坠落，被直升机空运至创伤救治中心。于患者胫骨前内侧发现一处10cm长的伤口，下肢明显畸形。但远端血供是完整的，患者接受了常规的神经系统检查，影像学检查显示胫骨粉碎性骨折。

199. 开放性骨折如何分类？

开放性骨折的分类是Gustilo-Anderson分类，这一分类系统不仅考虑了表面皮肤的创伤大小，而且还考虑了骨折粉碎程度和软组织损伤程度。

Ⅰ型：＜1cm的伤口，低能量损伤。

Ⅱ型：1～10cm的伤口，较高能量损伤。

Ⅲ型：＞10cm的伤口，高能量损伤。

A.中度的骨膜剥脱，闭合伤口不需要软组织瓣覆盖。

B.明显的骨膜剥脱，闭合伤口需要软组织瓣覆盖。

C.合并需要修补的血管损伤的任何开放性骨折。

200. 接下来，何时才是骨折分类的最合适时机？

在初次清创时，应该进行骨折的分类，这是最合适去全面评估软组织损伤的大小的时机。更重要的是，还能评估骨折粉碎程度和皮肤表面以下的软组织肿胀程度。

201. 每种骨折类型应给予什么样的抗生素？

所有的开放骨折都应给予一代的头孢菌素（头孢唑林），Ⅲ型损伤应额外给予氨基糖苷类的药物（庆大霉素），严重的污染伤口或泥地伤口应加用青霉素。应对破伤风的感染风险进行评估，如果存在指征应进行治疗。

202. 损伤后多长时间应开始进行抗生素治疗？治疗多长时间？

损伤后应尽快给药，在一些病例中，随行的医务人员或第一急救者应在受伤现场给药。抗生素治疗的时间有很大的争议，很大程度上取决于患者的个体情况。有证据显示，48h治疗足够，但是如果患者需要一系列的手术清创或维持伤口开放，治疗时间应适当延长。

203. 开放性骨折的初步治疗是什么？

开放性骨折和高能量损伤，如机动车事故和高处坠落伤有关。首先应执行高级创伤生命支持指南，并且拥有优先权。在处理开放性骨折前，应首先全面检查患者的精神状态，以及头部、脊柱、腹部和骨盆。

关于开放性骨折治疗的特定指南不同于医院系统，但是在大体上，无论是否首先使用消毒液冲洗，伤口都应该用无菌敷料包扎。骨折应复位固定。抗生素和恰当的破伤风治疗后，再进行正规的外科清创。

204. 外科清创的目的是什么？

外科清创的目的是清除伤口和骨折部位所有的污染物。通常使用低速生理盐水冲洗开放性骨折。开放的伤口应扩创，所有的外源性物质都应清除。骨断端应在直视下评估，坏死的肌肉、失活的骨块和碎屑都应从创伤部清除。

205. 在开放性骨折中，如何区分有活性的和失活的肌肉组织？

4C征：即颜色、收缩性、连续性和出血能力，有助于在术中判断肌肉是否坏死，当切割时不出血或触碰时不收缩的苍白肌肉都应切除。

206. 在处理低速和高速枪伤导致的开放性骨折时方法有什么不同？

高速枪伤（如军用步枪）或近距离枪伤导致的软组织破裂和毁坏程度明显高于低速枪伤。高速枪伤可能需要多次清创才能清除所有坏死组织；低速枪伤可能仅需要局部清洗、入口和出口清创，以及支持性的口服抗生素治疗。

207. 何时开放的伤口可以闭合？

如果伤口不是广泛污染或几乎没有软组织损伤，术者可以决定一期关闭伤口。除了Ⅰ型和部分Ⅱ型损伤，这种情况很少见。一旦存疑，应二次清创；如果伤口不能在无张力的情况下闭合，应使用无菌敷料暂时覆盖直到患者重返手术室。理想的最终闭合或软组织覆盖应在5～7d进行。

208. 如果伤口广泛污染或软组织条件不允许内固定，应该如何固定患肢？

在很多开放性骨折和闭合性骨折的病例中，如果有明确的软组织损伤，可用外固定架来固定患肢恢复相对稳定性、肢体长度、X线和矫正旋转。

十五、保肢技术

209. 如何决定是试图保肢还是截肢？

对于严重损伤的肢体试图保肢还是一期截肢，对医师和患者及其家属都是一个艰难的决定。每个创伤，从软组织和骨性结构的角度来看，都是不同的。同样每位患者，从年龄、基础病、功能要求的角度来看都是不同的，需要具体问题具体分析。已经有一些研究尝试帮助患者和医师做决定（MESS），一些研究（LEAP）试图总结每种治疗方法的长期疗效。

210. 支持和反对一期截肢或保肢的观点分别是什么？

严重的损伤危及生命的情况下截肢是救命的选择。明显的缺点是失去肢体以后需要假肢，心理上难以接受，且假肢比较昂贵；优点包括手术简单、住院时间短、可以早期活动和减少近期并发症（包括感染、不愈合、延迟或骨畸形愈合和内固定失败）。

保肢的最根本的优点是保留了患者自己的肢体，可能需要多次手术、长期住院，明显增加了医疗费用。感染、骨或软组织不愈合、长期制动均比较常见。另外，长期、失败的保肢措施很可能最终还要截肢。

211. 当有动脉损伤合并骨折时，应首先处理哪一项？

一般来讲，骨骼损伤首先用临时外固定架保持稳定。这样才能保证血管科医师在稳定的肢体上行血管修复或重建手术。另外，肢体固定后才能获得合适长度的 X 线和旋转，血管修复或移植才不会被牵提或断裂。

212. 如何对毁损肢体的严重程度进行评分？具体如何评估？

毁损肢体严重程度评分是指严重急性肢体损伤的数字化评估。考虑了年龄、软组织和骨骼损伤严重程度、休克存在及严重程度、末梢肢体的血供。每组评分相加，如果评分 > 7 分可作为肢体截肢的相对指征。评分仅用来帮助临床决策，不应作为治疗指南。

十六、假体周围骨折

213. 什么是假体周围骨折？

假体周围骨折是指人工关节假体周围的骨折，常见于全膝或全髋假体股骨组件周围，也可见于任何接受关节置换的骨（如肱骨、胫骨、尺骨等）。

214. 治疗假体周围骨折的重点是什么？

评估任何假体周围骨折治疗选择时，关节内植物的稳定性提示是否单纯治疗骨折或治疗骨折的同时考虑翻修和处理关节假体。假体的稳定性和骨折位置相关，但是也应考虑假体植入年限、初期假体固定方法和假体损伤前的状态。

215. 哪种类型的骨科内植物可用于固定假体周围骨折？

大体上讲，在稳定的全膝或全髋假体周围，外侧锁定接骨板常用于股骨固定假体周围骨折。环抱器、单皮质螺钉或假体周围螺钉可用于因有假体而不能用双皮质螺钉的位置。全膝关节置换的假体周围骨折的另外一个选择是通过股骨部分髁间区域的逆行髓内钉。由于骨折类型或股骨部假体设计限制而导致有时不能用逆行髓内钉（图11-49）。

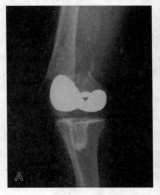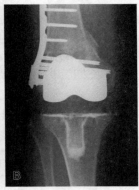

图11-49 A.全膝关节置换术后股骨远端假体周围骨折的前后位X线片；B.骨折后用外侧锁定接骨板固定7个月后的X线片。骨折最终愈合［引自：Browner BD, et al.（eds），Skeletal Trauma, 4th ed, Copyright © 2009, Saunders, Elsevier Inc.］

十七、老年人骨折

216. 骨质疏松及骨量减少的定义是什么？

骨质疏松是指在双能X线的检查下，骨量比相同民族和性别的年轻人骨峰值减少了至少2.5个标准差。测量一般是在L_2和L_4椎体水平。骨质疏松可以被进一步分为Ⅰ、Ⅱ型。Ⅰ型包括绝经后骨质疏松、经常累及骨松质；Ⅱ型骨质疏松是年龄相关性骨质疏松，常见于75岁以上的患者，累及骨松质和骨皮质。骨量减少是指在双能X线检查下，相对于同族、同性别年轻人的骨峰值来说，骨量减少在1～2.5个标准差。

217. 什么是"脆性骨折"？

脆性骨折，也称应力性骨折或病理性骨折，是一种正常情况下不会造成骨折的机制造成的骨折。常常由于骨矿物质密度减少造成。

218. 脆性骨折常见的骨折部位有哪些？

脆性骨折常见的部位包括股骨近端、骨盆、骶骨、脊柱、腕关节和肱骨近端。

219. 在骨质疏松和骨量减少的诊断中，哪些实验室检查指标比较重要？

骨质疏松和骨量减少的实验室诊断指标应包括全血细胞计数，红细胞沉降率，血液生化检查包括钙和磷、白蛋白、肝功能试验、碱性磷酸酶、血清蛋白电泳、尿蛋白电泳、尿常规和25-羟基维生素D。

220. 如何解决骨质疏松和骨量减少？

骨质疏松和骨量减少可以通过一些干预手段（如维生素D、钙补充剂、双膦酸盐治疗）、雌激素和孕激素治疗、降钙素、选择性雌激素受体调节药和重组甲状旁腺激素来解决。

221. 双膦酸盐治疗骨骼肌肉严重的并发症有哪些？

双膦酸盐治疗严重骨骼肌肉的并发症有股骨近端和股骨干不典型骨折。双膦酸盐通过抑制破骨细胞受体和骨吸收打破了正常的破骨和成骨平衡，导致骨重建受抑制。因此，机体不能充分地应对反复发生的微骨折，最终导致骨折。

（聂少波　张　群译）

主要参考文献